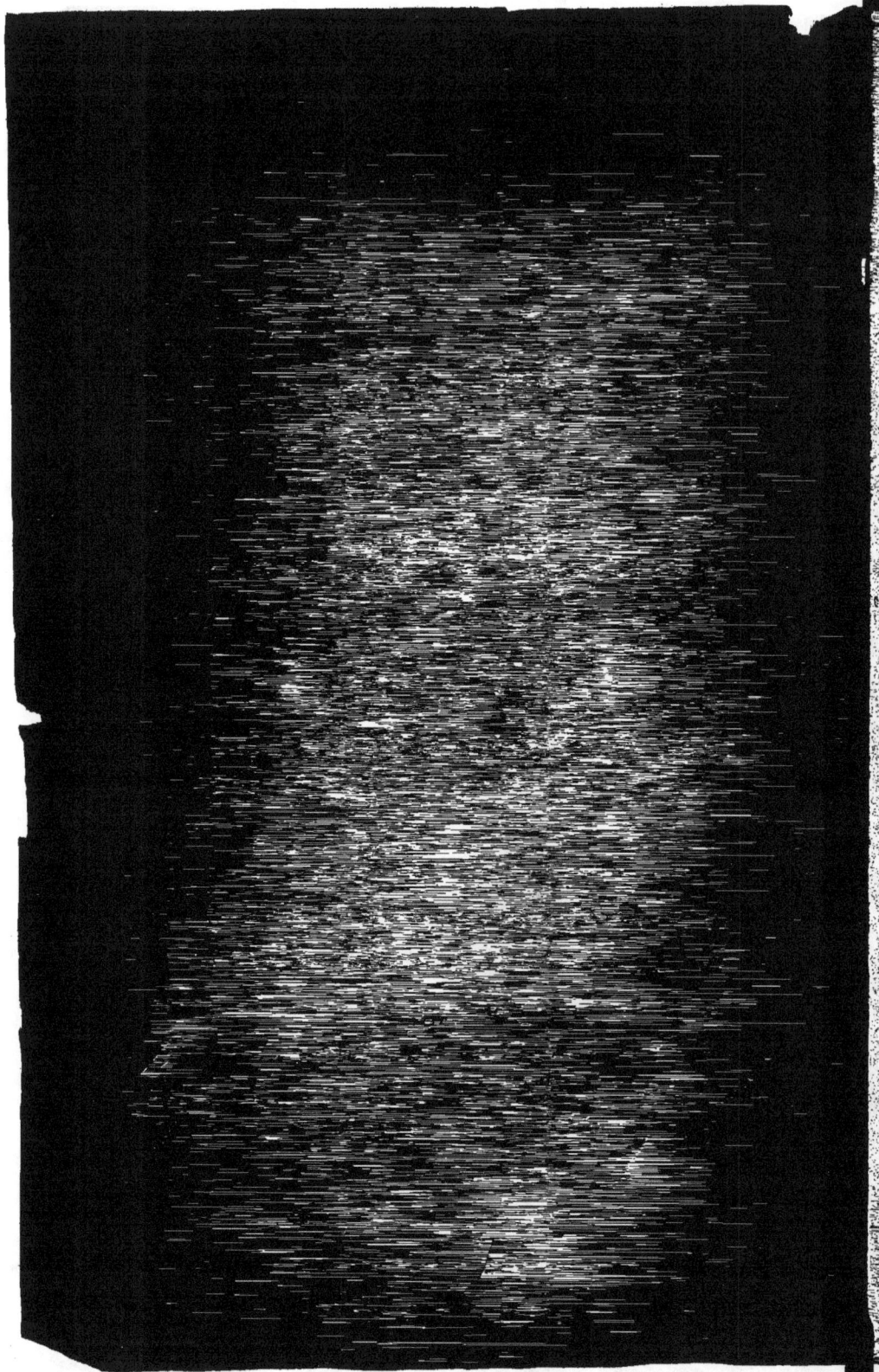

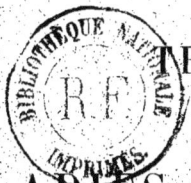

TRAITÉ

DES

MALADIES ÉPIDÉMIQUES

ÉTIOLOGIE ET PATHOGÉNIE

DES MALADIES INFECTIEUSES

TRAITÉ

DES

MALADIES ÉPIDÉMIQUES

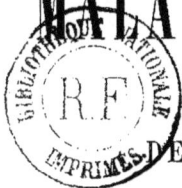

ÉTIOLOGIE ET PATHOGÉNIE
DES MALADIES INFECTIEUSES

PAR

Dʳ A. KELSCH

MÉDECIN INSPECTEUR DE L'ARMÉE (CADRE DE RÉSERVE),
MEMBRE DE L'ACADÉMIE DE MÉDECINE

———

TOME III. — PREMIER FASCICULE

LES OREILLONS. — LA COQUELUCHE
LA SUETTE. — LE CHOLÉRA ET LA GRIPPE

———

Avec tracés dans le texte.

———

PARIS

OCTAVE DOIN ET FILS, ÉDITEURS
8, PLACE DE L'ODÉON, 8

—
1910

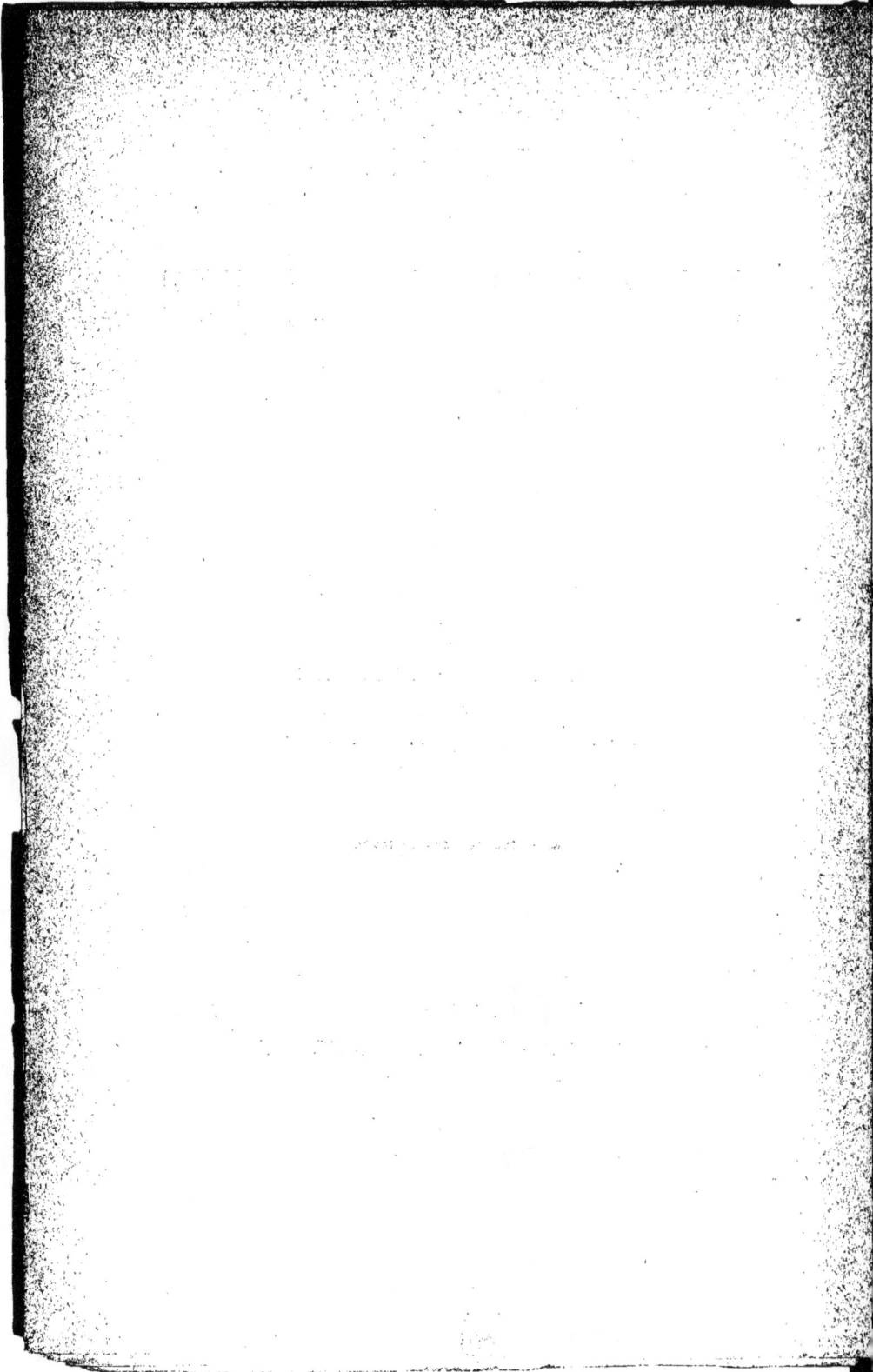

TRAITÉ

DES

MALADIES ÉPIDÉMIQUES

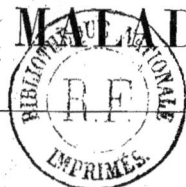

CHAPITRE PREMIER

LES OREILLONS

HISTOIRE ET GÉOGRAPHIE

Nous avons étudié la diphtérie à la suite des fièvres éruptives, parce qu'elle en est la compagne accoutumée, et qu'elle est unie à l'une d'elles par les affinités les plus étroites. Il est deux autres affections qui ne sont pas moins intimement rivées à elles, que l'on peut considérer presque comme leurs satellites, et dont à ce titre l'histoire ne doit point en être séparée ; ce sont les oreillons et la coqueluche. C'est par la première que nous continuerons l'étude de ce groupe d'affections.

La parotidite épidémique, appelée *Oreillons* ou *Ourles* en France, *Mumps* en Angleterre, *orrechioni* en Italie, *Ziegenpeter* ou *Bauerwetzel* en Allemagne, était connue dès la plus haute antiquité. Elle fut magistralement dépeinte par Hippocrate, d'après une épidémie qu'il observa dans l'île de Thasos, en face de la ville d'Abdère. Sa description pourrait figurer dans un traité de pathologie moderne, car rien n'y manque ; elle est d'une précision admirable, malgré sa concision, comme on peut en juger par le passage suivant, emprunté à l'œuvre du grand médecin :

« Dans l'île de Thasos, durant l'automne, vers l'équinoxe et pendant que les Pléiades furent sur l'horizon, pluies abondantes, doucement continues, avec les vents du Midi ; hiver austral, petits vents du Nord, sécheresse ; en somme tout l'hiver eut une apparence de printemps. Le printemps, à son tour, eut des vents du Midi, des fraîcheurs et de petites pluies. L'été fut en général nuageux et sans eau, avec peu de force et sans régularité. Toutes les circonstances atmosphériques ayant été australes et avec sécheresse, un intervalle où la constitution fut contraire et boréale, au début du printemps, fit naître quelques causus ; ces fièvres furent généralement modérées; il y eut peu d'hémorrhagies nasales, et aucun malade ne mourut. Il se forma des oreillons chez plusieurs d'un seul côté, chez le plus grand des deux côtés, mais sans que le malade eût de la fièvre et fût obligé de s'aliter ; quelques-uns cependant eurent un peu de chaleur ; ces tumeurs se dissipèrent chez tous sans accidents ; aucune ne suppura, ainsi que cela arrive aux tumeurs nées d'une autre cause. Voici quels en étaient les caractères : elles étaient molles, grandes, diffuses, sans inflammation, sans douleur ; elles disparurent chez tous sans aucun signe. Elles se manifestèrent chez des adolescents, chez des hommes dans la fleur de l'âge, surtout chez ceux qui se livraient aux exercices gymnatiques de la palestre ; peu de femmes en furent atteintes. La plupart de ces malades avaient des toux sèches ; ils toussaient et n'expectoraient rien, et la voix devenait rauque. Chez quelques-uns bientôt, chez d'autres plus tard, il se formait une inflammation douloureuse du testicule, tantôt d'un seul côté, tantôt des deux ; les uns avaient de la fièvre ; les autres n'en avaient point ; la plupart en souffraient beaucoup. Du reste, les Thasiens ne vinrent pas chercher de secours dans l'officine du médecin (1). »

A l'instar d'Hippocrate, les médecins de l'antiquité grecque et romaine, ainsi que ceux du moyen âge et des temps modernes, ont nettement séparé la parotidite épidémique des inflammations secondaires qui surviennent dans la glande rétro-maxillaire. Alors que celles-ci sont toujours des phlegmasies surajoutées, évoluant d'ordinaire vers la suppuration, qui se développent au cours des maladies infectieuses, celle-là est d'ordinaire primitive, et se définit : une maladie générale, spécifique et contagieuse, caractérisée, dans ses localisations, par la tuméfaction fluxionnaire des glandes salivaires, et de celles que leur structure anatomique ou leur fonction physiologique en rapprochent le plus, telles que les testicules, les ovaires, les mamelles, les glandes vulvo-vaginale, lacrymale (2), pancréatique (3) et thyroïdienne (4). A ces déterminations s'associent souvent, surtout dans les formes sévères de la maladie, l'engorgement du tissu conjonctif, le gonflement des amygdales, des ganglions lymphatiques et de la rate. La tuméfaction des glandes salivaires, et en particulier des parotides, constitue la lésion à peu près constante et pour ainsi dire pathognomonique des ourles. Moins fréquente, mais toujours très commune est la fluxion testiculaire chez l'adulte et l'adolescent pubère. Dans la règle, le gonflement parotidien précède de un ou plusieurs jours l'orchite ourlienne. Quelquefois c'est celle-ci qui se manifeste tout d'abord et celui-là qui lui succède ; les deux déterminations évoluent avec une indépendance relative et donnent lieu, dans leurs rapports réciproques, à toutes les combinaisons possibles. Enfin, il arrive quelquefois que l'orchite simple ou double constitue à elle seule toute la maladie : la fluxion salivaire fait défaut. Ces faits, dont les exemples abondent dans l'épidémiologie militaire, sont importants à prendre en considération, tant au point de vue pratique qu'au point de vue de l'interprétation nosologique de l'orchite.

Indépendamment de ces localisations, que leur fréquence permet de considérer comme propres à la maladie, il en est d'autres, organiques ou fonctionnelles, aussi variées qu'inconstantes, qui portent sur les séreuses viscérales ou articulaires, les muqueuses du pharynx, des bronches et du globe oculaire, sur les parenchymes, notamment le poumon, le cœur, les reins, l'encéphale, les organes des sens, yeux et oreilles, enfin sur les nerfs périphériques. Elles ne diffèrent guère des déterminations similaires qui se développent au cours d'autres maladies infectieuses. Il est difficile de décider si elles sont l'œuvre de l'agent pathogène encore mal connu des ourles, ou si elles ressortissent à des infections secondaires ; leur pathogénie exacte reste encore à établir.

La dénomination de parotidite, appliquée à cette entité morbide, est défectueuse, car, ainsi qu'il vient d'être marqué, les glandes sous-maxillaires, sublinguales, les amygdales, en un mot tout le système glandulaire du cou sont souvent compris dans le mouvement fluxionnaire. On cite des épidémies où celui-ci a recherché avec préférence les glandes sous-maxillaires, telle celle du 93° de ligne, survenue à la Roche-sur-Yon en 1887, où sur 123 atteintes, ces organes furent pris dans les deux tiers des cas (5). Dans une épidémie qui comptait 162 atteintes, FRANCK l'a vu souvent se localiser uniquement sur ces dernières, et c'est encore sur elles exclusivement qu'il s'est fixé dans 6 cas sur 77, observés par LEITZEN (6). MACHADO a rapporté des faits semblables (7), et tout récemment HOPPE a donné la relation d'une épidémie qui se développa dans un groupe d'enfants de 6 à 15 ans, et qui fut caractérisée par de la fièvre et du gonflement de la glande sous-maxillaire ; 6 fois seulement sur les 16 atteintes, la parotide participa au mouvement fluxionnaire (8).

Malgré qu'ils aient été si nettement mis en relief par la description du père de la médecine, les oreillons, vraisemblablement en raison de leur bénignité, n'ont guère fixé l'attention de ses successeurs. Ils sont rarement visés dans les anciennes annales, et ce n'est que depuis le commencement du XVIII° siècle qu'ils ont pris rang dans l'histoire des épidémies, à côté des fièvres éruptives et de la coqueluche. Toutefois les relations en sont clair-semées ; ils ne sont pas mentionnés une seule fois avant 1852 dans les Comptes Rendus académiques sur les maladies régnant annuellement en France. Mais leur bibliographie s'enrichit rapidement à partir de cette époque ; les travaux des médecins militaires y tiennent le premier rang. Ce sont ces derniers qui ont le plus contribué à fonder la nosographie clinique et étiologique des oreillons, comme en témoignent les nombreux

mémoires publiés sur cette maladie dans le recueil et les archives de médecine militaire entre 1860 et 1900, ainsi que le chapitre très documenté que
leur consacre en outre chaque année la statistique médicale de l'armée.

Elle occupe beaucoup moins de place dans la littératture médicale de
l'armée allemande que dans la nôtre. Cette inégalité ressort d'une façon
saisissante de la comparaison des deux tableaux suivants, qui en expriment
la fréquence respective dans les deux armées.

ARMÉE ALLEMANDE		ARMÉE FRANÇAISE		
			Intérieur.	
1870-1873		1888	6687 cas	15.00 p. 1000.
1874-1878	Il n'est fait aucune mention des oreillons.	1889	7583 —	16.00 —
1878-1879		1890	4293 —	9.10 —
1879-1881		1891	7636 —	16.80 —
1882-1884		1892	5951 —	13.00 —
1884-1888	Il y est fait allusion en quelques	1893	8000 —	17.40 —
1888-1889	mots, comme s'il s'agissait d'un fac-	1894	8182 —	17.40 —
1890-1892	teur absolument négligeable dans la morbidité.	1895	7013 —	14.80 —
1892-1894		1896	5630 —	11.50 —
1894-1896		1897	7097 —	13.80 —
1896-1897	337 cas, soit 0,65 p. 1000	1898	4998 —	9.30 —
1897-1898	568 — — 1,10 —	1899	5502 —	10.50 —
1898-1899	506 — — 0,98 —	1900	7679 —	15.40 —
1899-1900	443 — — 0,85 —	1901	11433 —	23.70 —
1900-1901	442 — — 0,84 —	1902	8315 —	17.50 —
1901-1902	754 — — 1,40			

Il ressort de l'examen comparatif de ces documents que les oreillons sont
environ 15 fois plus fréquents parmi nos troupes que dans l'armée
allemande. Cette différence provient-elle de ce que nos confrères d'outre-
Rhin déploient, pour la prévenir, une prophylaxie plus large que la nôtre ?
Une semblable opinion paraît difficile à soutenir. Les oreillons de la caserne
prennent en grande partie leur origine dans la population civile avec laquelle les militaires sont en contact. Or, les relations entre ceux-ci et celle-là
étant aussi fréquentes en Allemagne qu'en France, nous inclinons à penser,
d'après l'enseignement de cette statistique comparative, que les oreillons
sont moins répandus dans le premier de ces pays que dans le nôtre.

Dans la première édition de son livre, HIRSCH a énuméré la plupart des
épidémies ourliennes dont les relations ont été publiées de 1714 à 1859. Il
résulte de ces documents et de ceux très nombreux que l'épidémiologie y a
ajoutés depuis, que le domaine des oreillons s'étend à toute la surface de
la terre, qu'il n'est pour ainsi dire aucune région connue qui n'ait été épargnée par eux. Ils sont de tous les lieux comme de tous les temps. Leur histoire nous les montre se développant sous toutes les latitudes (9) ; et s'ils
nous paraissent plus répandus dans les zones moyennes que dans les
climats extrêmes, cette prédilection pour les premières n'est peut-être

qu'apparente, due à ce que les populations y sont plus denses ou la documentation plus riche que dans les seconds.

Les oreillons ont été observés sur tous les points de notre territoire : dans

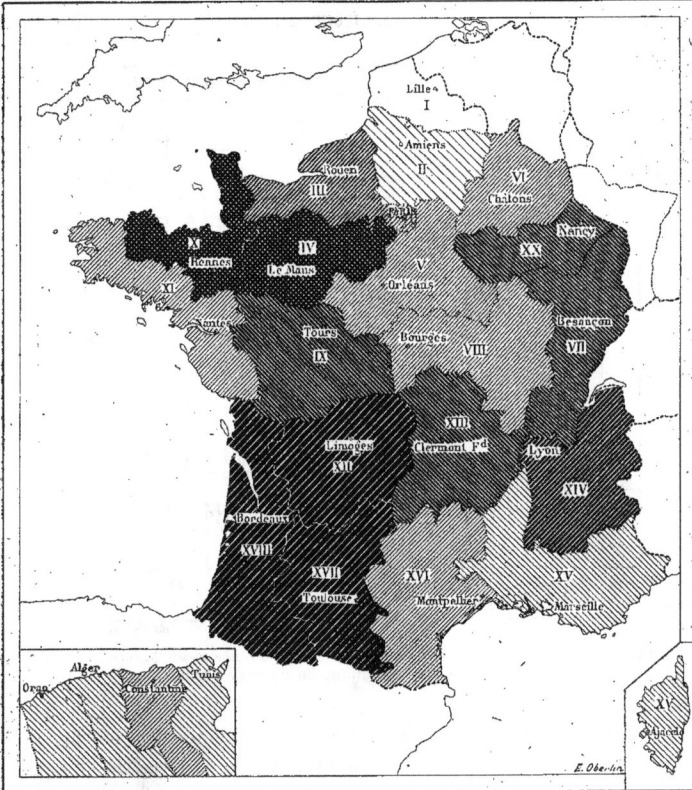

Fig. 1. — Répartition des oreillons en France, d'après les documents
de la statistique médicale de l'armée.

les localités rurales comme dans les villes, sur les hauts plateaux comme dans les vallées basses et humides (10). Leur distribution géographique présente cependant une certaine fixité, que nous ne trouvons point dans les fièvres éruptives. Les cartes si soigneusement dressées par le service de santé de l'armée accusent chez eux une prédilection marquée pour les régions de l'Ouest, ou, d'une façon plus générale pour le versant atlantique

de notre pays; et ce n'est que dans les années où ils acquièrent une fréquence et une expansion exceptionnelles, comme en 1901, qu'ils débordent
sur les régions de l'Est, et notamment sur le bassin de la Méditerranée
(voy. la carte ci-jointe, fig. 1).

D'ordinaire ils sont beaucoup moins fréquents dans le nord de l'Afrique

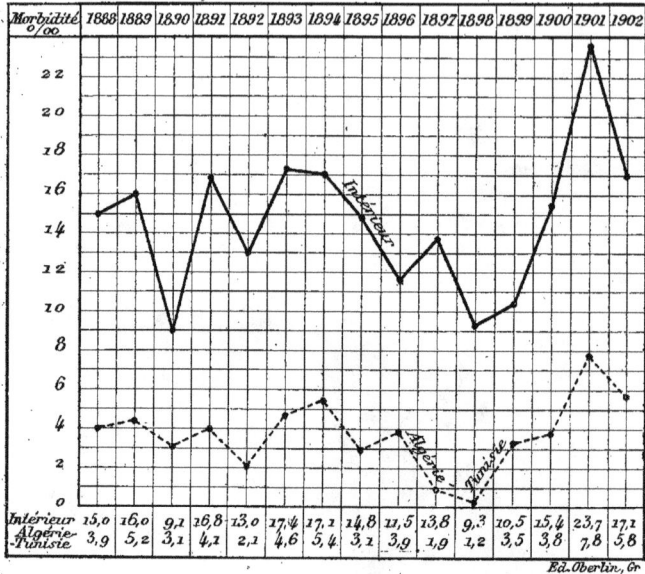

Morbidité o/oo	1888	1889	1890	1891	1892	1893	1894	1895	1896	1897	1898	1899	1900	1901	1902
Intérieur	15,0	16,0	9,1	16,8	13,0	17,4	17,1	14,8	11,5	13,8	9,3	10,5	15,4	23,7	17,1
Algérie-Tunisie	3,9	5,2	3,1	4,1	2,1	4,6	5,4	3,1	3,9	1,9	1,2	3,5	3,8	7,8	5,8

Ed. Oberlin, Gr

Fig. 2. — Évolution comparative des oreillons en France et en Algérie
de 1888 à 1902, d'après la statistique médicale de l'armée.

qu'à l'intérieur. Le tableau et le graphique ci-contre donnent la morbidité
comparative des troupes de la métropole et de celles de l'Algérie-Tunisie
pour les 15 années 1888 à 1902.

	FRANCE		ALGÉRIE-TUNISIE	
1888	6687 cas.	soit 15,00 p.1000	275 cas,	soit 3,9 p.1000
1889	7583 —	— 16,00 —	393 —	— 5,2 —
1890	4293 —	— 9,10 —	217 —	— 3,1 —
1891	7636 —	— 16,80 —	278 —	— 4,1 —
1892	5951 —	— 13,00 —	141 —	— 2,1 —
1893	8000 —	— 17,40 —	302 —	— 4,6 —
1894	8182 —	— 17,10 —	375 —	— 5.4 —
1895	7013 —	— 14,80 —	223 —	— 3,1 —
1896	5650 —	— 11,50 —	290 —	— 3,9 —
1897	7097 —	— 13,80 —	144 —	— 1,9 —

	FRANCE				ALGÉRIE-TUNISIE			
1898	4998	—	— 9,30	—	84	—	— 1,2	—
1899	5502	—	— 10,50	—	296	—	— 3,5	—
1900	7679	—	— 15,40	--	297	—	— 3,8	—
1901	11433	—	— 23,70	—	563	—	— 7,8	—
1902	8315	—	— 17,10	—	450	—	— 5,8	—

La comparaison des chiffres inscrits dans ce tableau montre la prédominance constante des oreillons dans l'armée métropolitaine. Elle y est 3 à 4 fois plus fréquente que chez les troupes stationnées dans le nord de l'Afrique. Cette constatation nous autorise à penser qu'en réalité les climats chauds sont moins favorables à leur développement que les latitudes plus élevées.

ÉPIDÉMIOLOGIE

Caractères des épidémies. — Les oreillons sont une maladie de l'enfance et de l'adolescence, et à ce titre s'observent communément dans les milieux ou les établissements qui réunissent ces deux catégories de la population, tels que les écoles, les pensionnats, les ateliers, les hôpitaux, les prisons, les casernes, etc. Parmi les agglomérations d'adultes, les militaires sont de beaucoup les plus sujets à cette affection. Les ateliers, les séminaires, les écoles supérieures réunissent des jeunes gens de 20 à 25 ans comme les casernes, et cependant elle y est incomparablement moins fréquente que dans ces dernières. Il est difficile de donner une explication satisfaisante de sa prédilection pour les soldats. Ceux-ci ne sont même point à l'abri de ses atteintes hors de leurs garnisons. En 1830, elle se montra, à côté de la dysenterie, dans le corps expéditionnaire d'Alger (11). En 1883, BETTELHEIM l'a observée parmi les troupes d'occupation de l'Herzégovine (12), et l'armée confédérée du Nord en compta plus de 20.000 cas (y compris les parotidites symptomatiques) pendant la guerre de Sécession (13). Enfin, elle n'est rien moins que rare à bord des navires. MOURSOU l'a observée sur le vaisseau-école des canonniers (14), PIROUX sur la corvette à vapeur *le Colbert* (15), enfin DANGAIX (16), JOBARD (17) et MAHÉO (18), parmi les coolies indiens, transportés de Pondichéry et de Karikal aux Antilles françaises.

On éprouve, au premier abord, quelque embarras à tracer les caractères des épidémies d'oreillons. Elles sont sans doute très communes ; mais leur bénignité les dérobe souvent en partie à l'observation ; celle-ci est impuissante à en suivre les péripéties et à en grouper les faits dans l'ordre de leur enchaînement naturel. HIPPOCRATE, en terminant le récit de l'épidémie de THASOS, ajoute que « les Thasiens ne vinrent pas chercher de secours à l'officine du médecin. »(Littré, p. 605.) Les ourleux d'aujourd'hui n'agissent pas autrement que ceux de THASOS. Les malades sont nombreux, écrit

Rilliet, mais ils sont encore plus insaisissables que ne l'est la nature même de leur maladie (19).

Les comptes rendus de la Société médicale des hôpitaux de Paris mentionnent fréquemment que les oreillons s'observent peu dans les services hospitaliers : ils y manquent parfois dans le temps même ou les médecins en traitent de nombreux cas dans leur clientèle privée (20). D'autre part, les rapports de l'Académie de médecine sur les épidémies régnant en France avouent également que les médecins sont rarement appelés à soigner cette affection. Il en résulte que ces deux ordres de documents, si utiles à consulter pour l'histoire des maladies auxquelles sont soumises les collectivités, fournissent peu de renseignements à celle des épidémies d'oreillons.

Les sources d'informations les plus précieuses sont les milieux militaires, où toutes les unités morbides sont enregistrées au fur et à mesure de leur apparition, et étudiées dans leurs rapports mutuels et leur mode de transmission. C'est aux annales médicales de notre armée, si richement documentées dans l'espèce, que nous avons eu surtout recours pour exposer l'épidémiologie des oreillons, c'est aux relations aussi précises que nombreuses des médecins militaires que nous empruntons les principaux éléments de cette description.

Le plus souvent les oreillons se limitent à une circonscription territoriale plus ou moins étroite, à une ou plusieurs localités contiguës (21). On les a vus cependant rayonner parfois au delà de ces foyers restreints et se répandre progressivement sur des surfaces plus considérables, voire même sur des régions plus ou moins étendues. Hirsch a rappelé quelques-unes de ces pandémies (22). Nous ajouterons à son énumération l'extension prise en 1849 par les oreillons dans tout le bassin du lac Léman (23), et leur expansion presque générale en certaines années dans la plupart des garnisons de France (1875, 1876, 1887, 1901). Toutefois, ils ne manifestent qu'exceptionnellement cette tendance ; leur puissance d'expansion reste bien loin derrière celle de la rougeole et de la variole.

Tantôt l'épidémie se cantonne dans un groupe de la population, d'autrefois elle envahit celle-ci plus ou moins complètement. Dans ce dernier cas, elle éclate simultanément dans les différents quartiers de la localité, ou elle les atteint successivement, en suivant une marche plus ou moins progressive. Chacun d'eux devient à son tour le théâtre d'une petite épidémie circonscrite généralement aux établissements d'instruction, aux orphelinats, aux ateliers, aux différentes casernes de la ville. Enfin, il arrive parfois que l'épidémie débute par un foyer, une école, une partie d'un corps de troupe, s'y maintient pendant un temps plus ou moins long ; puis, changeant brusquement d'allures, se manifeste en même temps dans les autres groupes de la population infantile ou militaire (24).

Dans les villes de garnison, il n'est pas rare de voir les oreillons régner simultanément au milieu des groupes scolaires et militaires, ou débuter par l'un des deux et s'étendre ultérieurement à l'autre. Mais les épidémies exclusives à la troupe sont assurément les plus nombreuses. Elles se manifestent parfois en même temps dans plusieurs garnisons d'une même région : à Arras et à Douai d'avril à mai 1864 (25), à Dax (26) et à Bayonne (27) au printemps de 1878, à Nevers, Cosne et Decize en 1883-84 (28). Tantôt elles frappent les différents corps de la garnison ou les différentes fractions d'un corps, bien que les divers groupes occupent des casernements distincts, ce qui n'a pas lieu de nous surprendre, les hommes, surtout quand ils appartiennent à une même unité, ont entre eux des contacts si multipliés que le séjour dans un même bâtiment n'est pas indispensable pour créer des occasions de contagion (29); la même interprétation s'applique naturellement à la dissémination des atteintes dans les différentes parties du même casernement. D'autres fois, elles se limitent à des fractions du corps résidant, ou se cantonnent dans une partie du casernement (30). Lorsque la maladie prend une extension plus ou moins générale dans une garnison, il peut arriver qu'elle frappe à peu près également les différents corps ou fractions de corps qui s'y trouvent disséminés (31); mais il est plus habituel de la voir se répartir en proportions inégales dans les divers groupes. Ainsi, l'épidémie de Bayonne a sévi sur les artilleurs, sur les soldats du 49e et du 53e de ligne; mais elle a surtout éprouvé les premiers et complètement épargné les hussards, les soldats du train, les infirmiers, bien que ceux-ci fussent en contact suivi avec un certain nombre de malades ourleux. Aucune considération, ajoute M. Servier, témoin et narrateur de cette épidémie, n'a suffi à donner une explication satisfaisante de l'inégalité de son expansion dans les divers corps de troupe, non plus que de l'immunité dont ont joui les hussards, les soldats du train et les infirmiers (32).

C'est dans les milieux militaires, où les faits morbides sont enregistrés au jour le jour, que l'on peut suivre avec une rigoureuse précision l'évolution des épidémies. Quand les oreillons se déclarent dans un corps de troupe, ils se manifestent parfois d'emblée, sur différents points du casernement. Mais le plus souvent leur développement est progressif, réglé plus ou moins nettement par la filiation du voisinage. Pour en citer un exemple, rien n'est plus précis à cet égard que les minutieuses observations relevées par M. le médecin principal Fournié de janvier à avril 1876 dans trois escadrons du 24e dragons baraqués au camp de Saint-Germain (33). Le premier malade atteint de parotidite dans les quartiers de la ville, vers le 15 janvier, vient prendre place le 7, dans la baraque 40 : une série continue de 4 cas se développe à droite et à gauche de ce malade. Le deuxième malade est installé dans la rangée gauche de la baraque 41. Cette rangée devient à son tour le foyer d'une série presque continue de 4 nouveaux cas. Un troisième malade est atteint le 9 février, dans l'une des rangées de la baraque 38 ; 2 cas naissent immédiatement en face, dans la rangée opposée. On trouve également 2 cas voisins dans la baraque 1, occupée par le 3e escadron, et 2 cas très rapprochés dans la baraque 37 du 4e escadron. Il ne reste, en dehors de ces séries, que 7 cas isolés, et sur ces 7, 3 seulement se rencontrent à l'état d'unité par baraque. L'histoire des oreillons dans les casernes abonde en observations semblables.

Cette évolution des oreillons par série est un des traits les plus saillants de leur épidémiologie. Dans la plupart des documents que nous avons sous les yeux, il est noté que l'épidémie procède par petites poussées que séparent des intervalles de quelques jours à quelques semaines.

A Rambouillet, la maladie apportée par un réserviste débute en avril et évolue en petites poussées successives jusqu'en août (34). A Châteaudun, 20 cas se répartissent en quatre groupes qui se succèdent à des intervalles de 18 à 20 jours (35). A Épinal, le 8e bataillon d'artillerie de forteresse reçoit les ourles d'un permissionnaire et subit une épidémie qui se déploie en trois poussées séparées par des périodes de 15-20 jours (36). L'épidémie qui éprouva à la même époque la garnison de Montmédy se superpose exactement à celle d'Épinal pour la durée de ses accalmies. Celle qui frappa en 1892 le 1er d'artillerie à Bourges, évolua en plusieurs séries distinctes échelonnées à des intervalles de 10 à 18 jours (37). Les 95 atteintes qui furent enregistrées en 1898 au 66e de ligne à la caserne Marescot de Tours, se groupèrent en quatre poussées séparées par des répits de 18 à 20 jours (38). La forte épidémie de Chambéry (1892) a compté jusqu'à 5 poussées successives séparées entre elles par un certain nombre de jours d'accalmie (39). Nous pourrions multiplier à perte de vue ces citations (40).

Ainsi que le remarque M. le médecin principal ANTONY, même lorsque l'épidémie se manifeste d'emblée et simultanément dans l'ensemble d'une collectivité, elle s'y morcelle, s'y répartit souvent en foyers distincts, dans chacun desquels elle évolue par poussées successives (41).

Ce mode de progression ne saurait être attribué à un caprice épidémique ; il ressortit aux conditions de la transmission interhumaine des oreillons. La maladie se déclare dans une chambrée, de ce centre elle rayonne à la faveur de la contagion vers un autre groupe où, en raison de sa longue incubation, elle n'éclate que 15 ou 20 jours après ; celui-ci devient à son tour le foyer générateur d'une troisième série morbide, et ainsi de suite. Le morcellement de l'épidémie est fonction de la durée exceptionnellement longue de la période silencieuse de cette affection.

Bien que relevant avant tout des hasards de la contagion, la production de ces poussées successives paraît cependant favorisée dans une certaine mesure par les vicissitudes atmosphériques. Les trois explosions partielles qui ont marqué l'épidémie de Bourg, si bien décrite par Marotte, sont survenues pendant trois périodes de mauvais jours, et semblable coïncidence a été notée plus d'une fois, ainsi que nous le verrons plus loin. Le rôle des influences générales se trahit d'ailleurs par l'éclosion simultanée des recrudescences épidémiques dans des casernes très éloignées les unes des autres.

Il ne faudrait pourtant point croire que l'épidémie groupe toujours ainsi ses manifestations en séries distinctes, se suivant à des distances réglées par la durée de l'incubation. Dans le nombre considérable d'épisodes dont nous avons le récit sous les yeux, il est mentionné plus d'une fois qu'elle a surgi partout, qu'elle s'est déclarée en même temps sur plusieurs points du casernement, qu'elle a frappé de tous côtés comme si elle était mue par une impulsion diffuse ou aveugle; il fut impossible de la suivre ou de saisir quelque lien entre ses diverses manifestations, même en tenant compte, autant qu'il est permis de le faire, de toutes les circonstances qui auraient pu mettre ses victimes en rapport direct ou indirect entre elles. Elle envoie le même jour à la visite des hommes appartenant à des unités différentes du corps, ou à des chambrées distinctes et espacées les unes des autres; elle n'a aucune prédilection pour certains locaux ni aucune tendance à créer des foyers, elle ne suit point une marche progressivement envahissante (42). A Vannes, lisons-nous dans la statistique médicale de l'année 1886, le 28e d'artillerie compta 74 atteintes de janvier à mai. L'étude minutieuse de leur mode de succession semble devoir faire écarter de leur genèse la contagion d'homme à homme. Elle a débuté simultanément dans plusieurs batteries à la fois et les a frappées toutes à peu près également. Toutes les parties du casernement leur ont payé leur tribut. De telles allures assignent à coup sûr un rôle secondaire à la contagion dans le développement de l'épidémie, qui en pareil cas semble plutôt relever de l'autogenèse.

La pathologie militaire est à même de nous fixer très exactement sur la marche des épidémies d'oreillons. Voici deux tracés établis par deux de mes anciens collègues, où se trouvent inscrites jour par jour toutes les atteintes unies entre elles par le lien épidémique. Ils sont longs et très irréguliers : on y voit que l'épidémie a une marche lente, traînante et comme languissante. On y distingue néanmoins assez nettement les trois phases d'augment, d'état et de déclin; mais elles sont, surtout la période stationnaire, traversées par des poussées que séparent des accalmies plus ou moins complètes, et qui donnent à l'ensemble de la ligne une physionomie passablement irrégulière (fig. 3 et 4).

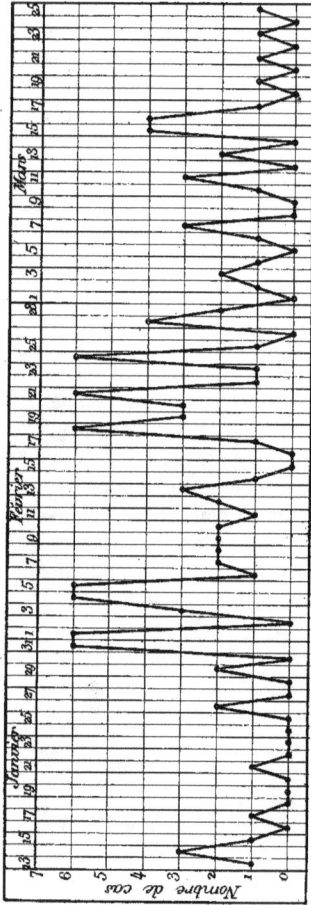

Fig. 3. — Évolution d'une épidémie d'oreillons au 13e de ligne, en 1883-1884, à Nevers (Dr Geschwind).

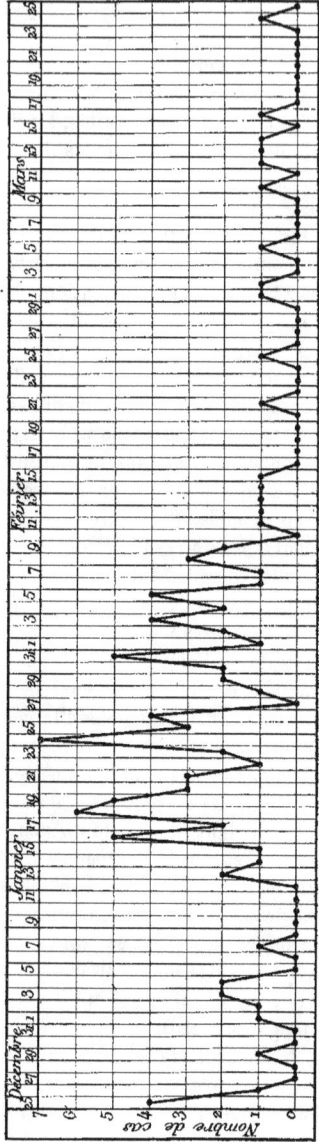

Fig. 4. — Évolution d'une épidémie d'oreillons au 23e de ligne, en 1892-1893, à Bourg (Dr Marotte).

Dans une même localité, les explosions épidémiques des oreillons sont d'ordinaire séparées par des périodes comprenant plusieurs années. Mais il n'est pas rare cependant de les voir se reproduire à des intervalles plus courts. Nous n'avons pu nous procurer des renseignements suffisamment précis sur la périodicité de leur retour dans une ville ou une garnison déterminées. Mais la statistique médicale du ministère de la Guerre donne leur évolution dans l'armée tout entière pendant la période comprise entre 1888 et 1902. La courbe qui la représente est intéressante (v. fig. 2). Il s'en faut de beaucoup qu'elle soit parallèle à la marche régulièrement ascendante de la rougeole et de la scarlatine dans cet intervalle. Elle est figurée par une ligne brisée dont les points les plus élevés, correspondant au maximum de fréquence de la maladie, sont séparés par des intervalles d'une durée assez régulière. Jusqu'en 1897, les acmés s'élèvent à peu près à la même hauteur. Mais le mouvement ascensionnel qui se dessine à partir de 1898, se continue les années suivantes, et porte la maladie en 1901 à un niveau qu'elle n'avait jamais atteint auparavant. On voit d'après cette courbe qu'elle est soumise à une évolution multiannuelle dont le cycle embrasse une période de 2 à 4 ans. Mais cette conclusion se fonde sur des faits disséminés sur une trop grande surface pour pouvoir être acceptée sans réserve. Des observations prolongées pendant plusieurs années dans une même localité sont nécessaires pour lui donner toute la précision désirable.

Il n'est pas indifférent de marquer que la modalité clinique des oreillons varie avec les phases de l'épidémie, notamment quand celle-ci semble être née sur place. Tout à fait au début, alors qu'ils sont encore clairsemés, leur expression clinique est fruste : elle se résume dans une douleur et un gonflement parotidiens modérés, sans réaction fébrile. A mesure que les atteintes se multiplient, les symptômes généraux et locaux s'accusent davantage ; ils acquièrent leur expression complète dans la période d'état, où se manifestent les formes franches, classiques, celles qui sont aggravées par l'orchite ou les autres localisations ourliennes. Enfin, dans les poussées irrégulières et de plus en plus espacées du déclin, on observe à nouveau les cas mal définis et sans réaction générale du début. Le médecin principal CHOUX, rendant compte dans son rapport d'inspection générale de l'épidémie dont il fut témoin en 1883-84 au 11ᵉ escadron du train à Nantes, écrit que du 28 décembre 1883 au 1ᵉʳ février 1884, il n'a compté que 3 atteintes, très espacées les unes des autres, mal dessinées, sans fièvre et avec gonflement parotidien médiocre ; que le stade d'état, qui n'a duré que de une à deux semaines environ, a amené brusquement à la visite, en six jours, 12 cas, à symptômes complets, à type normal, dont la moitié au moins présentait une réaction fébrile notable ; que le déclin enfin fut marqué non seulement par la raréfaction progressive de l'affection, mais sa bénignité de plus en plus accusée (43).

Tous les médecins qui ont étudié la physionomie des oreillons dans les différentes périodes de leur évolution au sein des collectivités, ont noté ces changements de l'une à l'autre (44). Ils s'observent du reste au cours de la plupart des maladies épidémiques, au moins de celles qui se rattachent à la genèse autochtone, c'est-à-dire à l'accession progressive aux fonctions pathogènes d'un germe indifférent, s'élevant par degrés à la virulence, et retournant ensuite graduellement en sens inverse à la vie saprophytique. Ils correspondent, comme les phases successives elles-mêmes de l'épidémie, à l'énergie croissante et décroissante de son moteur pathogène. Ces considérations nous amènent sur le terrain de l'origine des épidémies d'oreillons, que nous allons aborder dans le paragraphe suivant.

Origine des épidémies. — La contagion est le point de départ le plus ordinaire des épidémies d'oreillons. C'est un malade ou un sujet en état d'incubation qui en importe le germe dans un groupe, et c'est de cette atteinte initiale que l'affection rayonne dans diverses directions en suivant nettement, pendant quelque temps du moins, la filiation des contacts. Les premiers cas s'y développent autour d'un permissionnaire revenant d'un foyer contaminé, ou chez la cantinière, dont l'enfant malade a contracté les ourles à l'école qu'il fréquente. Bussard raconte que l'épidémie qui se déclara au Château (île d'Oléron) en 1875, fut importée dans le casernement par un soldat qui avait passé le 1er janvier dans une famille et dans une chambre où étaient couchés deux enfants atteints d'oreillons, et qui en présenta les premiers symptômes le 19 janvier. Les 8 atteintes suivantes, qui survinrent du 19 au 25 janvier, provenaient toutes de la chambrée du premier malade et de la pièce contiguë. Mais les 19 autres, qui furent enregistrées du 27 janvier au 25 mars, se répartirent entre tous les locaux habités. D'autre part, elles se déclarèrent sans régularité, sans ordre, c'est-à-dire sans lien apparent entre elles (45). C'est ainsi que naissent et progressent les épidémies d'oreillons dues à l'importation, comme en témoignent les nombreux épisodes de ce genre dont le récit est conservé dans les archives du comité technique de santé ou figure dans les statistiques militaires annuelles. Les premiers cas se groupent autour du sujet importeur, puis l'extension se fait d'une façon très irrégulière, au hasard d'une contagion qu'il est le plus souvent impossible de suivre jusqu'au bout parce que les voies en sont multiples et diverses, et ne se règlent pas constamment sur les rapports de voisinage. Il arrive assez souvent, dans les épidémies de casernes, que l'importation, sans être nettement démontrée,

est cependant rendue probable par ce fait que les premières atteintes se
sont déclarées dans la même chambrée, ou que les oreillons régnaient
depuis longtemps dans la population civile avant de se montrer dans la
troupe. Ajoutons que s'ils vont souvent de la première à la seconde, ils se
propagent parfois en sens inverse. Nous lisons dans le mémoire que Marotte a consacré à l'épidémie observée par lui en 1892 au 23ᵉ de ligne, à
Bourg, qu'elle fut communiquée à la population civile infantile par les
enfants de la cantinière, envoyés prématurément à l'école (46).

Mais le dépouillement des nombreuses relations imprimées ou manus-
crites des médecins militaires, témoigne qu'il s'en faut de beaucoup que les
oreillons soient toujours redevables à la contagion de leur développement
originel et de leur extension épidémique.

Ollier de Vergèse rapporte que les 152 atteintes qui se déclarèrent au
141ᵉ de ligne, à Avignon, dans l'hiver 1879-80, se répartirent à peu près également dans les 19 compagnies, qu'elles ne se groupèrent en foyer nulle
part, et qu'il fut impossible d'en découvrir le point de départ. L'origine des
premières manifestations demeura absolument obscure (47). L'épidémie du
113ᵉ de ligne à Melun (1878-79), à laquelle le médecin principal Forgues a
consacré un mémoire des plus instructifs (48), celle du 23ᵉ de ligne à Bourg
(1892), si soigneusement décrite par le médecin-major Marotte (49), prirent
naissance à la caserne même, sans importation, sans trace de contagion
d'origine apparente. En 1902, une compagnie du 157ᵉ de ligne, occupant le
fort Moyen de Tournoux-Jausiers, compta, dans l'espace de quelques
semaines, une quarantaine d'atteintes dont il fut impossible de préciser
l'origine, les premiers malades n'ayant point quitté le fort, et n'étant point
allés en permission depuis longtemps (50). Il en fut de même d'une petite
épidémie qui éprouva vers la même époque le 95ᵉ de ligne à Bourges ; toutes
les investigations faites pour en découvrir l'origine demeurèrent infructueuses. Le premier cas concerne un militaire ayant plus de un an de service, logé à la caserne Vieil-Castel, qui ne s'était point absenté depuis fort
longtemps. Les oreillons, d'ailleurs, n'étaient point observés en ville à ce
moment, et depuis plusieurs années on n'en avait point enregistré un seul
cas dans le régiment (51). Il nous serait aisé de multiplier de pareilles citations. On en trouve dans tous les rapports annuels de l'armée.

Dans les faits de ce genre, ce n'est pas seulement l'origine de l'épidémie
qui se montre indépendante de la contagion, celle-ci semble rester également étrangère à sa propagation, il est du moins permis de l'inférer de
l'irrégulière dissémination, de la simultanéité des atteintes, et de l'impossibilité de trouver quelque relation génétique entre les différentes unités
morbides. Sans doute, il ne faut point toujours chercher les preuves de la
contagion dans les rapports de voisinage ; les militaires d'un même corps,

bien qu'appartenant à des unités différentes, ont entre eux d'autres contacts que ceux de la chambrée : il y a entre eux des rapports qui naissent des obligations du service, des liens d'amitié ou de la communauté d'origine ; mais même les enquêtes dirigées d'après cette filiation restent fréquemment stériles. On ne saurait le révoquer en doute, il y a des épisodes où la transmissibilité est des plus obscures ; il semble que la maladie soit dépourvue de tout pouvoir de rayonnement. Elle épargna, écrit M. Forgues en traitant de l'épidémie du 113e de ligne à Melun, elle épargna la population civile et le régiment de hussards, malgré les nombreux rapports de ce dernier avec les compagnies de dépôt et les troupes d'administration dont la cantine est commune avec celle de l'infanterie. Née dans la caserne, elle s'y est répandue comme si la contagion était restée étrangère à sa propagation, elle n'a pas franchi les murs des bâtiments occupés par le 113e de ligne. Des ourleux soignés à l'infirmerie ou à l'hôpital, dans des salles communes, n'ont point contaminé leurs voisins déjà en traitement pour d'autres affections (52). De pareils faits ont sans doute contribué à faire douter de la transmissibilité des oreillons ; ils prouvent tout simplement que cette propriété est contingente, que son degré varie suivant les temps et les lieux, suivant le génie propre de chaque épidémie. Les oreillons qui surgissent dans un milieu sans importation, naissent évidemment sur place, par genèse autochtone. Mais quelle est leur origine et d'où leur vient l'impulsion épidémique ? Les médecins militaires n'hésitent pas à mettre en cause, en pareille occurrence, ainsi que j'en ai recueilli de nombreux témoignages, la reviviscence d'agents infectieux laissés par des épidémies antérieures, et rappelés à l'activité pathogène par des causes extérieures ressortissant au milieu ambiant (53). Sans doute les premiers restent encore à trouver, et les secondes à déterminer. Mais l'induction nous autorise, nous contraint même à conclure à l'existence des unes et des autres. L'intervention d'influences générales surtout ne saurait être niée devant la simultanéité des poussées épidémiques, se produisant sur des points très divers. En 1859, les oreillons se sont montrés en même temps, dans des quartiers de Paris très éloignés les uns des autres (54). Semblable observation est très commune dans l'armée. Que de fois ne voyons-nous pas les oreillons surgir au même moment dans tous les casernements d'une grande garnison ! Il en fut notamment ainsi dans la pandémie ourlienne qui couvrit presque tout le territoire pendant l'hiver 1876-77. La plupart des régiments en garnison à Paris à cette époque en furent atteints, bien qu'ils fussent casernés aux quatre points cardinaux de la capitale. Près de 100 cas furent fournis par 3 bataillons du 125e de ligne occupant chacun un casernement spécial et éloigné de celui des deux autres. Ils s'y déclarèrent presque en même temps et se répartirent à peu près uniformément dans chacun d'eux (55).

Ainsi, d'après les observations recueillies dans l'armée, les oreillons reconnaissent communément pour origine la contagion urbaine, l'importation par les permissionnaires et enfin la reviviscence des germes. On admet généralement que les microbes actionnés dans la genèse autochtone sont recelés par les planchers et les entrevous que leur vétusté rend éminemment propres à remplir ce rôle. Toutefois, on a vu parfois des épidémies naître dans des chambrées qui venaient d'être désinfectées, ou se poursuivre en dépit de cette opération pratiquée avec le plus grand soin dès la première manifestation ourlienne (56). De pareilles observations amènent à se demander si les microorganismes qui occasionnent le développement spontané des oreillons ne résident pas plutôt dans la bouche même que dans les milieux ambiants. Il appartient à la bactériologie de fortifier cette conjecture ou d'en établir le mal fondé.

Quant aux influences ambiantes plus ou moins diffuses, dont la stimulation réveille ces germes de leur sommeil, elles sont aussi mystérieuses que la nature elle-même de ces derniers. On s'est plu à les voir dans les perturbations atmosphériques, les variations brusques de la température et l'état hygrométrique de l'air. Sans nier la participation de ces facteurs à la genèse épidémique, nous hésitons cependant à admettre qu'ils résument toutes les causes secondes qui s'y trouvent actionnées. La coïncidence entre les épidémies naissantes et les temps froids et humides, les brouillards et les pluies, n'est point constante, et ce défaut de corrélation implique l'intervention d'autres influences qui sans doute font également partie des circumfusa, qui échappent à l'analyse, tout en se manifestant par leur incontestable action sur les graines morbides. Nous consacrerons d'ailleurs plus loin un chapitre spécial à l'étude de ces causes secondes, comme suite à l'exposé de ce que les recherches les plus récentes nous ont appris sur le moteur pathogène même de la maladie.

En résumé, les épidémies d'oreillons reconnaissent deux modes d'origine et d'extension distincts : la contagion et le développement autochtone. Celui-ci se reconnaît à l'éclosion de la maladie en dehors de tout fait morbide similaire préexistant auquel elle puisse être rattachée. et par l'absence de tout lien saisissable entre les atteintes simultanées ou successives qu'elle détermine. Quant à la première, elle s'affirme par l'importation manifeste de la maladie dans un milieu, par son mode de dissémination soumis. du moins dans le principe, à la filiation du contact, par la formation de foyers, ou pour mieux dire par le groupement des atteintes en séries se succédant à des intervalles réglés par la durée de l'incubation. La contagion joue sans aucun doute un rôle prépondérant dans la genèse et le développement des épidémies d'oreillons. Nous étudierons plus loin ses divers modes ainsi que les conditions qui la régissent.

A. KELSCH, t. III. — Mal. épidémiques.   2

Durée des épidémies. — D'ordinaire la durée des épidémies comporte de quelques semaines à quelques mois ; parfois elle embrasse 6 mois et davantage, voire même une année tout entière ; dans ce dernier cas, l'épidémie subit ordinairement un temps d'arrêt pendant l'été. Lorsqu'elle se confine dans une localité déterminée, elle parcourt généralement ses diverses phases en 3 ou 4 mois ; mais quand elle envahit une région tout entière, passant d'une commune à l'autre, son règne ne comprend guère moins de 5 à 6 mois (57).

Sur 112 épidémies militaires dont le début et la fin sont marqués avec précision :

> 31 ont duré 4 mois.
> 29 — 3 —
> 19 — 5 —
> 9 — 6 —
> 9 — 2 —
> 8 — 1 —
> 2 — 8 —
> 2 — 7 —
> 1 — 9 —
> 1 — 10 —
> 1 — 12 —

Ce qui nous fait une durée moyenne de 4 mois environ pour l'ensemble des épidémies.

Gravité des épidémies. — Les oreillons sont dans l'immense majorité des cas une affection bénigne. Toutefois, leur histoire clinique porte çà et là la mention de quelques accidents graves survenus dans leurs décours, voire même de terminaison par la mort. C'est ainsi que dans une épidémie qui en 1887-1888 causa 117 atteintes à Berne, chez des enfants de 3 à 7 ans, DEMME observa deux fois une néphrite glomérulaire à évolution rapide, une fois une parotidite double compliquée d'abcès latéral gauche et d'accidents méningitiques, enfin deux fois la mort survint par suite de gangrène de la glande salivaire (58). Toutefois, d'après la remarque de CADET DE GASSICOURT, les cas graves se rencontrent surtout chez les adultes. Le Dr KARTH a consacré sa thèse inaugurale à l'histoire d'un ourleux de 24 ans observé dans le service de M. le professeur BOUCHARD, et chez lequel la maladie a affirmé d'emblée son caractère infectieux par des symptômes de la plus haute gravité, rappelant les diphtéries toxiques ou les scarlatines malignes ; le patient faillit périr dès les premiers jours avec des symptômes d'empoisonnement des plus évidents (59).

De 1888 à 1902, nos statistiques militaires ont enregistré 10 décès par oreillons, dus à des accidents divers. Si l'exiguité de ce chiffre témoigne de la rareté de ce mode de terminaison, il n'en reste pas moins acquis que le principe infectieux des ourles est sollicité vers des localisations multiples, superficielles ou profondes, fugitives ou tenaces, qui nous obligent à n'accepter que sous bénéfice d'inventaire l'assertion de sa bénignité absolue.

C'est l'orchite qui justifie surtout cette réserve. A peu près inconnue chez les enfants, elle est d'observation commune dans les collectivités d'adultes aux prises avec les ourles. Sans doute, il y a des épisodes qui ont fait exception à cette règle. Dans l'épidémie de la maison des cadets de Plön, l'orchite ne fut observée qu'une seule fois sur 118 parotidites (60), et elle manqua totalement dans une épidémie qui causa 104 atteintes au 12e chasseurs à Rouen (61). Mais on ne trouve pas beaucoup de mentions semblables dans la littérature médicale. L'orchite est signalée dans presque toutes nos épidémies militaires. M. LAVERAN en a relevé la fréquence dans la plupart de celles qui se sont manifestées avant 1878. De ses supputations il résulte que l'orchite a été observée 211 fois sur 699 atteintes, soit environ 1 fois sur 3. Soixante-sept épidémies postérieures à 1880, presque toutes inédites et dont les relations sont conservées au comité technique de santé de la guerre, comportent, d'après mes relevés, 904 orchites sur 3 818 oreillons, soit 1 orchite sur 4, 12 oreillons ou 23,67 p. 100. La proportion varie du reste beaucoup suivant les épidémies. Nous donnons dans le tableau ci-contre le pourcentage de la détermination testiculaire pour chacun de ces 67 épisodes.

4,76	16,80	24,32	33,30
5,26	16,94	24,76	33,33
9,20	17,02	26,66	35,55
10,00	17,14	27,11	37,50
10,90	17,40	27,38	40,00
11,11	17,88	27,70	41,66
11,47	17,97	28,20	42,85
11,80	18,18	28,57	43,10
11,88	20,00	28,57	44,00
11,90	20,00	29,40	46,42
12,50	20,00	30,78	47,05
13,63	20,00	31,03	48,48
14,20	20,00	31,25	60,00
15,00	21,25	31,46	61,11
15,79	22,36	31,82	63,29
16,66	23,07	33,00	63,83
16,66	24,00	33,03	

Ainsi qu'on le voit, le pourcentage se meut sur une échelle très étendue allant de 4 à 63 p. 100. Mais dans plus de la moitié de nos épidémies, il a oscillé entre 15 à 30 p. 100.

L'orchite qui survient au cours de la parotidite serait, comme celle-ci, une détermination banale, si le testicule frappé n'était point exposé à s'atrophier ultérieurement et à perdre sa fonction. L'éventualité de cette terminaison enlève aux oreillons des adultes le caractère de bénignité absolue que l'observation leur reconnaît chez les enfants. Le pronostic de l'affection chez ceux-là est d'autant plus justiciable de cette réserve, que l'atrophie peut envahir les deux testicules à la suite d'une orchite double, et entraîner la perte complète de la puissance virile. Heureusement qu'elle n'est point constante, mais il s'en faut qu'elle soit exceptionnelle.

Les auteurs qui ont cherché à établir sa fréquence approximative d'après des chiffres recueillis dans diverses épidémies, sont arrivés à des résultats passablement divergents : 61 p. 100 d'après VÉDRENNE (62) ; 45 p. 100 d'après GÉRARD (63) ; 16 p. 100 d'après MAROTTE (64). Quatorze épidémies inédites des archives du Comité technique de santé portant la mention de cette terminaison nous ont donné 195 cas d'orchite avec 90 atrophies consécutives, soit 46,15 p. 100.

L'atrophie ne se manifeste guère que deux ou trois mois après la guérison de l'affection ourlienne ; aussi n'est-il guère possible d'en établir la fréquence dans la population civile où les malades cessent d'être observés dès qu'ils entrent en convalescence. Les chiffres consignés plus haut ont été tous relevés dans les milieux militaires où les ex-ourliens sont suivis le temps nécessaire en vue de surveiller le sort ultérieur des organes génitaux qui ont été atteints par la fluxion ourlienne, et où par conséquent il a été possible de déterminer par des documents numériques précis les chances d'atrophie qui menacent ces derniers.

Morbidité. — Les oreillons ne sont pas seulement une maladie bénigne, leur pouvoir de rayonnement est en outre assez faible.

La morbidité des épidémies est généralement peu élevée ; elle est comprise entre 1 et 10 p. 100, mais oscille ordinairement entre 5 et 6 p. 100. Sur 64 épidémies militaires, la plupart inédites réunies par nous, et où le chiffre des malades et celui des effectifs qui y correspondent étaient exactement mentionnés, le pourcentage fut :

3 fois de		0,8 à	1 p. 100.
12 —		1 à	2 —
10 —		2 à	3 —
4 —		3 à	4 —
5 —		4 à	5 —
10 —		5 à	6 —
4 —		6 à	7 —
5 —		7 à	8 —
3 —		8 à	9 —
2 —		9 à	10 —
1 —		10 p. 100	
1 —		11 —	
2 —		12 —	
1 —		14 —	
1 —		18 —	

La morbidité moyenne est représentée par le chiffre de 5, 10 p. 100, mais le plus souvent le pourcentage a varié entre 2 et 8 p. 100 ; c'est entre ces deux chiffres que se trouvent comprises ses oscillations habituelles.

NATURE DES OREILLONS

Jusque dans ces dernières années, la spécificité des oreillons a pu être contestée. Leur étroite subordination aux influences ambiantes, leur localisation principale sur un organe superficiellement placé, essentiellement exposé aux intempéries, la rapidité fréquemment observée de leur développement après l'impression de ces dernières, rapidité qui paraît exclure toute période préalable soit d'incubation, soit même d'invasion (65), ont contribué à les maintenir, à travers les rénovations doctrinales qui ont modifié de fond en comble la nosographie étiologique, au rang des maladies d'origine météorique, conformément au dogme établi par le père de la médecine.

Les progrès accomplis dans la connaissance de cette maladie ont fait justice de cette doctrine erronée. La multiplicité, l'ubiquité et le caractère essentiellement fluxionnaire de ses déterminations, son épidémicité, sa transmissibilité manifeste, l'immunité enfin conférée par une première atteinte, portent témoignage que les ourles ne sont pas une simple inflammation de la parotide, mais une maladie générale, relevant d'une cause évoluant dans l'organisme tout entier, d'une maladie spécifique.

Cette conception toutefois ne s'est point établie d'emblée. Il y a eu comme une période de transition pendant laquelle la nosographie des oreillons est restée indécise. Maint trait clinique ou pathogénique les rapproche en effet d'autres maladies dont ils partagent le règne endémique ou épidémique ; et ces analogies n'ont pas laissé de frapper les médecins attentifs à leurs manifestations. Aussi l'observation a-t-elle tenté plus d'une fois de les rapporter à l'un ou l'autre des divers types morbides dont ils rappellent les allures. Ainsi, la mobilité et le caractère fluxionnaire de leurs déterminations morbides ont suffi à quelques nosographes pour les identifier avec le rhumatisme ; d'autre part, leur association si commune avec les angines et les bronchites, les a fait ranger par certains médecins parmi les maladies catarrhales. Mais les différences qui par ailleurs les séparent de ces diverses affections sont tellement profondes, qu'il serait vraiment téméraire de les confondre avec elles.

Ce sont surtout leurs affinités avec les fièvres éruptives, notamment la rougeole, qui ont fixé l'attention des médecins. PRATOLONGO paraît être le premier qui a entrevu ce rapport. On sait dans quelle circonstance : ayant observé chez quelques malades de l'épidémie ourlienne de Gênes, en 1782,

une anasarque semblable à celle qui se produit parfois après la scarlatine,
il demanda à Borsieri s'il croyait qu'on pourrait mettre cette maladie au
rang des fièvres éruptives (66).

Cette idée devait faire fortune. Il est en effet incontestable que le règne
des ourles coexiste fréquemment avec celui de ces dernières affections, les
annales de l'épidémiologie en produisent à chaque pas le témoignage ; c'est
assurément une des associations les plus communes parmi les maladies
populaires. Aussi depuis Pratolongo s'ingénie-t-on à établir des rapports
cliniques ou étiologiques plus ou moins étroits, voire même l'identité
de nature complète entre les oreillons et les exanthèmes aigus. Cette tendance s'est manifestée dans les écrits des maîtres les plus renommés, Rilliet, Trousseau, Colin. Les uns, vivement impressionnés par l'apparition
éventuelle de l'œdème général ou partiel au cours des ourles (67), ont été
tentés, à l'exemple de Pratolongo, de rapporter ceux-ci à la scarlatine.
D'autres, plutôt suggestionnés par la simultanéité fréquente des épidémies
d'oreillons et de rougeole, furent enclins à les identifier avec cette fièvre
éruptive. De ce nombre fut Rilliet. Trousseau appuya l'opinion du médecin
de Genève (68), et Colin lui donna la force d'un dogme classique en quelque
sorte, en faisant ressortir, dans un mémoire souvent cité, les similitudes
épidémiques et cliniques qui unissent les oreillons aux fièvres éruptives,
et notamment à la rougeole (69).

Les partisans déterminés de cette affinité ont cherché, dans les ourles,
des exanthèmes justificatifs de leur interprétation. Pour plusieurs d'entre
eux, M. Jourdan entre autres, l'angine si commune dans cette affection
ne serait qu'un exanthème équivalent à celui des fièvres éruptives (70).
Guéneau de Mussy y aurait observé fréquemment un état congestif avec
tuméfaction de la muqueuse buccale, accusé surtout vers les dernières mo-
laires, au pourtour de l'orifice du canal de Sténon, et qui, dans l'esprit de
ce médecin, correspondrait à une véritable manifestation exanthématique (71).

Ce phénomène a été signalé également par MM. Moursou (72) et Granier
(73), et M. Catrin l'a observé 7 fois au cours de l'épidémie de Paris 1892-1893
(74). Mais, d'une part, on ne saurait, sans forcer les analogies, assimiler
l'angine banale des oreillons à une manifestation éruptive, et d'autre part,
des constatations analogues à celles de Guéneau de Mussy peuvent être considérées comme exceptionnelles. « J'ai pensé, écrit Rilliet, qu'il existait
peut-être un exanthème à la face interne de la cavité buccale, qui se propageait de là dans l'intérieur des conduits salivaires. Pour m'en assurer,
j'ai examiné avec beaucoup de soin, chez plusieurs sujets, l'intérieur de la
bouche, soit au moment de l'apparition de la maladie, soit avant son invasion. Cet examen, ainsi que celui de la gorge, ne m'ont fourni que des ren-

seignements négatifs » (75). Que de fois depuis un demi-siècle, cette tentative a été renouvelée, sans plus de résultat !

Sans doute, on a vu parfois des éruptions morbilliformes se manifester au cours des oreillons, comme par exemple dans deux observations recueillies par M. MORARD au service de M. CARRIÈRE, à Montpellier (76). Mais ce sont des accidents tels qu'il s'en produit au cours de toutes les maladies infectieuses ; ils sont dans tous les cas très rares dans les oreillons, et il serait téméraire d'y voir un trait d'union entre ceux-ci et les fièvres éruptives.

Il est certain que les oreillons possèdent, dans la prédilection pour le jeune âge, dans la contagion, dans l'incubation, dans l'immunité conférée par une première atteinte, dans l'aptitude enfin à revêtir le mode épidémique, les propriétés fondamentales des maladies infectieuses. C'est sans doute pour mieux affirmer ce caractère que M. COLIN s'est efforcé de les fondre dans les fièvres éruptives ; car à l'époque où il fit sa remarquable communication à la Société médicale des hôpitaux, leur spécificité était encore généralement méconnue. Mais il ne faut point forcer leurs affinités avec ce groupe morbide. Assurément ils ont, avec les fièvres éruptives, des caractères épidémiologiques communs, mais qui ne sont pas plus décisifs que ceux qui, par exemple, unissent à celles-ci la coqueluche ou la diphtérie, deux affections dont l'individualité n'est pas contestable. Les oreillons, d'ailleurs, diffèrent essentiellement des fièvres éruptives par la clinique : ils évoluent le plus souvent sans fièvre, et constamment sans exanthème, c'est-à-dire qu'il leur manque la caractéristique fondamentale des maladies auxquelles on a été porté à les assimiler.

Il nous semble, à en juger d'après la comparaison des symptômes, qu'ils se rapprochent plus du rhumatisme que des fièvres éruptives. Ils ont en effet de commun avec lui la pluralité, la mobilité, la nature fluxionnaire des déterminations morbides, parmi lesquelles prennent souvent place, comme on sait, des arthropathies plus ou moins fugaces, qui complètent cette analogie. Mais à côté de ces points de contact, que de dissemblances entre les deux maladies, tant au point de vue clinique que pathogénique ! Il est superflu de pousser plus loin cette enquête : de quelque côté qu'elle s'oriente, vers la clinique, l'épidémiologie ou l'étiologie, elle nous démontre que les oreillons ne sont réductibles en aucun autre type morbide, qu'ils constituent une entité complètement distincte, et qu'ils doivent occuper une place propre et indépendante dans le cadre nosologique.

La nosographie des oreillons a soulevé d'autres difficultés que celle de la détermination de leur nature. On sait entre autres combien a été controversée la signification à attribuer à l'orchite. Métastase ou équivalent symptomatique de la fluxion parotidienne ? Telle est la question qui s'est posée pendant bien longtemps à son égard, et suivant l'orientation doctrinale, c'est l'une ou l'autre interprétation qui obtenait la préférence. Mais si l'orchite suit le plus souvent la parotidite, elle la précède aussi quelquefois ou la supplée même totalement, constituant à elle seule toute la maladie. Entre les oreillons et l'apparition de l'orchite, il n'y a aucun rapport déterminé. Quand celle-ci survient, ou la parotidite a disparu depuis plus ou moins longtemps, ou elle évolue encore, sans être modifiée dans sa marche par la fluxion testiculaire, si bien que les deux affections chevauchent en partie l'une sur l'autre. Si l'orchite suit immédiatement la parotidite, ce n'est point par une transition brusque, par une sorte de migration critique qui est le caractère attribué aux métastases ; les deux affections au contraire se fondent l'une dans l'autre, comme deux manifestations issues de la même impulsion causale. Ces variations et ces particularités, si significatives dans le mode de succession des fluxions salivaire et génitale, témoignent qu'elles correspondent à deux localisations morbides équivalentes dans la hiérar- chie symptomatique, à deux déterminations distinctes de la même maladie, conclusion qui est aujourd'hui universellement acceptée.

L'histoire clinique des oreillons a enregistré d'autres désordres ou lésions qui, pour être moins communs que l'orchite, n'en méritent pas moins de retenir l'attention. Tels sont l'endocardite aiguë ou chronique (77), des troubles fonctionnels divers et plus ou moins passagers du cœur (pal- pitations, arythmie, tachycardie, angoisse) (78), des manifestations mé- ningées et cérébrales (79), l'otite interne avec bourdonnements, otalgie, surdité transitoire ou permanente (80), la conjonctivite et la kérato-con- jonctivite (81), l'atrophie du nerf optique (82), la néphrite albumineuse (83), la polynévrite (84), les fluxions des articulations et des gaines tendi- neuses (85), la thyroïdite (86), l'œdème du tissu cellulaire (87), enfin, l'hé- moptysie (88).

Si, comme il y a tout lieu de le croire, ces localisations relèvent toutes de l'agent pathogène spécifique ou de ses dérivés, on est autorisé à en con- clure que les oreillons sont la maladie qui compte à son actif les détermi- nations morbides les plus nombreuses et les plus diverses. Nous sommes loin de la vieille conception qui n'y voyait qu'une maladie essentiellement locale, capable tout au plus de se métastaser sur les organes génitaux.

ÉTIOLOGIE ET PATHOGÉNIE

Cause première. Agent infectieux. — Ces vingt-cinq dernières années ont vu se produire des tentatives assez nombreuses en vue de découvrir l'agent infectieux des oreillons. La plus ancienne date de 1880, elle est due à F. Ecklund qui attribue cette maladie à des bactéries diverses, vibrions, microcoques, bacilles, notamment le bacille ulna que l'auteur a trouvé en abondance dans les urines à la fin de la période fébrile et au moment de la crise.

L'année suivante, une épidémie d'oreillons s'étant déclarée à l'École polytechnique, le médecin de l'établissement, le médecin principal VÉDRENNE invita MM. CHARRIN et CAPITAN à en rechercher la cause microbienne. Les investigations de ces deux médecins portèrent sur 8 malades, et révélèrent d'une façon constante, dans le sang, des microbes variables de forme, des bacilles de 2 μ de long sur 1 μ de large, des microcoques soit simples, soit en points doubles, soit enfin en chaînettes. Ensemencé dans le bouillon, le sang donnait, au bout de vingt-quatre heures, de riches cultures dans lesquelles on retrouvait les formes microbiennes initiales, mais qui inoculées aux chiens, aux lapins et cobayes ne donnèrent aucun résultat. D'autre part, des essais de culture pratiqués avec le sang au cours de la même épidémie par MM. PASTEUR et ROUX sont restés négatifs (89).

M. le Dr KARTH expose dans sa thèse inaugurale que chez un sujet atteint d'oreillons graves, M. le professeur BOUCHARD a trouvé des bactéries en grand nombre dans la salive recueillie à la sortie du canal de Sténon et dans les urines qui étaient albumineuses (90).

En 1885, le Dr OLLIVIER a trouvé dans le sang et l'urine d'enfants atteints d'oreillons des cocci en partie isolés, en partie groupés en diplocoques ou en chaînettes, les uns et les autres réunis en amas, et à côté de ces éléments, des bâtonnets de 1 à 3 millimètres de long, qu'il considère comme identiques aux microbes décrits par MM. CHARRIN et CAPITAN. Tantôt ces bacilles étaient immobiles, tantôt ils étaient animés de mouvements plus ou moins vifs. Au cours de la convalescence, tous ces éléments disparaissaient : OLLIVIER les a cherchés en vain chez des enfants sains. Il les considère comme le moteur pathogène des oreillons (91).

Dans une note publiée au cours de la même année, M. BOINET fit connaître qu'à l'instar de MM. CHARRIN et CAPITAN, il avait trouvé dans le sang de plusieurs sujets atteints d'oreillons, des microbes sphériques, tantôt libres, tantôt accolés aux globules rouges, d'ordinaire isolés, quelquefois en point double. A côté de ces éléments se rencontraient çà et là, mais tout à fait exceptionnellement, les bacilles signalés par MM. CHARRIN et CAPITAN, ou des microcoques en chapelets. Les inoculations pratiquées par le médecin de Marseille sont restées sans résultat (92).

Il convient de rappeler, pour ne rien omettre dans cette esquisse historique, que dans ses leçons cliniques de la Pitié, M. le professeur JACCOUD a fait connaître que M. le Dr NETTER a constaté également l'existence de microcoques dans le sang et dans le liquide extrait de la tumeur parotidienne d'un malade atteint d'oreillons graves compliqués d'endocardite (93).

Étant réserviste dans un régiment du Mans, M. Bordas mit à profit une petite épidémie d'oreillons qui y régnait pour reprendre les recherches de MM. Charrin et Capitan. L'ensemencement sur plaques d'échantillons du sang prélevés sur les malades, lui donna des cultures très riches d'un bacille immobile, de 2 à 6 µ de long, droit ou incurvé, qu'il rencontra également dans la salive des sujets atteints. Il lui attribua le rôle d'agent pathogène des oreillons, et lui imposa dans cette conviction le nom de *Bacillus parotidis* (94).

En 1893, au cours d'une épidémie d'oreillons régnant dans la garnison de Paris, MM. Laveran et Catrin ont poursuivi ces recherches en les faisant porter non seulement sur le sang, mais sur la sérosité extraite par ponction avec la seringue de Pravaz, des parotides et des testicules enflammés. Ces liquides, ensemencés dans le bouillon ont donné 17 fois sur 28 des cultures presque pures de microcoques souvent associés en diplocoques, régulièrement arrondis, mesurant de 1 µ à 1,5 µ de diamètre, animés de mouvements plus ou moins vifs, mais peu étendus (95).

Dans une autre série de recherches, ces observateurs ont trouvé le diplocoque 67 fois sur 92 chez des ourleux. Sa présence a été constatée, comme dans la première série, dans le sang, ainsi que dans les exsudats parotidiens et testiculaires. On le découvrit dans l'œdème ourlien souscutané et dans la sérosité de l'arthrite ourlienne. Chez quelques convalescents, le sang renfermait encore des diplocoques quinze jours ou trois semaines après la guérison des oreillons. Au bout d'un mois, il se montrait toujours stérile.

L'inoculation des cultures aux animaux est restée sans résultat ; les observateurs font fort judicieusement remarquer que cet insuccès ne témoigne pas contre le rôle pathogène du diplocoque en cause, attendu que les oreillons paraissent absolument propres à l'espèce humaine (96).

Dans le temps même où les deux professeurs du Val-de-Grâce se livraient à ces investigations, leur collègue, M. Antony, poursuivait des recherches analogues sur des ourliens de son service. Cinq fois sur 6, il trouva dans le sang de ces malades des microbes identiques à ceux décrits par MM. Laveran et Catrin (97).

A l'étranger, notamment en Allemagne, la recherche du moteur pathogène des oreillons ne paraît avoir guère tenté la curiosité des bactériologistes, du moins la microbiologie y est-elle moins documentée que chez nous, peut-être parce que la maladie n'y est pas aussi fréquente ni aussi répandue que sur notre territoire. Toutefois, la littérature médicale porte la mention de quelques tentatives faites dans cette direction. En ensemençant sur pomme de terre du sang ou de l'urine provenant de sujets atteints d'oreillons, et en maintenant la culture à une température de 25 à 30°,

LETZERICH a vu se développer des membranes sèches, de couleur mate et à contours irréguliers, composées de colonies d'un bacille qu'il considère comme l'agent spécifique de l'infection ourlienne. Ce microbe est moins court et plus large que le bacille de l'influenza, la diamant-fuchsine le colore en rouge très foncé à sa périphérie et en rouge clair dans ses parties centrales. Chacun de ses pôles porte deux spores qui se colorent de la même façon que le bacille. On peut constater la présence de celui-ci et de ses spores dans l'urine des enfants atteints d'oreillons, mais le sang ne contient que des spores du microbe (98).

D'autre part, à la clinique de M. LEYDEN, les Drs BEIN et MICHAELIS ont trouvé, chez 10 sujets atteints d'oreillons, dans l'épaisseur de la glande et dans le canal de STÉNON, ainsi que dans le sang et le pus d'un abcès ourlien, des cocci associés en diplocoques analogues aux méningocoques de JAEGER ; ils étaient simplement plus petits que ces derniers et doués manifestement de mouvements propres. Les inoculations pratiquées avec les cultures demeurèrent sans résultat (99).

Ces constatations furent confirmées récemment par le docteur FRIEDEL PICK qui, dans la sérosité extraite par ponction de la tumeur parotidienne, découvrit également des cocci que leur forme et leurs principales propriétés firent rapprocher des méningocoques (100).

Notre incompétence ne nous permet pas d'affirmer l'identité des micrococques mis en évidence au cours de ces diverses recherches, depuis celles de MM. CHARRIN et CAPITAN jusqu'à celles du Dr FRIEDEL PICK, ni surtout de souscrire à leur spécificité étiologique. MM. LAVERAN et CATRIN, MM. MICHAELIS et BEIN ont tenté en vain d'inoculer le diplostreptocoque aux animaux domestiques, au chien entre autres. Ces insuccès peuvent s'expliquer par l'inaptitude de ces animaux à contracter les oreillons. Toutefois, SCHÜSSELE et HARTWIG les auraient observés chez le chien d'après une citation de M. le professeur LAVERAN, et le fait communiqué par ce dernier à l'Académie, au nom de M. le médecin-major BUSQUET, mérite de ne pas passer inaperçu (101). Au commencement de juillet 1897, M. Busquet fut atteint d'oreillons qui évoluèrent régulièrement et guérirent sans complications. Le 28 juillet, son chien, grand lévrier russe âgé de 4 ans, présentait de la tristesse, de l'abattement, de l'inappétence et de la fièvre. Le lendemain, en essayant de lui mettre sa muselière, il s'aperçut que la pression était très douloureuse au niveau de l'articulation temporo-maxillaire droite, et qu'une légère tuméfaction existait à la région parotidienne. Ce gonflement s'accrut rapidement, si bien que 24 heures après, la glande avait 5 ou 6 fois son volume normal. Les ganglions sous-parotidiens étaient tuméfiés et douloureux. L'animal ne voulait prendre qu'un peu de lait et refusait absolument de se lever. Un vétérinaire de Bordeaux, M. BOUDEAUD, le vit le

31 juillet, et porta, comme M. Busquet, le diagnostic d'oreillons. Dès le 1er août, la tuméfaction parotidienne commença à diminuer, et à partir de ce moment, les accidents généraux et locaux allèrent rapidement en s'amendant. Le 5 août, la guérison était complète, l'engorgement des ganglions persistait cependant. Des ensemencements pratiqués sur gélose et sur sérum gélatinisé avec de la salive recueillie le 1er août à l'orifice du canal de Sténon du chien, donnèrent des cultures de diplostreptocoques qui se montrèrent également très abondants dans la salive de la bouche.

M. Busquet pense que son chien, qui a l'habitude de lécher les crachats, a été infecté par lui, et qu'il a eu, comme son maître, les oreillons. L'origine et le mode d'évolution de cette affection sont tout à fait favorables à cette interprétation, à laquelle il nous paraît difficile d'opposer une autre objection que celle de la rareté des oreillons chez le chien. L'observation de M. Busquet est intéressante au point de vue de la pathologie comparée, et elle apporte, ce semble, un nouvel appoint à la signification pathogène du diplo-streptocoque de MM. Laveran et Catrin. Toutefois nous ne sachions pas que la spécificité étiologique de ce microorganisme ait été définitivement confirmée par des observations ultérieures.

En attendant que nous soyons fixés à cet égard, nous ne serions pas éloigné d'admettre que le microbe pathogène des oreillons vit normalement en saprophyte dans la bouche, et que son accession à la virulence est déterminée par des conditions individuelles ou générales que nous nous efforcerons de préciser plus loin. Peut-être même, à l'instar de la stomatite ulcéreuse, les oreillons sont-ils susceptibles d'être réalisés par des microbes divers agissant simultanément ou isolément, hypothèse qui donnerait du moins une explication plausible de la multiplicité et de la diversité des déterminations propres à cette affection.

Contagion. — L'idée de la contagion des oreillons a été émise pour la première fois par Laghi de Bologne en 1753, et confirmée par Mangor de Vibourg, à l'occasion d'une épidémie dont il fut témoin en 1773. Des gens de la campagne qui en étaient atteints s'étant rendus à Vibourg, descendirent dans une hôtellerie où vivaient des écoliers de l'Université, parmi lesquels cette maladie ne tarda pas à se déclarer. En très peu de temps, 300 personnes en furent attaquées ; Mangor pensa que la contagion ne fut pas étrangère à la rapidité de son extension : *Contagium salutavi, nam aliter genealogiam ejus de domo in domum et de homine in hominem explicare nequeo.*

Depuis cette époque, l'aptitude des oreillons à se transmettre par la contagion a été mise hors de doute par les observations les plus probantes ; leur nombre est tel qu'elles ne se comptent plus. Ici, c'est un enfant qui prend les oreillons à l'école et qui les communique à un frère ou à une sœur vivant en dehors du milieu scolaire, ou à une personne du foyer familial, notamment à la mère (102); ou c'est un élève d'un pensionnat qui, atteint de l'affection ourlienne, va s'en faire soigner dans sa famille et la transmet à un de ses parents (103). Ailleurs c'est un militaire qui passe quelques heures de permission dans sa famille où règne la maladie, qui l'introduit dans sa chambrée (104); plus loin, c'est un réserviste originaire d'un foyer épidémique, c'est l'enfant de la cantinière en contact à l'école avec des ourleux que l'enquête démontre être les agents de l'importation. D'autrefois la contagion s'affirme par la transmission en sens inverse, de la caserne à l'habitant : c'est un convalescent qui communique les ourles au foyer où il achève son rétablissement, ou un ordonnance qui les transporte dans la famille où il est employé.

On connaît le fait souvent cité de RILLIET : Une jeune fille qui habitait une campagne exempte de toute influence épidémique, et qui n'avait été en rapport avec aucun enfant ourleux, vint passer une journée à Genève avec une de ses parentes atteinte depuis 6 jours des oreillons qui régnaient alors dans cette ville. Huit jours après son retour à la maison, elle en fut prise elle-même, et, après 15 autres jours, la maladie se manifesta chez un frère qui ne s'était pas absenté (105). On sait que dans les casernes, les oreillons se propagent souvent dans une chambrée autour du premier malade, ou de la chambrée primitivement atteinte vers les locaux voisins ; ce mode d'extension dépose manifestement en faveur de la contagion. Il ne diffère point de celui qu'affecte la rougeole ou la diphtérie. La contagion est souvent si évidente à la caserne, qu'elle a fixé l'attention des hommes eux-mêmes, qui s'y exposent volontiers de parti pris, dans un but intéressé. Il a parfois suffi de supprimer les congés accordés aux oreillards convalescents, pour arrêter brusquement une épidémie en cours (106).

Conditions de la transmission; faits négatifs. — Pourtant, cette aptitude des oreillons à se transmettre par la contagion n'est point comparable à celle des fièvres éruptives ; elle est bien inférieure à celle-ci. Que de fois nous avons vu des malades placés par erreur dans les salles communes, y passer plusieurs heures, une journée entière sans contaminer leurs voisins ! Il semble qu'il faille un contact intime et prolongé, comme celui qui s'établit au foyer familial ou entre voisins de chambrée, pour réaliser les conditions nécessaires à la transmission. Un faible obstacle suffit souvent à arrêter la propagation de la maladie. M. le Dr VARIOT a pu saisir cette particularité dans des circonstances qui ont la précision des conditions expérimentales.

Dans une des écoles municipales maternelles de la ville de Paris, 25 enfants furent atteints par les oreillons dans l'espace de 15 jours. Dans le même bâtiment que l'école maternelle, mais au 1er et au 2e étage, sont installées les classes de l'école des grandes filles. Les cours de récréation des deux écoles ne sont séparées l'une de l'autre que par un mur de 2m,50 de hauteur, et par une grande porte vitrée qui est verrouillée pendant les heures de classe, de sorte que les élèves d'une école ne peuvent avoir aucune communication avec celles de l'autre. Or, pendant toute la période où les oreillons sévissaient à l'école maternelle, les élèves de l'école des grandes filles demeurèrent absolument indemnes. Une seule jeune fille de cette école fut atteinte : elle allait tous les soirs chercher son petit frère à l'école maternelle. M. Variot fait remarquer très judicieusement que si un mur et une porte vitrée suffisent à arrêter l'extension d'une épidémie, c'est que le contage ourleux, quelle que soit sa nature, ne se transmet guère que par contact direct, ou du moins que l'air atmosphérique lui sert difficilement de véhicule. Un mur de 2 mètres de haut, cloisonnant une cour étroite, encaissée entre des murailles de maisons à 5 étages, n'empêche guère les échanges gazeux dans une atmosphère occupée par plusieurs centaines de petits enfants qui s'agitent en prenant leurs ébats. Parfois même les élèves de l'école maternelle ne sont séparées des élèves des classes supérieures, qui gravissent les escaliers en sortant de la cour, que par l'épaisseur de la porte vitrée.

A coup sûr, l'étroitesse, l'intimité du contact favorisèrent notoirement l'extension de la maladie. La preuve en fut dans la rapidité insolite de la propagation de l'épidémie à l'intérieur de l'école maternelle où les enfants, pendant les classes et les repas, sont, en raison de l'exiguité extrême des locaux, littéralement tassés les uns contre les autres. Sur les gradins, chacun d'eux ne dispose que d'un espace de 0m,30 environ pour s'asseoir, et au préau qui sert de réfectoire, ils sont alignés en files pressées devant de petites tables; constamment, ils vivent en contact immédiat, dans la promiscuité la plus étroite.

Fait intéressant à noter, peu de temps après cet épisode qui nécessita la fermeture de l'établissement, la rougeole se déclara parmi les élèves de l'école maternelle à peine rouverte. Cette fois, elle gagna la classe des grandes filles, malgré la protection du mur et de la porte vitrée.

Ces épisodes font ressortir, dans un parallèle très saisissant, la fixité du contage ourlien opposée à la subtilité, la diffusibilité de celui de la rougeole (107).

Au lieu d'être constitué par un mur ou une porte, l'obstacle à la propagation du principe infectieux peut être réalisé par la distance, ainsi qu'en témoignent bien des observations relevées dans les milieux militaires. En 1874-75, les oreillons régnaient au Château d'Oléron, attaquant à la fois les enfants de la ville et la garnison, composée d'un bataillon du 6e de ligne à l'effectif de 250 hommes. Celui-ci occupait l'aile droite de la citadelle, tandis que l'aile gauche, séparée de la droite par une large cour, servait dans le même moment à 230 disciplinaires de la marine, attendant le moment de leur envoi en Cochinchine ou au Sénégal. Or, tandis que l'épidémie éprouvait sévèrement le 6e de ligne, y causant 28 atteintes, elle épargna complètement les 230 disciplinaires qui habitaient la même citadelle que les soldats de la ligne, mais n'avaient aucune communication directe avec eux, non plus qu'avec les habitants. Il est à noter que sur les 230 disciplinaires, 100 au moins se trouvaient dans les conditions d'âge identiques à celles de leurs camarades de la ligne (108).

Le faible pouvoir de rayonnement du germe est d'ailleurs attesté par la limitation fréquente de la maladie à une fraction du corps, à une partie du casernement, alors même que les contacts ne sont pas supprimés entre les groupes qui subissent ses atteintes et ceux qui sont épargnés par elle. Au commencement de 1866, une épidémie d'oreillons se déclara dans un détachement du 81e de ligne, en garnison à Rochefort. Elle s'y confina pendant 8 mois, et ce n'est qu'au bout de ce long intervalle qu'elle se généralisa à deux autres détachements du 30e et du 72e de ligne, habitant le même casernement que les hommes du 81e. Sans doute ceux-ci avaient leurs chambrées distinctes de celles de leurs camarades des deux autres corps ; mais cependant ils se rencontraient à toute heure du jour et de la nuit avec ces derniers dans les cours, les escaliers, les corridors ; les chances de transmission ne manquaient certainement point, c'est la transmission qui fit défaut. M. SALLAUD, à qui nous empruntons cet épisode, y ajoute le suivant, qui eut lieu encore à Rochefort. Les oreillons se déclarèrent dans un groupe de 500 soldats de l'infanterie de marine logés dans la caserne de Charente, qu'occupaient également 75 hommes de l'artillerie. La maladie frappa indistinctement les différentes compagnies de l'infanterie et épargna complètement les canonniers, dont la chambrée était littéralement entourée par les locaux de la ligne (109).

De mai à juin 1869, 36 atteintes d'oreillons se produisirent parmi les élèves de l'École de Saint-Cyr ; aucune ne fut observée ni chez les enfants, ni chez les officiers et employés logés dans les divers bâtiments de cette école (110).

Dans l'épidémie qui se déclara en 1879 à l'École des cadets de Plön, et qui frappa 123 élèves sur 136, avec 2 officiers instructeurs et le médecin assistant, la maladie régnante épargna les enfants des familles résidant dans l'établissement, à l'exception de deux d'entre eux appartenant à un employé d'administration dans le logement duquel les cadets avaient à se rendre journellement ; ni les maîtres ni le médecin ne la transportèrent d'ailleurs en ville (111).

En 1895, une épidémie sévère par le nombre des atteintes éprouva le

34ᵉ d'artillerie à Angoulême. Le 21ᵉ d'artillerie, en contact permanent avec ce corps, n'en compta pas une seule (112). M. MADAMET a cherché en vain des indices de la transmission interhumaine dans l'épidémie du 1ᵉʳ hussards dont il fut témoin en 1877 à Melun (113). M. FORGUE fournit un témoignage analogue à l'occasion de celle qui régna dans la même ville sur le 113ᵉ de ligne en 1878-79 (114).

Ainsi, il est des épidémies où l'on ne trouve point un seul cas dont l'origine puisse être imputée à la contagion. Il est d'ailleurs souvent arrivé que des malades ont été soignés à l'infirmerie ou à l'hôpital sans infecter leurs voisins ni les infirmiers. C'est ainsi qu'en 1891, au cours d'une épidémie sévère du 11ᵉ d'artillerie à Versailles, les ourleux furent traités à l'infirmerie, dans la dernière phase de l'épidémie, sans qu'un seul cas de contagion y ait été noté (115). Pareilles observations ont été également relevées dans les hôpitaux d'enfants. ARCHAMBAULT fit connaître en mars 1875, à la Société médicale des hôpitaux, qu'il avait reçu dans ses salles trois enfants atteints d'oreillons, et que, chose remarquable, ces petits sujets venus du dehors et mis en contact, comme cela est malheureusement en usage à l'hôpital, avec les autres enfants, n'ont donné la maladie à aucun d'eux : il y a là, ajoute-t-il, quelque chose qui nous échappe (116).

L'étroite circonscription des épidémies d'oreillons, leur tendance à se confiner dans certains établissements, même en l'absence de toute précaution préservatrice, la stérilité des cas traités dans les salles communes, au milieu de sujets du même âge, de même profession, de conditions en un mot tout à fait identiques, ont naguère fait révoquer en doute leur transmissibilité. VOGEL (117), VALLEIX (118), BOUCHUT (119), BÉHIER ont nié la contagion des oreillons. HAILLOT avance qu'il n'a pu en recueillir un seul fait (120), M. DANGAIX vit dans deux voyages distincts les oreillons se déclarer parmi les émigrants indiens transportés de Pondichéry et Karikal aux Antilles, sans se communiquer à l'équipage en contact avec les coolies (121). M. JOBARD chercha également en vain le témoignage de la contagion dans deux épidémies survenues comme les précédentes parmi des émigrants indiens, à bord de la *Méduse* et du *Contest* (122). « Cette maladie ne me paraît pas contagieuse », ajoute M. JOBARD à son récit ». « Que des sujets, professe BÉHIER, soumis aux mêmes influences, habitant la même caserne ou le même collège soient atteints de la même maladie, il n'y a là rien d'étrange ni de difficile à interpréter ; c'est affaire d'épidémicité, affaire d'étiologie commune et non preuve de contagion, une même cause a agi sur tous les individus ; cette cause c'est le froid, le froid seul, et non pas un virus ou un miasme quelconque qui interviendrait avec des qualités spéciales et bien déterminées (123) ».

BOUCHUT n'est pas moins explicite. « Les oreillons, écrit-il, sont le plus ordinairement à l'état épidémique, c'est chose acceptée désormais comme incontestable. Nous n'en dirons pas autant des propriétés contagieuses qui leur ont été attribuées par Thomas Lagui et par quelques médecins modernes ; rien ne prouve, quant à présent du moins, la contagion de cette maladie ; il est probable qu'on aura attribué, comme on le fait trop facilement pour beaucoup de maladies, à l'influence de la contagion ce qu'il aurait fallu rapporter, au contraire, à l'influence épidémique (124). » Repousser la contagion pour lui substituer l'épidémicité, ce n'est point avancer la solution de la question; c'est résoudre l'inconnu par l'inconnu : *obscurum per obscurius*.

Mais les faits négatifs et les opinions qui se fondent exclusivement sur eux, ne sauraient prévaloir contre les témoignages opposés. Sans doute les preuves de la contagion recueillies dans un milieu épidémique sont sujettes à caution. La succession des atteintes, qui induit l'observation à les faire dériver les unes des autres, n'implique pas nécessairement que les dernières personnes tombées malades ont été contaminées par les premières. Encore y a-t-il des modes de succession, tels que le groupement de certaines atteintes autour d'un premier malade, qui dénoncent assez nettement la contagion pour en imposer la réalité à un esprit non prévenu. Mais aux faits négatifs ou douteux, l'épidémiologie oppose des témoignages positifs recueillis dans les milieux les plus divers, et qui défient le scepticisme le plus endurci. Il n'y a point jusqu'à la médecine nautique qui ne puisse faire valoir des observations contradictoires à celles de MM. Dangaix et Jobard. M. Mahéo raconte qu'en novembre et décembre 1880, une épidémie d'oreillons se déclara à bord du *Latona* parmi les Indiens que ce navire transportait à la Guadeloupe. Importée dans le navire par deux individus encore malades, une femme, qui couchait à l'extrémité bâbord-arrière du faux-pont, et un homme, son amant, convalescent de cette affection, dont le poste de couchage était tout à fait à l'avant du même côté, elle s'étendit rigoureusement de proche en proche, d'une couchette à l'autre, de l'arrière à l'avant et de l'avant à l'arrière jusqu'au centre du navire. Chose digne de remarque, elle respecta entièrement le côté tribord. Il n'y eut qu'une seule exception, qui confirme l'enseignement porté par ce fait : elle concerne une petite fille de 10 ans, couchée de ce côté du navire. Convalescente de pneumonie, cette enfant passait ses journées dans le faux-pont, se mêlant aux femmes atteintes d'oreillons, malgré la défense qui lui en avait été faite : elle contracta dans ces conditions la maladie régnante. Elle l'eût sans doute communiquée à ses voisines de couchage de tribord, si une voie d'eau survenue au navire, n'eût rendu la navigation périlleuse et n'eût obligé à relâcher à Maurice où on arriva le 24 décembre. Le *Latona*, étant forcé d'entrer dans le Dry-dock, ses passagers, en vertu des règlements en vigueur à Maurice, furent

mis en quarantaine et débarqués au lazaret de Canonier's-Point où le
médecin dut les accompagner. Là, M. MAHÉO prit toutes ses dispositions
pour séparer de leurs coémigrants ceux des coolies atteints d'oreillons, et
grâce à cette mesure prophylactique, les atteintes devinrent rapidement
de moins en moins nombreuses, et l'épidémie s'éteignit entièrement après
avoir frappé 110 individus. Vers la deuxième quinzaine de janvier 1881, il
n'existait plus un seul cas d'oreillons parmi les Indiens du *Latona* (125).

La transmissibilité se déduit surtout des nombreux faits visés plus haut,
où l'admission dans une famille, un hôpital, une chambrée d'un ourleux venu
d'un foyer épidémique plus ou moins éloigné, est suivie à brève échéance
du développement dans ces divers milieux de la maladie dont il est porteur.
Les faits négatifs, quelque multipliés qu'ils soient, ne sauraient détruire la
signification des autres. C'est sur ceux-ci que se sont appuyés les observateurs anciens et modernes, MANGOR, LAGHI au XVIII° siècle, TROUSSEAU, RILLIET,
COLIN, LAVERAN et nous-même pour considérer comme irrécusable l'aptitude
des oreillons à se communiquer par la contagion.

Force nous est pourtant de reconnaître que cette aptitude est loin d'avoir
la puissance de celle de la scarlatine, de la diphtérie, de la variole, de la
rougeole par exemple, qui sont si redoutables à cet égard dans les services
hospitaliers, et qui partout où elles passent sèment des cas secondaires sur
leur route. Il en est des oreillons comme de la stomatite et d'autres affections similaires : la contagion ne semble pas inhérente à leur nature ; elle
en est une propriété contingente, qu'ils peuvent revêtir ou dépouiller, manifester à des degrés divers suivant les circonstances, et notamment suivant
l'âge, puisqu'il est admis généralement qu'elle est plus accusée chez les
enfants que parmi les adultes (126). Du reste, les maladies les plus incontestablement contagieuses, telles que la variole, la scarlatine ne nous pré-
sentent-elles pas elles-mêmes, comme nous l'avons vu plus haut, des inégalités saillantes dans leur force de rayonnement ? Nous les avons vues tantôt
manifestant leur puissance de propagation par des coups multipliés,
d'autres fois donnant lieu à des cas stériles à peu près dépourvus de toute
aptitude à la transmission.

Cette variabilité dans le pouvoir d'extension d'une même maladie contagieuse, est une notion de pathologie générale des plus importantes.
Elle donne la raison d'être des divergences d'opinion que ce sujet a si
souvent fait naître parmi les médecins, et elle contribue à l'interprétation de maint fait épidémiologique dont le sens est resté mystérieux
jusqu'alors.

Moment où s'effectue la contagion. — Jusque dans ces dernières années,
cette question a été rarement abordée, non point parce qu'elle n'a pas été
jugée digne d'intérêt, mais parce que les circonstances nécessaires à sa solu-

tion se trouvent rarement réalisées. Les oreillons, en effet, règnent presque toujours au milieu d'agglomérations de sujets dont la permanence du contact entre eux rend bien difficile la détermination du moment précis où la maladie passe du contagifère à son voisin. Aussi l'opinion des médecins sur ce sujet est-elle restée longtemps fluctuante, et peut-être aujourd'hui encore ne s'accordent-ils pas tous sur la solution à lui donner. Tandis que les uns estiment que les oreillons se transmettent pendant toute la durée de leur évolution et même pendant leur délitescence, d'autres, tels que MM. Roger et Labric pensent que cette aptitude se manifeste surtout dans leur phase initiale, dans les 48 premières heures de l'affection. A l'appui de cette opinion défendue par M. Rendu à la Société médicale des hôpitaux dans la séance du 10 février 1893 (127), cet observateur cite deux faits précis qui prouvent, à n'en pas douter, que la transmission des oreillons s'effectue pendant la fin de la période d'incubation, au moment où se produisent les malaises prodromiques qui annoncent l'invasion de la maladie, et antérieurement à l'apparition de la fluxion parotidienne, c'est-à-dire 24 heures au moins avant qu'il soit possible de faire le diagnostic de l'affection. Dans la même séance, MM. Sevestre et Comby, et dans la séance du 24 février, M. Merklen ont rapporté quelques faits semblables. Mais, de ce que les oreillons sont contagieux dans la période prodromique ou d'invasion, s'ensuit-il qu'ils ne le sont plus dans les phases ultérieures, et faut-il provoquer un changement dans les règlements administratifs qui régissent actuellement la rentrée dans les lycées des élèves convalescents des ourles, comme l'ont pensé MM. Rendu et Sevestre ? Nous avons de la peine à le croire. M. Antony fait remarquer avec raison que la virulence de l'agent pathogène ne s'affaiblit point après la tuméfaction des parotides, et même après leur retour à l'état normal. Sa résistance nous est attestée par la durée fréquemment prolongée de la parotidite qui exige parfois de 16 à 20 jours de traitement, et par d'autres manifestations morbides plus ou moins tardives, notamment par l'orchite ourlienne qui ne se produit que du 7e au 10e jour d'habitude, et qui parfois ne frappe le 2e testicule que plusieurs jours après avoir atteint le premier. Mais des faits dont la signification n'est pas douteuse prouvent que les oreillons sont transmissibles bien au delà de leur période d'incubation. Ils le sont, directement ou indirectement, pendant leur évolution qui peut durer de 2 à 3 semaines ; ils le sont encore après la guérison (128). Ainsi que nous l'avons vu plus haut, ils furent communiqués aux passagers du *Latona* par deux personnes, l'une convalescente, l'autre en puissance de cette maladie. Nous lisons dans la statistique médicale de l'armée pour 1887, qu'un brigadier du 10e bataillon d'artillerie de forteresse, de Montbéliard, en traitement à l'infirmerie, y contracta les oreillons. Une fois guéri et convalescent depuis plus d'une semaine, il fut renvoyé à son corps, où 11 jours après sa rentrée, son voisin de lit présenta les premiers symptômes de cette affection.

« Trois enfants d'une famille à laquelle je donnais mes soins, écrit BER-NUTZ, eurent successivement les oreillons ; je prévins les parents que la maladie était contagieuse, et je leur recommandai d'isoler les malades. Au bout de 6 semaines, les parents me demandèrent si leurs enfants pourraient sans danger aller rendre visite à la famille de leur oncle, qui était à la campagne, et dont j'étais également le médecin. Ils y allèrent et communiquèrent la maladie qu'ils venaient d'avoir à leurs deux petits cousins. A cette occasion, j'ai perdu la clientèle de ces deux familles (129). »

Il résulte de ces observations que les oreillons sont contagieux à toutes les périodes de leur évolution, depuis l'incubation jusques et y comprise la convalescence. A quel moment cessent-ils de l'être ? Pendant combien de temps le contage survit-il à la maladie ? Est-ce réellement durant 2 à 3 semaines comme le pense LANGMANN (130) ? On ne le sait ; il serait à désirer que cette question fût tranchée, car c'est à sa solution que sont subordonnées les instructions administratives qui régissent actuellement la rentrée dans les lycées des élèves convalescents d'oreillons (131).

Modes de transmission. Habitats, véhicules, porte d'entrée du germe. — Nous avons vu plus haut que les chances de contagion sont d'autant plus grandes que le contact entre les malades et leur entourage est plus intime et plus prolongé. Des ourleux ont pu passer plusieurs heures et même être soignés dans les salles communes des hôpitaux, sans infecter leurs voisins. Mais la contagion n'épargne guère ceux-ci quand ils vivent en étroite promiscuité avec les malades. Nous l'avons vue, dans les deux épisodes cités plus haut de MM. VARIOT et MAHÉO, s'exercer de proche en proche et s'étendre d'une part à tous les enfants d'une école maternelle littéralement tassés les uns contre les autres, et d'autre part parmi des coolies indiens, couchés côte à côte, en file serrée dans le faux-pont d'un navire.

Pourtant, on signale des faits de transmission indirecte. Dans une épidémie survenue au 10e de ligne à Cholet, en 1897, et qui comporta 61 atteintes, la répartition et le mode de diffusion de la maladie permirent de soupçonner que la manipulation des vieux effets n'était pas restée étrangère à son extension. Le premier cas concerne en effet un ouvrier tailleur, employé à la réparation de vieux vêtements. La filiation du deuxième cas n'a pu être nettement établie, mais le troisième malade couchait à côté d'un ouvrier tailleur qui travaillait dans le même atelier que le premier ; le quatrième fut encore un ouvrier tailleur, et le cinquième, un garde-magasin, qui avait de fréquents rapports avec les sujets précédents (132).

D'autre part, les circonstances notées au début d'une épidémie de 84 atteintes qui attaqua en 1900 la garnison de Castres, firent penser encore que sa genèse pouvait être rattachée à la manutention d'effets d'habillement contaminés (133).

Enfin, M. le professeur ANTONY estime également, d'après son observation personnelle, que la transmission des oreillons peut se faire par l'intermédiaire des vêtements (134).

D'autre part, les locaux et les objets qu'ils contiennent paraissent capables de conserver le germe ourleux pendant un certain temps et de lui servir d'intermédiaire dans la transmission. Des exemples de cette contagion médiate ne sont pas rares. Dans sa communication à la Société médicale des hôpitaux sur la transmissibilité des oreillons, M. ANTONY cite le fait suivant : en octobre 1875, une batterie d'artillerie, aux prises avec une épidémie ourlienne à ses débuts, quitte son casernement de Châlons pour s'installer au camp de cette ville. Les locaux qu'ils abandonnent sont occupés par des militaires venus d'une résidence éloignée, et où aucun cas d'oreillons n'avait été observé depuis plusieurs mois. Six semaines plus tard, ces nouveaux venus virent se manifester parmi eux la maladie qui avait éprouvé leurs prédécesseurs (135). Dans une communication sur le même sujet, M. MERKLEN a appuyé cette observation d'une autre semblable, empruntée à la littérature médicale étrangère. Depuis longtemps, écrit M. ROTH, on n'avait observé d'oreillons à l'hôpital de Bamberg, quand entra une femme d'un village voisin, atteinte de cette affection depuis 8 jours. Reçue le 30 septembre, elle fut placée à côté d'une malade entrée la veille pour une paralysie des cordes vocales, et à laquelle elle communiqua son affection. Le 18 novembre suivant, le lit qu'elle avait occupé fut donné, après désinfection de la literie, à une jeune femme atteinte de diphtérie ; le 6 décembre celle-ci, étant convalescente de cette dernière affection, fut reprise de fièvre, et le lendemain 7, elle avait les oreillons. En résumé, cette dernière malade n'a pas été contaminée directement, mais a trouvé dans le local récemment occupé par deux femmes atteintes d'oreillons les germes encore actifs de la maladie (136). M. SEVESTRE, d'autre part, raconte qu'un enfant entré dans une salle de son service depuis plus d'un mois, fut pris d'oreillons, alors qu'il n'y en avait pas eu un seul cas depuis plus de 4 ou 5 mois. Mais une enquête lui apprit que le service voisin en avait compté un certain nombre d'atteintes quelques semaines auparavant, et en raison des relations qui existent entre les deux divisions, il estima que c'est dans la salle voisine que devait être recherchée l'origine de la contagion (137).

En 1902, les oreillons se déclarèrent à Abbeville simultanément dans le détachement des 72e et 128e d'infanterie qui occupent la même caserne, et ne tardèrent pas à se propager au 3e chasseurs. Les premiers malades étaient des soldats illettrés qui suivaient les cours du soir dans des locaux servant de lieu d'étude aux enfants de la ville dont quelques-uns étaient alors atteints de l'affection ourlienne (138). Pareillement, à Arles, une petite épidémie de 40 cas se déclara dans un bataillon détaché du 155e de ligne débutant par des sujets qui fréquentaient les cours du soir ouverts dans les salles d'une école où régnaient à ce moment les oreillons (139).

Enfin le germe peut être exporté de son foyer générateur par des personnes saines. Des médecins soignant des oreillons à l'hôpital les ont communiqués à des membres de leur famille (140). Dans son récit de la petite épidémie de Bamberg, M. ROTH expose que l'assistant du service, après avoir examiné la première malade, le 30 septembre au soir, était allé rendre visite à une dame de la ville qu'il soignait d'habitude, et qui, sans autre contact suspect, fut prise de la fièvre ourlienne le 18 octobre.

Il résulte de ces témoignages auxquels il serait aisé d'en ajouter d'autres, que les oreillons se transmettent à la fois par la contagion directe et médiate, que le contage, loin d'être caduc, survit à la maladie, avec toute sa virulence, pendant un temps qui n'est pas déterminé, mais qui embrasse certainement plusieurs semaines, et même plusieurs mois, qu'il est transportable par des personnes tierces et se conserve, comme celui de la diphtérie, dans les vêtements et les locaux usagés par les malades, et vraisemblablement aussi dans la bouche de ces derniers. La conclusion pratique qui découle de ces considérations est qu'il convient de maintenir l'isolement des patients jusqu'à parfaite guérison, et de ne leur rendre la liberté qu'après avoir pris vis-à-vis d'eux, à l'égard de leurs effets et des chambres qui les ont abrités, les mesures de désinfection adoptées pour la scarlatine et la diphtérie (MERKLEN).

Enfin le germe des oreillons peut être transmis par la mère au fœtus. Une jeune femme de 25 ans présenta vers la fin du 8e mois d'une première grossesse — exactement le mercredi 30 juillet, dans l'après-dînée — les premiers symptômes de l'affection ourlienne. La tuméfaction au cou augmenta jusqu'à la délivrance qui eut lieu peu de temps après. Le lendemain on observa chez le nouveau-né — qui éveilla l'attention par cette circonstance qu'il criait chaque fois qu'il bâillait — une tuméfaction douloureuse de la parotide gauche, que l'on vit augmenter pendant deux jours, et disparaître ensuite. Or, tous les observateurs s'accordent à attribuer aux oreillons une incubation d'au moins quelques jours. Le nouveau-né ne peut donc avoir reçu le germe de la maladie que par le sang maternel, d'où il est permis de conclure que celui-ci devait être spécifiquement altéré (141).

Modes de contamination. — JOSEPH, cité par FEDR, a essayé en vain de transmettre directement les oreillons en promenant dans la bouche de sujets sains les doigts qu'il venait d'introduire dans celle de petits ourliens (142). Les insuccès de cette coupable tentative n'ont aucune signification. Il est permis, au contraire, de conjecturer, d'après les suggestions de l'observation et les recherches microbiologiques qui ont été exposées plus haut, que la contagion directe entre les enfants d'une classe ou des sujets couchés côte à côte s'effectue au moyen des particules de mucus buccal projetées par les malades sur leurs voisins dans l'acte de la parole, de la toux ou de l'éternuement. On s'explique ainsi pourquoi elle serait plus à craindre, comme le pensent certains médecins, dans l'incubation que durant la période de fluxion parotidienne, puisque la clinique signale qu'au cours de cette dernière, la sécrétion salivaire est en partie tarie (143).

Mais d'un autre côté, lorsque les glandes salivaires sont arrivées au comble de la tuméfaction, les mouvements de déglutition deviennent plus pénibles et par suite plus rares, surtout pendant le sommeil. La salive, qui renferme très vraisemblablement le microbe spécifique comme le sang, bien que parcimonieuse, s'écoule spontanément de la bouche, souille les oreillers, les draps et le parquet. Desséchée, réduite en poussière et mêlée à l'air, elle peut ultérieurement être déposée par celui-ci sur les bords de l'orifice buccal des sujets vivant dans ce milieu, toute prête à déterminer une nouvelle infection par voie indirecte cette fois. Mis ainsi en contact avec la muqueuse buccale, l'agent infectieux s'achemine, par l'intermédiaire des canaux excréteurs, vers ses foyers d'élection, c'est-à-dire les glandes salivaires (144). D'aucuns admettent que les voies nasales sont tout aussi aptes que la bouche à donner au contage l'accès de ces organes, surtout si la muqueuse en est enflammée. Déposé à la surface de celle-ci, il est pris et charrié par les vaisseaux lymphatiques jusqu'aux glandes périmaxillaires. Le catarrhe nasal est à ce mode d'infection ce que l'angine et la phlegmasie de la muqueuse buccale voisine, si fréquemment signalées au début des oreillons, sont à la contamination des parotides par l'intermédiaire du canal de STÉNON (145). L'hyperémie et le boursouflement de l'orifice de ce dernier ont été en effet souvent signalés et considérés comme des témoignages que la bouche et les glandes salivaires servaient de porte d'entrée à la maladie (146).

Les considérations qui précèdent visent les divers voies et procédés de la contagion des oreillons. Mais ne nous flattons point d'avoir épuisé avec elles la pathogénie de cette affection. Il n'est pas rare de la voir se développer indépendamment de toute contagion, soit directe soit indirecte. Elle naît chez des personnes qui ne se sont exposées à aucun contact suspect, et qui vivent dans un milieu resté indemne jusqu'alors de toute atteinte isolée ou collective. Sans doute, il est toujours loisible d'attribuer ces faits à une infection obscure et ignorée, à l'absorption de quelques germes infectieux mêlés aux circumfusa ou adhérents aux ingesta. Mais en est-il toujours ainsi ? Il ne nous répugne point d'appliquer à la solution de cette question ce que nous savons de quelques maladies infectieuses dont la fièvre ourlienne mérite d'être rapprochée en raison de sa localisation essentielle et de ses caractères épidémiologiques. Telles sont la diphtérie et la stomatite ulcéro-membraneuse. Des recherches précises, dont nous avons rendu compte en lieu opportun, ne permettent pas de douter que leur développement ne soit parfois occasionné par des germes vivant normalement en saprophytes dans la bouche, et s'élevant éventuellement au rang d'agents spécifiques. N'en saurait-il être de même des oreillons? Tant que nous ne connaîtrons pas exactement leur moteur pathogène, il sera difficile de donner une réponse ferme à cette question. Mais leur analogie avec les deux maladies qui viennent d'être nommées nous autorise à penser qu'elles sont susceptibles de se développer à l'occasion comme elles, par auto-infection ou par genèse autochtone ; c'est du moins, en attendant, la seule pathogénie que l'on puisse attribuer aux faits isolés ou collectifs qui naissent sans contagion d'origine ni directe ni médiate.

Incubation. — Puisque les oreillons sont transmissibles pendant l'incubation, la durée de celle-ci n'est pas moins indispensable à connaître en vue de la prophylaxie que celle de leur propriété contagieuse ; mais la solution de cette question s'est heurtée contre des difficultés analogues à celles qu'a rencontrées sa congénère. Dans un milieu épidémique, où les sujets vivent en contact permanent, il est à peu près impossible de préciser le moment exact où ceux qui y contractent la maladie régnante ont été infectés. Cette fixation ne peut se faire qu'avec des personnes qui deviennent malades après avoir séjourné un court espace de temps dans le foyer épidémique, ou après avoir eu un contact momentané seulement avec un ourleux. Nous avons réuni ici les résultats de quelques observations où ces conditions se sont trouvées à peu près remplies. Dans l'épidémie de Genève, LOMBARD et RILLIET ont pu relever la durée de l'incubation dans 29 cas qui se sont groupés de la façon suivante :

1 cas avec	. . . .	8 jours.
11 —	. . . .	8-14 jours.
3 —	. . . .	19-20 —
13 —	. . . .	20-22 —
1 —	. . . .	23-26 —
29		

Le militaire qui a importé les oreillons à la caserne du Château d'Oléron s'est trouvé en état d'incubation exactement pendant 14 jours (BUSSARD).

LÜHE a été amené à attribuer à ce stade une durée minima de 17 à 18 jours (147). Selon DEMME, cette durée oscillerait entre 8 et 15 jours ; dans un cas toutefois, la maladie s'est déclarée dès le 3e jour après l'infection (148).

Dans les 3 cas traités par Roth à l'hôpital de Bamberg, l'incubation fut exactement de 18 jours (149). D'après 42 faits bien observés, Dukes fixe à 18 jours la moyenne du temps pendant lequel couvent les oreillons, cette moyenne étant déduite de chiffres variant entre 14 et 25 jours (150).

Notre statistique militaire annuelle de 1894 porte qu'il résulte de l'ensemble des faits recueillis dans cette année au 4e corps, que la période d'incubation a été le plus souvent de 11 à 14 jours, mais qu'elle s'est parfois prolongée jusqu'au 18e, 22e et 25e jour après l'infection (151). Celle de 1897 mentionne que les observations faites au cours de cette année dans le gouvernement militaire de Paris permettent d'attribuer à l'incubation une durée variant entre 13 et 22 jours, avec une prédilection marquée pour le chiffre de 18 jours (152).

L'incubation fut de 13 et de 21 jours dans les deux faits dont Rendu a entretenu la Société médicale des hôpitaux (153). A l'occasion de cette communication, M. Bobrie rapporta une observation où la période silencieuse fut de 24 à 29 jours ; et M. Merklen quatre autres où elle fut respectivement de 26, de 17 et de 15 jours (pour deux) (154).

La durée de cette période est donc très variable. Mais de l'avis à peu près unanime, elle est généralement assez longue. La plupart des médecins d'enfants reconnaissent qu'il faut environ de 18 à 20 jours à dater de l'infection pour voir apparaître les malaises prémonitoires de la fluxion ourlienne. M. Merklen s'appuyant sur des faits personnels, donne des limites un peu plus larges, 15 à 25 jours (155). Mais ce sont moins les moyennes que les extrêmes qu'il importe de connaître dans l'espèce. Nous pensons, d'après tous les faits connus et dignes de confiance, que les conclusions d'Antony se rapprochent aussi exactement que possible de la vérité à ce sujet : à savoir que la période d'incubation des oreillons est, dans l'immense majorité des cas, de 18 à 22 jours, mais qu'elle est parfois réduite à 8 jours, et que, d'autre part, elle peut se prolonger exceptionnellement jusqu'à 30 jours dans certains milieux (156). Ces variations sont en rapport avec l'énergie du virus et le degré de réceptivité du support.

Immunité. — On s'accorde en général à reconnaître que les oreillons ne récidivent point. On cite à cet égard des observations très concluantes. Au cours de l'épidémie de Genève, Rilliet a vu la maladie régnante frapper deux familles tout entières, à l'exception, de part et d'autre, du seul membre qui lui avait déjà payé tribut antérieurement, et il ajoute qu'il pourrait citer beaucoup d'autres exemples analogues (157). Pendant la guerre de la Sécession, la parotidite ne fut guère observée, dans les troupes confédérées, que chez les individus qui n'avaient pas encore éprouvé ses atteintes (158). En 1877 et 1878, le 125e de ligne subit respectivement à

Paris et à Poitiers, deux épidémies sévères par le nombre des malades.
Or, aucun des hommes qui en furent attaqués dans la première, n'en
devint victime dans la seconde. Cette immunité cependant n'est pas
absolue. La médecine d'armée oppose mainte exception à cette
règle. Au cours de l'épidémie de Bayonne, comprenant 105 malades,
M. SERVIER a vu survenir une récidive chez un homme qui avait eu les
oreillons 5 ans auparavant, et cette assertion s'est trouvée confirmée
par une atrophie presque complète du testicule gauche, survenue à la
suite de cette première atteinte (159). Dans l'épidémie de la maison des
cadets de Plön, 7 élèves eurent des rechutes (160). M. FOURNIÉ note que des
24 malades qui se succédèrent au 24e dragons à Saint-Germain-en-Laye en
1881, 5 affirmèrent avoir eu antérieurement les oreillons, et pour l'un
d'eux, dont la première atteinte ne remontait qu'à une année, cette assertion put être contrôlée par les registres du corps (161). Dans l'épidémie du
25e d'artillerie de Châlons-sur-Marne en 1876, ANTONY observa trois récidives
dans le courant de la même année, chez trois malades : l'un 3 mois, l'autre
8 mois, et le troisième 9 mois après la première attaque (162). En 1890,
au cours de l'épidémie du 118e de ligne (Quimper) qui fut particulièrement sévère, puisqu'en moins de 4 mois, elle causa 313 atteintes,
trois hommes, pris dès le début, et envoyés en congé pendant leur convalescence, furent frappés de nouveau à leur retour (163). Deux malades de
l'épidémie du 2e de ligne de Granville (1885) avaient déjà eu les oreillons
vers l'âge de 5 à 6 ans (164). Dans la 2e épidémie de Chambéry, il
y eut deux récidives chez deux hommes atteints dans la poussée verno-
estivale précédente (165). Sur les 157 cas observés par M. CATRIN
pendant l'épidémie de Paris de 1892-1893, notre collègue compta 9 récidives, soit 6 p. 100. La statistique militaire de 1897 porte que de
nombreuses récidives furent observées dans le gouvernement militaire de
Paris, chez des hommes qui avaient été atteints soit l'année précédente, soit dans leur enfance. A Cherbourg, au 25e de ligne, en 1898,
deux malades furent atteints de récidive un mois après leur guérison ; il
en fut de même de deux ourleux de la 8e compagnie d'ouvriers d'artillerie de Rennes (166).

On cite même des observations de récidives multiples des oreillons. En
1892, un militaire de la garnison de Nancy en présenta deux successives à
36 jours d'intervalle chaque fois (167). M. TARTIÈRE rapporte l'observation
d'un soldat qui a eu trois attaques d'oreillons dans l'espace d'un an (168).
Le professeur NIMIER a vu en 1881, à l'hôpital militaire du Gros-Caillou, un
soldat atteint pour la 4e fois de cette maladie (169). Enfin le Dr MARTIN a
présenté à la Société des sciences médicales de Lyon, un officier qui en
était à sa 5e atteinte (170) ; et la statistique militaire prussienne de l'année

1903 cite également l'observation d'un cadet de l'École de Potsdam qui eut 5 fois les oreillons dans la même année (171).

Il en est des oreillons comme de la plupart des autres maladies infectieuses douées de la propriété immunisante : la réceptivité de l'organisme n'est pas toujours éteinte par une première attaque. L'observation enregistre des récidives ; elles sont rares sans doute, mais elles se rencontrent. L'intervalle qui les sépare de la première atteinte est variable, il oscille entre quelques mois et quelques années. Tantôt chez nos militaires ourleux récidivistes, la première attaque remonte à l'enfance, d'autres fois elle a eu lieu dans la même épidémie ou dans une épidémie récente.

Causes secondes. — L'agent spécifique des oreillons est actionné par des causes diverses, d'ordre secondaire. L'observation du moins a relevé, comme corrélatives de l'apparition des oreillons, certaines conditions de milieu ou de manière d'être individuelles dont l'intervention paraît plus ou moins nécessaire à leur développement. L'appréciation de la part qu'y prennent, à titre de causes générales ou individuelles, ces influences mésologiques et organiques, rendra moins flagrant l'écart qui semble à priori séparer les deux théories soutenues naguère sur la nature des ourles, celle de leur origine météorique et celle de leur spécificité.

Influence des météores. — *Climats et saisons.* — Nous avons vu dans l'exposé historique par lequel s'ouvre ce chapitre, que les oreillons s'étendent des climats froids aux climats torrides ; ils sont de tous les lieux comme de tous les temps. Mais leurs manifestations épidémiques sous ces latitudes géographiques si variées témoignent que s'ils s'affranchissent des influences du climat, ils se subordonnent d'autre part assez étroitement à celles des saisons. La doctrine de la genèse des oreillons par les causes atmosphériques est antique comme la médecine, puisqu'elle date de l'épidémie observée par HIPPOCRATE. Il est, en effet, peu de maladies qui soient aussi étroitement soumises aux influences météoriques que les ourles. L'exposition à un air froid et humide a été de tout temps considérée comme une de leurs causes occasionnelles les plus efficaces, si bien que jusque dans ces derniers temps certains médecins les ont rattachés exclusivement à ce facteur. Maintes fois, dans l'armée, on a signalé leur apparition chez des hommes couchés près des portes et fenêtres, ou chez d'autres revenant d'un service de garde dans les postes extérieurs (172), ou enfin chez des groupes exercés en hiver sur des terrains où ils se trouvaient exposés à tous les vents (173).

Les épidémies naissent d'ordinaire en hiver et au printemps, par les temps froids et humides, les pluies et les brouillards, les variations brusques de la température. Leur mode d'évolution dénonce souvent formellement l'intervention des influences météoriques parmi leurs causes occasionnelles. Ainsi que nous l'avons vu plus haut, elles ont une évolution intermittente et comme saccadée, où l'on voit se succéder des poussées que séparent des intervalles plus ou moins longs. Or, ces recrudescences sériées sont souvent précédées et accompagnées de perturbations atmosphériques très sensibles : les unes et les autres sont dans un rapport si fréquent et si étroit, que la notion d'une relation de cause à effet entre elles s'est imposée à plus d'un médecin. L'épidémie qui régna dans la garnison d'Annecy en 1888, évolua par poussées que séparaient des intervalles de 4-5 jours, et qui coïncidèrent chaque fois avec un abaissement de la température ; les trois recrudescences qui marquèrent l'épidémie observée par MAROTTE en 1892 au 23e de ligne à Bourg, furent précédées d'une série de mauvais jours, caractérisés par de la pluie, de la neige et du vent glacial. Les perturbations atmosphériques, ajoute notre collègue, ont eu sur le début et la marche de la maladie une influence indéniable (174). Dans son intéressant récit de l'épidémie qui évolua en 1893-1894 au 33e de ligne au Blanc, M. le médecin principal MARTIN mentionne que les deux reprises de janvier et de février furent marquées, dans les jours qui les précédèrent, par la chute de neiges ou de pluies abondantes, et que la 4e recrudescence de l'épidémie, la plus chargée, a justement coïncidé, en mars, avec le retour d'une température exceptionnellement basse et pluvieuse (175). Dans une petite épidémie qui régna au 17e de ligne en 1899 à Béziers, les atteintes qui se succédaient sans filiation apparente, diminuaient avec l'élévation de la température, et redoublaient au contraire de fréquence dès que le froid et l'humidité réapparaissaient (176). L'épidémie que M. le D' GABRIELLE a observée au 142e d'infanterie à Lodève, dans l'hiver de 1900-1901, a eu une marche très saccadée, dont les exacerbations correspondaient exactement avec les temps froids et humides, et les rémissions avec des séries de beaux jours (177). Enfin M. JOBARD signale que les intermittences de l'épidémie observée par lui à bord du *Contest* étaient nettement en rapport avec les vicissitudes atmosphériques : « Dès que le beau temps revenait, les oreillons disparaissaient, pour reparaître après des rafales excessivement froides (178) ». Mais, dans l'ordre des causes secondes, il n'y a point de facteurs dont l'intervention puisse être présentée comme constante. La prédilection des oreillons pour l'hiver et le printemps, pour être des plus marquées, n'est cependant pas absolue. En 1855, ils régnèrent dans plusieurs communes de l'Eure : après y avoir débuté dans les premiers mois de l'année, ils prirent leur essor épidémique seulement au mois d'août (179). En 1876, ils causèrent de nombreuses atteintes parmi les ouvriers d'une usine de Briançon d'août en décembre, dans la population de Castelnaudary en juin et dans celles de Saint-Malo et de Cherbourg en septembre (180). En 1878, ils furent observés dans plusieurs communes de l'arrondissement de Beauvais, avec un maximum d'atteintes pendant les mois chauds de l'année (181). Des épidémies estivales sont signalées d'autre part par nos collègues de l'armée dans les garnisons de Belfort (182), de Mont-de-Marsan (183), de Douai (184), de Brest (185), de Bordeaux (186), d'Epernay (187), de Menton (188). Il y a d'ailleurs des épidémies qui ont duré une année tout entière, avec des alternatives variables, donnant des maximums d'atteintes pendant toutes les saisons, comme si elles s'étaient entièrement affranchies de leur influence. Telle est l'épidémie observée par RILLIET à Genève en 1852, et une autre dont le Dr Pujos fut témoin à Auch, et qui régna de juillet 1893 à juin 1894 (189). Ces faits ont déterminé certains médecins tels que RILLIET et BARTHEZ, à révoquer en doute le caractère saisonnier des oreillons. Ils sont pourtant bien peu nombreux, si on les compare aux manifestations hiverno-vernales de ces derniers. Cent quinze épidémies observées dans notre armée, et étudiées par nous en vue de ce travail, se répartissent, eu égard à l'époque de leur apparition de la façon suivante :

        36 sont nées en janvier;
        14   —   en février;
        11   —   en mars ;
         6   —   en avril ;
         8   —   en mai ;
         5   —   en juin ;
         2   —   en juillet ;
         2   —   en août;
         0   —   en septembre ;
         2   —   en octobre ;
         5   —   en novembre ;
        24   —   en décembre.

Rapportées aux saisons pendant lesquelles elles ont évolué, elles se groupent ainsi :

        39 ont régné en hiver ;
        32   —   en hiver et dans le printemps ;
        19   —   dans le printemps ;
         9   —   dans le printemps et l'été ;
         5   —   en été ;
         2   —   en hiver, printemps et été ;
         1   —   en printemps, été et automne ;
         2   —   en été et automne ;
         1   —   en automne et en hiver ;
         5   —   pendant une année tout entière.
        ───
        115

En d'autres termes, sur les 115 épidémies, 90 appartiennent aux saisons froides, 20 aux saisons chaudes ou de transition, et 5 couvrent l'année tout entière.

HIRSCH est arrivé sensiblement au même résultat. Comparant entre elles

150 épidémies au point de vue de leur évolution saisonnière, il a été amené à les grouper ainsi :

48 ont régné en hiver ;
17 dans l'hiver et le printemps ;
41 au printemps ;
 2 au printemps et en été ;
15 en été ;
 4 en été et en automne ;
16 en automne ;
 7 en automne et en hiver.

Soient 129 épidémies pour la saison froide, et 21 pour les saisons chaudes (190).

Rien ne démontre mieux la prédilection des oreillons pour l'hiver et le printemps, que leur évolution annuelle dans l'armée. Dès le mois de novembre, ils inaugurent leur mouvement ascensionnel, qui se continue sans interruption jusqu'en mars ou avril suivant. Puis le déclin se prononce tout aussitôt, et se poursuit sans discontinuer jusqu'en août suivant. Août, septembre et octobre marquent le niveau le plus bas de la maladie. Cette évolution est remarquable par sa constance et sa régularité. Les tracés qui la représentent pendant ces 15 dernières années ne varient guère d'un exercice à l'autre. Nous reproduisons ici celui de 1901 ; il donne une idée très exacte de tous ceux qui le précèdent. Et il n'en est pas seulement ainsi dans nos climats tempérés. Partout où les oreillons sont endémo-épidémiques, ils s'affirment avec le caractère saisonnier que leur assigne l'épidémiologie de nos pays. Nous manquons de documents précis pour les latitudes chaudes. Mais dans le nord de l'Afrique, qui peut être considéré comme un type de climat prétropique, leur cycle annuel se déroule suivant une courbe tout à fait parallèle à celle de la France, comme le montre le graphique n° 5. Il en est de même, d'autre part, de celui des pays septentrionaux de l'Europe. En Suède et en Norwège, la maladie se maintient à ses niveaux bas de juillet à octobre; le début de l'hiver marque celui de sa période ascensionnelle. Ses progrès, d'abord lents, prennent des allures plus vives ultérieurement, pour l'élever assez brusquement à son fastigium en mars ou en avril. Après quoi se prononce le mouvement de déclin, qui la ramène à son point de départ en juillet (191).

Le froid et l'humidité, et surtout la réunion de ces deux éléments, telles sont les circonstances météorologiques que l'on s'accorde à reconnaître comme spécialement favorables au développement des oreillons. Mais il faut y ajouter l'influence des modifications brusques des qualités de l'atmosphère ; car il a été maintes fois constaté que c'est moins par un abaissement absolu de la température jusqu'à tel ou tel degré, que par ses écarts rapides, soudains, ou par des oscillations souvent répétées que surgissent les parotidites. C'est parce que ces vicissitudes se rencontrent sous toutes les latitudes, et dans nos pays sont la condition atmosphérique dominante de la fin de l'hiver et du printemps, que les oreillons s'observent dans tous les climats et s'affirment chez nous surtout comme une maladie hiverno-vernale.

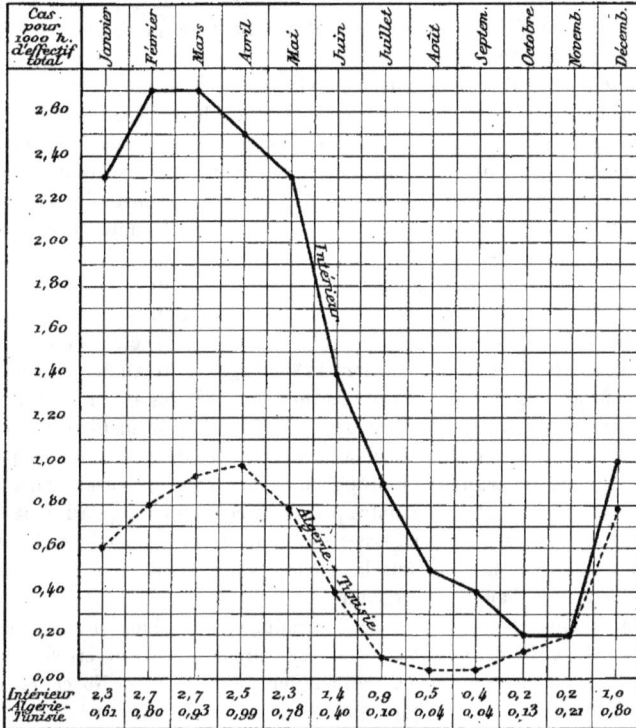

Fig. 5. — Évolution mensuelle des oreillons en France et en Algérie, en 1902.
(Statistique médicale de l'armée, année 1902, p. 117).

	Janvier	Février	Mars	Avril	Mai	Juin	Juillet	Août	Septem.	Octobre	Novemb.	Décemb.
Intérieur	2,3	2,7	2,7	2,5	2,3	1,4	0,9	0,5	0,4	0,2	0,2	1,0
Algérie-Tunisie	0,61	0,80	0,93	0,99	0,78	0,40	0,10	0,04	0,04	0,13	0,21	0,80

Il est vraisemblable que la température et l'humidité, avec les variations de l'une et de l'autre, ne sont pas les seuls facteurs météoriques actionnés dans l'éclosion des oreillons. Une part d'influence, qui reste à préciser, y revient certainement à d'autres agents physiques du monde ambiant, dont l'observation médicale a coutume de rechercher le rôle pathogénique dans l'origine des maladies infectieuses. Telles sont les qualités et l'orientation du vent, la pression barométrique, l'état électrique de l'air. Mais les inves-

tigations tentées dans cette direction en faveur des oreillons (192), sont
restées isolées et n'ont guère profité jusqu'alors à leur étiologie : c'est une
lacune qui ne sera sans doute pas comblée de si tôt.

Il est à peine besoin d'ajouter que ces influences météoriques, auxquelles
on a attaché une importance justifiée à tous égards, se surajoutent à beaucoup d'autres, soit pour renforcer le germe, soit pour adapter l'organisme
à ses entreprises. Elles représentent un des éléments les plus importants de
la constitution épidémique.

Habitat. — Parmi ces éléments, il convient de réserver une des premières
places à l'habitat. On rencontre, à chaque pas de l'épidémiologie des oreillons,
des témoignages de leur obstination à se confiner pendant de longs mois
dans une caserne ou une chambre d'une caserne, malgré de continuels contacts entre les groupes qui y résident et les autres militaires de la garni
son ou du même casernement qu'épargne la maladie régnante. Ou encore,
en cas de diffusion de leurs atteintes, il est signalé qu'ils s'attaquent avec
une prédilection marquée à certaines chambrées, toutes choses restant
égales d'ailleurs. Ainsi, pour citer quelques exemples pris au hasard, en
1893, une petite épidémie observée à Decize se limita strictement à l'une
des deux compagnies du détachement du 2e de ligne (193). Au Mans, lisons-
nous dans la statistique médicale de l'armée pour 1897, les atteintes demeurèrent, comme les années précédentes, confinées à la caserne Chanzy, dues
probablement, ajoute la rédaction, à la reviviscence de germes laissés par
le 104e de ligne qui avait subi une épidémie deux mois auparavant dans ce
casernement. Nous relevons d'autre part dans ce document qu'à Limoges,
ce sont toujours les mêmes casernes qui fournissent le plus de malades,
ce qui a déterminé maintes fois les médecins à chercher dans les chambrées l'origine de l'affection régnante.

Ces épidémies partielles et fixées à certains locaux dénoncent une relation formelle entre ceux-ci et celles-là. Les circonstances qui créent cette
disposition locale à l'éclosion des oreillons demeurent obscures. Nos collègues
s'accordent pourtant à marquer que ces foyers d'élection de la maladie
régnante se distinguent presque constamment des autres par leur situation
sous les combles (194), leur étroitesse (195), leur vétusté et l'insuffisance de
leur aération (196), la densité trop grande de leurs effectifs (197), toutes
circonstances qui créent et entretiennent le méphitisme de l'atmosphère.
Le rôle de ce dernier s'est d'ailleurs affirmé plus d'une fois dans les éclosions ou les recrudescences épidémiques qui se sont produites au milieu de
l'encombrement causé par l'arrivée des réservistes (198).

M. FORGUES a cru voir la contre-épreuve de la valeur de ce facteur dans
une observation qu'ont relevée plus d'une fois les médecins qui ont suivi
les épidémies d'oreillons. On y a remarqué que les troupes d'administration,

les sections d'infirmiers et les compagnies hors rang jouissaient d'une immunité presque absolue. Notre collègue attribue cette dernière non pas à ce que ces hommes ne s'exposent pas aux intempéries, mais à ce qu'ils passent leurs journées dans les salles de malades, les ateliers ou les bureaux. Il en résulte que le soir, en rentrant dans leurs chambres, ils trouvent une atmosphère très pure que les heures de sommeil ne parviennent pas à vicier (199). Pourtant dans l'épidémie du Blanc (Indre) observée par M. MARTIN, c'est la section hors rang qui a été la plus éprouvée, bien que les hommes qui la composent, dispersés dans la journée en raison de leurs emplois divers, fussent réunis pendant la nuit seulement dans la chambre qui leur est affectée (200).

Age. — Poursuivant cette enquête, nous passons des influences générales ambiantes aux facteurs plus restreints, dits individuels, qui s'associent à elles pour créer la disposition morbide. Parmi ces facteurs, l'âge exerce une action tout à fait prépondérante. Il est peu de maladies infectieuses qui lui soient aussi étroitement subordonnées. Les ourles apparaissent plus spécialement dans la deuxième enfance et l'adolescence, de 5 à 15 et même 24 ans. Les adultes y sont moins sujets que les jeunes gens, et les vieillards en sont très rarement affectés. *Pueris et juvenibus magis quam adultis infensus est ; interdum nec senibus parcit* (201). Ils sont plus particulièrement une maladie de la deuxième enfance et de la puberté. Dans les deux premières années de la vie, l'enfant est presque toujours épargné : il est rare que les oreillons l'atteignent avant 6 ou 7 ans. Les sujets de 25 à 60 ans, et plus encore les vieillards, ne sont que fort exceptionnellement frappés, sans avoir été immunisés, bien entendu, par une atteinte antérieure. C'est ce qui ressort très nettement du tableau suivant, dressé par LOMBARD et RILLIET à l'occasion de l'épidémie de Genève :

De la naissance à 2 ans	0	atteintes.
De 3 à 5 ans	7	—
— 5 à 10 —	18	—
— 10 à 15 —	19	—
— 15 à 20 —	20	—
— 20 à 30 —	9	—
— 30 à 40 —	8	—
— 40 à 50 —	2	—
— 50 à 60 —	1	—
— 60 à 70 —	1	(202)

Les observations relevées depuis la publication du mémoire du médecin génevois n'ont rien changé à ces conclusions. Dans l'épidémie du Corspatrik, convoyeur d'émigrants se rendant de Calcutta à Cayenne (1873-74), sur 33 enfants au-dessous de 1 an, aucun ne fut atteint, et parmi 22 petits garçons et 14 petites filles au-dessous de 10 ans, pas un seul de ces sujets ayant moins de 6 ans ne contracta la maladie régnante (203). C'est la deuxième enfance et l'adolescence qui réunissent la presque totalité des atteintes ; les âges extrêmes de la vie ne sont que bien rarement touchés ; ils le sont pourtant quelquefois. On signale l'atteinte d'un enfant à la mamelle dans une épidémie survenue à Stockholm, en 1880 (204). DAN-GAIX rapporte qu'un enfant venu au monde pendant une traversée, et au cours d'une épidémie à bord, présenta le jour même de sa naissance une tuméfaction considérable de la région parotidienne : sa mère était atteinte de la maladie régnante, et celle-ci se trouvait alors à son apogée ; cet enfant mourut la nuit suivante (205). Le docteur GAUTIER raconte qu'une femme ayant soigné son enfant de 4 ans pour des oreillons qui s'étaient déclarés chez lui le 4 juillet, sans cause connue, présenta les prodromes de cette affection dans la nuit du 23 au 24 du même mois, et le gonflement parotidien dans l'après-midi du 24. Elle avait été accouchée la veille, à 5 heures du soir, d'une petite fille. Le 5 août, c'est-à-dire 13 jours après la naissance, et 12 jours après le début de la parotidite maternelle, on constata, chez la nouveau-née, un gonflement douloureux de la glande sous-maxillaire droite ; celle du côté gauche fut prise ultérieurement, les parotides demeurèrent indemnes (206). Dans l'épidémie de Berne, décrite par DEMME, le plus jeune enfant atteint avait 3 semaines, la plupart des autres étaient âgés de 3 à 7 ans (207).

L'autre extrême de la vie enregistre également quelques atteintes, tout aussi clairsemées que les précédentes. Au cours de l'épidémie que le Dr EVRARD observa en 1878 dans l'arrondissement de Beauvais, quelques vieillards payèrent leur tribut à la maladie régnante (208). J. WALCOTT a vu un vieillard, habituellement bien portant, qui prit les oreillons à 99 ans et demi. La tuméfaction parotidienne fut considérable et s'accompagna de délire. Au 5e jour le gonflement étant en voie de résolution, et le malade se sentant mieux, la mort survint brusquement par paralysie du cœur (209).

Même dans les collectivités d'adultes de différents âges, les ourles marquent de la façon la plus décisive leur préférence pour les plus jeunes ; c'est ce qui ressort très nettement de leur répartition dans l'armée. Quatre à six mille individus y sont atteints chaque année d'oreillons. Calculant leur proportion par rapport aux effectifs pour la période quindécimale 1888-1902, nous avons trouvé une moyenne générale de 13.493 atteintes pour 10.000 hommes, dont 2 p. 10,000 pour les officiers, 3.131 pour les sous-officiers, 10.143 pour les soldats de plus de 1 an de service, et 22.201 pour les soldats de moins de 1 an de service. Cette progression croissante de la maladie d'un extrême de l'échelle à l'autre, est à peu près en raison inverse de l'âge moyen des divers groupes visés. Peut-être y a-t-il d'autres facteurs qui interviennent dans la production de ces inégalités que la morbidité our-

lienne introduit dans les collectivités militaires. L'accoutumance à la vie
de caserne semble y être pour peu de chose; car on a remarqué dans certaines épidémies que les engagés volontaires de l'armée, ayant dépassé
l'âge de 22 ans restaient indemnes comme les anciens soldats (210). D'autre
part, au cours d'une épidémie qui en 1879 éprouvait le 135ᵉ de ligne à Cholet, des soldats du 72ᵉ régiment territorial furent appelés pour faire leur
période de 13 jours et répartis dans les différentes compagnies du 135ᵉ, sans
qu'aucun d'eux ne fût atteint par la maladie régnante, bien que celle-ci fût
alors à son apogée (211). Assurément, la différence des conditions hygiéniques
contribue à créer celle qui sépare dans l'espèce l'officier du soldat ; mais ces
différences s'effacent complètement entre les anciens et les jeunes sujets si
inégalement éprouvés par la maladie. L'âge exerce ici une influence décisive. Son rôle n'est nulle part mieux dessiné que dans la comparaison de
ces deux groupes de militaires entre eux. Cette règle pourtant n'est pas
sans souffrir quelques exceptions. Dans l'épidémie qui régna en 1878 au
régiment de cavalerie de Melun, M. Madamet compta :

```
60 atteintes p. 100 parmi les soldats de moins de 1 an de service ;
84   —       —           —        —   de 1 à 2 ans;
59   —       —           —        —   de plus de 2 ans.
```

Dans l'épidémie que subit ce même corps en 1896, ce furent encore les
anciens soldats qui lui payèrent le plus lourd tribut (212). Il en fut de
même dans celle qui éprouva la même année le 47ᵉ de ligne et le 34ᵉ d'artillerie à Angoulême (213). Les statistiques annuelles de 1886 et de 1888
produisent d'autres mentions de ce genre. Ces anomalies tiennent sans
doute à une énergie exceptionnelle de l'agent infectieux, ou à d'autres
circonstances restées obscures, si l'on en juge par le silence de la rédaction
vis-à-vis de l'interprétation de ces faits.

Autres facteurs individuels. — Au rang des autres facteurs individuels,
on inscrit la profession, le sexe, la constitution et le tempérament.

Profession. — Les professions ou les conditions sociales nécessitant l'exposition aux intempéries, ou la vie au sein des collectivités, telles que les agglomérations des collèges, des ateliers, des casernes, ouvrent naturellement
mainte chance de contracter les oreillons, sans y prédisposer autrement par
elles-mêmes. Elles peuvent cependant, dans certaines circonstances, exercer
une influence pathogène plus profonde ou plus intime, ainsi qu'on l'a parfois
observé dans l'armée. M. le médecin principal Aubert, rendant compte de
l'épidémie qui régna en 1877 au quartier de l'École militaire, expose que
tous les corps qui s'y trouvaient casernés furent plus ou moins atteints ;
mais le bataillon du 136ᵉ paya le plus large tribut à la maladie régnante, et
sur 14 cas d'oreillons qui lui incombent, on enregistra 6 fluxions testicu-

laires. Notre collègue n'hésita pas à attribuer la prédilection de l'épidémie
pour le groupe du 136e, et surtout la forte proportion des déterminations
génitales qui y fut observée, aux marches et aux exercices que ce corps exé-
cutait chaque jour à une grande distance de la caserne (Bois de Boulogne à
Meudon), malgré le mauvais temps, tandis que le 2e de ligne, le 13e d'artillerie, et les commis aux écritures beaucoup moins éprouvés que leurs
camarades, ne quittaient point la caserne (214).

Sexe. — HIPPOCRATE nous apprend que peu de femmes furent atteintes des
oreillons à Thasos. Cette observation semble avoir été renouvelée dans les
épidémies modernes. Du moins plusieurs médecins, BOUCHUT entre autres,
ont-ils cru entrevoir une certaine prédilection des oreillons pour le sexe
masculin. Si elle était réelle, il serait difficile d'attribuer la préservation
relative des filles et des femmes à quelque propriété innée de leur constitution ou de leur tempérament. Il serait plus rationnel de s'en prendre à leur
genre de vie qui les expose moins que les hommes aux intempéries, aux
fatigues, aux exercices violents, au séjour dans les agglomérations qui sollicitent l'éclosion des épidémies (collèges, casernes).

Mais il s'en faut que cette prétendue disposition du sexe masculin pour
les oreillons soit dûment constatée. Elle ne s'est point confirmée dans
l'enquête que nous avons faite à ce point de vue et qui a porté principalement
sur les épidémies mentionnées dans les Mémoires de l'Académie de médecine. Le maximum des atteintes appartient tantôt à un sexe, tantôt à l'autre,
et le plus souvent les différences sont insignifiantes, telles qu'elles l'ont été
dans l'épidémie de Genève qui compta 38 hommes contre 35 femmes.

Constitution. — Quant à la constitution, il est certain que les sujets
affaiblis par une maladie antérieure, telle que le paludisme, fournissent une
proie facile aux épidémies. C'est une règle générale à laquelle les oreillons
n'échappent point. Mais leur évolution dans les casernes porte témoignage
qu'ils n'exercent aucune sélection au titre de la constitution des hommes,
qu'ils s'attaquent indifféremment aux forts comme aux faibles, que le tempérament en un mot est un facteur absolument négligeable dans leur pathogénie.

Association des oreillons à d'autres maladies épidémiques. — La constitution médicale à la faveur de laquelle se développent les oreillons appelle
souvent d'autres maladies qui méritent de ne pas être oubliées dans leur
histoire.

Oreillons et rougeole. — La coexistence des ourles avec les fièvres éruptives et surtout avec la rougeole est trop connue pour qu'il y ait lieu d'y
insister. Leur affinité avec cette dernière s'affirme non seulement par la
concomitance du règne épidémique, mais par l'association clinique des

deux maladies. Au cours d'une épidémie de rougeole observée à Saint-Malo en 1855, les oreillons se déclarèrent chez un certain nombre d'enfants atteints de là maladie régnante. Cette complication n'exerça aucune influence sur la marche de celle-ci ; elle n'eut d'autre effet que d'augmenter l'agitation et la douleur parotidienne (215). Hochsinger a noté également cette association chez deux de ses malades. Les oreillons survinrent respectivement aux quatrième et cinquième jours de la rougeole, et leur entrée en scène fut marquée par une ascension brusque de la température qui persista pendant deux jours. Le même observateur fut témoin également de l'éclosion simultanée de la varicelle et de la parotidite chez un garçon de 8 ans (216). Les deux affections marchèrent conjointement, sans s'influencer mutuellement dans leur évolution.

Oreillons et rhumatisme. — On observe parfois, au cours des oreillons, des fluxions au niveau des articulations ou des tissus fibreux des tendons. Ainsi, M. Jourdan note que 4 de ses ourleux ressentirent au moment de la résolution parotidienne des douleurs vives dans les épaules, les coudes et les poignets ; elles ne s'accompagnèrent point de gonflement préarticulaire et disparurent au bout de 5 à 8 jours (217). Dans l'épidémie d'Avignon (141e de ligne) dont fut témoin Ollier de Vergèse en 1877, bon nombre de cas présentèrent des déterminations rhumatismales articulaires et musculaires qui laissèrent à leur suite une anémie profonde (218). Dans l'épidémie du 7e hussards, à Bordeaux (1878), M. Senut observa chez un convalescent une attaque de rhumatisme ; mais, explique-t-il, d'un rhumatisme tout particulier, distinct du rhumatisme classique par l'exiguité du gonflement articulaire, le peu de tendance à l'envahissement et aux déterminations cardiaques, enfin la brièveté de sa durée. « Il ne ressemble en rien, ajoute cet observateur, au rhumatisme articulaire proprement dit » (219). Une des particularités les plus intéressantes, écrit M. Bassompierre dans son récit de l'épidémie du 28e de ligne à Evreux, en 1884, fut l'apparition chez 9 malades de douleurs rhumatismales très nettes siégeant au coude, au genou, au cou de pied, à l'articulation tarso-métatarsienne. Elles se déclarèrent 4 fois dans la période d'état et 5 fois dans celle de déclin ; 6 fois elles s'accompagnèrent de gonflement articulaire. Chez un malade, jeune soldat exempt de toute tare rhumatismale, on observa un épanchement séreux de la gaine synoviale du tendon d'Achille (220). Dans une épidémie qui régna en 1885 au 121e de ligne installé au camp de Sathonay, M. le médecin-major Lachapelle vit également apparaître chez un malade une synovite des extenseurs des deux mains et des deux jambiers postérieurs (221).

Ces arthropathies ourliennes sont peut-être moins rares qu'on ne le pense. Elles sont fréquemment signalées dans les annales de l'épidémiologie militaire (222). MM. les Drs LANNOIS et LEMOINE (223), et un peu plus tard M. GACHON (224) en ont fixé les traits dans des études d'ensemble, intéressantes à consulter. Elles apparaissent d'habitude à l'issue des affections ourliennes, elles en sont une manifestation tardive. Tantôt elles se limitent aux articulations, notamment à celles du genou et du cou-de-pied; d'autres fois, elles atteignent également les synoviales des tendons et des muscles. Elles ne suscitent que de faibles réactions générales ou locales, durent peu, et se terminent toujours par résolution ; mais elles sont sujettes à envahir successivement plusieurs articulations ou à récidiver, et c'est ainsi qu'elles peuvent prolonger la maladie au delà de sa durée habituelle.

Mais indépendamment de ces manifestations articulaires qui doivent assurément prendre place parmi les symptômes propres et éventuels des ourles, nous croyons que ceux-ci sont susceptibles de se compliquer du rhumatisme vrai, et c'est en faveur de cette association que nous avons ouvert ce paragraphe. Il est certain que ces deux maladies font souvent partie de la même constitution médicale (225), et que dans ces conditions elles s'unissent parfois chez le même sujet. Nous lisons dans le mémoire de RILLIET que « chez deux frères, l'oreillon a été rapidement suivi de rhumatisme aigu, dont l'un d'eux avait déjà eu une atteinte grave quelques années auparavant ». Le médecin-major DUMAYNE signale qu'au cours d'une épidémie de parotidite qui régna à Teniet-el-Had dans l'hiver 1883-84, une attaque de rhumatisme articulaire aigu avec endocardite se déclara brusquement chez un ourlien (226). MM. LEGRAIN, à Péronne (227), RIVET, à Fontenay-le-Comte (227 bis), MAROTTE, à Bourg (228), ont signalé des faits semblables. Il semble que l'union des deux maladies n'a troublé le cours ni de l'une ni de l'autre. Elles paraissent pourtant capables de s'influencer mutuellement. M. le médecin-major ROBERDEAU expose qu'un jeune soldat atteint d'érythème noueux des extrémités inférieures auquel succédèrent des arthrites des genoux et des cous-de-pied, vit ces divers accidents disparaître brusquement à l'apparition d'une parotidite ourlienne (229).

Oreillons et pneumopathies. — Maladie de la saison hiverno-vernale, les oreillons ont beaucoup de chance de se rencontrer avec les affections pulmonaires qui prédominent également à cette époque. Pourtant, cette coïncidence est assez rarement signalée, peut-être en raison même de sa banalité. Mais elle n'a point passé inaperçue, tant s'en faut. Les pneumopathies étaient très nombreuses au 12e chasseurs à cheval, au cours de l'épidémie d'oreillons qu'il subit à Paris en 1870 (230). Sur 150 atteintes d'oreillons du *Contest* et de la *Méduse*, 30 étaient compliquées de laryngo-bronchite (231). Des pleuropneumonies ont été observées en outre au cours des épidémies qui ont régné sur ces deux bateaux par M. Jobard chez des sujets épargnés par les oreillons, et M. Gailhard raconte qu'il a vu plus d'une fois ceux-ci s'associer des accidents pulmonaires plus ou moins sévères (232). Dans sa relation de l'épidémie d'oreillons survenue au 27ᵉ bataillon de chasseurs en 1878, M. Jourdan rapporte l'histoire d'une parotidite double, compliquée le 8ᵉ jour d'une pneumonie ataxo-adynamique du sommet, qui fut suivie de guérison. Un autre de ses malades, atteint d'oreillons et d'orchite, fut pris, pendant le décours de celle-ci, de bronchite aiguë grave avec hémoptysie qui dégénéra en phtisie. Ce malade avait eu auparavant une bronchite avec expectoration sanguinolente, mais il se portait bien depuis (233). M. le médecin principal Delmas expose également dans une courte et intéressante note qu'il fut témoin d'une épidémie mixte d'oreillons et de pneumonie au 137ᵉ de ligne, en 1882, à Fontenay. L'affection pulmonaire apparut dans la période d'état de l'épidémie d'ourles, frappant, comme celle-ci, principalement les jeunes gens. Chez un des malades, elle a coexisté avec une récidive d'oreillons (234). L'union des affections broncho-pulmonaires avec les ourles est mentionnée d'autre part par M. Comby dans le traité des maladies de l'enfance que nous avons déjà souvent cité. Cet éminent pédiastre y énumère les fluxions respiratoires susceptibles de s'associer aux oreillons, et sans y insister davantage, marque cependant qu'elles peuvent intéresser le larynx, les bronches et les poumons, et aller dans ce dernier cas jusqu'à l'apoplexie et le crachement de sang (235). En mai 1893, enfin, M. Comby communiqua à la Société médicale des Hôpitaux l'histoire d'un malade chez qui les oreillons déterminèrent une fluxion pulmonaire avec hémoptysie abondante, quoique rien ne pût faire songer à la tuberculose pulmonaire (236).

Notre collègue de l'armée, M. le médecin-major Simonin, a consacré à cette question une étude des plus documentées dont nous nous faisons un devoir de rappeler ici les données les plus essentielles. Sur 198 observations d'ourles recueillies au Val-de-Grâce de janvier 1900 à mai 1902, ce distingué médecin a constaté que 8 fois ces derniers s'étaient compliqués d'affections des voies respiratoires : laryngo-bronchite, congestion pulmonaire avec ou sans crachats pneumoniques plus ou moins tenaces, pneumonies franches, enfin pleurésies suppurées. Or, l'examen bactériologique des exsudats bronchique, pulmonaire et pleural y a fait découvrir d'une façon constante la présence d'un seul et même germe, le pneumocoque de Talamon-Frænkel. Il est permis de conclure de ces faits à une certaine affinité entre les ourles et la pneumococcie. Leur analyse a démontré à l'auteur que l'union des deux maladies peut se manifester de deux façons différentes : tantôt la pneumococcie apparaît après la fluxion parotidienne, comme une infection secondaire entée sur elle ; elle évolue alors généralement avec des caractères cliniques assez sévères. D'autres fois, les oreillons apparaissent dans le décours de la pneumococcie et semblent n'en être qu'un épisode secondaire. Mais si l'on tient compte de la longue durée de leur incubation, on est amené à conclure que le pneumocoque est venu précisément affirmer sa présence et sa virulence au cours de cette période silencieuse où le germe ourlien a déjà pris possession de l'organisme, et que vraisemblablement ce germe a rendu celui-ci plus accessible à son congénère en en réduisant les moyens de résistance. Le pneumocoque, plus prompt dans son action, réalise ses effets pathologiques en quelque sorte d'emblée, si bien que ceux-ci paraissent avoir ouvert la voie au germe ourlien : il n'en est rien, ce sont les oreillons qui ont appelé l'affection pulmonaire. Les deux maladies conjointes ne restent pas indifférentes l'une vis-à-vis de l'autre. Il a semblé du moins à M. Simonin que l'apparition du syndrome clinique des ourles était généralement le signal d'une recrudescence dans l'intensité des réactions cliniques du pneumocoque, alors que l'oreillon lui-même reste généralement bénin : la symbiose hâtive ne paraît favorisante que pour le germe accessoire.

De l'ensemble de tous ces faits, tant des anciens que de ceux réunis par M. Simonin, il résulte que les affections broncho-pulmonaires ont une réelle tendance à s'unir aux oreillons. Tantôt le pneumocoque lancéolé, qui semble être le moteur pathogène des premières, intervient hâtivement, dans la période d'incubation des ourles, et donne lieu à des manifestations cliniques que renforce l'éclosion de l'autre conjointe; d'autres fois il entre en scène à une époque plus tardive, auquel cas les accidents sont généralement plus graves et plus prolongés.

M. Simonin fait remarquer avec raison que cette sensibilité des ourliens au diplocoque lancéolé commande l'isolement individuel de tout malade de cette catégorie, chez lequel le pneumocoque aura manifesté sa virulence par une des nombreuses réactions cliniques qui lui sont familières (237).

Oreillons et méningites. — On a vu la méningite s'unir à la fièvre ourlienne et paraître même s'atténuer sous son influence. Il y a quelques mois, M. Chauffard communiqua à la Société médicale des Hôpitaux l'observation d'un homme de 24 ans qui, au cours d'une inflammation ourlienne unilatérale, fut atteint de céphalalgie de moyenne intensité, d'une inégalité des deux pupilles, enfin d'une instabilité avec ralentissement du pouls. Tous ces phénomènes, après avoir duré quelques jours, disparurent avec l'affection ourlienne à l'occasion de laquelle ils s'étaient montrés. M. Chauffard les considéra comme des manifestations d'une méningite très légère, probablement localisée à la région bulbo-protubérantielle, car l'examen du liquide céphalo-rachidien, pratiqué le premier jour de la maladie, a montré l'existence d'une lymphocytose moyenne, qui a du reste disparu complètement au bout d'une semaine (238). On ne peut s'empêcher de reconnaître que la signification de ce fait est douteuse, attendu qu'il nous paraît difficile d'affirmer s'il s'agit de l'association de deux maladies distinctes, ou simplement d'une localisation ourlienne sur les méninges.

Oreillons et maladies diverses. — Des faits que nous avons sous les yeux, il résulte que les oreillons peuvent s'unir encore épidémiologiquement et cliniquement à diverses autres maladies communes, telles que l'érysipèle (239), la diphtérie (240), la grippe (241), enfin la fièvre typhoïde. Leur association avec celle-ci est même assez souvent signalée. A Rochefort, en 1866, une petite épidémie de fièvre muqueuse se manifesta parmi des militaires qui souffraient des oreillons (242). Au cours d'une épidémie ourlienne qui régna au 6ᵉ hussards à Pontivy, en 1876-77, les oreillons se déclarèrent chez deux cavaliers en traitement à l'hôpital pour dothiénentérie (243). M. le médecin-major de 1ʳᵉ classe JACQUIN rapporte l'histoire d'un militaire qui, pendant le règne des oreillons au 35ᵉ de ligne à Cholet, en 1879, présenta en même temps une fièvre typhoïde et une orchite ourlienne (244). Enfin cette simultanéité d'évolution des deux maladies chez le même sujet, fut observée également par M. le Dʳ DUMAYNE, à Teniet-el-Had, en 1883-84 (245). Dans ces divers faits, les deux maladies conjointes marchèrent parallèlement sans exercer aucune influence l'une sur l'autre.

Inversement, il s'est rencontré des épisodes où l'on a cru entrevoir une sorte d'antagonisme entre les oreillons et certaines maladies ressortissant à leur milieu épidémique. Ainsi, à Briançon, écrivait en 1876 le Dʳ BARBAROUX, où les militaires sont très souvent atteints de goitre aigu, il n'y eut pas une seule atteinte de cette affection endémique pendant les 4 mois qu'a duré l'épidémie d'oreillons. Mais ses manifestations surgirent à nouveau, aussitôt après l'extinction de l'épidémie intercurrente (246). D'autre part, le Dʳ RENAUD de Castelnaudary, rapporte qu'il a vu une épidémie de coqueluche s'arrêter brusquement devant l'apparition des oreillons (247). Dans l'épidémie qui éprouva le 4ᵉ d'artillerie à Besançon en 1892, l'évolution des ourles fut brusquement enrayée chez deux sujets par l'invasion d'une maladie intercurrente : dans un de ces cas, la parotidite ourlienne disparaissait subitement au 3ᵉ jour, en même temps que survenaient des symptômes de méningite tuberculeuse; dans le deuxième cas, c'est un urticaire généralisé qui se substitua subitement aux ourles (248).

Mais ces faits sont trop peu nombreux pour étayer la notion d'un antagonisme réel entre les oreillons et certains autres types morbides. Nous les produisons à titre documentaire, sans y attacher d'autre importance. Du reste, les questions de cet ordre semblent éveiller moins d'intérêt qu'autrefois, probablement parce que l'antagonisme que la pathologie générale se plaisait jadis à reconnaître entre certaines maladies est plus apparent que

réel. Ce sont plutôt les associations morbides qui la préoccupent actuellement, et nous estimons qu'effectivement elles justifient à tous égards l'attention dont elles sont l'objet.

Fièvre ourlienne et parotidite ordinaire. — Les faits visés dans ce paragraphe sont souvent d'un jugement difficile, on ne saurait se le dissimuler.
Lorsque la parotidite vient à se combiner à une autre maladie infectieuse,
elle peut laisser planer des doutes très légitimes sur sa nature. S'agit-il de
la véritable fièvre ourlienne, ou d'une phlegmasie banale déterminée par
des agents pathogènes vulgaires? Cette question se pose surtout à l'égard
des associations que la parotidite contracte avec la fièvre typhoïde, si fertile en infections secondaires. Sans doute, le caractère fluxionnaire d'une
parotidite est un criterium précieux à faire valoir en faveur de sa spécificité. Mais les parotidites ourliennes suppurent parfois, et celles qui sont
considérées comme secondaires n'aboutissent pas toujours à cette terminaison. Certains médecins ont pensé résoudre la difficulté et sortir d'embarras
en niant tout simplement la dualité de nature de la parotidite. M. FLEMMERT
estime, qu'à part les inflammations de la glande salivaire causées par les
traumatismes ou les phlegmasies du voisinage, la parotidite est toujours
une dans sa nature, qu'elle soit primitive ou secondaire, que celle qui survient au cours de la fièvre typhoïde ou de la variole n'est pas différente de
celle qui se manifeste idiopathiquement sous la forme sporadique ou épidémique, qu'il s'agit en un mot, dans ces associations, d'une double infection, de la coexistence de deux maladies spécifiquement distinctes et indépendantes (249).

Il nous semble que l'opinion de M. FLEMMERT contient une part au moins de
vérité. Il n'y a point de doute que les ourles vrais ne puissent s'associer
aux maladies infectieuses, les faits cités plus haut en portent témoignage,
et que dans ces unions, la parotidite ne mérite parfois de leur être encore
rapportée, alors même qu'elle suppure. Nous avons du moins trouvé dans
la littérature médicale de la fièvre ourlienne maint exemple de cette terminaison. Un des plus anciens est celui de cette épidémie d'oreillons sup-
purés qui, au commencement du xviii° siècle, jeta l'alarme parmi les jeunes
filles de Saint-Cyr, et dont Dionis nous a conservé le souvenir (250). Parmi
les faits plus récents, nous signalerons celui qui a été communiqué par
M. FERRAND à la Société médicale des Hôpitaux le 27 juillet 1888. Un enfant
de 7 ans fut atteint de fièvre et d'une éruption légère. Peu de jours après,
survint un gonflement des glandes sous-maxillaires qui, suivant une
marche ascendante, envahit ultérieurement les deux parotides. La suppuration se déclara rapidement dans les deux premières glandes; à
chaque angle de la mâchoire on dut ouvrir un abcès dont le pus contenait du streptocoque. Le petit patient guérit rapidement. FERRAND n'hésita

pas à voir dans cette affection une attaque d'oreillons terminée par la suppuration (251). M. Bucquoy contesta cette interprétation, parce que l'enfant n'avait été ni dans un foyer épidémique, ni en contact avec un sujet atteint de fièvre ourlienne. Le fait suivant, rapporté par Angel Money, échappe à cette dernière objection. Un enfant de 3 ans et demi, atteint de fièvre typhoïde, présenta à la fin de la deuxième semaine de cette affection du gonflement des deux régions parotidiennes, qui aboutit rapidement à l'abcédation. Plusieurs incisions furent nécessaires, et la guérison ne s'obtint qu'au bout de 9 à 10 semaines. Or, ce petit patient était couché à côté d'un autre enfant qui avait des oreillons doubles d'un caractère bénin, et qui très probablement lui communiqua sa maladie (252). Il serait difficile de contester ici la nature ourlienne de la parotidite.

La suppuration d'ailleurs n'est pas insolite dans la parotidite épidémique. Elle est mentionnée plus d'une fois dans les annales de l'épidémiologie militaire (253) ; et Demme, dans son récit de l'épidémie de Berne, rapporte qu'il vit chez un malade l'oreillon aboutir à l'abcédation, à la perforation du tympan et à des manifestations cérébrales graves qui rappelèrent celle d'une méningite au début (254).

Ces faits nous enseignent que la suppuration n'est pas une terminaison absolument étrangère à l'affection ourlienne, et que parmi les parotidites abcédées qui surviennent au cours d'autres maladies infectieuses, il en est sans doute qui sont du ressort des oreillons et qui doivent leur être rapportées. Elles sont dues probablement à la symbiose du germe ourlien avec les agents pyogènes ordinaires ; mais on ne pourra se prononcer avec assurance à cet égard que lorsque la nature du premier sera définitivement établie.

Prophylaxie. — Si les oreillons se déclarent dans une famille, il conviendra d'isoler le malade, de préposer à ses soins des personnes âgées ayant eu cette affection, et d'éloigner prudemment de lui tous les sujets qui auraient été depuis peu atteints de fièvre éruptive. La désinfection des locaux contaminés par lui et des effets de vêtement et de literie à son usage, est de rigueur. Dans les collectivités et les agglomérations, les oreillons opposent à la prophylaxie les mêmes difficultés que tant d'autres maladies infectieuses. Le jour où l'on s'aperçoit qu'un écolier ou un soldat a les oreillons, on a le droit de supposer que dans les 48 heures au moins qui ont précédé la manifestation ourlienne, il a eu le temps de contaminer ses voisins de classe et de chambrée. A l'école, l'isolement de l'ourlien lui-même est toujours trop tardif et par suite insuffisant ; pour être de quelqu'efficacité, il devra s'appliquer également à ses voisins. Encore cette précaution est-elle souvent illusoire. Il est sans doute rationnel d'interdire la classe à ces derniers en même temps qu'au malade. Mais les contacts entre les enfants sont multiples ; ils ne se bornent pas aux rapports du voisinage. Au cours des divers exercices de la classe et des récréations, les écoliers se causent entre eux face à face, se serrent, se pressent les uns contre les autres, s'appréhendent souvent au corps, en un mot se mettent dans les conditions les plus favorables à la mutuelle contamination, et c'est ainsi que la contagion peut atteindre des élèves bien éloignés du sujet infectant.

Il en est de même dans la caserne. Ne se présentant à la visite qu'à l'apparition de la fluxion parotidienne, le malade, dans la dernière période de l'incubation, n'a pas laissé de contaminer les habitants de la chambrée, qu'il y aurait lieu d'isoler par conséquent, en même temps que lui dans un local indépendant.

Mais en outre de ces rapports de cohabitation, il a eu, avec ses camarades, des relations multiples de service, ou d'autres, d'un caractère plus intime, réglées par la fréquentation des mêmes lieux de réunion (cantine, cabarets), ou par les affinités d'origine. Quand un permissionnaire rentre de son foyer, il s'empresse d'aller voir les *pays* qui servent dans le même corps que lui, pour leur apporter les nouvelles de la terre natale ; et s'il est en incubation de rougeole ou d'oreillons, son contact les expose à recevoir de lui en outre de la bonne parole, les germes dont il est imprégné à son insu. Et c'est ainsi que l'on voit souvent ces affections débuter à peu près simultanément sur plusieurs points du même casernement.

Ces réflexions ne visent point à supprimer les devoirs de l'hygiène préventive à l'égard des oreillons, elles ont simplement pour but de signaler les difficultés de leur accomplissement intégral. Aussi bien, pour une maladie de si peu de gravité, la prophylaxie a-t-elle l'habitude de transiger avec elles : elle se borne à éloigner de l'école les enfants malades, ainsi que leurs frères et sœurs, et à pratiquer la désinfection des locaux. On se garde de réclamer le licenciement des élèves, la bénignité habituelle des oreillons à cet âge fera toujours écarter une mesure qui porte un si grave préjudice à l'instruction, et qui d'ailleurs manque généralement son but.

La prophylaxie a le devoir de se montrer plus rigoureuse à l'égard des oreillons qui se déclarent dans les collectivités d'adultes. Sans doute, la parotidite n'est pas plus sévère chez ceux-ci que chez les enfants, mais elle compte parmi ses symptômes l'orchite, avec l'atrophie consécutive des fonctions du testicule. Cette éventualité établit une différence sensible dans le pronostic des oreillons suivant qu'ils apparaissent avant ou après la puberté. Aussi, quelle que soit l'agglomération d'adultes où ils viennent à se manifester, l'isolement rapide des sujets atteints, leur envoi à l'hôpital ou dans leurs familles, le désencombrement des locaux, une distribution plus attentive, plus libérale de soins hygiéniques appliquables aux individus et à l'habitat, constituent des moyens dont une pratique vigilante et éclairée ne devra point se départir, et qui sont propres à enrayer l'extension du mal.

C'est dans les milieux militaires que l'on apprécie surtout les difficultés de la prophylaxie anti-ourlienne. Si les premiers cas de la maladie apparaissent à très faible intervalle dans une même chambrée, l'évacuation de celle-ci et l'isolement de ses habitants dans des salles de rechange, sont des mesures à conseiller comme propres à conjurer la propagation de l'épidémie naissante par la suppression du foyer initial, sans préjudice bien entendu de la désinfection radicale du local contaminé et des effets à l'usage des malades. Mais si l'affection débute presque simultanément sur différents points d'une caserne, il devient impossible de la circonscrire, du moins les chances d'en enrayer les progrès sont-elles bien minimes.

D'une manière générale, la désinfection des locaux est rarement efficace. Bien que pratiquée dès le début et d'une façon aussi rigoureuse que possible, elle n'empêche pas l'épidémie de suivre son cours. Le témoignage de son inutilité se trouve formulé à chaque pas dans l'épidémiologie militaire. Les pulvérisations au sublimé demeurent elles-mêmes sans résultat (255).

Aussi, nombre de nos collègues de l'armée attachent-ils moins d'importance aux sulfurations et aux pulvérisations microbicides qu'à l'hygiène individuelle, et notamment à l'hygiène buccale, car la plupart inclinent à penser que l'agent pathogène vit plutôt dans la salive que dans les milieux ambiants. Nous estimons avec eux, que la prophylaxie dans les grandes collectivités consiste moins dans la désinfection des locaux qui se montre rarement utile, que dans l'isolement des malades, la désinfection des vêtements, du linge de corps et de la literie, enfin et surtout dans une antisepsie buccale rigoureuse, appliquée non seulement aux contaminés, mais à tous les sujets qui, au cours d'une épidémie ourlienne, accusent quelques troubles dans la santé (256).

Pendant combien de temps durera l'isolement des malades ? Aux termes des règlements actuellement en vigueur, les élèves atteints d'oreillons ne sont réadmis en classe qu'au bout de trois semaines après leur guérison. A la Société médicale des Hôpitaux, MM. Rendu et Sevestre se sont élevés naguère contre cette pratique, attendu que dans leur conviction l'aptitude des oreillons à se transmettre, qui atteint son summum au moment de la fluxion parotidienne, cesserait avec la résolution de celle-ci (257).

Il serait imprudent de se rallier à cette opinion. Il n'a point été établi, en effet, jusqu'à présent, à quel moment s'éteint la transmissibilité des oreillons. Mais les observations de Bernutz, d'Antony (258), de Merklen (259) et de bien d'autres éparses dans l'épidémiologie militaire, témoignent qu'elle survit à la maladie, qu'il est sage de maintenir l'isolement des

ourleux pendant la convalescence, et de ne leur rendre la liberté qu'après
avoir pris à leur égard et à l'égard de leurs effets divers les mesures de
désinfection dont sont justiciables les maladies microbiennes.

Ces préceptes s'appliquent indistinctement aux enfants et aux adultes.
Il est d'autant plus rationnel de maintenir ces derniers quelque temps au
repos, après la résolution de la parotidite, que le travail, et notamment les
exercices et les marches les prédisposent à la fluxion testiculaire, qu'il
importe de chercher à conjurer à tout prix.

Index bibliographique.

1. HIPPOCRATE. — *Œuvres complètes*. (Traduct. de Littré, 1840, t. II, p. 600, 605.)
2. ADLER. — *Mumps der Thränendrüse.* (Wien. med. Presse, XXXII, 7, 1895; SCHMIDT's
   Jahrb., 1895, t. CCXLVII, p. 180.)
   SCHROEDER. — *Ein Fall von Dacryodenitis acuta, bei Parotid. epidem.* (Klin.
   Monatschr. f. Augenkde, XXIX, p. 427, décembre 1891, SCHMIDT's Jahrb., 1892,
   t. CCXXXIII, p. 64.)
   D'HEILLY. — Art. *Oreillons* du Dict. de méd. et de chir. pratique.
   KARTH. — *Étude sur une forme grave d'oreillons*. (Thèse de Paris, 1883, p. 41.)
   HATRY. — *Considérat. sur des troubles visuels observés avec l'altération de la papille
   et de la zone péri-papillaire chez les malades atteints d'or. pendant l'hiver 1875-
   76.* (Rec. de mém. de méd., de chir. et de pharmac. milit., 1876, t. XXXII,
   3e série, p. 305.)
3. CUCHE. — *Local. de l'infect. ourl. sur le pancréas.* (Bull. et Mém. de la Soc. méd.
   des hôpit. de Paris. Séance du 5 mars 1897.)
   SIMONIN. — *La pancréat. ourl.* (Bull. et Mém. de la Soc. méd. des hôpit. de Paris.
   Séance du 24 juillet 1903.)
4. JOURDAN. — *Relat. d'une épid. d'or. au 28e bat. de chas. à Dax* (Rec. de mém. de
   méd., de chirur. et de pharmacie mil., 1858, t. XXXIV, 3e série, p. 537.)
   DUMAYNE. — *Épid. d'or. au 58e de ligne à Avignon*, en 1884. (Doc. inéd. du comité
   technique de santé au ministère de la guerre.)
5. MATHIAS. — *Relat. d'une épid. d'or. au 93e de ligne à La Roche-s.-Yon*, en 1887.
   (Doc. inéd. du comité techn. de santé de la guerre.)
6. FEHR. — *Ueber das Wesen der Mumps.* (Arch. f. Klin. Chirurg. von LANGENBECK,
   1876, t. XX, p. 606.)
7. MACHADO. — *Essai sur les oreillons sous-maxillaires*. (Thèse de Paris, 1880.)
8. HOPPE. — *Ein Beitrag zur Lehre von Mumps.* (Münch. med. Wochenschr., XLVI,
   34, 1899. (Anal. in SCHMIDT's Jahrb., 1900, t. CCLXVIII, p. 49.)
9. HIRSCH. — *Mumps, in* Handb. der Histor.-Georg. Pathol. Die Organkrankh, 1886,
   t. III, p. 191.)
10. *Académie de Médecine.* Voir les rapports annuels de l'Acad. sur les maladies
    régnantes de 1850 à 1902.
11. TESNIÈRE. — *Notes recueillies pendant la campagne d'Alger.* (Rec. de mém. de méd.,
    de chir. et de phar. mil., 1831, t. XXXI, p. 93.)
12. HIRSCH. — *Loc. cit.*, p. 192-193.
13. *The medic. a. surgic. History of the War of the Rebellion.* (Part. III, vol. I. Medic.
    History, p. 675.)
14. MOURSOU. — *Considérat. hyg. et étiolog. sur les malad. les plus fréq. à bord du
    vaisseau-école des canonniers.* (Arch. méd. nav., t. XXXII, p. 272, 1878.)

15. Piroux. — *Rapp. de fin de campagne de la corvette à vapeur* le Colbert, *dans le golfe du Mexique*, cité dans la thèse de M. Sallaud, p. 11.

16. Dangaix. — *Relat. de deux voyages d'émigrat. de l'Inde aux Antilles franç., en 1858, 1859, 1860.* (Thèse de Paris, 1860, n° 229, p. 19.)

17. Johard. — *Relat. de deux épid. d'or. observ. sur des émigrés ind.* (Thèse de Paris, 1875, n° 109.)

18. Mahéo. *Note sur une épid. d'or. survenue à bord du trois-mâts* Latona, *etc.* (Arch. méd. nav., t. XLI, 1884, p. 547.)

19. Rilliet. — *Mém. sur une épid. d'or. qui a régné à Genève pendant les années 1848, et 1849.* (Gaz. méd. de Paris, 1850, p. 22.)

20. Besnier. — *Comptes rendus des maladies régnantes.* (Bull. et Mém. de la Soc. méd. des hôp. de Paris, 1875, t. XII, p. 141.)

21. Briquet. — *Rapport sur les maladies ayant régné en France en 1868.* (Mém. de l'Acad. de Méd., t. XXIX, p. 283.)

22. Hirsch. — *Loc. cit.*, p. 192.

23. Rilliet. — *Loc. cit.* p. 22, 23.

24. Juloux. — *Contribut. à l'étude des oreil. et de l'orchite métastat.* (Rec. de mém. de méd., de chir. et de pharm. mil., 1876, t. XXXII, 3° série, p. 478.)

25. Rizet. — *Note sur une épid. d'or. qui a régné à Arras, en 1864.* (Arch. gén. de méd. 1866, t. VII, p. 355.)

26. Jourdan. — *Relat. d'une épid. d'or. au 28° bat. de chass. à Dax.* (Rec. de mém. de méd., de chir. et de pharm. milit., t. XXXIV, 3° série, p. 537, 1878.)

27. Servier. — *De l'épid. d'or. qui a régné dans la garnison de Bayonne pendant les mois de février et mars 1876.* (*Ibid.*, p. 532.)

28. Geschwind. *Épid. d'or. observée au 13° de ligne à Nevers, en 1884.* (Doc. inéd. du comité technique de santé de la guerre.)

29. Jourdan. — *Loc. cit.*, p. 537.

30. *Statistique médic. de l'armée pour 1896*, p. 102.

31. Jourdan. *Loc. cit.*, p. 537.
Statistique méd. de l'armée pour 1886, p. 102.

32. Servier. — *Loc. cit.* p. 532.

33. Fournié. — *Contribution à l'hist. épidémiol. et clinique des oreillons* (Rec. de mém. de méd., de chir. et de pharm. mil., 1881, t. XXXVII, p. 516.)

34. *Stat. médic. de l'armée française, pour 1888.*

35. — *Ibid.*, 1888.

36. — *Ibid.*, 1889.

37. — *Ibid.*, 1892.

38. — *Ibid.*, 1898.

39. Malinas. — *Relat. de deux épid. d'or., observées au 97° d'infant. à Chambéry en 1892.* (Doc. inéd. du comité techn. de santé de la guerre.)

40. Senut.
Gouraud.
Cassedebat.   *Épid. de Bordeaux, du Puy, de Dijon, de Nevers. Doc. inédits*
Gazin.   *du comité technique de santé.*
Geschwind.

Fernet. — *Rapport général sur les épid. qui ont régné en France pendant l'année 1898.* (Mém. de l'Acad. de méd., t. XXXIX, 2° fascicule p. 65.)

Jourdan. — *Loc. cit.*, p. 537.

Gérard. — *Deux épid. d'oreill. au 10° dragons. Contribut. à l'étude de l'atrophie testicul. consécut. à l'orchite oreillarde.* (Rec. de mém. de méd., de chir. et de pharm. milit., 1878, t. XXXIV, 3° série, p. 562.)

A. Martin. — *Épid. d'or. ; considérations gén. sur la prophylaxie et le trait.* (Revue de méd., 1894, p. 201.)

41. Antony. — *Oreillons : quelques considérations sur leur contagiosité et leur évolu-*

tion. (Bull. et Mém. Soc. méd. des hôpit. de Paris, t. X, 3° série, 1893, p. 150).

42. FORGUES. — *Épid. d'oreil au 1er bat. du 113° de ligne, à Melun*, 1878-79. (Docum. inéd. comité techn. santé de la guerre.)

43. CHOUX. — *Rapp. d'inspect. générale* 1883-84. (Doc. inédit du comité technique de santé.)

44. BOURGEOS. — *Épid. de Béziers*, 17° *de ligne*, 1878. (Doc. inédit du comité technique de santé.)
    FOURNIÉ. — *Loc. cit.*
    Statistique médicale de l'armée, 1892.

45. BUSSARD. — *Relat. d'une petite épid. d'or. étudiée spécial. au point de vue de l'étiologie.* (Doc. inédit du comité techn. de santé, et Bulletins et Mém. de la Soc. méd. hôpit., 1878. t. XV, p. 70.)

46. MAROTTE. — *Mémoire sur les oreillons.* (Rapp. sur les maladies ayant régné en France en 1893, par M. KELSCH. Mém. de l'Acad. méd., t. XXXVIII, 2° fascic.)

47. OLLIER DE VERGÈSE. — *Épid. du 141° de ligne, à Avignon*, 1879-1880. (Doc. inédit. du comité techn. de santé de la guerre.)

48. FORGUES. — *Loc. cit.*

49. MAROTTE. — *Loc. cit.*

50. *Statistique médicale de l'armée* 1902, p. 124.

51. *Ibid.*, p. 122.

52. FORGUES. — *Loc. cit.*

53. *Statistique médicale de l'armée*, 1901, p. 128.

54. DECHAMBRE. — *Constitution médicale de Paris. Épidémie d'oreillons.* (Gaz. hebdomad., 1859 ; p. 227.)

55. FRANÇOIS. — *Épidémie d'oreillons au 125° de ligne à Paris en* 1876-1877. (Docum. inédit du comité techn. de santé.)

56. MAROTTE. — *Loc. cit.*

57. BRIQUET. — *Rapport sur les maladies épidémiques ayant régné en France en* 1868. (Mémoires de l'Académie de médecine, t. XXIX, p. CCLXXXIII.)

58. DEMME. — *Ueber eine Parotid. epidem.* (Wiener med. Blatt., 1888, 21, p. 251. Analy. in SCHMIDT's Jahrb. 1889, t. 224, p. 251.)

59. KARTH. — *Étude sur une forme grave d'oreillons.* (Thèse de Paris, 1883, n° 27, p. 6.)

60. LÜHE. — *Parotid. epidem. im Cadettenhause zu Plön.* (Berlin. Klin. Wochenschr., t. XVI, 40, 6 oct., 1879.)

61. *Statistique médicale de l'armée.* 1887.

62. VÉDRENNE. — *Orchite ourlienne observée en* 1881 *à l'École polytechnique, dans le cours d'une épidémie d'oreillons.* (Rec. de mém. de méd., de chir. et de pharmac. militaires, 1882, t. XXXVIII, 3° série, p. 175.)

63. GÉRARD. — *Deux épidémies d'oreillons au* 10° *dragons.* (Ibid., 1878, t. XXXIV, p. 561.)

64. MAROTTE. — *Loc. cit.*

65. COLIN. — *Rapport des oreillons avec les fièvres éruptives.* (Bull. et Mém. de la Soc. méd. des hôpitaux de Paris, 1876, t. XIII, 2° série, p. 57.)

66. PRATOLONGO. — *Lettre à Borsieri*, citée par OZANAM (in Histoire médic. des maladies épidém., t. II, p. 311.)

67. RENARD. — *De l'albuminurie bénigne.* (Lettre publiée dans l'Union médic., 20 mai 1869, t, VII, p. 434.)

68. TROUSSEAU. — *Clinique médicale de l'Hôtel-Dieu de Paris*, 4° édit., 1873, t. I, p. 252-253.

69. COLIN. — *Loc. cit.*

70. JOURDAN. — *Loc cit.*, p. 539.

71. GUÉNEAU DE MUSSY. — *Étude clinique sur le phlegmon parotidien.* (Gaz. hebdom. 1868.)

72. Moursou. — *Loc. cit.*, p. 272.

73. Granier. — *Des oreillons, des orchites métastat. et des atrophies testiculaires consécut.* (Lyon médic., 1879.)

74. Catrin. — *Quelques observations sur 159 cas d'oreillons.* (Bull. et Mém. de la Société médic. des hôpit. de Paris, 1893, t. X, p. 624.)

75. Rilliet. — *Loc. cit.*, p. 23.

76. Morard. — *Deux cas d'oreillons avec éruption.* (Nouv. Montp. méd., 1er juin 1895.)

77. Nevière. — *Épid. d'oreill. du 60e de ligne. Besançon*, 1884. (Docum. inédit du com. techn. de santé.)

    Cazes. — *Épid. d'or. du 56e de ligne, Chalon-sur-Saône*, 1884. (Doc. inéd. du com. techn. de santé.)

    — *Épid. d'or. du 24e de ligne. Mont-Valérien.* (Doc. inéd. du comité techn. de santé.)

    Catrin. — *Loc. cit.*, p. 635.

    Statistique médicale de l'armée, 1896, p. 102.

78. *Ibid.*, p. 102.

79. Lannois et Lemoine. — Arch. de neurologie, t. XI, 31, p. 1, janv. 1886.

    P. Marie. — *Hémiplégie cérébrale infantile et maladies infectieuses.* (Le progrès médical, 2e série, t. II, n° 36, p. 167.)

80. Geschwind. — *Epid. d'or. du 13e de ligne. Nevers*, 1883-84. (Doc. inéd. du comité techn. de santé.)

    Kosegarten. — *Nervöse Taubheit in Folge von Parotid. epid.* (Zeitsch. f. Ohrenkrankh., XX, 2, p. 110, 1889. Anal. in Schmidt's Jahrb. 1893, t. 226, p. 287).

    Menière. — *Revue mens. de laryng. et d'otol. etc.* IX, 1, p. 15, 188.

    Moure. — *Annales de la polyclin. de Bordeaux*, t. I, p. 3, 1889.

    Blan. — Schmidt's Jahrb. 1886, t. CCXII, p. 211.

    Hang. — *Die Krankh. des Ohres in ihren Beziehung zu den Allgem. Krankh.* p. 75.

    Wentzel. — *Ohrenkrankh. bei Parotid. epid., Inaug. Dissert.* Munich, 1893.

    Isakyroglous. — *Monatschr. f. Ohrenkrankheilk. u. s. w.* XXVII, 10, 1893.

    } Analysés in Schmidt's. Jahrb. sous le titre : Erkrank. des inneren Ohres bei Parotid., 1895, t. CCXLVIII, p. 272.

    Kayser.
    Brieger.
    Alt.
    Urbantschitsch.
    Gruber.

    } Leurs travaux analysés in Schmidt's Jahrb. 1897, t. CCLVI, p. 204.

81. Swan M. Burnet. — *Affect. of the eye accompanying mumps.* (Amer. Journ. of the med. sc., Jan., p. 86, 186. An. in Schmidt's Jahrb., 1887, t. CCIV, p. 68.)

    Lelorrain. — *Épid. d'or. du 29e de ligne à Autun*, 1884. (Doc. inéd. du com. techn. de santé.)

    Marotte. — *Loc. cit.*

    Catrin. — *Loc. cit.*

    Hatry. — *Considérat. sur les troubles visuels observés avec l'altérat. de la papille et de la zone péripapillaire chez les malades atteints d'or. pdt. l'hiver de 1875-76.* (Rec. de mém. de méd., de chir. et de pharm. militaires, 1876, t. XXXII, 3e série, p. 305.)

    Combeau. — *Des oreillons considérés comme maladie générale et de l'atrophie consécutive à l'orchite épidémique.* (Thèse de Paris, 1867, n° 187.)

82. Talon. — *Obs. d'atrophie du nerf optique consécut. à des oreill.* (Arch. de méd. mil., t. I, 1883, p. 103.)

A. Kelsch. t. III. — Mal. épidémiques.   5

83. COLIN. — *Loc. cit.*

BÉZY. — *Un cas d'albuminurie dans le cours d'une épid. d'or.* (Bull. et Mém. de la Soc. méd. des hôpit. de Paris, t. X. 3ᵉ série, 1893, p. 170.)

CATRIN. — *Loc. cit.*, p. 635.

HOCHSINGER. — *Notizen zur Parotid. epidem.* (Centrbl. f. Kinderheilkde, 12, 1898. SCHMIDT's Jahrb., 1900, t. CCXXVI, p. 52.)

BOURBON. — *Epid. d'or. du 20ᵒ d'artill. à Poitiers*, 1880. (Doc. inéd. du comité techn. de santé.)

84. GALLAVARDIN. — *Polynévrite ourlienne au cours de la grossesse.* (Lyon méd., XXX, 39, 1898.)

JOFFROY. — *De la paralysie ourlienne.* (Progrès médical, 2ᵉ série, t. IV, nᵒ 47, p. 1009.)

CHAVANIS. — *Note sur un cas de paralysie survenue dans le cours des oreillons.* (Loire médicale, 1891, p. 241.)

REVILLOD. — *Paralysie ourlienne.* (Revue médicale de la Suisse romande, 1896, 16ᵉ année, p. 752.)

85. *Voir plus loin la bibliographie des fluxions articulaires d'origine ourlienne.*

86. COMBY. — *A propos des oreillons.* (Bull. et Mém. de la Soc. méd. des hôpit. de Paris. Séance du 31 mars 1893, t. X, 3ᵉ série, p. 223.)

JOURDAN. — *Relation d'une épid. d'or.* (Rec. de mém. de méd., de chir. et de pharm. mil., 1878, p. 537.)

SIMONIN. — *Thyroïdite ourlienne.* (Bull. et Mém. de la Soc. des hôpit. de Paris. Séance du 19 avril 1901.)

DUMAS. — *Épid. d'oreil. du 58ᵉ de ligne à Avignon en* 1884. (Doc. inédits du comité techn. de santé.)

87. COMBY. —*Loc. cit.*, p. 224.

CATRIN. — *Loc. cit.*, p. 636.

88. COMBY. — *Observat. d'oreillons avec orchite, prostatite et hémoptysie.* (Bull. et Mém. de la Soc. méd. des hôpit. de Paris. Séance du 19 mai 1893, t. X, 3ᵒ série, p. 390.)

MERKLEN. — *Ibid.*, p. 392.

89. VÉDRENNE. — *Loc. cit.*, p. 178.

90. KARTH. — *Loc. cit.*

91. OLLIVIER. — *De la contagiosité et du contage des oreillons.* (Revue mensuelle des maladies de l'enfance, 1885.)

92. BOINET. — *Note sur le microbe des oreillons.* (Lyon médical, 1885, nᵒ 9. Anal. in Arch. de méd. et de pharm. milit., 1885, t. V, p. 329.)

93. JACCOUD. — *Leçons de clinique médicale à la Pitié*, 1883-1884. Paris, 1885.

94. BORDAS. — *Note sur les oreillons.* (Soc. de Biol., 9 novembre 1889.)

95. LAVERAN ET CATRIN. — *Sur un diplocoque trouvé chez les malades atteints d'oreillons.* (Comptes rendus hebdom. des séances et Mém. de la Soc. de biologie, 1893, p. 95).

96. — *Recherches bactériol. sur les oreillons*, 2ᵉ note. (*Ibid.*, p. 528.)

97. ANTONY. — *Oreillons. Quelques considérations sur leur contagiosité et leur évolution.* (Bull. et Mém. de la Soc. méd. des hôpit., 1893, t. X, p. 154.)

98. LETZERICH. — *Le bacille des oreillons.* (Semaine médicale, 1895, p. 395.)

99. BEIN ET MICHAELIS. — *Ueber Mumphbacterien.* (Verhandl. des XV Congr. f. innere Med., Wiesbaden 1897. J. F. BERGMANN, p. 441. An. in SCHMIDT's, Jahrb. 1898, t. CCLVIII, p. 119).

MICHAELIS. — *Des microbes des oreillons.* (Semaine médicale, 1897. 17ᵒ année, p. 123.)

100. FRIEDEL PICK. — *Einiges über Mumps.* (*Parotid. epidem*) (Wiener Klin. Rundschau, XVI, 16 p 309. Anal. in SCHMIDT's JAHRB., 1902, t. CCLXXVI, p. 171).

101. LAVERAN. — *Rapport sur un mém. de M. le Dᵣ BUSQUET ayant pour titre: De la*

transmissibilité des oreillons de l'homme. (Bull. de l'Acad. de méd., 1897, p. 255.)

102. Bouteillier. — *Des oreillons et de leur métastase chez la femme*. (Thèse de Paris, 1866.)

103. Trousseau. — *Des oreillons, leur nature contagieuse*. (Gaz. des hôpit., 27 août 1843, p. 405).

104. Bussard. — *Loc. cit.*
Forgues. — *Loc. cit.*
Stat. médic. de l'armée, 1894 et 1900.

105. Rilliet. — *Loc. cit.*, p. 24.

106. *Statistique médicale de l'armée*, 1894, p. 96 ; 1895, p. 115 ; 1896, p. 102.

107. Variot. — *Épid. d'or. limitée par un mur et par une porte vitrée*. (Bulletin méd., 1887, nº 77, p. 1235.)

108. Bussard. — *Relat. d'une petite épid. d'or. étudiée spécialement au point de vue de l'étiol*. (Bull. et Mém. de la Soc. méd. des hôpit., 1875.)

109. Sallaud. — *Des oreillons*. (Thèse de Montpellier, 1868, p. 19-20.)

110. Mouilhac. — *Une épid. d'or. à l'École de Saint-Cyr*. (Doc. inédits du comité techn. de santé.)

111. Lühe. — *Loc. cit.*

112. *Statistique médicale de l'armée*, 1895.

113. Madamet. — *Épid. d'oreil. observée au 1er hussards en 1877*. (Rec. de mém. de méd., de chir. et de pharm. mil., t. XXXIV, 3e série, p. 552.)

114. Forgues. — *Loc. cit.*

115. *Statistique méd. de l'armée*, 1891.

116. Besnier. — *Compte rendu des maladies régnantes en janvier, février et mars 1875* (Bull. et Mém. de la Soc. méd. des hôpit. de Paris, t. XII, p. 141).

117. Vogel. — *Traité des maladies de l'enfance*. Traduct. Culman ct Sengel, 1872, p. 111.

118. Valleix. — *Guide du médecin praticien*, 5e édition, t. III, p. 434.

119. Bouchut. — *Mém. sur la nature et le trait. des oreillons* (Compte rend. Acad. des sciences, séance 2 juin 1873, t. LXXVI, p. 239.)

120. Haillot. — *De l'oreillon et de ses complications*. Thèse de Paris, 1876.

121. Dangais. — *Relation méd. de deux voyages d'émigrat. de l'Inde aux Antilles franç. en 1858-1859*. (Thèse de Paris, 1860. nº 229, p. 21).

122. Jobard. — *Relat. de deux épid. observées sur des émigrants indous*. (Thèse de Paris, 1875, nº 109, p. 35.)

123. Béhier. — *Leçons de clinique méd. de l'Hôtel-Dieu*, 1874.

124. Bouchut. — *Traité des maladies des nouveau-nés*, etc. 1862.

125. Mahéo. — *Note sur une épidémie d'oreillons survenue à bord du trois-mâts* Latona, *de Londres, conduisant de Pondichéry et Karikal à la Guadeloupe un convoi d'émigrants indiens*. (Arch. de Méd. nav. 1884, t. XLI, p. 147.)

126. Settenkorn. — *Ueber das epidem. Auftreten von Parotid. unter dem Militär. zu Stettin*. (Deut. Arch. f. Klin. Med., XXVIII, 2, 3, p. 308, 1881. Anal. in. Schmidt's. Jahrb. 1882, t. CXCVI, p. 251.)

127. Rendu. — *De la période de contagiosité des oreillons*. (Bull. et Mém. de la Soc. Médic. des hôpit. de Paris, t. X, 3e série, 1893. Séance du 10 février, p. 108.)

128. Antony. — *Oreillons. Quelques considérations sur leur contagiosité et leur évolution*. (Ibid., séance du 24 févr., p. 150 à 159.)

129. Séta. — *Période de contagiosité des oreillons*. (Thèse de Paris, 1869, p. 7 et 8.)

130. Langmann. — Schmidt's *Jahrb.*, 1893, t. CCXL, p. 100.

131. Gouraud. — *Sur la période de contagion des oreillons*. (Bull. et Mém. de la Soc. méd. des hôpit. de Paris, 1893, t. X, 3e série. Séance du 17 févr., p. 115 et 116.)

132. — *Statistique médicale de l'armée* pour 1897, p. 96.
133.   *Ibid.*   1900. p. 118.
134. ANTONY. — *Discussion sur les oreillons.* (Bull. et Mém. de la Soc. Méd. des hôpit. de Paris, 1893, t. X, 3° série, p. 638, séance du 13 octobre.)
135. *Id.* — *Ibid.*, p. 159.
136. MERKLEN. — *Sur l'incubation prolongée et la contagiosité des oreillons.* (Bull. et Mém. de la la Soc. Méd. des hôpit. de Paris, 1893 ; t. X, 3° série, p. 189. Séance du 10 mars.)
     ROTH. — *Ueber die Incubat. u. Uebertragbark. der Parotiditis epidem.* (Münch. med. Wochenschr., 18 mai 1886. Anal. in SCHMIDT's Jahrb. 1886, t. CCX, p. 139.)
137. SEVESTRE. — *Discussion sur les oreillons* (Bull. et Mém. de la Soc. Méd. des hôpit. de Paris, 1893, t. X, 3° série. Séance du 24 février 1893, p. 158, 159.)
138. *Statistique médicale de l'armée*, 1902, p. 119.
139.   *Ibid.*   1902, p. 124.
140. LAVAT. — *Épid. d'or. de Granville*, 1855. (Doc. inédits du comité techn. de santé.)
141. HOMANS. — *American Journ. of the med. sc.*, 1855, t. XXIX, p. 56.
142. FEHR. — *Loc. cit.*
143. ANTONY. — *Loc. cit.*, p. 152.
144. BORDAS. — *Oreillons. Recherches sur les causes de leur contagion.* (Compte rend. hebdom. des Séances et Mém. de la Soc. de Biolog. 1889. p. 644.)
145. ZIEM. — *Monatschr. f. Ohrenhlkde*, u. s. w, 1889, XXII, 7. (Anal. in SCHMIDT's Jahbr., 1890, t. 225, p. 27.)
146. CATRIN. — *Quelques observations sur 159 cas d'oreillons.* (Bull. et Mém. de la Soc. méd. des hôpit. de Paris, 1893, t. X, 3° série ; p. 624.)
     MOURSOU. — *Loc. cit.*
     GRANIER. — *Lyon médic.*, 1879.
147. LÜHE. — *Eine Parotid. Epidem. im Cadettenhause zù Plön* (Berlin, Klin. Wochenschr., 6 oct. 1879, XVI, 40).
148. DEMME. — *Ueber Parotid. epidem.* (Wien med. Bl. XI, 51, 1888. Anal. in SCHMIDT's Jahbr., 1889, t. CCXXI).
149. ROTH. — *Loc. cit.*
150. DUKES. — *Lancet*, 21 oct. 1881 ; cité par MERKLEN. Soc. Médic. des hôpit. Séance du 10 mars 1893, p. 190.
151. *Statistique médicale de l'armée en* 1894.
152. *Ibid.* 1897.
153. RENDU. — *Loc. cit.*, p. 107.
154. MERKLEN. — *Discussion sur les oreillons.* (Bull. et Mém. Soc. méd. hôpit., 3° série, t. X, p. 157 et 159.)
155. Id. — *Sur l'incubation prolongée et la contagiosité des oreillons* (Ibid. p. 190).
     Id. — Ibid.
156. ANTONY — *Oreillons : quelques considérations sur leur contagiosité et leur évolution.* (Bull. et Mém. Soc. méd. hôpit., t. X, 3° série, 1893, p. 156.)
157. RILLIET. — *Loc. cit.*, p. 25.
158. HIRSCH. — *Loc. cit.*, p. 194.
159. SERVIER. — *De l'épidémie d'or. qui a régné dans la garnison de Bayonne pendant les mois de février et mars 1878.* (Rec. de mém. de méd., de chirurgie et de pharmacie mil., 1878, t. 34, 3° série, p. 532).
160. LÜHE. — *Loc. cit.*
161. FOURNIÉ. — *Loc. cit.*, p. 518.
162. ANTONY. — *Loc. cit.*, p. 156.
163. *Statistique médicale de l'armée de* 1890.
164.   *Ibid.*   1885.

165. Malinas. — Loc. cit.
166. Statistique médicale de 1898.
167.   Ibid.   1892.
168. Tartière. — Une épid. d'or. avec des consid. générales touchant à l'histoire, à l'étiologie et aux complic. de cette maladie. (Arch. Acad. de méd. et Rapp. sur les épid. de 1898. Mém. de l'Acad. méd., t. XXXI, p. 65.)
169. Nimier. — De la récidive des oreillons. (Arch. gén. de méd., 1883, 7º série, t. II, p. 93.)
170. V. Martin. — Récidive d'oreillons. (Lyon médic., 1885, nº 43, et Arch. de méd., de chirurg. et de pharm. milit., 1886, t. VII, p. 224.)
171. Sanitätsbericht üb. die Königl. Preuss. Armee, 1903, p. 17.
172. Jacob. — Des oreillons au point de vue épidémiol. et clin. (Rec. de mém. de méd., de chir. et de pharm. milit., 1875, t. XXXI, 3e série, p. 529.)
173. Dogny. — Oreillons qui ont régné épidémiquement dans le 1er régiment d'infanterie légère en 1827. (Rec. de mém. de méd., de chir. et de pharm. milit., 1831, t. XXXI, p. 319.)
174. Statistique médicale de 1902, p. 125.
175. Martin. — Épidémie d'oreillons. (Revue de méd., 1894, p. 203.)
176. Statistique médicale de l'armée de 1899.
177. Gabrielle. — L'épidémie d'or. de la garnison de Lodève en 1901 et ses complications. (Arch. de l'Acad. de Méd.)
178. Jobard. — Relat. de deux épid. d'oreillons observées sur des émigrants Hindous. (Thèse de Paris, 1875, nº 109, p. 36.)
179. Barth. — Rapport sur les maladies ayant régné en France en 1855. (Mém. de l'Acad. de Méd., t. XXI.)
180. Briquet. — Rapport sur les maladies ayant régné en France en 1876. (Mém. de l'Acad. de Méd., t. XXXII.)
181. Hérard. — Rapp. gén. sur les épid. qui ont régné en France pendant 1878. (Mém. de l'Acad. de Méd., t. XXXIII.)
182. Statistique médicale de l'armée pour l'année 1884.
183. Doc. inédits du Comité technique de santé.
184. Statistique médicale de l'armée pour l'année 1886.
185. Ibid., 1889, p. 82.
186. Senut. — Des oreillons à Bordeaux en 1878. (Doc. inéd. du comité techn. de santé.)
Statistique méd. de l'armée pour l'année 1895.
187. Ibid., 1900.
188. Ibid., 1901.
189. Kelsch. — Rapport sur les maladies ayant régné en France en 1893. (Mém. Acad. de Méd., t. 38.)
190. Hirsch. — Loc. cit., p. 193.
191. Geissler. — Einige Bemerkungen über die period. Schwankung der wichtigsten Krankheiten. (Original Abhandl, in Schmidt's Jahrb., 1880, t. CLXXXVIII, p. 76.)
192. Sallaud. — Des oreillons. (Thèse de Montpellier, 1868.)
Calmette. — Oreillons et fièvres éruptives. Affinités et analogies. (Archives gén. de Méd., 1883, 7º série, t. XII, p. 455.)
193. Statistique médicale de l'armée de 1893.
194. Bassompierre. — Epid. d'oreillons du 28e de ligne à Evreux en 1884-1885. (Doc. inéd. du comité techn. de santé.)
Marotte. — Epid. d'or. du 23e de ligne à Bourg, 1893. (Doc. inédits du comité techn. de santé.)
Madamet. — Épid. d'or. observée au 1er hussards en 1877. (Rec. de mém. de méd., de chirur. et de pharm. milit., 1878, t. XXXIV, 3e série, p. 552.)

195. Forgues. — *Épid. d'or. au 1er bataillon du 113e de ligne à Melun*, 1878-1879. (Doc. inéd. du comité techn. de santé.)

196. Mathias. — *Épid. d'or. à La Roche-sur-Yon en 1881-1882.* (Doc. inéd. du comité techn. de santé.)

197. *Statistique médicale de l'armée pour l'année 1891.*

198. Marotte. — *Loc. cit.*

199. Forgues. — *Loc. cit.*

200. Martin. — *Épid. d'or.; considérat. gén. sur la prophylaxie et le traitement.* (Revue de méd., XIV, 3, p. 201, 1894.)

201. Borsieri. — *Instituts de médecine pratique*, t. III, p. 330.

202. Rilliet et Barthez. — *Loc. cit.*, p. 24.

203. Gailhard. — *Étude sur la maladie appelée oreillons.* (Thèse de Montpellier, 1877.)

204. Schmidt's *Jahrb.*, 1880, t. CLXXXVII, p. 242.

205. Gailhard. — *Loc. cit.*, p. 65.

206. Gautier. — *Parotid. épidém. chez une femme accouchée et son nouveau-né.* (Revue de la Suisse romane, III, 2, p. 81, 1883, Anal. in Schmidt's Jahrb., 1883, t. CXCIX, p. 36).

207. Demme. — *Ueber eine Parotid. epidem.* (Wien. med. Bl., XI, 51, 1888, Anal. in Schmidt's Jahrb., 1889, t. CCXXI, p. 251.)

208. Hérard. — *Rapp. sur les maladies ayant régné en France en 1878.* (Mém. de l'Acad. de Méd., t. XXXIII, p. 249.)

209. Walcott. — *Parotidis in old age.* (Americ. Journ. of med. sc., CXVIII, 6, p. 697, 1899. Anal. in Schmidt's Jahrb., t. CCLXVII, p. 38, 1900.)

210. Gailhard. — *Loc. cit.*, p. 63.

211. Jacquin. — *Épid. d'or. du 135e de ligne à Cholet en 1879.* (Doc. inéd. du comité techn. de santé.)

212. *Statistique médicale de l'armée pour 1896*, p. 102.

213. *Ibid.*, p. 104.

214. Aubert. — *Épid. d'or. au 136e de ligne.* (Doc. inéd. du comité techn. de santé.)

215. Barth. — *Rapport sur les épid. qui ont régné en France en 1855.* (Mém. de l'Acad. de Méd., t. XXI, p. 147.)

216. Hochsinger. — *Notizen zur Parotid. epidem.* (Centralbl. für Kinderhlkde, 12, 1898, Anal. in Schmidt's Jahrb., t. CCXXVI, p. 52.)

217. Jourdan. — *Relat. d'une épid. d'or. au 28e bataillon de chasseurs à pied à Dax.* (Rec. de mém. de méd., de chir. et de pharm. mil., 1878, t. XXXIV, 3e série, p. 53.)

218. Ollier de Vergèse. — *Épid. d'or. au 141e de ligne, en 1877.* (Doc. inéd. du comité techn. de santé.)

219. Senut. — *Loc. cit.*

220. Bassompierre. — *Épid. d'or. du 28e de ligne à Evreux, en 1884.* (Doc. inéd. du comité techn. de santé.)

221. Lachapelle. — *Épid. d'or. du 121e de ligne à Sathonay, en 1885.* (Doc. inéd. du comité techn. de santé.)

222. Nevière. — *Épid. du 60e de ligne à Besançon, en 1884.*

Tartière. — *Épid. du 148e de ligne à Verdun, en 1892-93.* (Doc. inéd. du comité techn. de santé.)

Marotte. — *Épid. du 23e de ligne à Bourg, en 1892.*

223. Lannois et Lemoine. — *Pseudo-rhumatisme des oreillons.* (Revue de Méd., 1885, p. 192.)

224. Gachon. — *Sur le pseudo-rhumat. ourlien.* (Thèse de Montpellier, 1887 et Arch. de méd. mil., t. XI, 1888, p. 135.)

225. *Statistique médic. de l'armée, passim*, et la *Stat. médic. de l'armée prussienne*, 1894-1896.

226. Dumayne. — *Épid. d'or. à Teniet el Had, en* 1883-1884. (Doc. inéd. du comité techn. de santé.)

227. Legrain. — *Épid. d'or. d'un bataillon du 120ᵉ de ligne à Péronne*, 1885.

227 bis. Rivet. — *Epid. d'or. du 137ᵉ de ligne à Fontenay-le-Comte*, 1884-1885.

228. Marotte. — *Épid. d'or. du 23ᵉ de ligne à Bourg*, 1893.

} (Doc. inéd. du comité techn. de santé.)

229. Roberdeau. — *Stat. méd. de l'armée*, 1889.

230. Gailhard. — *Étude sur la maladie appelée oreillons* (Thèse de Montpellier, 1877, p. 60.)

231. Jobard. — *Relation de deux épid. observées sur des émigrants Hindous.* (Thèse de Paris, 1875.)

232. Gailhard. — *Loc. cit.*, p. 156.

233. Jourdan. — *Loc. cit.*, p. 537.

234. Delmas. — *Rapport sur une épid. mixte d'oreil. et de pneum.* (Arch. de méd. et de pharm. milit., 1883, p. 349.)

235. Comby. — *Traité des maladies de l'enfance.* Art. *Oreillons.* (Voir aussi : Ferrand. — *France médicale.* 23 février 1889.)

236. Comby. — *Observation d'oreillons avec orchite, prostatite et hémoptysie.* (Bull. et Mém. de la Soc. médic. des hôpit. de Paris, t. X, 3ᵉ série, p. 390.)

237. Simonin. — *Pneumonie et infection ourlienne ; leurs rapports en clinique.* (Bull. et Mém. de la Soc. médic. des hôpit. de Paris, 1902, p. 920.)

238. Chauffard. — *Deux cas de méningite lymphocytique dans les oreillons.* (Bull. et Mém. de la Soc. méd. des hôpit., 1904, t. XXI, 3ᵉ série, p. 319). *Un nouveau cas de méningite ourl. fruste avec bradicardie et inégalité pupillaire.* (Ibid., p. 477.)

239. Girod de Miserey. — *Épid. d'or. et d'érysip. au 97ᵉ de ligne en* 1875.
Marotte. — *Épid. d'or. au 23ᵉ de ligne à Bourg.*
Sabathier. — *Épid. d'or. et d'érysip. au 23ᵉ d'artillerie à Toulouse*, 1882, 1883.

} Doc. inéd. du comité techn. de santé.

240. Lavat. — *Épid. d'or. au 2ᶜ de ligne à Granville en* 1885. (Doc. inéd. du comité techn. de santé de la guerre.)
Geschwind. — *Epid. d'or. au 13ᵉ de ligne à Nevers* (1883-1884). (*Ibid.*)

241. *Statistique médic. de l'armée* 1900.
Fiessinger. — *La tuméfaction parotid. de la grippe.* (Gaz. méd. de Paris, t. LX, mars, 30, 1889.)
Id. *Oreillons et tuméfaction parotid. dans la grippe.* (Ibid. t. LXIII, 30, 1892.)

242. Sallaud. — *Loc. cit.*

243. Moret. — *Épid. ourl. au 6ᵉ hussards à Pontivy*, 1876-77. (Doc. inéd. du comité tech. de santé.)

244. Jacquin. — *Épid. d'or. au 135ᵉ de ligne à Cholet, en* 1879.

245. Dumayne. — *Épid. d'or. à Teniet el Had. en* 1883-84. (Doc. inéd. du comité tech. de santé.)

246. Briquet. — *Rapp. sur les maladies épid. ayant régné en France en* 1876. (Mém. de l'Acad. de Méd. t. XXXII, p. ccclxvi.)

247. Briquet. — *Rapport sur les épid. ayant régné en France en* 1877. (Ibid., t. 33.)

248. *Statistique médic. de l'armée pour* 1892, p. 84.

249. FLEMMERT. — *Die Parotitis nach Beobachtung. im Hospit.* (Deut. Arch. f. klin. Med. XXXVIII, 4 et 5, p. 389, 1886. An. in SCHMIDT's Jahrb, t. CCX, p. 35.)

250. BERGERON. — *Rapport sur les épid. ayant régné en France en* 1865. (Mém. Acad. de Méd., t. XXVIII, p. c.)

251. FERRAND. — *Note sur un cas d'oreillon sous-maxillaire double suppurée dans la convalesc. d'une roséole.* (Bull. et Mém. de la Soc. médic. des hôpit., t. V, 3ᵉ série 1888, p. 336.)

252. ANGEL-MONEY. — *Medic. Times a. Gaz.* febr. 17, 1883. Anal. in SCHMIDT's Jahrb. 1885, t. 207, p. 87.)

253. *Statistique médicale de l'armée française, passim.*
     Sanitäts-Bericht über die Königl. Preussische Armee, 1891-1892.)

254. DEMME. — *Ueber Parotid. epidem.* (Wien. med. Bl., XI, 51, 1888. (Anal. in SCHMIDT's Jahrb. 1889, t. CCXXI, p. 251.)

255. MARTIN. — *Epid. d'or.* (Revue de méd., 1894, p. 203.)

256. MARTIN. — *Loc. cit.*, p. 211.

257. RENDU. — *De la contagiosité des oreillons.* (Bull. et Mém. de la Soc. méd. des hôpit., t. X, 3ᵉ série, 1893, p. 111.)

258. ANTONY. — *Oreillons : quelques considérations sur leur contagiosité et leur évolution.* (Bull. et Mém. de la Soc. méd. des hôpit. de Paris, t. X, 3ᵉ série, 1893, p. 151, 152.)

259. MERKLEN. — *Sur l'incubation prolongée et la contagiosité des oreill.* (Ibid., p. 191.)

CHAPITRE II

LA COQUELUCHE

HISTOIRE ET GÉOGRAPHIE

Nous ne nous arrêterons pas à chercher d'où vient le mot coqueluche. Son étymologie a été l'objet d'interprétations originales ou fantaisistes, mais entièrement étrangères à la nature de la maladie à laquelle il s'applique actuellement.

L'histoire de la coqueluche ne se laisse pas poursuivre au delà du XVIe siècle. La première mention non douteuse de cette maladie date de l'année 1578. Nous la devons à BAILLOU. Décrivant la constitution médicale du printemps et du commencement de l'été de 1578, le célèbre doyen de la Faculté de Paris s'exprime ainsi : « Je ne sais comment, sous l'influence du vent du sud, ou sous toute autre influence atmosphérique, une sérosité maligne et dépravée s'était engendrée dans la tête, qui donnait des marques de sa virulence sur quelque organe qu'elle se portât, sur quelque partie qu'elle se fixât. Fluxionnait-elle la gorge et la trachée artère, elle provoquait une toux violente, un certain chatouillement dans la poitrine et un besoin de tousser sans expectoration. La toux résistait à tous les remèdes... Ces affections fluxionnaires, qui régnaient en si grand nombre, s'accompagnaient de fièvre et d'une fièvre intense. Une toux fatigante donnait lieu à de violents efforts, n'amenait pas l'expectoration, mais bouleversait l'estomac et excitait le vomissement ; ou bien, elle ébranlait les veines du cerveau, en faisait jaillir le sang, et donnait lieu à des hémorragies. Ces accidents cessèrent pendant quelques jours ; mais vers le mois de juillet et vers le mois d'août, ils reparurent plus violents et attaquèrent de préférence les enfants. *Qu'était-ce que cela ?.....* Il régna sur la fin de l'été à peu près les mêmes maladies qu'au commencement de cette saison, qui fut chaude, brûlante, dans toute sa durée. Les enfants de 4 à 10 mois, et même d'un âge plus avancé, furent attaqués de fièvres qui en firent périr un grand nombre, et surtout de cette toux violente dont j'ai parlé, et qui est connue sous le nom vulgaire de *quinte*, de *quintane* et dont les symptômes sont les plus graves. Le poumon est si irrité, que dans les efforts qu'il fait pour détacher ce qui l'incommode, il ne peut inspirer l'air et l'expirer qu'avec difficulté. On dirait qu'il se goufle, et le malade, près de suffoquer, sent son souffle arrêté au milieu de son gosier (*et quasi strangulabundus aeger mediis faucibus haerentes spiritus habet*). Il est assez difficile de savoir d'où lui vient le nom de *quinte*. Les uns croient que ce nom a été fabriqué par onomatopée, d'après le son et le bruit que font les malades en toussant ; d'autres rejettent cette étymologie, et veulent que l'on ait donné à cette toux le nom latin de *quintane*, parce qu'elle ne revient qu'à certaines heures, ce qui est un fait d'expérience. Car ce tourment de la toux est quelquefois suspendu pendant 4 ou 5 heures, après quoi revient un paroxysme, souvent si violent qu'il fait jaillir le sang du nez et de la bouche, et que très fréquemment il soulève l'estomac et fait vomir. *Je n'ai pu encore trouver aucun auteur qui fasse mention de cette espèce de toux*. On ne sait si la cause de cette maladie, sérum, ichor, ou flux malin dérive de la tête, du corps du poumon ou d'ailleurs ; il semble que c'est du poumon lui-même ; car nous avons vu la plupart des malades affectés de cette toux, après des efforts longtemps inutiles, rendre enfin une incroyable quantité d'une matière à demi purulente : ce qui donne à croire que cette matière stagnante et ramassée dans cet organe est la cause du mal » (1).

Ainsi, d'interminables efforts de toux, qui n'aboutissaient qu'à la fin à une expectoration plus ou moins abondante de mucosités claires ou purulentes, et qui s'accompagnaient souvent du rejet des aliments et de projection du sang par le nez et la bouche, tels sont les traits fondamentaux sous lesquels sont dépeints les paroxysmes de la quintane. Un grand nombre d'enfants furent enlevés par cette maladie, dans laquelle il est impossible de ne pas reconnaître la coqueluche.

Il s'est trouvé des historiens qui ont tenté d'exhumer la coqueluche des annales épidémiologiques antérieures à BAILLOU. Ils n'ont pu, à la vérité, soutenir l'antiquité de cette affection qu'en confondant entre elles et en lui rapportant toutes les maladies marquées par une toux violente. Ni les anciens, ni les Arabes, ni les médecins et chroniqueurs du moyen âge ne connaissaient la coqueluche. C'est en vain du moins qu'on cherche dans leurs écrits les traits sous lesquels BAILLOU a si magistralement individualisé cette maladie. Ce qui a contribué sans doute à répandre l'opinion contraire, c'est que depuis 1414, le terme de coqueluche, employé pour la première fois par MEZERAY, servait à désigner la grippe. La confusion entre ces deux maladies fut du reste commise par les contemporains mêmes de BAILLOU, ainsi qu'il nous l'apprend lui-même : « En voyant la violence de cette affection épidémique, les médecins la regardaient comme étant la même maladie qu'autrefois on avait appelée coqueluche. Il y avait du moins entre elles la plus grande affinité » (2). Quoi qu'il en soit, l'expression de coqueluche eut de 1414 à 1578 une signification bien différente de celle du mot quinte ou quintane ; elle disparut ensuite jusqu'en 1724 des annales épidémiologiques, pour y être réintégrée à nouveau à cette date, en vue de désigner cette fois, du moins en France, non pas l'influenza, mais la quinte ou quintane de BAILLOU, le *Keuchhusten* des Allemands, le *Woophing-cought* des Anglais.

De 1578 jusque vers le milieu du xvii° siècle, on cherche en vain dans les annales médicales la description d'une épidémie de toux convulsive semblable à celle dont fut témoin BAILLOU. Il est permis d'en conjecturer que la coqueluche ne s'est point manifestée dans cet intervalle, du moins sous forme d'épidémies assez importantes pour fixer l'attention.

La deuxième épidémie enregistrée par l'histoire éclata à Londres en 1658. Ce fut dans les derniers jours d'avril, au sortir d'un hiver marqué par des chutes de neiges continuelles et extrêmement abondantes. WILLIS la mentionne sous le nom de *Tussis puerorum convulsiva seu suffocativa et nostro idiomate chincough vulgo dicta* (3), et cette qualification ne laisse guère de doute sur sa nature. Au reste, il semble que déjà à cette époque elle constituait à Londres une maladie endémique qui subissait dans certaines années des recrudescences plus ou moins marquées : *quibusdam annis ita plurimos corripit, ut plane epidemica videatur*, c'est ainsi que s'exprime WILLIS à son égard dans son livre de Morbis convulsivis (4).

La littérature médicale de la deuxième moitié du xvii° siècle est pauvre en renseignements sur la coqueluche. A l'occasion de sa description de la rougeole de l'année 1670, SYDENHAM mentionne l'*infantum pertussis quam nostrates vocant hooping-cough*. D'autre part, en 1679, il oppose avec une rare précision, à la toux convulsive des enfants, une toux épidémique marquée par des paroxysmes prolongés, des vomissements violents et des vertiges.

En 1695, une épidémie de toux meurtrière fit périr beaucoup d'enfants à Paris et à Rome. SCHNURRER la désigne du nom de quinte et la rapproche de celle qui fut observée par BAILLOU. D'après la description toutefois qui en est donnée, il est difficile de décider s'il s'est agi d'un simple catarrhe épidémique ou de la véritable coqueluche.

L'année 1724, lisons-nous encore dans la chronique de SCHNURRER, l'Angleterre et les Asturies furent cruellement éprouvées par une toux épidémique qui par sa violence dépassa toutes les épidémies similaires antérieures : elle attaqua exclusivement les enfants ayant moins de 7 ans. HUXHAM lui consacra une excellente description ; OZANAM signale pour la même année une épidémie en Alsace.

En 1727, une toux épidémique se répandit sur toute l'Europe occidentale.

La description que lui a consacrée Plaz ne permet point de douter qu'il se soit agi de la coqueluche.

En 1732-1733, cette maladie se déploya en véritable pandémie dans toute l'Europe (5). A la même époque, elle apparut sur le littoral de l'Amérique, importée, dit-on, dans ce continent par les vaisseaux anglais. La deuxième moitié du xviiie siècle marque en quelque sorte son apogée : elle donne lieu à des manifestations restreintes, d'importance secondaire, ou à de grandes épidémies auxquelles furent consacrées des descriptions magistrales, telles que les épidémies de Tubingen (1749), de Suède (1749-1769), de la Suisse (1755), de l'Allemagne (1769), de Brunschwig (1770). En Suède, la coqueluche enleva de 1749 à 1764 plus de 43.000 enfants (6).

Au milieu du xviiie siècle, la coqueluche est répandue sur tout le continent européen et dans beaucoup de contrées lointaines. On la trouve décrite dans tous les compendiums de pathologie. Au xixe siècle, elle devient une maladie stationnaire dans tous les pays où elle avait fait apparition jusqu'alors ; elle s'assure partout une place plus ou moins importante parmi les maladies communes, si l'on en juge d'après les nombreuses relations qui lui sont consacrées chaque année. Elle est signalée pour sa grande fréquence et son expansion générale en France, en Allemagne, en Belgique, en Angleterre, dans les Pays-Bas, dans le Danemark, la presqu'île Scandinave, la Russie, l'Espagne et l'Italie. Il semble pourtant qu'elle eut une certaine prédilection pour le nord de notre continent. En Angleterre et dans le pays de Galles, elle enleva de 1848 à 1855 environ 72.000 enfants, et de 1858 à 1867 le chiffre obituaire de ces derniers s'éleva au-dessus de 120.000. En Irlande, elle nous est représentée comme une endémie cruelle, à laquelle sa mortalité attribue le cinquième rang parmi les maladies populaires. En 1841, on y enregistra 37.000 décès par coqueluche. En Suède, elle fit périr 86.000 sujets de 1862 à 1881, et en Prusse 85.000, de 1875 à 1880 (7).

Dans les contrées septentrionales et les Etats-Unis de l'Amérique du Nord, elle n'est ni moins fréquente ni moins répandue qu'en Europe. Rare dans la Guyane, elle s'est déployée à plusieurs reprises dans les Antilles en épidémies régionales dont quelques-unes furent meurtrières. Ainsi, à la Guadeloupe, elle est très commune et y acquiert souvent une expansion générale (8) ; la Martinique a compté 3 épidémies de 1837 à 1856 (9). Très répandue dans le Brésil et la République Argentine, elle paraît avoir été rarement observée dans le Chili ; et dans le Pérou, elle ne se rencontrerait que dans les régions montagneuses et sur les hauts plateaux (10).

Sans être aussi éprouvées que l'Europe et l'Amérique du Nord, les régions tropicales de l'Asie, les Indes, l'archipel Indien, le littoral méridional de la Chine et du Japon sont loin d'être épargnés par la coqueluche. Elle a fait d'autre part son apparition vers le milieu du xixᵉ siècle en Australie, dans la Polynésie, la Nouvelle-Zélande et à Taïti (11).

Les renseignements concernant le continent africain et ses îles sont peu nombreux. Il est difficile de décider si cette pénurie tient à la rareté de la maladie ou à celle des observateurs (12).

Il résulte de cette esquisse historique et géographique, que la coqueluche est une maladie ubiquitaire. Si son origine ou sa connaissance sont relativement modernes, sa distribution géographique n'a point de limite. Elle n'est point de tous les temps, mais elle appartient à peu près à tous les lieux habités.

Pour compléter cette enquête rétrospective, il convient de se demander si la coqueluche a modifié ses allures à travers les âges, si son extension et sa gravité ont subi des changements depuis qu'elle s'est imposée à l'attention, si en un mot elle est aujourd'hui telle qu'elle s'est présentée aux observateurs des temps passés. Nous avons déjà répondu en partie à cette question, en montrant son extension et sa gravité croissantes à travers le xviiiᵉ siècle et une partie du xixᵉ. Il nous reste à marquer son déclin, du moins en Europe, dans le cours de ces 30 ou 40 dernières années. La comparaison des relations anciennes avec les récentes ne laisse aucun doute à cet égard (13). Les épidémies ont perdu progressivement de leur gravité et de leur ampleur; elles se sont enfermées dans des circonscriptions régionales de plus en plus restreintes et, à l'heure actuelle, elles tendent à y être remplacées par le régime endémique dont elles se distinguent à peine. Ce n'est que dans les contrées nouvellement découvertes, ou dans les pays écartés vers lesquels la civilisation avec son cortège de maladies rivées à elle se porte seulement à l'heure actuelle, que l'on voit parfois la toux convulsive se rajeunir, reprendre sa force initiale et causer des ravages épidémiques qui rappellent ceux des xviiᵉ et xviiiᵉ siècles.

Notre esquisse historique, bien qu'imparfaite, suffit cependant à poser l'importante question de l'origine de la coqueluche. Le silence que gardent à son égard les médecins de l'antiquité et du moyen âge implique-t-il que cette entité morbide était inconnue avant 1578, et qu'elle a pris place à cette date dans le cadre des maladies communes? C'est une question difficile à résoudre. Il est malaisé de comprendre qu'une affection à symptomatologie si imposante ait échappé à la clairvoyance ou à l'attention de tant de médecins qui depuis Hippocrate jusqu'au xviᵉ siècle ont donné des preuves de leur sagacité dans la description et l'individualisation de nombre de maladies populaires. Il est certain que Baillou et ses contemporains se sont trouvés en présence d'une entité morbide à peu près inconnue. L'illustre doyen de la Faculté de médecine de Paris nous en donne lui-même le témoignage. « *Qu'était-ce que cela ?* » se demande-t-il, après avoir décrit les symptômes de la toux convulsive ; et un peu plus loin, il ajoute : « *Je n'ai encore pu trouver aucun auteur qui fasse mention de cette espèce de toux* (14) ». Et c'est sans doute aussi à cette épidémie que se rapporte la notice de SCHENK DE GRAFENBERG sur la « *Tussis* nova *Lutetiæ quinta dicta pueros comprimis infestans* » ; cet auteur mentionne cette maladie sans la décrire autrement (15). On peut hésiter à considérer la quintane de BAILLOU comme une maladie nouvelle. Mais il est certain du moins que c'est à la fin du xvie siècle qu'elle a pris pour la première fois son essor épidémique. La gravité de ses manifestations pendant le xviie et une grande partie du xviiie siècle témoigne suffisamment que les populations ne l'avaient point subie encore. Les maladies épidémiques sont généralement d'autant plus sévères et plus expansives qu'elles sont plus récentes. L'histoire de la coqueluche est celle de nombre d'affections épidémiques. Inconnues ou dissimulées sous une sporadicité effacée, elles se sont manifestées inopinément et plus ou moins tumultueusement à une date précise, prenant dans le cadre des maladies populaires une place qu'elles ont ensuite élargie au cours des temps, au point d'y atteindre un rang prédominant ; puis, après avoir décrit un cycle épidémique comprenant une période d'années plus ou moins longue, elles ont rétrogradé pour se reléguer de nouveau à l'arrière-plan des maladies régnantes, voire même pour s'effacer complètement. Telles nous avons vu entre autres la diphtérie, la stomatite ulcéro-membraneuse, telles nous verrons plus tard la méningite cérébro-spinale, le choléra, la suette. On ne saurait assez méditer cette évolution séculaire des maladies infectieuses : elles sont d'un puissant intérêt, et d'un haut enseignement en épidémiologie et en pathologie générale.

S'il nous est possible de dater avec précision le début de l'ère épidémique de la coqueluche, il est bien difficile d'en déterminer le berceau. BAILLOU et ses contemporains sont restés indifférents à cette question. Il est vraisemblable que la maladie qui apparut à Paris en 1578 surgit également sur d'autres points ; mais n'y rencontrant pas de médecins capables de la distinguer des affections contemporaines, la connaissance de ces foyers a échappé à son histoire. On tient pour certain, comme nous l'avons vu plus haut, que du temps de WILLIS, elle constituait un véritable fléau pour toute l'Angleterre. HIRSCH estime qu'il s'en faut de beaucoup que la patrie de la coqueluche s'étende aussi loin que son expansion géographique ; dans sa pensée, elle ne se serait manifestée qu'à la suite de l'importation dans les pays admis au cours des temps modernes dans le cycle des relations internationales. Mais nous ne savons point ce qu'était la pathologie de ces pays avant l'introduction des Européens. On ne voit d'ailleurs pas pourquoi la coqueluche ne s'y serait point développée sur place, comme ailleurs. A la vérité,

on ne saurait lui attribuer une patrie d'origine, pas plus qu'à la diphtérie ou
à la méningite cérébro-spinale. Une seule chose est certaine, c'est qu'on la
rencontre pour ainsi dire sur tous les points du globe.

ÉTIOLOGIE ET PATHOGÉNIE

Contagion. — La cause la plus ordinaire de la coqueluche est la contagion. Pourtant il en est de cette maladie comme de la diphtérie et surtout
de la stomatite et des oreillons : sa contagiosité a donné lieu à des opinions contradictoires. Stoll la niait; elle était contestée également par Laennec et Billard. Roger, dans son beau travail, a énergiquement réagi contre
cette opinion, en lui opposant des observations authentiques de transmission,
empruntées à sa pratique personnelle ou à celle de ses contemporains et
prédécesseurs, Bouchut, Blache, Lombard, Dugès, Haüssler, etc. (16). C'est
ainsi que dans une famille la coqueluche se déclare chez un enfant qui a
été en contact dans un autre foyer avec un petit camarade atteint de cette
affection. Peu à peu on la voit se manifester chez les frères et sœurs, puis
chez le père et la mère, voire même chez les grands-parents ; en un mot, la
plupart des personnes groupées autour du premier malade en sont successivement atteintes.

La contagion a enregistré à son actif d'autres témoignages, non moins
péremptoires que ceux du foyer domestique. L'introduction dans un établissement scolaire d'un enfant atteint de coqueluche est suivie, à brève
échéance, d'une extension plus ou moins générale de cette affection à ses
petits camarades. A l'hôpital des Enfants, on la vit maintes fois naguère
causer des atteintes multiples après l'admission d'un coquelucheux à la
clinique (17). Plus d'une fois on a assisté à l'explosion de petites épidémies
dans des localités rurales indemnes jusqu'alors, explosion coïncidant avec
l'arrivée d'un petit malade envoyé de la ville à la campagne dans un but thérapeutique (18), et débutant généralement par l'entourage du premier
malade. Indépendamment de ces preuves réunies par la clinique en faveur
de la contagion, l'épidémiologie nous en offre d'autres recueillies dans des
conditions différentes de celles du foyer familial ou de l'établissement scolaire. C'est ainsi que dans les épidémies rurales, dont la progression est
généralement assez lente, il est souvent aisé de constater la propagation de
proche en proche de la maladie d'après la filiation du contact direct ou
indirect, de la voir passer, suivant la remarque déjà ancienne de J. Franck,
du malade à son entourage, d'une maison à la voisine, d'un village au village contigu, etc. (19), en un mot de se convaincre qu'elle se meut dans
l'espace comme les maladies contagieuses. Enfin, comme contre-épreuve de

la transmissibilité, beaucoup de médecins invoquent la préservation, au sein des épidémies, des individus ou groupes d'individus qui s'isolent ou évitent soigneusement le contact des malades.

Il est inutile de multiplier les témoignages en faveur de cette propriété de la coqueluche. Nous ne croyons pas d'ailleurs qu'il se rencontre encore aujourd'hui des médecins disposés à la révoquer en doute. Il est vrai que la contagion de cette maladie est généralement moins active que celle de la rougeole ou de la scarlatine, qu'elle est variable dans sa force et parfois peu apparente suivant les épidémies, comme l'ont fait ressortir ROSENS-TEIN et SCHÖNLEIN, ce qui est sans doute cause que certains médecins ont été portés à la nier (20). Elle est tellement prédominante dans l'étiologie de cette affection, que nombre de praticiens, ROGER entre autres, se demandent s'il en existe réellement un seul cas qui ne soit pas imputable à la contagion, et il incline à le nier. Cet exclusivisme est loin de s'accorder avec l'observation. Que de faits isolés, que d'épidémies sans contagion d'origine appréciable! ROGER lui-même ne laisse pas d'en subir la suggestive impression, car tout en rapportant à la contagion seule la propagation de la coqueluche, il reconnaît qu'il est souvent difficile, en face de la première atteinte, de remonter à sa source originelle.

La contagion sans doute détient le premier rang dans son développement et surtout son extension. Mais son histoire nous offre trop de faits dont l'origine s'est dérobée à l'enquête la plus consciencieuse, pour que nous ne soyons pas forcés de leur attribuer une place distincte en étiologie et indépendante de la contagion. L'autogenèse se retrouve dans la pathogénie de la coqueluche comme dans celle de la diphtérie, des oreillons et de la stomatite. Elle a fixé l'attention des écrivains classiques les plus autorisés. HIRSCH (21) l'admet, avec quelques réserves, il est vrai, et STICKER déclare que sa réalité n'est pas contestable, bien que les conditions qui y président soient inconnues (22).

Pouvoir expansif de l'agent infectieux. — La facilité avec laquelle se transmet la coqueluche est un des traits les plus caractéristiques de son étiologie. ROGER et BLACHE ont noté des faits où le contact de quelques instants d'un enfant bien portant avec un coquelucheux a suffi pour infecter le premier. Dans la 3ᵉ observation de ROGER, il avait duré à peine 5 minutes, dans la 4ᵉ, il fut pour ainsi dire instantané (23). M. COMBY signale également l'énergie toute particulière du pouvoir infectant de la coqueluche. Toutefois, celui-ci ne se manifeste pas toujours avec cette soudaineté et cette rapidité. ROGER a vu une jeune fille qui vivait en permanence entre son frère et sa sœur coquelucheux, n'être atteinte elle-même qu'au bout de 5 semaines. Dans d'autres faits, la résistance a été plus longue encore. Enfin, il est des

enfants qui restent absolument indemnes au milieu d'un foyer coquelucheux, bien que n'étant pas immunisés par une atteinte antérieure. La préservation temporaire ou absolue dans ces dernières citations tient sans
doute au défaut d'opportunité morbide actuelle ou à l'immunité naturelle
des intéressés. Aussi ne nous empêche-t-elle pas de conclure que chez
tous les sujets réceptifs, le simple contact avec un enfant malade suffit
pour assurer la transmission.

Moment où la maladie est douée du maximum de son pouvoir contagieux.
— La prophylaxie est tenue de s'enquérir de ce moment, dont la connaissance est indispensable aux pratiques de l'isolement des coquelucheux.
Il n'est certainement plus de médecins aujourd'hui qui, s'abandonnant à
l'opinion de Haeussler, le rapportent à la 3ᵉ période de la maladie.
Les nombreuses et rigoureuses observations de Guersant et de Roger ont
amplement démontré que la coqueluche était transmissible dès le début,
et que cette propriété s'accroissait avec les progrès de la maladie. Dans les
familles nombreuses, on voit celle-ci se communiquer surtout à son acmé,
et devenir ensuite à peu près stérile dans son déclin. Aussi la plupart des
médecins s'accordent-ils à reconnaître que la transmissibilité de la coqueluche s'élève à son maximum dans la période d'état ou période spasmodique, et disparaît progressivement avec l'atténuation et la raréfaction des
quintes (24).

Toutefois, des observations contradictoires se sont élevées à plusieurs
reprises contre cette conclusion. M. Martin raconte dans sa thèse inaugurale, d'après M. le professeur Bard, que deux enfants, envoyés à l'école en
pleine période de quintes, ne propagèrent point la contagion autour
d'eux (25). D'autre part, MM. Prevet et Givre notent la rareté de celle-ci à
l'hôpital. « La contagion directe, à la période des quintes, écrivent-ils,
paraît faible. Dans les salles de la clinique, les coquelucheux vivent absolument mêlés aux autres malades, et cependant sur 302 cas, nous n'avons
trouvé que deux faits de contagion intérieure de la coqueluche » (26).

Ce sont ces faits et d'autres semblables qui ont déterminé certains médecins à n'accepter que sous bénéfice d'inventaire la proposition formulée
plus haut. Tel Cadet de Gassicourt, qui tout en partageant l'opinion de
Roger sur la prédominance du pouvoir contagieux de la coqueluche pendant la période d'état, estime cependant que ce pouvoir diminue et s'éteint
plus tôt qu'on ne le pensait.

M. le professeur Weill, de Lyon, est allé plus loin encore ; il dénie résolument à la période d'état toute aptitude contagieuse (27), et il nous explique
comment il fut amené à formuler cette opinion exclusive. Frappé de voir
les coquelucheux se mêler impunément aux autres enfants malades dans les

services hospitaliers de Lyon, bien qu'aucune précaution ne fût prise pour les préserver de la contagion, il entreprit de déterminer la cause de cette immunité. Son enquête porta exclusivement sur des enfants âgés de moins de 7 ans, n'ayant jamais eu la coqueluche, non alités, vaguant dans la salle et subissant le contact incessant de petits camarades affligés de quintes de toux. Les couchettes des deux catégories de malades étaient mêlées et se trouvaient dans une promiscuité des plus étroites. Les uns et les autres étaient par moments assis sur le même lit ; ils mangeaient ensemble, se servant quelquefois du même verre ou de la même cuiller.

M. WEILL a suivi ainsi pendant 3 ans 93 petits sujets choisis systématiquement comme une proie offerte à la contagion. Ces enfants se sont trouvés en rapports fréquents avec 15 coquelucheux ayant des quintes ; les chances de contagion ont été multipliées à dessein autour d'eux, et cependant aucun d'eux ne fut contaminé.

M. WEILL estime pouvoir conclure de ces observations que la période catarrhale de la coqueluche est seule infectante, que celle des quintes qui lui fait suite est absolument exempte de danger pour l'entourage, et que c'est à cette dernière circonstance qu'il faut attribuer l'immunité dont jouissent les enfants qui vivent côte à côte avec les coquelucheux, ceux-ci étant généralement admis à l'hôpital dans le stade de la toux spasmodique.

Le distingué maître de Lyon a pu suivre plusieurs petites épidémies de coqueluche en ville ; et chaque fois qu'une enquête minutieuse lui permit de préciser les dates de contact entre le sujet infectant et le sujet infecté par lui, il s'est trouvé que celui-là était à la période préquinteuse au moment de la transmission. Et il en est d'ordinaire ainsi, car à l'apparition des quintes, le vide se fait généralement autour du petit coquelucheux.

D'ailleurs, continue l'auteur à qui nous empruntons presque textuellement ces considérations, on sait que la coqueluche est notoirement plus contagieuse à la ville qu'à l'hôpital, vraisemblablement parce que les enfants n'y sont guère envoyés qu'à la période convulsive, les ouvriers ne se séparant point volontiers d'un enfant atteint de simple bronchite.

M. WEILL et son collaborateur M. PÉHU se croient donc en droit d'avancer que la contagion a lieu surtout pendant la première période de la coqueluche, au moment où cette affection est encore difficile à reconnaître. Ils concèdent cependant que la transmissibilité peut persister, en s'atténuant, durant les premiers jours de quintes ; mais elle disparaît peu à peu, et il est permis de la considérer comme éteinte vers le 8e jour de la toux spasmodique. Ils font remarquer, à l'occasion de ces conclusions, que les recherches bactériologiques tentées en vue de découvrir l'agent pathogène de la coqueluche sont restées infructueuses, parce qu'elles ont été entreprises trop tardivement, pendant la période des quintes. A l'avenir, elles devront porter sur les produits pathologiques émis par les voies aériennes dans la phase catarrhale. Il conviendra donc de s'adresser, dans ce but, aux frères et sœurs des enfants toussant en quinte, mais ne présentant pas encore eux-mêmes des accès caractéristiques.

Peu de temps après la communication de M. Weill au Congrès de Lyon, M. le Dr Léon, de Bordeaux, a publié un mémoire où il arrive sensiblement aux mêmes conclusions que le professeur de Lyon. « Cette maladie, écrit-il, est transmissible certainement dès le premier jour de ses manifestations initiales, avant qu'elle ait pu être diagnostiquée à coup sûr » (28).

La transmissibilité de la coqueluche, à la période catarrhale, ne saurait être révoquée en doute. Des faits d'une rigoureuse précision témoignent en sa faveur. Tels sont, entre autres, ceux dont M. le professeur Grancher a entretenu le Congrès international de Médecine en 1900. Une petite fille atteinte, au moment de son admission, de rhino-bronchite en apparence simple, mais en réalité coqueluchienne, fut laissée par erreur libre dans la salle, où elle contamina à cette période 3 autres enfants, ses voisines. Une autre fillette, choréique, très indocile, qui se levait et circulait dans les entourages de deux de ses camarades atteintes de coqueluche, contracta cette maladie près de l'une d'elles, et la communiqua à sa voisine avant la période des quintes. Mais cette transmissibilité est-elle limitée par l'entrée en scène de cette dernière ? Il est des médecins qui ont trouvé trop absolue l'opinion de M. Weill. M. le Dr Cavasse affirme que les faits qui lui font échec ne se comptent plus (29). Précisant davantage, on peut lui opposer les observations 3 et 4 de Roger, où la coqueluche a été manifestement contractée au contact d'enfants se trouvant aux prises avec les symptômes spasmodiques de cette maladie (30). MM. Grancher (31), Comby (32), et Sticker (33) reconnaissent également l'aptitude contagieuse à cette période. Mais il n'est pas certain que sa durée se confonde exactement avec celle de cette dernière. La plupart des praticiens estiment qu'elle s'éteint avant la disparition des quintes ; on croit en effet que celles-ci peuvent survivre à la maladie proprement dite, soit parce que l'élimination des toxines microbiennes qui en sont les causes productrices est très lente à se produire, soit en raison d'une sorte d'habitude bulbaire qui fait dégénérer en quinte toute secousse de toux de sollicitation banale, soit enfin par la simple imitation, dont la mystérieuse influence a été souvent incriminée par les cliniciens, et non sans raison apparente. Que de fois, en effet, ne voit-on pas la quinte d'un petit malade éveiller celle de ses voisins ? Ayant fait noter dans son service le nombre et les heures des accès, M. le Dr Cavasse a pu s'assurer qu'ils se présentaient presque toujours en masse, et qu'il était rare qu'un coquelucheux toussât seul (34).

S'il est vrai que le stade convulsif se subdivise en deux phases, l'une contagieuse et l'autre stérile, on s'explique les divergences d'opinion que son aptitude à la transmission a pu créer parmi les praticiens. Les partisans de cette conception n'ont pas été sans aller à la recherche de quelque signe apparent, permettant de distinguer ces deux phases l'une de l'autre. C'est la disparition des mucosités filantes éliminées après chaque quinte, qui marquerait la fin du danger de la contagion. Celle-ci ne serait plus à redouter à partir du moment où les crises convulsives resteraient sèches (35). Cette opinion est d'autant plus plausible que la contagion s'effectuerait principalement par les parcelles de mucus que le patient projette autour de lui dans les paroxysmes de la toux, comme nous le verrons plus loin. Mais fondée plutôt sur le raisonnement que sur l'observation, elle commande une grande réserve : elle n'a point, jusqu'à présent du moins, obtenu l'adhésion du plus grand nombre, ni trouvé quelque application dans la pratique.

Il résulte de la confrontation de tous ces faits, que la coqueluche est transmissible pendant les stades initial et d'état, que la contagion diminue à mesure que les quintes convulsives s'espacent et s'atténuent, mais que l'on ignore à quel moment elle n'est plus à craindre. Aussi est-il prudent de maintenir l'isolement des petits malades, tant qu'ils restent affligés de la toux spécifique, au risque de prolonger cette mesure sans utilité. C'est la conduite des praticiens les plus sages ; on ne saurait mieux faire que de l'imiter (36).

Rayon de la contagion. Modes de transmission. — L'observation enseigne que le contact immédiat n'est pas indispensable à la transmission de la coqueluche du malade à son entourage. Mais, jusqu'à quelle distance le patient exerce-t-il son pouvoir contagieux, dans quelle étendue l'atmosphère qui l'enveloppe est-elle infectante ? On ne saurait répondre avec une précision rigoureuse à cette question. Il est du moins certain que la sphère d'activité de la contagion est très faible. La possibilité de limiter la maladie à quelques maisons, voire même à une partie de maison, à un étage par exemple, dénote une diffusibilité restreinte de sa cause. GUERSANT estimait que le coquelucheux n'infectait que les personnes qui s'approchaient assez près de lui pour respirer son haleine. Le Dr FILATOW, de Moscou, cité par M. COMBY (37), a été à même de s'assurer que la coqueluche traversait rarement un corridor pour passer d'une salle à une autre. Dans le service de M. GRANCHER, à l'hôpital des Enfants-Malades, les contagions intérieures sont devenues exceptionnelles depuis que ses salles ont été divisées en box grillagés sans plafond, qui empêchent le coquelucheux de prendre contact direct avec son voisin, laissant entre eux une couche d'air de 1 à 2 mètres d'épaisseur tout au plus. Les rares exemples de transmission observés dans ces conditions concernent des petits malades indociles, qui sortaient de leur box et erraient à l'aventure dans la salle (38), s'exposant inconsciemment à tous les contacts directs et indirects avec leurs petits camarades.

Par quel intermédiaire s'effectue la transmission de l'agent infectieux ? Il est vraisemblable que l'air atmosphérique lui sert rarement de véhicule, sans quoi les paravents treillagés et sans plafond, du service de M. Grancher, ne suffiraient pas à l'empêcher de passer d'un lit à l'autre. Mais ils ne mettent pas obstacle à son transfert par les objets à l'usage des malades ; maintes fois ces objets ont été en effet mis en cause et non sans fondement. Dans le service de M. Grancher, un enfant fut contaminé par un jouet que la mère de son voisin, coquelucheux, lui avait passé. Biermer raconte, d'après Welshe, le fait suivant : une dame anglaise s'embarqua dans un port de la côte Est de l'Angleterre avec ses deux enfants atteints de la coqueluche. Son bateau ayant fait escale à Sainte-Hélène, le linge sale des petits malades fut envoyé au blanchissage chez une ouvrière de la ville. Peu de temps après, la coqueluche se déclara chez les enfants de cette femme, et de ce ménage elle se répandit progressivement dans toute l'île, où depuis longtemps on n'avait point observé une seule atteinte de cette maladie.

Il n'y a point que les objets inanimés qui ont été incriminés dans le transfert du contage. Il paraît que les personnes qui ont séjourné près d'un malade sont également aptes à le répandre plus ou moins loin de sa source productrice. J'ai connaissance, écrit Rosen v. Rosenstein, que la coqueluche a été transmise par le domestique d'une personne qui en était atteinte, à deux enfants d'une maison où il avait été envoyé en commissionnaire. Il confesse l'avoir importée lui-même un jour d'une famille infectée dans une autre qui en était indemne (39). Roger fait le même aveu (40). Le Dr Mignot s'accuse de l'avoir donnée à son petit-fils, âgé de 6 mois, au cours d'une épidémie qui sévit dans l'arrondissement de Gannat, en 1884 (41).

Enfin, les animaux domestiques qui, d'après ce que nous verrons plus loin, reçoivent parfois la coqueluche de l'homme, seraient à même de la lui rendre. Jahn cite l'observation d'un chien coquelucheux qui infecta plusieurs personnes (42).

Par quelle voie et quel véhicule l'agent infectieux est-il éliminé de l'organisme ? L'induction nous suggère qu'il est contenu dans les mucosités filantes rejetées à la suite des efforts de la toux, et certaines expériences pratiquées sur les animaux ne sont point faites pour infirmer cette conjecture. Tschamer serait même parvenu à communiquer la coqueluche à lui-même et à une autre personne par l'inoculation du mucus laryngo-trachéal (43). Birch-Hirschfeld et Rossbach, il est vrai, n'ont pas réussi dans

des tentatives similaires. Malgré ces résultats contradictoires, on ne met
guère en doute la virulence des sécrétions en cause ; en attendant que la
certitude en soit établie, il est légitime de les considérer comme dangereuses.

FLÜGGE range la coqueluche parmi les affections qui se propagent par des
gouttelettes imperceptibles de mucus laryngo-trachéal, que le malade lance
autour de lui dans la conversation et dans tous les actes qui provoquent
une expiration forcée (44). Un individu qui parle projette devant lui des
gouttelettes de mucus bacillifères, comme en témoigne l'ensemencement
fertile de plaques de gélose placées devant sa bouche, à une distance de
50 centimètres à 1 mètre. On comprend combien cette dissémination doit
être profuse dans une maladie dont 'toute la symptomatologie se résume
dans la toux, et une toux rebelle, quinteuse, qui se prolonge pendant des
semaines et au delà.

On conçoit également la facilité avec laquelle elle se propage parmi les
enfants qui, dans l'étroite promiscuité de leurs jeux et de leurs ébats, se
parlent face à face et se toussent en quelque sorte mutuellement dans la
figure. Enfin, on s'explique la faible diffusibilité du contage, dans la transmission directe, puisque son rayon d'action ne peut dépasser la distance à
laquelle il est projeté par le malade. Et c'est ainsi que l'analyse des faits
nouveaux nous ramène à l'assertion de GUERSANT cité plus haut, à savoir
qu'on ne s'expose à la contagion que quand on respire l'haleine du malade.
Si, d'après ces considérations, il est vraisemblable que la contagion
directe s'accomplit le plus souvent par la voie humide, il n'en est pas de
même, cela n'est pas moins probable, de la transmission médiate. Assurée
par des objets divers qui ont reçu des parcelles d'expectoration du malade,
elle ne peut guère être imputée qu'aux poussières virulentes dégagées de
ces objets, et provenant du mucus desséché et réduit en particules impal-
pables par leur manipulation.

Ajoutons, pour terminer ce paragraphe, que s'il est exact que ce sont les
premières voies de l'appareil respiratoire qui sont les sources productrices
du moteur pathogène, il est permis d'admettre inversement que c'est par
elles que s'accomplit l'infection. Ces diverses questions ne pourront recevoir une solution définitive que lorsque nous connaîtrons la cause prochaine de la maladie.

Incubation. — Comme mainte autre maladie infectieuse, la coqueluche
s'ouvre par une période d'incubation qui, d'après ROGER, serait constante.
Sa durée est difficile à déterminer. Son début en effet ne peut être déduit
que des rares observations où le contact entre celui qui donne et celui qui
reçoit la contagion a été unique et très court. D'autre part, sa fin n'est

guère plus facile à saisir, parce qu'elle se confond avec le début toujours
insidieux de la coqueluche, dont la première manifestation est cette toux
banale qui passe généralement inaperçue, jusqu'à ce qu'elle éveille l'attention par sa ténacité ou par quelqu'autre indice plus ou moins spécifique.

Quoi qu'il en soit, sa durée a été approximativement fixée à :

5 à 6 jours, par GUERSANT ;
6 à 7 jours, par ROGER ;
2 à 7 jours, par GERHARDT ;
8 à 10 jours, par WEST ;
    7 jours, par OPPOLZER ;
5 à 7 jours, par LÖSCHNER.

Dans deux observations très précises relevées par UNRUH, elle fut de 10
et 4 jours (45). EICHENBRODT, dans un travail que nous mentionnerons plus
loin, rapporte que chez deux de ses malades qui n'avaient été en contact
qu'une fois avec des coquelucheux, et pendant un temps très court, l'incubation comprit exactement 11 jours de durée (46). Il en fut de même chez un
petit garçon dont l'observation a été rapportée par M. LÉON : 11 jours après
un contact unique et limité avec une de ses petites amies, il fut pris d'enrouement avec rougeur vernissée des piliers du voile du palais et du pharynx.
Au bout de 4 jours, la toux devint nettement quinteuse, le lendemain
apparaissait l'expectoration glaireuse, et peu de temps après l'inspiration
spasmodique (47).

Ces chiffres ne diffèrent guère les uns des autres. On se rapproche sans
doute le plus de la vérité en acceptant la formule de ROGER : la durée
de l'incubation est d'ordinaire de 6 à 7 jours, mais peut s'abaisser à la moitié de cet intervalle ou s'élever jusqu'à 10 ou 12 jours.

Immunité. Réceptivité. — La disposition à contracter la coqueluche est
très générale chez les enfants. Exposés à la contagion, ils en deviennent
presque fatalement la victime. Leur réceptivité est pour ainsi dire sans
limite, et l'immunité naturelle extrêmement rare (48). D'après les observations de LÜNE, certaines familles seraient particulièrement sujettes à cette
maladie. En général, elle n'attaque l'homme qu'une seule fois. Une première atteinte confère l'immunité pour l'avenir, du moins les récidives
sont-elles extrêmement rares, plus rares que les récidives de rougeole. Pendant une période de 38 ans, ROSENSTEIN n'en a pas observé une seule, et
c'est en vain aussi que CAILLEAU, HUFELAND, MATTHAEI en ont cherché des
exemples dans les antécédents des gens âgés. L'examen de ceux des enfants
épargnés par une épidémie fait presque toujours constater chez eux une
atteinte antérieure. Mais les règles les plus rigoureuses comportent des exceptions. JAHN et SCHÖNLEIN assurent avoir observé dans plusieurs épidémies

des récidives chez des adultes : c'étaient, il est vrai, des atteintes avortées. Lühe a été témoin, dans sa propre famille, particulièrement prédisposée à la coqueluche, d'une deuxième atteinte au bout de 2 ans et quart chez un de ses enfants et chez sa mère (49). Le Dʳ Theodor enfin a observé à Königsberg, de 1889 à 1893, 5 récidives sur 353 atteintes (50). La résistance à la contagion est subordonnée à certaines conditions individuelles parmi lesquelles l'âge s'impose surtout à l'attention, ainsi que nous le verrons plus loin.

Cause première. Bactériologie. — Les tentatives de découvrir le moteur pathogène de la coqueluche datent d'une trentaine d'années : le début en remonte aux recherches à peu près complètement oubliées aujourd'hui de Letzerich, Henke, Birch-Hirschfeld, Tschamer et Rosbach (1870-1880). Elles se sont multipliées dans ces derniers temps, mais ont malheureusement abouti à des résultats contradictoires, chaque bactériologiste mettant en cause un microbe différent, et le préconisant au détriment de celui de son prédécesseur. On voit défiler ainsi dans ces travaux les types fondamentaux des infiniment petits, les protozoaires, les coques et les bacilles, et l'on regrette vraiment que tant d'efforts soient restés stériles. C'est uniquement pour rendre hommage à ceux-ci que nous nous sommes décidé à produire ici une courte énumération des œuvres qui en sont nées, en prenant pour guide l'analyse critique qu'en ont donnée MM. Jochmann et Krause (51).

a. *Protozoaires*. — Henke, Ermengen, Deichler (52), Kurlow (53) et Behla (54) ont trouvé dans l'expectoration rejetée à l'apogée de la maladie des protozoaires en massue, à protoplasme finement granuleux, dont la petite extrémité est pourvue de cils vibratils, et la grosse émet des prolongements amiboïdes. Kurlow les considère comme pathogènes; quant aux bactéries contenues dans les mêmes crachats, ils seraient les agents des infections secondaires si fréquentes dans la coqueluche.

Jochmann et Krause, ayant cherché en vain ces images dans les crachats coqueluchiens, inclinent à y voir tout simplement des leucocytes modifiés dans leur forme.

b. *Micrococques*. — Ailleurs, ce sont les micrococques qui ont retenu l'attention des chercheurs. Mocoroo et Silva Aranja, Barlow et Broadbent ont trouvé, libres dans les crachats ou inclus dans les globules purulents et les cellules épithéliales du larynx et du pharynx, des micrococques disposés en chaînettes ou groupés en amas zoogloéiques. Mais comme ils n'ont fait aucune tentative de culture avec ces organismes, leurs observations sont restées sans écho.

Un peu mieux connues sont celles de RITTER. Dans un grand nombre d'échantillons de crachats, plus de 2.000, cet observateur nota la présence constante de microcoques spéciaux d'une petitesse extrême, que les plus forts grossissements montrèrent être des diplocoques isolés ou groupés de la façon la plus disparate. Il les tient pour spécifiques. Les ayant rencontrés surtout dans les moyennes et grosses bronches, il en conclut que celles-ci étaient le foyer principal de la maladie. Il les a inoculés sans succès ou avec des succès très douteux à l'homme et aux animaux (55). Ces notions furent confirmées par son élève BUTTERMILCH ; mais le témoignage de celui-ci est à peu près le seul dont elles puissent se réclamer. CAHN et NEUMANN (56), CZAPLEWSKI et HENSEL, JOCHMANN et KRAUSE, n'ont pu s'assurer de l'existence de ce microorganisme.

A peu près à la même époque, M. GALTIER de Lyon signala, dans les parties les plus consistantes de l'expectoration coqueluchienne, des microcoques groupés par deux ou réunis en amas. Inoculée à divers animaux, leur culture détermina du catarrhe respiratoire chez la poule, des crises de toux spéciale, avec hyperémie trachéo-bronchique et broncho-pneumonie chez le chien, enfin la mort chez le cobaye et un lièvre (57).

Plus récemment, M. POTTIEZ a cultivé, avec les produits d'exsudation bronchique, deux espèces microbiennes différentes : un streptocoque en chaînettes plus ou moins longues et donnant sur gélatine de petites colonnettes arrondies, qui se liquéfient au bout de 3 jours, et un microcoque non liquéfiant, poussant très rapidement sur les différents milieux solides, et dont les cultures sur gélatine présentent l'aspect de stries qui prennent une belle couleur rose après 48 heures. L'auteur ne paraît pas s'être prononcé sur la valeur pathogène de ces microbes (58).

c. *Bacilles.* — C'est dans le domaine des formes bacillaires des microbes qu'ont eu lieu les débats les plus vifs sur le moteur pathogène de la coqueluche. BURGER trouva dans les flocons blanc jaunâtre de l'expectoration, de nombreux bâtonnets, les plus petits ellipsoïdes, les plus grands étranglés au milieu, rangés en séries, en chaînettes ou en amas irréguliers. Il n'essaya point de les cultiver ; mais comme il ne les constata que dans les crachats de la coqueluche, il les tint pour la cause spécifique de celle-ci (59).

Les recherches d'AFANASSIEW sont plus complètes et méritent plus de considération. Cet observateur a noté dans les petites masses purulentes ou muqueuses rejetées après les quintes, des bactéries de 0,6 à 2,2 μ de long, soit isolées ou unies deux à deux, soit groupées en chaînettes ou en amas irréguliers. Il en obtint des cultures à peu près pures sur l'agar ; et ayant injecté celles-ci dans la trachée ou directement dans le poumon de jeunes chiens et lapins, il vit survenir chez quelques-uns de ces animaux des états morbides semblables à ceux de la coqueluche.

Ce microorganisme fut trouvé également à l'autopsie d'enfants morts de cette dernière, dans le suc des nodules d'hépatisation pulmonaire et dans le mucus bronchique. AFANASSIEW se crut autorisé à le tenir pour le véritable agent pathogène de cette maladie et le dénomma « *Bacillus tussis convulsivæ* » (60).

Cette opinion fut partagée par SZEMTSCHENKO, qui réussit à cultiver le même microorganisme avec les divers organes de quatre enfants morts de la coqueluche : il le trouva surtout sur les petites et grosses bronches, et en inféra que les inhalations antiseptiques constituaient le traitement rationnel de cette maladie (61). Mais cette conclusion fut combattue par KOPLIK qui, n'ayant pas réussi à inoculer expérimentalement le bacille d'AFANASSIEW, lui dénia toute valeur spécifique, bien qu'il l'eût trouvé chez 13 malades (62).

A ces diverses recherches succédèrent celles de CZAPLEWSKI et HENSEL, qui jouirent d'une certaine notoriété. Ces deux observateurs découvrirent dans les mucosités éliminées après les quintes, des bâtonnets courts, à extrémités arrondies, de la grandeur du bacille de l'influenza, se colorant aux deux extrémités (bacilles bipolaires) et se cultivant sur les milieux nutritifs habituels (63). Bien qu'ils ne fussent point parvenus à l'inoculer aux animaux, MM. CZAPLESWKI et HENSEL lui attribuèrent néanmoins le rôle de microbe pathogène, en raison de sa présence à peu près constante dans les mucosités rejetées par les malades. Ces observations furent confirmées par ZUSCH à Aix et à Heidelberg (64) et CAVASSE à Paris (65). A peu près à la même époque, KOPLIK trouva un bâtonnet voisin de celui de l'influenza, qui parut être également identique à celui de CZAPLEWSKI, mais comme ce dernier ne donna aucun résultat à l'inoculation.

SPENGLER (66) observa le même bacille dans les crachats coquelucheux, pendant une épidémie à Davos, mais sans lui attribuer une signification spécifique ; sa communication provoqua de la part de CZAPLEWSKI une réponse dans laquelle il défendit à nouveau, et avec une grande énergie, les conclusions de son premier travail.

En 1900, ARNHEIM fit connaître à la Société médicale de Berlin (séances des 7 et 14 février), qu'il avait trouvé chez 43 enfants atteints de coqueluche, et dans les poumons de 3 enfants qui y avaient succombé, un petit bacille intracellulaire, et en partie réfractaire à la coloration par la méthode de GRAM. Cet organisme, dont les inoculations à l'animal n'ont donné aucun résultat, lui parut identique à celui de CZAPLEWSKI et HENSEL, mais différent de celui de RITTER par sa morphologie et ses caractères culturaux (67). Celui-ci au contraire soutint l'identité de ce bacille avec le sien, opinion qui fut combattue par ARONSON (68).

Dans une deuxième communication faite à la même société en 1903, ARNHEIM expose à nouveau qu'ayant continué ses investigations, il avait trouvé le bacille intracellulaire sur 150 coquelucheux et sur 3 enfants décédés. Il lui fut répondu derechef que son microbe n'était autre que celui de RITTER (69).

VINCENZI, dans ses recherches sur l'étiologie microbienne de la coqueluche, décrit également des bactéries qui rappellent beaucoup celles de CZAPLEWSKI et HENSEL, SPENGLER et ZUSCH. Ce sont des bâtonnets ou cocco-bacilles qui se développent très bien sur l'agar où ils forment des colonies ressemblant à de petites bulles d'air avec centre fortement réfringent (70). Ces observations furent confirmées par BUTTERMILCH qui, dans tous ses examens de crachats coquelucheux, constata la présence de cocci, ordinairement disposés en diplocoques, parfois en chaînettes ou en amas. Il les tint pour identiques aux microorganismes de VINCENZI et de RITTER, et les considéra sans hésitation comme le moteur pathogène de la coqueluche (71).

Sur 32 coquelucheux dont il examina les sécrétions bronchiques, EL MASSIAN trouva 8 fois un bacille semblable à celui de PFEIFFER, s'en distinguant seulement par la façon dont il cultive sur le sérum. Mais l'ayant constaté également dans la bronchite aiguë sans coqueluche, chez des enfants et des adultes, il ne lui attribua aucune signification spécifique.

Le Dr ANGELO LUZZATO décrit deux espèces de bactéries, rappelant respectivement celles de KOPLIK et de CZAPLEWSKI. L'une, qu'il a rencontrée dans presque tous les échantillons de crachats coquelucheux, est constituée par des bâtonnets courts, très petits, massifs, qui prennent le GRAM et présentent la coloration bipolaire. L'autre se rattache au groupe des bacilles de PFEIFFER par l'aptitude à se développer sans hémoglobine. Ce n'est qu'à ce dernier, auquel l'auteur donne le nom de « bacillus minutissimus sputi », qu'il conviendrait selon lui d'attribuer une signification étiologique (72).

RAHNER a trouvé aussi quelquefois les bactéries bipolaires de CZAPLEWSKI, mais le plus souvent des bacilles pseudo-diphtériques. A son avis, la bactérie bipolaire de CZAPLEWSKI et HENSEL doit être rangée parmi ces derniers, et il estime que ce bacille, pas plus que celui de ZUSCH, ne peut être considéré comme le moteur pathogène de la coqueluche (73).

Voici venir, en suivant toujours l'ordre chronologique, une étude des plus consciencieuses sur ce sujet. Ensemençant du sang gélosé avec l'expectoration de 31 enfants atteints de coqueluche, JOCHMANN et KRAUSE ont isolé 25 fois des bacilles identiques à celui de la grippe, mais que leurs réactions biologiques et histo-chimiques conduisent à ranger en trois catégories. La première, la plus commune et que ces auteurs désignent du nom de bacillus pertussis Ebbendorf, se distingue des deux autres en ce qu'elle ne pousse qu'en milieu hémoglobinique. Elle a été rencontrée à l'état de culture presque pure dans des foyers de broncho-pneumonie

coqueluchienne, tandis qu'elle a fait défaut dans 6 cas de broncho-pneumonie étrangère à la coqueluche.

La deuxième espèce isolée, dans 4 cas, de l'expectoration et des foyers
broncho-pneumoniques, semble correspondre au bacille de Czaplewski.
Elle se différencie de la première en ce qu'elle pousse dans les milieux
nutritifs sans addition d'hémoglobine, mais partage avec elle la propriété
de se décolorer par le procédé de Gram.

La troisième espèce enfin, constatée dans les trois premiers cas, retient
le Gram, et pousse indifféremment, comme la précédente, sur les milieux
hémoglobiniques ou non.

Les auteurs se refusent à voir dans le bacille de Czaplewski et de Hensel
le moteur pathogène de la coqueluche, parce qu'ils ne l'ont rencontré que
dans 4 échantillons de crachats, et parce que ces expérimentateurs ont
négligé de le soumettre à des ensemencements méthodiques sur l'agar
hématique. Ils contestent également toute signification spécifique à la troisième espèce, parce qu'ils ne l'ont constatée que dans un trop petit nombre
de cas, et parce qu'ils l'ont isolée des garde-robes d'un typhoïdique.

Ayant observé dans 18 cas et dans 3 autopsies le bacille Eppendorf, ils
inclinent à le considérer comme le microorganisme de la coqueluche (74).

L'année suivante, Jochmann, répondant à diverses observations faites à
son travail, insiste à nouveau sur la spécificité du bacille d'Eppendorf, sur
l'impossibilité de l'identifier avec le bacille de Spengler, et revendique formellement pour lui et son collaborateur la priorité de sa description (75).

Mais peu de temps après, M. Leuriaux de Bruxelles annonça avoir isolé
du mucus expectoré par les coqueluchiens un bacille court, trapu, mobile,
aérobie, se développant sur tous les milieux de culture généralement
employés. Inoculé dans la veine auriculaire du lapin, il le tue rapidement
au milieu de symptômes convulsifs et paralytiques, qui se produisent également à la suite de l'injection de ses produits de sécrétion. L'auteur a fait
avec ses bouillons de culture des essais de sérothérapie qui lui ont donné
des résultats très satisfaisants (76).

Dès 1898, Livio Vincenzi avait trouvé dans l'expectoration de 18 coquelucheux un cocco-bacille immobile dont il donna les caractères morphologiques, biochimiques et culturaux. Il lui avait attribué une signification
pathogène, bien que ses tentatives d'inoculation fussent restées infructueuses (77). En 1902, il se déclara convaincu que le bacille isolé par lui était
identique au bacillus pertussis d'Ebbendorf (78). Et MM. Jochmann et Krause
de répondre tout aussitôt qu'ils repoussaient cette conception, parce que la
caractéristique fondamentale de leur microbe était de ne se développer
que sur les milieux nutritifs additionnés d'hémoglobine, tandis que celui
de Livio Vincenzi poussait sans le concours de ce principe (79).

En 1903, M. Jochmann exprime à nouveau sa foi dans la spécificité du bacille d'Ebbendorf, en s'appuyant sur la constatation de celui-ci dans 20 cas de broncho-pneumonie coqueluchienne (80). Mais voici qu'à la même époque Paul Meyer révoque en doute les observations de Jochmann et Krause pour remettre au premier plan celles de Czaplewski. Dans l'expectoration de 34 enfants, il a trouvé constamment les bacilles polaires de ce dernier (81), et dans une série de recherches faites simultanément, Arnheim est arrivé à des résultats analogues (82).

Nous arrêterons ici cette fastidieuse énumération sans avoir épuisé le sujet. Nous avons tenu à mentionner les principaux travaux qui lui ont été consacrés; mais la divergence des résultats auxquels ils ont abouti, et l'insuffisance de démonstrations sur lesquelles ils s'appuient, nous obligent à conclure que le moteur pathogène de la coqueluche est encore à trouver.

Causes secondes. — *Influences météoriques*. — Nous avons vu plus haut que le domaine géographique de la coqueluche embrasse presque toute la surface de la terre habitée ; ce nous est une preuve que cette maladie se joue des influences climatiques, mais elle ne s'en affranchit pas complètement. Ainsi, la plupart des observateurs ont noté que dans les pays tropicaux et subtropicaux, elle était moins commune et surtout moins meurtrière que sous les latitudes plus élevées. On n'en sera point surpris, surtout de cette dernière observation, car sa gravité dépend, comme l'on sait, des complications broncho-pulmonaires qui sont plus fréquentes dans les pays septentrionaux que sous les climats plus cléments de l'équateur et des zones subtropicales.

Mais, sous les latitudes élevées, l'évolution annuelle de la coqueluche subit-elle quelqu'influence de la part des saisons? L'observation ne donne pas de réponse ferme à cette question. D'après Barthez et Rilliet, c'est le printemps qui compterait le plus d'épidémies. Monti, cité par Rahner, estime également que c'est l'hiver et le printemps qui en sont le plus chargés. Les relevés de Roger, portant sur une période de 8 ans, attribuent plus de malades à l'été (127) et à l'hiver (110) qu'au printemps (95) et à l'automne (94). La répartition mensuelle des atteintes dans le même intervalle accuse de même un maximum en faveur des mois les plus chauds, juillet et août (61 et 42 cas), et un minimum pour avril et novembre (25 et 27 cas). Enfin, la comparaison entre les semestres d'été et d'hiver achève de mettre en relief cette inégalité dans la distribution des atteintes, la période des chaleurs d'avril à septembre comptant 220 cas, et celle des pluies et du froid d'octobre à mars n'en enregistrant que 206 (83).

Calculant d'après les statistiques de M. Bertillon la moyenne des décès mensuels par coqueluche pendant la période quinquennale 1898-1902, nous avons obtenu les résultats suivants :

Janvier 28
Février 31,8
Mars 44,2
Avril 42,6
Mai 44,0
Juin. 34,4
Juillet. 32,4
Août 35,8
Septembre. 29,4
Octobre 21,2
Novembre 14,4
Décembre 15,4

Groupés par trimestre et par semestre, ces chiffres donnent :
1° Pour la répartition trimestrielle :

1er trimestre 34,66
2e trimestre. 40,33
3e trimestre. 32,53
4e trimestre. 17,50

2° Pour la répartition semestrielle :

D'avril à septembre 36,93
D'octobre à mars 26,08

Ces résultats s'accordent en partie avec ceux de ROGER. Ils ne s'écartent guère non plus de la vaste enquête de HIRSCH sur le même sujet. Calculant la répartition saisonnière de la coqueluche pour un grand nombre d'années dans la Thuringe, la Suède, Dresde, Erlangen et Munich, il s'est assuré que partout le nombre des atteintes s'élevait à leur maximum en été et en automne. D'autre part, sur 495 épidémies dont le début et l'apogée ont été marqués,

139 ont commencé en hiver.
131 au printemps.
119 en été.
106 en automne.

Ce sont l'hiver et le printemps qui en ont vu naître le plus grand nombre. Ensuite,

63 ont eu leur point culminant au printemps.
56 — — au printemps et en été.
57 — — en été.
74 — — en été et en automne.
77 — — en automne.
29 — — en automne et en hiver.
62 — — en hiver.
77 — — en hiver et au printemps.

Il s'ensuit que la maladie a régné épidémiquement :

    196 fois au printemps.
    187 — en été.
    180 — en automne.
    176 — en hiver.

C'est encore le printemps, puis l'été qui détiennent le premier rang dans l'ordre de fréquence, et l'hiver qui est le moins chargé.

Mais dans l'ensemble, ces différences sont si insignifiantes, qu'on hésite à attribuer aux saisons une influence décisive dans les recrudescences épidémiques de la maladie. D'ailleurs, nombre d'observateurs la leur dénient formellement. JOSEPH FRANK à Vilna (84) et RUFZ DE LAVIZON à Saint-Pierre (85) ont vu des épidémies naître dans tous les mois de l'année. WEST a noté également qu'elles se sont déclarées dans toutes les saisons à Londres (86). Dans son intéressant travail, RAHNER représente par des graphiques son évolution dans le Palatinat et la Franconie moyenne de 1897 à 1899. On y constate que dans la première de ces régions, elle s'élève à son fastigium en septembre 1898, tandis que l'année suivante, elle s'abaisse précisément à son niveau le plus bas dans ce mois. Dans la Franconie moyenne, la morbidité maxima de 1898 se produit en décembre, alors que l'année précédente elle avait eu lieu en juin.

Enfin, consultant à ce point de vue l'histoire des épidémies consignées dans les Mémoires de l'Académie de Médecine depuis le milieu du dernier siècle jusqu'aujourd'hui, nous ne leur avons point trouvé de caractère saisonnier nettement marqué ; elles ont débuté ou atteint leur apogée à toutes les époques de l'année. C'est ainsi que dans le rapport de 1893 que nous avons eu l'honneur de rédiger, nous avons noté expressément que la coqueluche a régné pendant presque tous les mois de cette période dans différentes localités de l'arrondissement de Belley et du Blanc (87).

Les observations consacrées à ce facteur étiologique sont donc généralement contradictoires, ou au moins douteuses. Il est permis d'en conclure que son rôle est très secondaire dans la pathogénie de la coqueluche, les saisons n'y ont aucune action décisive. Mais on ne peut méconnaître que les vicissitudes atmosphériques, qui d'ailleurs peuvent survenir à toutes les époques de l'année, appellent les complications pulmonaires, causes ordinaires de la mort dans cette maladie. Les transitions brusques de la température, la succession d'une chaleur humide à un froid sec et prolongé, les extrêmes de la température atmosphérique, les intempéries en un mot, sont sans action sur le développement des épidémies, mais ne laissent pas d'exercer une influence fâcheuse sur leur caractère, elles en accroissent la gravité et en élèvent la mortalité.

Age. — La coqueluche recherche l'enfance avec une préférence telle, que tous les observateurs s'accordent à la considérer comme une maladie propre à cet âge. Elle en est la plus fréquente après la rougeole. Sur 557 cas notés par M. Comby, 118 avaient moins de 2 ans, dont 46 au-dessous de 1 an et 7 au-dessous de 6 mois ; 302 étaient âgés de 2 à 6 ans, 96 de 5 à 7 ans, et 37 enfin comptaient plus de 7 ans. L'âge de 3 ans est le plus chargé (116 cas), viennent ensuite celui de 4 ans (98) et celui de 2 ans (88).

Les décès survenus à Paris (intra et extra muros) dans la période quinquennale 1898-1902 se répartissent ainsi entre les différents âges, d'après les tables de M. Bertillon :

```
Au-dessous de 1 an. . . . . . . . . . . . . . . . . .   691
De   1 à   4 ans. . . . . . . . . . . . . . . . . . . 1.047
De   5 à   9 ans. . . . . . . . . . . . . . . . . . .   129
De 10 à 14 ans. . . . . . . . . . . . . . . . . . . .     5
De 15 à 19 ans. . . . . . . . . . . . . . . . . . . .     2
De 25 à 29 ans. . . . . . . . . . . . . . . . . . . .     1
```

Dans une enquête portant sur 1.952 cas observés à l'hôpital des enfants de Dresde, du 1er septembre 1834 au 31 octobre 1877, Unruh a noté que la 4e et la 5e année de la vie comptaient le maximum des atteintes. Le nombre s'en accroît sans discontinuer jusqu'à la 4e année où la réceptivité paraît presque 3 fois plus grande que dans la première. Elles diminuent à partir de la 4e année, mais avec des allures plus lentes que dans la période d'ascension, si bien qu'à 8 ans, la réceptivité se montre encore supérieure à celle des enfants de 1 an (89).

Sur 1.737 enfants soignés par Baginsky.

```
563 étaient âgés de. . . . . . . . . . . . . . . .   0 à  1 an.
809   —      —   . . . . . . . . . . . . . . . . .   1 à  4 ans.
365   —      —   . . . . . . . . . . . . . . . . .   4 à 10 ans (90).
```

M. Rahner fait toutefois remarquer avec raison que ces tableaux se rapportant à un milieu déterminé, ne sauraient avoir une valeur générale ; car la fréquence relative de la coqueluche dans la 2e enfance est subordonnée dans une certaine mesure à l'intervalle qui sépare les épidémies, et qui est susceptible d'introduire une cause d'erreur dans l'appréciation des résultats. Si celles-ci, en effet, sont suffisamment rapprochées, les premières années de la vie leur paient un tribut très large et les années suivantes sont dégrevées d'autant. Plus, au contraire, elles sont espacées, plus est considérable le nombre d'enfants réceptifs devant chacune d'elles, et plus se trouve reculée la limite de l'âge accessible à leurs atteintes. Ainsi dans l'épidémie de Münsterthal, dont M. Rahner fut témoin, la morbidité fut assez grande jusqu'à l'âge de 9 ans, parce que depuis longtemps la coqueluche ne s'était point manifestée dans cette localité.

Toutefois, la comparaison d'un grand nombre d'observations de provenances diverses, a permis d'établir que l'âge de prédilection était réellement compris entre la 2ᵉ et la 5ᵉ année. De la 6ᵉ à la 10ᵉ, la maladie diminue progressivement, et après 10 ans, elle ne se rencontre plus qu'assez rarement. Parmi les atteintes précoces, quelques-unes ont été observées dans les premiers jours de la vie. Bouchut rapporte l'histoire d'un nouveau-né qui fut infecté le 2ᵉ jour, commença à tousser le 4ᵉ, et présenta le 8ᵉ jour une coqueluche classique. On a signalé même quelques faits qui témoigneraient en faveur de la contagion intra-utérine de cette affection. Rilliet et Barthez ont observé des quintes caractéristiques le jour même de la naissance, chez un enfant dont la mère était coquelucheuse depuis un mois. Roger cite, d'après Blache, un fait analogue : la maladie qui se manifesta au 6ᵉ jour de la vie, avait été, sans aucun doute, transmise au nourrisson par sa mère, laquelle l'avait prise d'un autre de ses enfants (91). Watson mentionne également l'exemple d'un enfant qui présenta déjà dès le premier jour de la vie les symptômes de la coqueluche : sa mère, bien portante, avait eu près d'elle, dans les dernières semaines de la grossesse, un enfant atteint de cette affection (92).

D'autre part, l'âge adulte et même la vieillesse ne sont pas absolument à l'abri de ses atteintes. Dans son rapport sur les maladies régnantes de 1874, Briquet expose qu'au cours d'une épidémie de coqueluche qui envahit l'arrondissement de Coulommiers, une commune de 4.334 habitants compta 72 malades au nombre desquels figuraient 22 adultes et 10 décès, dont 4 parmi ces derniers (93).

Rendant compte à l'Académie des maladies observées en l'année 1882, M. Bucquoy note également que dans une épidémie qui s'est manifestée à Templeux-la-Fosse, de mai à août, on enregistra 139 atteintes, dont 7 hommes et 12 femmes âgés de 20 à 80 ans. Les adultes ont donc été très sensiblement éprouvés par la maladie régnante (94).

Heberden, Gibb, Velten et quelques autres auteurs ont vu pareillement la coqueluche dans l'âge avancé : le premier chez une femme et un homme de 70 et de 80 ans, le dernier également chez un septuagénaire (95). Mais ces faits sont sûrement exceptionnels.

Certains médecins attribuent cette inégale répartition de la coqueluche dans les différentes périodes de la vie, non pas à l'influence de l'âge, mais aux variations des chances de contagion inhérentes à chacune d'elles. On peut leur objecter que si l'âge adulte supprime les contacts multiples des jeux, auxquels on attribue dans cette conception une influence décisive, n'en crée-t-il point d'autres comme en témoigne l'expansion épidémique de la rougeole, de la variole et de tant d'autres maladies contagieuses ? D'ailleurs les contacts entre les enfants sont tout aussi fréquents entre 5 et 10 ans

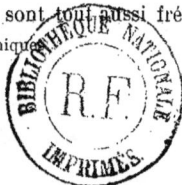

qu'entre 2 et 5, pourquoi cette dernière période marque-t-elle déjà une diminution très sensible dans la fréquence de la maladie? Que les changements introduits dans la manière de vivre par le progrès de l'âge exposent plus ou moins aux chances de contagion, cela est incontestable, mais ne suffit pas à l'interprétation de l'ensemble des faits. Les milieux intérieurs d'ailleurs subissent, avec l'évolution et l'involution de l'organisme, des modifications qui, *a priori*, doivent entraîner des variations corrélatives dans la réceptivité à l'égard des germes pathogènes. L'histoire de la plupart des maladies infectieuses confirme cette vue, et la coqueluche ne fait pas exception à la règle.

Sexe. — S'il est difficile de refuser une place à l'âge parmi les facteurs étiologiques de la coqueluche, il serait téméraire d'y ranger le sexe, comme l'ont tenté quelques cliniciens tels que BLACHE, RILLIET, BARTHEZ, HAGENBACH, BAGINSKY, qui ont avancé que la coqueluche attaquait les fillettes dans une proportion double de celle des garçons. WEST, BOUCHUT, CONSTANT ont compté également plus de filles que de garçons. Mais, dans ses supputations qui comprennent 43.393 coquelucheux, ROSEN a trouvé un rapport inverse : 21.543 filles et 21.850 garçons (96). RAHNER n'a relevé aucune différence entre les sexes dans l'épidémie de Münsterthal. La statistique mortuaire de la ville de Paris porte, pour la période 1898-1902, 768 décès du sexe masculin et 1.085 du sexe féminin. En réalité, en confrontant entre elles un grand nombre d'observations afférentes à ce sujet, on n'y relève que des différences insignifiantes ou contradictoires d'un sexe à l'autre. C'est l'impression qui nous est restée de l'examen des chiffres produits à cet égard dans les rapports annuels de l'Académie sur les maladies régnantes. Dans une épidémie qui envahit en 1866 10 communes de l'arrondissement de Château-Salins, et qui causa 56 atteintes, on compta 39 garçons et 7 filles (97). Dans une autre, observée en 1891 à Noyon, le Dr DELOBEL nota 22 filles contre 19 garçons (98). Il en est de même de la plupart des documents similaires. Aucune donnée précise ne se dégage de ces statistiques, il est permis d'en conclure à l'indifférence de la coqueluche pour le sexe.

Tempérament. États pathologiques. — Elle se comporte de même vis-à-vis du tempérament auquel tous les observateurs s'accordent à dénier toute signification étiologique. Pourtant, bien des cliniciens ont cru remarquer que la coqueluche recherchait volontiers les enfants débiles, rachitiques et scrofuleux, et qu'elle revêtait souvent chez eux des allures particulièrement sévères. Chez les enfants issus de souche tuberculeuse, elle entraîne parfois l'éclosion secondaire de la phtisie, et chez les sujets nerveux, érétiques, les paroxysmes ont de la tendance à prendre une grande violence. Mais l'in-

fluence disposante ou aggravante de ces états morbides est signalée dans la
plupart des maladies infectieuses de l'enfance ; elle n'a rien de spécial à
l'égard de la coqueluche.

Influence des conditions sociales. — La coqueluche s'observe dans toutes
les classes de la société ; elle n'épargne ni les riches ni les pauvres, pénètre
dans les appartements somptueux de la fortune comme dans les sombres
réduits de la misère, dans les pensionnats aristocratiques comme dans les
écoles du prolétariat. Pourtant, dans les grands centres, elle s'appesantit
surtout sur les écoles, les asiles, les crèches des faubourgs et, d'une façon
générale, sur la population ouvrière dont les familles nombreuses s'entas-
sent dans des logements étroits où l'air et la lumière ne pénètrent que
parcimonieusement. Il est vraisemblable que ces milieux souillés par le
méphitisme humain sont particulièrement propres à l'éclosion autochtone
de la coqueluche. Mais à coup sûr, ils favorisent sa propagation, comme
celle de tant d'autres maladies contagieuses, par l'étroite promiscuité qu'ils
établissent entre leurs habitants. D'autre part, dans ces foyers, elle est
souvent plus grave et d'ordinaire plus sujette aux complications que dans
les classes aisées, où les malades sont mieux soignés et mieux protégés
contre les influences atmosphériques. Dans un intéressant exposé sur
l'épidémiologie d'Ivry-sur-Seine pendant la période 1877-1899, M. le
Dʳ Courgey, d'Ivry, insiste sur les ravages que cause la coqueluche dans
les rez-de-chaussée obscurs et humides et dans les chambres en sous-sol.
A diverses reprises, il a vu périr plusieurs enfants de la même famille dans
ces réduits insalubres. Dans un des épisodes rapportés par lui, 3 enfants sur
3 succombèrent ainsi (99).

Races. Nationalités. — Elles ne confèrent ni immunité ni prédisposition
à l'égard de la coqueluche, quelle que soit la couleur des enfants. Les
patientes recherches de Hirsch établissent que dans l'archipel Indien, elle
est aussi fréquente parmi les enfants malais et javanais que chez les Européens, et qu'elle est très commune au milieu des populations autochtones de
l'Inde, de la Chine, de l'Egypte, de l'Algérie, du Soudan, de Madagascar,
de la Polynésie australienne, enfin du Sud de l'Amérique (100).

Conditions telluriques. — Un simple coup d'œil jeté sur la géographie de
la coqueluche suffit à convaincre qu'elle est indépendante de l'altitude et
de la configuration physique du sol ; elle l'est également de sa constitution
géologique. Certains auteurs ont avancé que les contrées marécageuses se
prêtaient plus spécialement à son expansion. C'est une opinion qui est née
d'observations insuffisantes, et à laquelle la géographie de cette maladie
oppose le démenti le plus formel.

En résumé, abstraction faite de l'âge, les causes secondes n'exercent qu'une influence très minime dans la pathogénie de la coqueluche. Cette influence s'efface complètement dans les épidémies violentes qui frappent partout sans distinction de sexe, de constitution, de condition sociale. Plus leur évolution est tumultueuse, moins elles ont de ménagement pour les sujets qui se trouvent à leur portée : l'hygiène individuelle est désarmée devant elles. JAHN affirme que quand elles sont douées de cette violence, elles n'épargnent même pas les animaux domestiques, tels que le chien et le chat.

NATURE

Il n'est pas sans intérêt de rappeler ici les principales théories qui ont été émises sur la nature de la coqueluche, parce qu'elles reflètent très fidèlement les divers principes qui ont successivement servi de base à la nosographie dans le cours du dernier siècle. Ces théories sont assez nombreuses. Déjà en 1833, BLACHE a eu de la peine à les résumer (101), et en 1854, GIBB, les réunissant toutes dans une revue d'ensemble, en a compté plus de cent (102)! Elles peuvent se ramener aux propositions suivantes :

La coqueluche est un catarrhe laryngo-bronchique, avec une sensibilité très vive de la muqueuse enflammée (BROUSSAIS).

La coqueluche est une névrose, une sorte d'asthme de l'enfance (BLACHE, GRISOLLE).

La coqueluche est une maladie spécifique avec prépondérance de deux éléments fondamentaux, un catarrhe et une névrose (GUERSANT et ROSTAN, TROUSSEAU, G. SÉE).

Ces conceptions sont l'écho fidèle des fluctuations doctrinales qui se sont succédé au cours des temps, et qui ont tour à tour orienté la médecine vers la lésion, le symptôme et la cause.

Confondant la nature de la maladie avec ses manifestations les plus objectives, elles se sont attachées à pénétrer le mode pathogénique de ces dernières, et à établir les liens qui les enchaînaient ensemble, sans sonder davantage l'essence de l'entité morbide.

C'est ainsi que, sous la pression des idées régnantes, les médecins du commencement du dernier siècle n'y virent qu'un catarrhe ordinaire, sans égard pour la modalité quinteuse et convulsive de la toux, et surtout pour la transmissibilité de l'affection. Vers le milieu du siècle, BEAU (103), WANNEBROUCQ (104) et BARA (105), tentèrent d'attribuer à ce catarrhe un caractère spécial, en établissant que ce n'était ni dans les bronches, ni dans les poumons qu'il se rencontrait, mais uniquement sur la muqueuse laryngée, surtout sur celle qui tapisse la région sus-glottique de l'appareil de la phonation et les cavités ventriculaires de ce dernier. L'infundibulum de l'entonnoir, écrit Beau, dont le sommet est à l'hiatus glottique et la base à l'orifice supérieur du larynx, est le champ très étroit du catarrhe coqueluchien. Les sécrétions qu'il fournit tombent ou glissent de temps à autre sur les cordes vocales et y provoquent une toux convulsive, un spasme comparable à celui que détermine la pénétration dans le larynx d'une parcelle alimentaire ou d'un corps étranger quelconque.

A l'inverse de Beau, Löry et Rehn plaçaient la zone catarrhale tussigène du larynx au-dessous des cordes vocales, Herff et Meyer entre ces dernières (106), et quelques-uns jusque dans les grosses bronches. Ces divergences ne laissent pas que d'inspirer des doutes sur la valeur respective de ces diverses opinions. D'ailleurs le traitement local n'a jamais enrayé la coqueluche ni même prévenu une quinte ; et enfin, pourquoi le catarrhe laryngé ordinaire ne provoque-t-il pas des effets semblables à ceux du catarrhe coqueluchien ?

C'est vraisemblablement pour avoir raison de la difficulté soulevée par cette question, que de bonne heure des praticiens du plus haut mérite, Hufeland et Jahn ont attribué la coqueluche non pas au catarrhe laryngé, mais à une affection du pneumo-gastrique. Breschet, Jahn et Autenrieth ont donné un fondement anatomique à cette opinion par la découverte, dans ce nerf, de lésions inflammatoires qu'ils ont soigneusement décrites. Mais elles sont loin d'y être constantes : elles y ont manqué 43 fois sur 47 cas examinés à ce point de vue par Albers (107).

Quelques médecins, Guéneau de Mussy en France (108), Romberg et Friedleben en Allemagne (109), ont fait intervenir une irritation causée dans ce nerf par la compression de ganglions trachéo-bronchiques engorgés. Cette conception donne une interprétation rationnelle du symptôme dominant de la coqueluche, la toux convulsive ; mais la tuméfaction de ces organes, pour être un peu plus fréquente que la névrite trisplanchnique, manque cependant dans un grand nombre de cas, comme l'ont établi entre autres MM. Bara (110) et Dolan (111). D'autre part, que de fois nous observons des adénopathies bronchiques dans la phtisie pulmonaire, avec étranglement du pneumogastrique par des masses tuberculeuses énormes sans syndrome coqueluchoïde ?

Enfin, le spasme de la glotte et des muscles expirateurs, qui est la cause déterminante de l'attaque de toux convulsive caractéristique de la coqueluche, est causé, d'après les remarquables expériences de Rosenthal, par l'excitation centripète de la branche interne du nerf laryngé supérieur. Comment comprendre que les ganglions incriminés limitent leur stimulation morbide aux filets constitutifs de cette branche ? Pourquoi les adénites qu'on observe dans d'autres affections que la coqueluche n'y déterminentelles point les effets qu'on leur attribue dans cette dernière ? Il n'est guère possible de répondre à ces questions que par l'hypothèse d'une toxine, agissant en vertu d'une action sélective sur les expansions terminales de ce nerf ou plutôt sur son noyau d'origine central.

On sait d'autre part que le cerveau lui-même a été mis en cause au commencement du dernier siècle par J. WEBSTER, à qui l'idée de l'origine encéphalique de la coqueluche a été suggérée par la fréquence des complications cérébrales, notamment de l'hydrencéphalie chez les enfants qui en étaient atteints, et par DESRUELLES, un disciple de BROUSSAIS, qui a donné à cette maladie le nom significatif de broncho-céphalite. Enfin, il s'est rencontré des observateurs, tels que LENTIN et SCHÖNLEIN (112) qui ont vu son essence dans une lésion des voies centrifuges, notamment du nerf phrénique. LAENNEC lui-même la rapportait à un rhumatisme du diaphragme.

Bien que nous soyons encore à chercher le moteur pathogène de cette maladie, sa nature spécifique et parasitaire est hors de toute contestation. Son développement épidémique, sa transmissibilité, son évolution cyclique, la spécificité si hautement accusée de quelques-uns de ses symptômes, enfin, l'immunité conférée par une première atteinte la rangent formellement parmi les maladies infectieuses. Cette opinion s'imposait même aux médecins qui paraissaient plus préoccupés de constituer sa pathogénie que de pénétrer sa nature. Frappé de la fréquence de l'adénopathie bronchique dont il constata plusieurs exemples des plus remarquables, GUÉNEAU DE MUSSY en fit, en 1873, le pivot de sa conception de la coqueluche. Il se la figurait comme une sorte de fièvre éruptive, avec manifestation exanthématique sur la membrane muqueuse bronchique, et retentissement sur les ganglions voisins, soit un processus analogue à celui de l'entérite et de l'adénopathie mésentérique de la fièvre typhoïde.

Une opinion semblable avait été émise quelques années auparavant par des observateurs en quête d'analogie entre la coqueluche et les fièvres éruptives. Il s'est produit en effet pour elle ce qui est arrivé aux oreillons. Convaincus de sa spécificité et frappés d'autre part de certaines ressemblances superficielles, des cliniciens du plus grand mérite ont cherché à la rattacher au groupe des fièvres éruptives, et notamment à la rougeole. Les deux affections, en effet, comptent des attributs cliniques communs, tels que la fièvre initiale, les localisations catarrhales sur les voies respiratoires, la broncho-pneumonie comme complication immédiate, et la tuberculose comme suite éloignée ; ajoutons à ces affinités symptomatiques la coïncidence fréquente de leur règne épidémique et leur association sur le même individu. Ces analogies ont suffi à certains médecins, tels que VOLTZ (113) pour affirmer l'identité de nature entre les deux maladies ; d'autres, tels que BARTHEZ et RILLIET (114) et GERMAIN SÉE (115) se sont bornés à établir entre elles un rapprochement, qu'ils fondent sur d'étroites affinités. Nous nous sommes déjà expliqué, à propos de l'affection ourlienne, sur la valeur de ces points de vue. La coqueluche, pas plus que cette dernière, ne saurait être identifiée avec aucune autre affection; son rapprochement de la rougeole est une vue de l'esprit, justifiée par certains traits qui lui sont communs avec cette affection, mais c'est une vue à coup sûr stérile.

Elle est, en effet, une maladie spécifiquement distincte ; ce caractère la rend une et irréductible en aucune autre, et nous laisse bien indifférent sur la place qu'on lui donne sur le cadre nosographique. Instruit par l'expérience du passé et les découvertes des temps récents, nous concevons la coqueluche comme une maladie infectieuse, caractérisée étiologiquement par la pénétration dans l'économie d'un agent spécifique fourni le plus souvent par un malade préexistant, anatomiquement par un catarrhe de l'extrémité supérieure des voies respiratoires, et cliniquement par des crises ou quintes de toux tout à fait caractéristiques. Est-elle une maladie locale dans le principe, ou faut-il y voir une maladie générale d'emblée, aboutissant ultérieurement à des localisations secondaires? Il est difficile de répondre avec précision à cette question. Toutefois, le catarrhe du stade initial, le gonflement des ganglions lymphatiques de la racine des bronches révélé par quelques autopsies, l'absence de tuméfaction splénique témoignent en faveur de la première alternative.

Si nous étions requis de formuler à notre tour une opinion sur sa physiologie pathologique, nous la demanderions aux notions pathogéniques actuellement accréditées. Elles nous suggèrent que la coqueluche est peut-être comparable au tétanos ou à la diphtérie, quelle est vraisemblablement causée par un germe qui évolue sur une zone plus ou moins limitée de la muqueuse laryngée, et qui sécrète des toxines douées d'une affinité élective pour les centres bulbaires d'où partent les incitations destinées aux puissances expiratrices. Mais manquant de base expérimentale, cette hypothèse ne vaut guère mieux que les autres. C'est par un aveu d'ignorance qu'il convient de clore ce paragraphe.

ÉPIDÉMIOLOGIE

L'histoire de la coqueluche est pauvre en relations épidémiologiques. Elle présente sous ce rapport les mêmes lacunes que celle des oreillons. N'étant guère appelés que pour soigner les complications de cette maladie, les praticiens ne peuvent en suivre l'évolution dans les groupes. Par la force des choses, ils s'absorbent dans l'étude clinique des faits particuliers, sans pouvoir s'élever à celle de leur enchaînement étio-

logique. Pour s'en convaincre, il suffit de parcourir les comptes rendus
annuels de l'Académie de médecine sur les maladies régnantes. On y
trouve maintes données intéressantes sur la symptomatologie ou le traitement de la coqueluche, mais peu d'indications sur son épidémiologie. La
littérature médicale étrangère est également pauvre en renseignements de ce
genre. Nous n'avons point d'ailleurs ici, comme dans les oreillons, la ressource de mettre à contribution la pathologie militaire, car la coqueluche est à peu près inconnue dans l'armée. Quoi qu'il en soit, nous avons
réuni dans l'exposé suivant tout ce qui dans nos documents était de nature
à éclairer ce sujet.

Caractères des épidémies. — La coqueluche s'observe sur tous les points
de la France. Elle en est une des maladies les plus fréquentes et les plus
répandues, bien que les relations réunies chaque année par l'Académie
la signalent seulement dans une vingtaine de départements. Elle est à peu
près également distribuée sur toute l'étendue du territoire. Pourtant, il
semble qu'elle y ait quelques foyers de prédilection.

Le Morbihan, par exemple, est souvent signalé pour l'extension et la
gravité des atteintes qu'elle y détermine. Elle s'y est généralisée en 1872,
se manifestant dans 25 communes de l'arrondissement de Lorient, 18 communes de l'arrondissement de Vannes, 8 communes de l'arrondissement
de Pontivy, et 8 communes de l'arrondissement de Ploermel. Elle y causa
107 décès. En 1874, 32 communes subirent ses atteintes : sur 192 malades
connus, on compta 48 décès (116). En 1878, elle envahit 43 communes ;
on y compta 1.171 malades et 162 décès. Ce sont les arrondissements de
Vannes et de Pontivy qui en souffrirent le plus. La coqueluche est en progrès
dans le Morbihan, écrit en 1882 M. Bucquoy, notamment dans les arrondissements de Vannes et de Ploermel. En 1881, elle avait promené ses
ravages dans 50 communes, y causant 1.921 atteintes et 153 décès. En 1882,
elle envahit 65 communes qui comptèrent 2.497 malades et 199 décès.
Jamais les localités même les plus éprouvées n'avaient vu la morbidité
et la mortalité atteindre des chiffres aussi considérables (117). Celui de la
morbidité fut même dépassé ultérieurement. En 1891, il s'éleva à 4.221,
avec 154 morts (118). Enfin, en 1899, le Morbihan compta encore
1.404 atteintes avec 60 décès (119).

Il ne faut point inférer d'une statistique si lourdement chargée que la
coqueluche trouve dans le sol ou le climat du Morbihan des conditions spécialement favorables à son endémo-épidémicité. La Bretagne tout entière,
comme on le sait, est une des régions de la France où l'hygiène publique
et privée sont des plus arriérées. L'insigne malpropreté des habitations
rurales, l'ignorance, la misère et l'alcoolisme y fomentent et entretiennent

en permanence la plupart des maladies épidémiques. A ce titre, la coqueluche s'y montre en tout temps, à côté de la fièvre typhoïde, des fièvres
éruptives, de la diphtérie, de la dysenterie, de la tuberculose. Elle est en
rapport, comme ses congénères, avec le triste état social de la population,
et témoigne ainsi de la puissance du rôle que nous avons assigné plus haut
à ce facteur étiologique dans sa genèse.

La coqueluche se manifeste suivant le mode sporadique et épidémique.
Ses atteintes isolées s'échelonnent entre les épidémies auxquelles elles préludent en général par leur multiplication progressive, et inversement
celles-ci se terminent par leur passage graduel dans ces unités éparses qui
constituent la sporadicité.

Maladie des villes et des campagnes, elle est cependant plus commune
dans les grands centres ou dans les contrées populeuses que dans les petites
localités et les circonscriptions territoriales où la population est claire-
semée. Endémo-épidémique dans les villes, elle n'apparaît guère dans les
campagnes qu'à l'état d'épidémies plus ou moins largement espacées.
Urbaines ou rurales, celles-ci marquent des tendances variables à l'expansion. Tantôt elles restent circonscrites à un foyer plus ou moins restreint,
à une maison, une rue, un village, un quartier de ville ; d'autrefois, on les
voit rayonner dans les localités voisines, passer d'une commune ou d'un
arrondissement à l'autre, bref se déployer en véritables épidémies régionales. Naguère, elles témoignaient parfois d'une puissance expansive plus
grande encore : elles se propageaient au loin, envahissant des contrées de
proche en proche, s'élevant par degrés à l'ampleur de pandémies plus ou
moins étendues. C'est ainsi qu'en 1786, la coqueluche s'étendit du sud de
l'Allemagne vers l'Istrie, l'Albanie, la Vénitie où elle se fusionna avec une
autre épidémie qui de la Savoie s'était répandue sur le nord-ouest de l'Italie. En 1813, elle régna dans toute la Carynthie et la Styrie; en 1814-1815
dans la plus grande partie de l'Allemagne; en 1825-26 dans les îles danoises;
en 1832 dans la Basse et la Haute-Autriche, ainsi que dans la Lombardie;
enfin en 1836 dans les Pays-Bas (120).

La coqueluche figure au premier rang des maladies du jeune âge; elle
s'appesantit spécialement sur les écoles, les asiles et les établissements où
se groupent les enfants. Elle n'épargne point absolument les adultes, mais
elle débute généralement par les écoles, et ce n'est qu'ultérieurement
qu'elle attaque çà et là un certain nombre de personnes de divers âges.

Quelques médecins ont pensé que cette prédilection pour le jeune âge
n'était qu'apparente, qu'elle tenait au retour fréquent des épidémies qui,
immunisant au fur et à mesure les générations existantes d'enfants, sup-
primaient la réceptivité chez les futurs adultes. On fait valoir en faveur de
cette interprétation que lorsque la coqueluche est importée dans un pays

nouveau, exempt jusqu'alors de ses atteintes, elle frappe indistinctement les enfants et les adultes. Cette assertion aurait besoin d'être appuyée sur des faits précis. Quelle que puisse être sa valeur, nous lui objectons cependant, que si l'on fait état que dans nos milieux la coqueluche ménage les enfants au-dessous de deux ans, et qu'elle recherche surtout la 4e et la 5e année, il est difficile de ne pas reconnaître à cette période de la vie une prédisposition toute particulière pour cette maladie.

Origine et mode de propagation. — La coqueluche naît et se propage d'ordinaire par la contagion. C'est un enfant malade venu du dehors qui l'importe dans sa localité. Il la communique d'abord à ses frères et sœurs, qui la répandent ensuite dans les écoles parmi leurs camarades. Un seul malade suffit à infecter une partie ou la totalité de la population infantile. Les émigrations des petits coquelucheux Parisiens qu'on fait sortir pour les faire changer d'air, ont été souvent accusés, et à juste titre, de propager ainsi la maladie dans les départements voisins (121). Ce qui est vrai pour Paris, l'est également pour nombre d'autres villes.

En général, la progression de l'épidémie n'est pas tellement rapide qu'on ne puisse la suivre à la piste de la contagion de maison en maison, de rue en rue, de quartier en quartier, de commune en commune, comme le notait déjà J. FRANCK en 1823. Toutefois, il arrive parfois qu'elle épargne certaines communes situées sur son parcours pour les attaquer plus tard, ou dans une invasion ultérieure (122).

Voici, à l'appui de ces propositions, quelques exemples pris au hasard dans la collection de faits que nous avons réunis.

En 1874, la coqueluche se déclara dans une commune de l'arrondissement de Villefranche (Haute-Garonne). Le premier malade fut un enfant qui avait séjourné quelque temps dans une localité où cette affection régnait épidémiquement. Celle-ci gagna bientôt l'école, et de là elle s'étendit à tout le village, ainsi qu'aux communes voisines. Elle attaquait généralement une famille tout entière. Des enfants qui l'avaient eue 10 ans auparavant, en furent atteints. L'épidémie ne cessa que quand tous les jeunes sujets lui eurent payé tribut (123).

Au cours de la même année, la coqueluche apparut dans une commune de l'arrondissement de Doullens (Somme). Elle y fut importée par un petit coquelucheux qu'on y avait envoyé en convalescence et qui la communiqua à tous les enfants du quartier, d'où elle rayonna ensuite sur toute la commune (124).

En février et mars 1893, la coqueluche sévit au village de Cheyrac (Haute-Loire). L'épidémie débuta par un tout jeune enfant qui contamina son frère et sa sœur, et comme ceux-ci suivaient les cours de l'école mixte, ils communiquèrent rapidement la contagion à tous leurs camarades. Les deux tiers au moins des enfants du village en furent atteints. L'école dut être licenciée (125).

Dans le courant de l'été 1893, toute la population infantile de Curlu (arrondissement de Péronne, Somme) fut atteinte de la coqueluche. Un enfant de 1 an, originaire de Combles, fut amené à Curlu, y contracta la maladie régnante et, de retour à Combles, la répandit parmi les enfants de la commune par l'intermédiaire de sa sœur âgée de 8 ans, qui en fut atteinte tout d'abord et qui fréquentait l'école communale (126). A la même date, la coqueluche fut importée dans le village de Marcy (arrondissement de Saint-Quentin) par un enfant de Saint-Quentin qu'un médecin y avait envoyé pour changer d'air (127).

Voici un document intéressant produit par le Dr RAHNER, assistant de l'Institut hygiénique de l'Université de Fribourg-en-Brisgau. C'est l'histoire d'une épidémie de coqueluche observée par ce médecin à Unter-Münsterthal, commune de la circonscription de Fribourg, comptant 1.400 habitants répartis en 9 sections. Nous donnons d'autant plus volontiers un court résumé de cet épisode, qu'on y trouve tous les traits caractéristiques de la coqueluche épidémique. Depuis plusieurs années, cette maladie ne s'était point montrée dans cette localité, quand elle y apparut brusquement au commencement de 1900, au moment où l'influenza, qui y régnait alors, entrait dans son déclin. Le premier cas, du 18 février, est celui d'un garçon de 9 ans, W. S... dont les parents avaient reçu en pension, le 20 janvier précédent, un enfant de 2 ans K..., appartenant à une famille de Fribourg. Celle-ci l'avait retiré de ses premiers parents nourriciers demeurant dans cette ville, pour le soustraire à la coqueluche dont un des enfants de cette famille était atteint. Ce fait fut contrôlé et reconnu exact par M. RAHNER. Le 8 février, le médecin d'Unter-Münsterthal reconnut chez K... une coqueluche typique, au stade de toux convulsive. Le 18 février, cette maladie était constatée chez W. S... comme il a été dit plus haut.

Le 20 février, le frère de ce dernier, âgé de 8 ans, était atteint à son tour. Le 25 mars, K... mourut de broncho-pneumonie.

Une petite fille de 3 ans et demi, qui était également en pension dans la famille S..., et qui avait eu la coqueluche à 9 mois, fut épargnée.

L'épidémie se répandit ensuite de la façon suivante. Dans la section Neuhausser, où habitait la famille S..., les enfants de tout âge tombèrent malades dès le début, tandis que dans les autres sections ce furent tout d'abord, et ensuite presque exclusivement, les écoliers qui payèrent tribut à l'épidémie régnante. Il fut aisé à M. RAHNER de saisir la raison de cette différence. Le petit S..., le premier atteint de la commune, fréquentait à la fois l'école, et en dehors des heures de classe, ses petits amis qui n'y allaient pas encore, si bien que d'emblée il répandit la contagion de tous côtés, tandis que dans les autres sections, celle-ci s'effectua tout d'abord par les sujets allant en classe, et de ceux-ci, elle ne passa que plus tard aux autres. Quoi qu'il en soit, en très peu de temps, presque tous les enfants de la localité âgés de moins de 9 ans étaient atteints, sans distinction de sexe ni de constitution.

A la fin de mai, l'épidémie s'éteignit dans cette commune ; puis au commencement de juin, elle se déclara dans celle d'Ober-Münsterthal, distante d'environ 4 kilomètres de la précédente. Pendant tout le temps que celle-ci avait été aux prises avec elle, aucune atteinte n'en était survenue dans Ober-Münsterthal, bien que, selon toutes les probabilités, les relations entre les deux localités ne fussent point interrompues dans cet intervalle. L'auteur a remarqué toutefois, que l'explosion subite de la deuxième épidémie concorda avec un relâchement manifeste, auquel on s'abandonna vers la fin de la première, dans les précautions prises jusqu'alors pour en enrayer la propagation. C'est ainsi qu'on laissait vaguer librement dehors les convalescents et les sujets atteints tardivement. M RAHNER accuse même l'église d'Unter-Münsterthal, commune aux deux agglomérations, d'avoir été le foyer de la transmission de l'épidémie de l'une à l'autre, car 14 jours avant son apparition dans la deuxième, il avait vu deux enfants d'Ober-Münsterthal surpris par une violente crise de toux convulsive, au moment où ils sortaient d'une cérémonie religieuse.

Ainsi, l'importation, le mode de propagation sur place et d'une localité à une autre, l'immunité conférée par une première atteinte, l'efficacité des mesures d'isolement, en un mot les caractères essentiels des épidémies de coqueluche ressortent nets et précis de ce petit épisode, auquel nous avons cru devoir consacrer quelques développements à la suite des documents de même nature réunis dans ce paragraphe (128).

Signification des cas abortifs. — Ainsi que nous l'avons vu plus haut, la transmission de la coqueluche s'effectue volontiers dans la période catarrhale, où l'incertitude du diagnostic, privé de l'orientation des symptômes spécifiques, expose le médecin à méconnaître la véritable nature de l'affection, et à négliger les mesures d'isolement qu'elle impose.

D'autre part, celle-ci comprend dans son cadre des formes bénignes, abortives, décrites par nos maîtres sous le nom de coqueluchettes (129), et auxquelles EIGENBRODT (130) et JACOBSON (131) ont consacré chacun une intéressante étude. Réduites à l'image d'une bronchite simple, elles créent les plus grandes difficultés au diagnostic qui, pour en dépister la nature, devra s'aider plutôt des commémoratifs que des symptômes. Quelquefois il est induit dans la bonne voie par certaines anomalies significatives de la

toux qui, simple et sans modalité suspecte pendant le jour, prend, durant
la nuit, un caractère spasmodique, quinteux et s'accompagne de suffoca-
tions, parfois même de vomissements, sans jamais cependant présenter la
reprise si pathognomonique de la coqueluche. Mais le plus souvent cependant, la toux nocturne non plus ne se distingue en rien de celle de la simple
bronchite. Or, ces coqueluches si frustes en clinique, sont équivalentes
en épidémiologie aux formes complètes, classiques de la maladie ; elles en
ont le pouvoir infectant, elles sont même plus redoutables qu'elles au point
de vue de la transmission, puisque méconnues par le médecin, elles se
dérobent à la prophylaxie et répandent librement la contagion en tous sens.

La forme abortive de la coqueluche est très fréquente dans certaines épidémies, rare ou exceptionnelle dans d'autres. Elle s'observe indistinctement
chez les enfants et chez les grandes personnes. Les adultes qui soignent les
petits coquelucheux sont souvent pris de bronchites légères, insignifiantes
en apparence, et cependant spécifiques en réalité, car elles sont transmissibles et provoquent des coqueluches typiques sur d'autres terrains.

Les épidémies de coqueluche relèvent-elles toujours de la contagion à
leur point de départ ? Il est des médecins, tels que Roger, qui lui contestent
tout autre mode d'origine. Hirsch fait valoir en faveur de cette opinion que
la coqueluche ne s'est montrée qu'à la suite de l'importation dans les contrées ouvertes de nos jours aux relations extérieures ; c'est un argument qui
ne nous touche guère. Nous connaissons trop peu la pathologie de ces pays
pour pouvoir affirmer que la coqueluche y était inconnue avant qu'ils ne
subissent notre contact. Aucune observation précise ne nous autorise à
attribuer une patrie d'origine plus ou moins restreinte à une maladie aussi
ubiquitaire que la coqueluche. L'induction au contraire nous suggère
qu'elle a pu naître en Australie, comme elle est née ailleurs, dans les
foyers où l'histoire place sa première apparition. Il en est d'elle comme de
bien d'autres maladies infectieuses : on incline à leur attribuer comme ber-
ceaux les pays où leurs premières manifestations ont trouvé des médecins
capables de les observer et de les décrire. Si la rougeole n'avait pas rencontré sur son chemin Rhazès et Avicenne, il est vraisemblable qu'on n'aurait pas été tenté de placer sa patrie d'origine en Asie ; et si le domaine
actuel de la coqueluche apparaît à Hirsch bien plus étendu que celui de
ses foyers générateurs, cela ne tiendrait-il pas à ce que les Baillou manquaient sur bien des points à ces derniers ?

Quoi qu'il puisse en être, il s'en faut de beaucoup que les enquêtes parviennent toujours à saisir la contagion à l'origine de toutes les épidémies
ou de tous les faits particuliers. Les annales de l'épidémiologie nous
enseignent que les premières naissent parfois sans importation et les
seconds sans contact suspect antérieur. La contagion initiale est sans

doute souvent dissimulée par les voies indirectes que suit la transmission ou par le rôle des contagifères frustes dont il vient d'être question. Mais il est des faits où l'enquête, soucieuse de tenir compte de ces éventualités, reste quand même stérile ; ils relèvent manifestement de la genèse spontanée ou autochtone, qui se retrouve ici comme dans l'histoire de tant d'autres maladies infectieuses. Il va sans dire que née de toutes pièces, par l'accession à la virulence de germes indifférents, la maladie est apte ultérieurement à se répandre par la transmission du contage ainsi accidentellement développé.

Marche. — La marche des épidémies est loin de présenter les allures tumultueuses de la rougeole. Elle est lente et traînante, mais assez régulière pour dessiner nettement la succession de leurs trois phases classiques. Celle d'augment, plutôt rapide, est figurée par une ligne d'ascension brusque, à peine interrompue çà et là par des arrêts momentanés et de courte durée. La période stationnaire, qui se détache nettement de la précédente, est traversée par des oscillations plus ou moins larges. Le déclin enfin est lent, et entrecoupé par des recrudescences momentanées de la maladie. En général, son évolution est plus rapide dans les campagnes que dans les villes, parce que les mesures prophylactiques laissent toujours plus à désirer dans les premières que dans les secondes.

Durée. — Réunies ensemble et comparées entre elles, à ce point de vue, les épidémies mentionnées dans les rapports de l'Académie de médecine donnent une durée de 2 à 12 mois ; le plus souvent, celle-ci comporte de 3 à 6 mois. Elle est nécessairement subordonnée à l'extension régionale de la maladie. Sur 156 épidémies, écrit HIRSCH, dont les unes se sont confinées à des localités uniques et les autres étendues à des circonscriptions territoriales plus ou moins considérables,

16 ont duré . . . . 2 mois.
23 — . . . . 3 —
24 — . . . . 4 —
15 — . . . . 5 —
32 — . . . . 6 —
9 — . . . . 7 —
7 — . . . . 8 —
5 — . . . . 9 —
7 — . . . . 10 —
2 — . . . . 11 —
16 — une année et au delà (132).

Ces chiffres concordent à peu près avec les nôtres. RAHNER estime que dans les petites localités, le praticien peut se faire une idée approximative de la durée qu'atteindra une épidémie naissante, s'il tient compte de son mode de progression et du nombre d'enfants susceptibles d'en être atteints, ce qui se déduit d'une façon générale de l'intervalle écoulé entre la dernière épidémie et l'épidémie actuelle (133).

Association avec d'autres maladies. — La coqueluche coexiste souvent avec d'autres manifestations épidémiques, avec la grippe, la diphtérie, la fièvre typhoïde, la scarlatine et surtout la rougeole. Sa coïncidence fréquente avec cette dernière fièvre éruptive est mentionnée couramment dans les annales de l'épidémiologie. Les rapports de l'Académie de Médecine la signalent chaque année dans de nombreuses localités (134). D'après les relevés de HIRSCH, sur 495 épidémies de coqueluche, les deux maladies se sont trouvées plus ou moins associées 94 fois, sur lesquelles il y a eu 58 fois coïncidence, 11 fois succession de la rougeole à la coqueluche, et 25 fois un rapport chronologique inverse entre l'une et l'autre (135).

Dans un important travail sur la mortalité occasionnée en Autriche pendant une série d'années par la coqueluche, la diphtérie, la rougeole et la scarlatine, le Dr PRESL établit que 34 fois des épidémies de coqueluche et de rougeole coexistèrent, que 29 fois la première précéda la seconde, que 17 fois elle la suivit, et que 33 fois elle régna seule (136).

Étant donnée l'extrême fréquence des deux maladies dans l'enfance, il est permis d'attribuer au hasard leur coïncidence épidémiologique. Toutefois, elles s'unissent non moins volontiers en clinique. Le Dr BIEDERT, au cours d'une double épidémie de coqueluche et de rougeole qui régna durant l'été de 1879 dans un village voisin de Haguenau (Alsace), vit les deux affections coexister chez 340 malades (137). Leur association sur le même sujet a été notée surtout dans les hôpitaux où toutes les contagions règnent en permanence. ROGER l'a observée 78 fois : 31 fois l'éruption morbilleuse a paru quelque temps après le début de la toux quinteuse, 24 fois les deux maladies ont évolué simultanément, et 21 fois la rougeole a précédé la coqueluche, qui dans les deux tiers des cas fut contractée dans les salles (138).

Réunissant ensemble la plupart des observations de ce processus mixte publiées jusqu'en 1897, M. ASTERJIEFF a trouvé un total de 261 cas qui se groupent ainsi, eu égard au mode d'union et de succession des deux composantes : 106 fois la rougeole a précédé la coqueluche, 96 fois elle l'a suivie, et enfin 59 fois les deux maladies se sont trouvées superposées (139).

La fréquence de leur combinaison chez le même sujet, est-elle également imputable au hasard, ou tient-elle à une sorte d'attraction qui s'exerce naturellement de l'une à l'autre? Des praticiens du plus grand mérite, BARTHEZ et RILLIET, G. SÉE et GUÉNEAU DE MUSSY, ont incliné vers cette dernière alternative. Il ne faudrait pourtant point forcer ce rapprochement.

S'il est vrai, en effet, que les deux maladies se gagnent par la muqueuse des voies respiratoires, comme chacune d'elles augmente la vulnérabilité de celle-ci, on conçoit aisément que l'une ouvre la porte à l'autre, sans qu'il soit nécessaire de faire intervenir une affinité spéciale entre elles.

Quelle influence les deux affections unies ensemble exercent-elles l'une sur l'autre ? Elle est peu appréciable dans les formes bénignes, beaucoup plus apparente, et parfois des plus nuisibles dans les formes graves. Lors de la double épidémie qui régna à Genève en 1847, Rilliet vit l'exanthème ouvrir la scène, et la toux rubéolique se confondre insensiblement avec celle plus caractéristique de la coqueluche. Roger a noté que souvent la fièvre prodromique de la rougeole détermine une atténuation de la violence des quintes. Puis, le mouvement fébrile s'apaisant vers le 3e jour de l'éruption, celles-ci reprennent leur intensité première (140).

Mais il y a d'autres faits contradictoires de ces derniers, qui mettent en défaut le vieil adage : « febris spasmos solvit ». A Genève, en 1847, l'exanthème imprimait à la toux convulsive une gravité extrême. Dans l'observation CXV de Roger, la toux spasmodique, en voie d'atténuation, redoubla de fréquence et d'intensité avec l'invasion de la rougeole. Il en fut de même dans 7 cas d'association morbillo-coqueluchienne sur 8, rapportés par M. Marcel Labbé. Dans 9 autres cas cités par le même observateur, la coqueluche fut diversement influencée par sa congénère : deux fois, étant en plein cours, elle devint plus intense sous son action ; deux autres fois, se trouvant au déclin, elle fut ranimée par son intervention ; trois fois les quintes furent atténuées par la fièvre morbilleuse, mais revinrent aussi fortes qu'auparavant avec la rétrocession de l'exanthème ; deux fois enfin l'amélioration de la coqueluche par la rougeole fut définitive (141).

Réciproquement, la rougeole ne laisse pas d'être modifiée parfois par sa congénère. C'est ainsi que tantôt l'éruption sort péniblement, prend un aspect blafard ou une physionomie bâtarde. D'autrefois l'exanthème se complique d'ecchymoses dermiques. Sur 10 observations de rougeole unie à la coqueluche, relevées par M. Marcel Labbé, 7 fois l'éruption devint ecchymotique, tandis que sur 235 rougeoles simples survenues dans l'année 1896, cette complication ne fut observée que 4 fois (142).

Le danger de l'association morbillo-coqueluchienne ne réside pas dans les modifications plus ou moins apparentes que chacune des deux maladies composantes peut imprimer aux manifestations propres de l'une et de l'autre, mais dans le renforcement qui en résulte souvent pour les symptômes ou les complications qui leur sont communes.

Ainsi, la laryngite qui fait partie des attributs de la rougeole et de la coqueluche, prend souvent, à la faveur de leur association, une prédomi-

nance des plus fâcheuses, qui double l'intensité du spasme nerveux et
imprime à la toux un caractère mixte, à la fois coqueluchial et laryngé,
où prédomine surtout la suffocation (143). D'autre part, les deux maladies,
comptant au nombre de leurs complications les plus fréquentes, lorsqu'elles
sont isolées, la broncho-pneumonie, on doit s'attendre à ce que celle-ci
naisse souvent de leur association et en détermine la principale gravité. C'est
ce qui a lieu effectivement. Elle causa une léthalité considérable dans la
double épidémie de Genève. ROGER a vu survenir la mort dans les deux tiers
des cas où les deux affections étaient unies ensemble (144). Le Dʳ LARDIER, de
Rambervillers, rapporte que la coqueluche avait sévi dans cette localité
pendant l'hiver de 1877-1878, sans causer aucun décès, lorsque le 13 février,
la rougeole se déclara, et régna côte à côte avec la coqueluche à partir de ce
moment. Elle causa, du 23 février au 27 mars, 85 atteintes, dont 17 décès,
la plupart dus à la broncho-pneumonie résultant de son union à la coqueluche (145). En 1880, la coqueluche, épidémique dans les Côtes-du-Nord,
attaqua presque tous les enfants qui avaient la rougeole, et beaucoup en
moururent. Il en fut de même dans le Nord, où les deux maladies unies
ensemble, tuèrent 130 enfants (146). En 1884, la coqueluche vint s'ajouter, à Vivaro (Corse), à une épidémie de rougeole, et sur 40 atteintes
mixtes, on compta 16 décès. Une observation semblable fut faite au
cours de la même année, dans le canton de Loches (Indre-et-Loire)
(147). Dans le département du Nord, en 1890, écrit M. WORMS, la coqueluche marchait de pair avec la rougeole et déterminait fréquemment la
mort (148).

Ces considérations sont sans doute plutôt du ressort de la clinique que
de l'épidémiologie. Mais elles ont trait à la physionomie particulière de
certaines épidémies, et surtout à leur gravité. A ce titre elles ne nous ont
point paru déplacées dans ce paragraphe.

Morbidité et mortalité, gravité. — Il est difficile d'apprécier rigoureusement la morbidité, parce qu'un grand nombre d'atteintes échappent à l'observation médicale et par suite à la statistique. On compte sans doute plus
facilement les morts, mais encore la gravité de la maladie ne peut-elle être
déterminée exactement sans la connaissance du nombre des atteintes correspondant à celui des décès.

Dans une discussion qui eut lieu au sein de la Société médicale des Hôpitaux de Paris, en mai 1889, à propos de la création d'un pavillon d'isolement pour les coquelucheux, les avis se partagèrent sur la question de
savoir si la coqueluche était plus grave que la scarlatine. Plusieurs des
membres qui prirent part à ce débat ne craignirent point d'avancer que la
première était de beaucoup plus meurtrière que la seconde, et opinèrent

qu'il était plus indispensable de lui affecter un pavillon d'isolement qu'à cette dernière (149).

Tout récemment, M. ARNHEIM, dans une communication à la Société de Médecine de Berlin, insista également sur la gravité spéciale de la coqueluche, à laquelle il attribue une léthalité plus de deux fois supérieure à celle de la scarlatine (150). Une semblable opinion surprendra certainement les médecins qui connaissent les ravages exercés par cette dernière maladie aux différentes époques de son histoire. Pour décider laquelle des deux affections est la plus meurtrière, il ne suffit pas de comparer entre eux les chiffres obituaires bruts correspondant à chacune d'elles ; ce parallèle doit s'établir entre les valeurs exprimant le rapport des morts au groupe de malades qui les a fournis. Or, s'il est possible de réunir les deux termes de ce rapport pour la scarlatine, maladie reconnue d'emblée, qui provoque le plus souvent le recours à l'hôpital ou au moins au médecin, en un mot dont les atteintes passent difficilement inaperçues, il n'en est pas de même de la coqueluche, dont nombre de cas restent ignorés, et dont on ne connaît exactement que les décès. Il est probable que si nous pouvions établir, avec des éléments suffisants, la mortalité clinique comparative de la scarlatine et de la coqueluche, nous trouverions la première bien plus meurtrière que la seconde, surtout si nous prenions la précaution de comprendre dans cette comparaison un grand nombre d'années, car l'on sait que la léthalité scarlatineuse présente, dans la suite des temps, des variations, des écarts extrêmes, qui ne se rencontrent dans aucune autre maladie infectieuse.

Quoi qu'il puisse en être, les épidémies de coqueluche sont généralement peu graves par elles-mêmes ; mais elles le deviennent par des complications diverses, et notamment par la broncho-pneumonie, ou encore par les suites telles que la pneumonie chronique, la tuberculose ou l'inanition. La morbidité et surtout la mortalité, telles qu'elles sont données par la statistique, oscillent entre des limites assez espacées. Voici quelques chiffres pris au hasard dans les rapports annuels de l'Académie de médecine.

En 1866, dans une série de communes des départements de la Sarthe, des Pyrénées-Orientales, d'Ile-et-Vilaine, du Bas-Rhin, de la Seine-Inférieure, du Tarn-et-Garonne, de l'Hérault, des Vosges, de l'Yonne, des Hautes-Alpes, des Côtes-du-Nord, de la Lozère et de la Vaucluse, communes comportant une population de 78.675 personnes, il y eut 2.169 malades et 168 décès, ce qui fait un décès sur 473 personnes, soit une morbidité de 2,7 p. 100, une mortalité générale de 0,21 p. 100, et une mortalité clinique de 7,7 p. 100 (151).

Dans une autre série de communes, éprouvées par la coqueluche de 1867 à 1870 inclus, et comptant 96.413 habitants, il y eut 3.149 atteintes et

280 décès, soit une morbidité de 3,2 p. 100, une mortalité générale de 0,18 p. 100, et une mortalité clinique de 5,7 p. 100 (152).

En 1874, la coqueluche se répandit dans plusieurs communes de l'arrondissement de La Palisse (Allier), de Montreuil (Pas-de-Calais), de Coulommiers (Seine-et-Marne), comprenant une population de 7.898 âmes, et y causa 142 atteintes et 14 décès, soit une morbidité de 1,8, une mortalité générale de 0,17 et une mortalité clinique de 9,8 (153).

Quatre cent quarante-quatre atteintes observées dans 114 communes du Morbihan en 1880 et 1881, déterminèrent 444 décès, soit une mortalité clinique de 6,8 p. 100 (154).

En 1884, 18 communes de l'arrondissement de Gannat (Allier) comptant 18.369 habitants furent éprouvées par la coqueluche ; il y eut 1.370 atteintes et 10 décès, soit une morbidité de 7,5 p. 100, une mortalité générale de 0,6 et une mortalité clinique de 0,7 p. 100 (155).

En 1891, la coqueluche sévit dans le canton de Tuchau (Aude). Sur 4.083 habitants, 147 furent atteints, et 4 succombèrent, soit une morbidité de 3,6 p. 100, une mortalité générale de 0,09 et une mortalité clinique de 2,7 p. 100 (156).

En 1897, on nota, dans l'Ardèche, 257 cas déclarés, avec 57 morts, soit une mortalité clinique de 22 p. 100 ; dans le Morbihan, au contraire, 2.384 atteintes ne causèrent cette fois que 58 décès, soit 2,4 p. 100.

En 1898, 216 cas furent observés dans plusieurs communes de l'arrondissement de Reims, sur lesquels on compta 46 décès, soit 21 p. 100 ; et sur 700 cas connus dans l'arrondissement d'Autun, il y eut 22 décès, soit 3,14 p. 100 (157).

En 1899, à côté d'épidémies extrêmement bénignes, on en a compté de sévères. Dans le Morbihan, il y eut 1.404 atteintes et 60 morts, soit 4.2 p. 100 des malades ; dans l'arrondissement d'Uzès 139 cas et 11 décès, soit 7,8 p. 100 ; dans l'arrondissement de Bonneville (Haute-Savoie), 80 cas et 22 décès, soit 27 p. 100.

En 1902, la coqueluche a sévi dans 19 communes de 39.653 habitants, causant 497 atteintes et 37 décès, soit une morbidité de 1,2, une mortalité générale de 0,093 et une mortalité clinique de 7,5 (158).

Il résulte de ces documents échelonnés sur les différentes époques de l'évolution de la coqueluche en notre pays dans ces 40 dernières années, que :

Sa morbidité, dans diverses épidémies, a été de :

2,7 p. 100.	7,5 p. 100.
3,2 —	3,6 —
1,8 —	1,2 —

Sa mortalité par rapport à la population, de :

0,212 p. 100.	0,60 p. 100.
0,18 —	0,09 —
0,17 —	0,93 —

Sa mortalité clinique (par rapport aux malades), de :

7,7 p. 100.	2,4 p. 100.
5,7 —	21,0 —
9,8 —	3,14 —
6,8 —	4,2 —
0,7 —	7,8 —
2,7 —	27 —
22 —	7,5 —

A Paris (intra et extra muros), les décès de 1898 à 1902, sont représentés par les chiffres suivants :

1898	401 décès, soit	1,596 par 10.000 habitants.
1899	412 —	1,641 — —
1900	211 —	0,840 — —
1901	400 —	1,526 — —
1902	551 —	2,071 — —

Soit une moyenne annuelle de 396,2 décès et de 1.535 atteintes pour 10.000 habitants (159).

La morbidité et la mortalité par rapport à la population vivante n'ont qu'une valeur subordonnée, car c'est le chiffre des enfants et non celui des habitants qui devrait servir de base à ces calculs. Il est vrai que la plupart des épidémies consignées dans les documents académiques portent comme mention que « presque tous les enfants et quelques grandes personnes furent atteints». Quoi qu'il en soit, ces chiffres nous enseignent que la morbidité et la mortalité générale oscillent entre des limites relativement étroites; mais que la mortalité clinique se meut sur une échelle assez étendue, entre 0,7 p. 100 et 27 p. 100, témoignage des variations de la gravité de la maladie dans les différentes épidémies.

En général, la mortalité est plus forte dans les villes que dans les campagnes, dans les pays de montagnes que dans les plaines, dans l'hiver que dans la belle saison. La coqueluche est plus grave chez les enfants affaiblis par les maladies antérieures que chez les sujets sains et vigoureux.

Nous savons d'autre part que la mortalité, comme la morbidité, est dans une certaine mesure fonction de l'âge de l'enfant. De 1898 à 1902, il est mort à Paris, par coqueluche, près de 700 enfants dans la première année de la vie, tandis qu'il en succomba dans le même intervalle 1.047 de 2, 3 et 4 ans, c'est-à-dire que la première année compte deux fois plus de décès que chacune des trois années suivantes (BERTILLON).

M. RAHNER a trouvé également que la mortalité des enfants de moins de 1 an est à celle des enfants d'un âge supérieur comme 2 : 1 ou 3 : 1 (160).

La coqueluche est incomparablement plus grave dans les hôpitaux que dans les familles. Il y a longtemps que M. BESNIER en a fait ressortir la haute léthalité dans ce milieu. Voici un tableau emprunté à un de ses beaux rapports à la Société médicale des Hôpitaux de Paris sur les maladies régnantes, et indiquant le mouvement et la mortalité de la coqueluche dans ces derniers de 1866 à 1873, moins l'année de la guerre 1870-1871.

	Mouvement.	Décès	P. 100.
1866	136	24	10,29
1867	104	12	11,53
1868	137	37	21,32
1869	91	15	16.48
1872	165	27	16,36
1873	81	5	6,17
	714	120	

Sur sept cent quatorze malades admis dans cette période de 6 ans, 120 ont succombé, soit une mortalité clinique de 16,80 p. 100 (161).

A l'hôpital des Enfants-Malades, a écrit depuis M. COMBY, il y a eu, pendant une période de 18 ans, 847 entrées pour coqueluche, avec 593 sorties et 252 décès, soit 29,25 p. 100 de mortalité. ROGER, sur 68 cas de coqueluche compliquée de broncho-pneumonie nosocomiale, a vu 51 cas mortels.

En ville, au contraire, même dans les conditions si défavorables des milieux pauvres, la coqueluche est loin de présenter cette effrayante gravité. Au dispensaire de la Villette, M. COMBY a eu à soigner pendant 11 ans plus de 1.200 coquelucheux, avec une mortalité connue ne dépassant pas 1 p. 100 (162).

C'est à la broncho-pneumonie, produit de l'atmosphère nosocomiale, que la coqueluche est redevable de cette redoutable gravité dans les hôpitaux. A plusieurs reprises naguère les médecins, émus d'un pareil état de choses, se sont demandé s'il ne vaudrait pas mieux refuser l'admission aux petits coquelucheux, plutôt que de les introduire dans un milieu qui multiplie pour eux les chances de mort.

Dans les statistiques étrangères nous trouvons des chiffres comparables aux nôtres. UNRUH, dans le travail cité plus haut sur l'épidémiologie de la coqueluche dans le royaume de Saxe, rapporte que sur les 1.952 cas de la statistique, il y eut 137 morts, soit une mortalité de 7 p. 100 (163).

Dans le royaume de Bohême, on compta dans l'année 1892, 7.098 atteintes de coqueluche ressortissant à 496 localités avec 841.248 habitants, soit une morbidité de 8,43 p. 1.000 habitants et une mortalité de 7,38 p. 100 malades (164).

Malgré l'indifférence du public pour cette affection, son rôle est loin d'être insignifiant dans la léthalité de l'enfance, il justifie les mesures prophylactiques dont elle a été l'objet et prescrit de ne pas s'en départir.

Périodicité des épidémies. — Des observateurs attentifs ont noté, à toutes les époques de l'histoire de la coqueluche, une certaine périodicité dans le retour des épidémies. Nous lisons dans l'ouvrage de Sticker qu'à Salzbourg Aberle en compta 9, à peu près également espacées de 1816 à 1845, soit pendant une période de 30 ans (165). Spiess vit se produire des poussées de toux convulsive tous les trois ans, à Francfort. D'autre part, le Dr Mignot, médecin des épidémies du canton de Chantelle (Allier), rapporte, en 1872, que la coqueluche s'est montrée dans sa circonscription six fois dans les 18 dernières années (166).

Cette régularité dans son retour a été également notée dans les anciennes épidémies. Telles sont celles qui furent observées par Huxham à Plymouth en 1732, 1739, 1743-1744, 1747; par Marcus dans les Pays-Bas en 1747, 1750-1751; par divers médecins d'Allemagne en 1768-1769, 1772, 1775, 1777-1778, 1780, et de Londres en 1749, 1751, 1755.

D'après les notions très parcimonieuses que nous offre la littérature médicale moderne à cet égard, la coqueluche ne se comporterait pas autrement à l'heure actuelle dans les foyers où elle règne endémiquement : tous les 3 ou 4 ans, elle y subit des recrudescences inégales dans leur ampleur, mais à peu près constantes dans leur retour. Il semble donc qu'elle soit soumise à une évolution multi-annuelle assez régulière, à l'instar de la rougeole à laquelle elle se trouve si souvent associée.

Coqueluche des chiens. — D'après diverses relations, les chiens seraient susceptibles de contracter la coqueluche. Pierre Lehnen cite, d'après le rapport sanitaire du Wurtemberg pour l'année 1872, l'observation d'un chien de 3 ans qui prit la coqueluche au contact d'un enfant atteint de cette affection, et qui mourut au bout de 4 semaines, épuisé par des vomissements incessants. En 1867, Th. Schmelz publia l'observation d'un chien coquelucheux qui réunissait tous les symptômes caractéristiques de cette affection, si bien qu'aucune objection ne pouvait s'élever contre la légitimité du diagnostic. Melhose raconte qu'au cours d'une épidémie dont il fut témoin en 1836, les chiens qui venaient séjourner dans la chambre des malades contractaient presque tous la maladie régnante. Et dans une épidémie plus lointaine — elle date de 1804 — Jahn a vu la coqueluche attaquer à la fois les chiens et les chats (167).

Ces faits nous étonnent. Leur authenticité pourtant ne laisse guère de doute. Ils sont consignés dans les livres classiques, entre autres dans celui de STICKER auquel nous en empruntons la mention. S'ils sont plus rares aujourd'hui qu'autrefois, cela tient sans doute à ce que la puissance du contage a diminué depuis un siècle. On se souvient, en effet, que d'après notre historique, les épidémies actuelles de coqueluche sont beaucoup moins expansives et moins graves que celles du xviiie et du commencement du xixe siècle.

Indépendamment de leur signification épidémiologique et du rôle qu'elles attribuent aux animaux domestiques dans la propagation de la coqueluche, ces observations méritent d'être prises en considération, parce qu'en témoignant de l'aptitude de ces derniers à prendre la coqueluche, elles donnent plus d'autorité aux expériences instituées, comme nous l'avons vu plus haut, en vue de reproduire cette maladie chez le chien et le lapin, avec du mucus laryngo-trachéal recueilli chez de petits malades.

PROPHYLAXIE

La coqueluche est une des maladies les plus répandues dans le peuple. Sa fréquence extrême tient en grande partie aux difficultés contre lesquelles se heurte sa prophylaxie. Pendant toute la première période, ou période catarrhale, elle ne se distingue guère de la bronchite simple ou de la toux vulgaire, si bien que les mères de famille y ont rarement recours au médecin; et si d'aventure celui-ci est appelé, il court lui aussi le risque de se méprendre sur la signification de cet état morbide, comme les profanes. Or, dans la période du catarrhe, la contagion ne s'exerce pas avec moins d'activité que dans celle du spasme; d'aucuns affirment même qu'elle y est infiniment plus à craindre que dans cette dernière. Il en résulte que le petit contagifère n'est l'objet d'aucun soin prophylactique ni même thérapeutique; il continue à fréquenter la classe ou à participer aux jeux de ses camarades; et quand sa maladie se démasque par l'apparition des quintes, il est presque trop tard pour prendre des mesures en vue de prévenir sa diffusion. Notre devoir est cependant de le tenter. Ici, comme dans toutes les maladies contagieuses, l'isolement est la base de la prophylaxie. M. le professeur WEILL de Lyon et son élève M. BIÉRER, estimant que la coqueluche n'est point transmissible au delà de la période catarrhale, formulent des règles préventives qui s'inspirent de cette conviction. Nous pensons qu'il serait imprudent de les adopter sans réserve, car tout en reconnaissant que le pouvoir contagieux de cette maladie se trouve porté à son maximum dans sa phase initiale, nous tenons pour certain d'autre part que l'apparition des quintes n'est point le signal de son extinction, et nous nous garderions bien de supprimer toutes les mesures de séquestration au moment de passer de la première période à la seconde.

Famille. — Dans les familles où la coqueluche vient à se déclarer, il importe donc de séparer au plus tôt le petit malade de ses frères et sœurs, soit par son envoi chez des proches parents ou des amis, soit par son confinement dans une pièce écartée de l'appartement, ou d'éloigner au contraire les frères et les sœurs du foyer infecté, si cette mesure s'adapte mieux aux conditions qui régissent ce dernier. Si la mère continue à donner ses soins à l'enfant, elle devra prendre vis-à-vis d'elle-même, et vis-à-vis de son entourage les précautions dont usent les infirmières qui soignent les contagieux dans les hôpitaux.

Lorsque tous les enfants ont pris la contagion à la même source, il devient inutile de chercher à l'enrayer au foyer, l'explosion de la maladie est en quelque sorte massive parmi eux. Les mesures prophylactiques viseront surtout dans ce cas à prévenir son renforcement, toujours à redouter quand la cohabitation des malades est trop étroite : leur dispersion, si elle n'est point indispensable, peut être très utile dans ces conditions.

Vis-à-vis d'un enfant unique, il est assez facile de limiter la contagion au foyer. Pour l'empêcher de se propager au dehors, il suffit de maintenir le petit malade à la maison et de faire connaître le motif de sa réclusion, le vide se fera certainement autour de lui.

Dans les familles nombreuses, l'isolement est à peu près impossible. La place fait défaut, et la mère, se devant à tous, ne peut rester pendant plusieurs semaines au chevet d'un seul (168). Aussi, la plupart du temps, le médecin est-il obligé de faire des concessions ; les malades continuent à vivre côte à côte avec leurs frères et sœurs, et comme l'affection est rarement dangereuse dans la famille, surtout si les enfants sont déjà d'un certain âge, on se résigne de part et d'autre à cet état de choses (169). Toutefois, lorsque le coquelucheux est en contact au foyer avec un enfant chétif ou âgé de moins de deux ans, conditions où la maladie est particulièrement grave, il est du devoir rigoureux du médecin d'insister sur la nécessité de séparer à tout prix le premier du second, par l'éloignement de l'un ou de l'autre du foyer.

École. — Généralement les enfants continuent à fréquenter l'école jusqu'à ce qu'ils toussent en quinte, c'est-à-dire qu'ils n'en sont éliminés qu'après avoir semé la contagion autour d'eux pendant toute la période initiale réputée la plus dangereuse. Selon M. WEILL, l'éviction devrait porter non sur les enfants aux prises avec la toux convulsive, puisque dans son opinion ils sont stériles, mais sur ceux qui sont atteints de simple catarrhe que le professeur de Lyon considère comme l'unique source de la contagion. Il importe à la sécurité qu'elle comprenne les uns et les autres, car, ainsi que nous l'avons fait ressortir plus haut, il y a plus d'une observation qui témoigne que la coqueluche ne dépouille pas complètement son pouvoir contagieux en revêtant sa physionomie clinique spécifique.

L'école devrait même être interdite aux frères et aux sœurs d'un coquelucheux traité au foyer, et à tous ceux qui ont été en contact avec un malade, au moins pendant un temps équivalent à celui de l'incubation. Que si le nombre de ces sujets était par trop considérable, on pourrait leur permettre de continuer à suivre les classes, à la condition de les surveiller avec soin et d'en exclure sans retard tous ceux chez qui l'on verrait apparaître les premiers signes du catarrhe laryngo-trachéal.

Convient-il d'aller plus loin et de licencier l'école? Les avis sont partagés. M. Bucquoy expose dans le rapport académique sur les maladies régnantes de 1882, et d'après le Dr Lefebvre, que la coqueluche s'étant déclarée dans la commune de Fresnoy-en-Chaussée (Somme), la fermeture de l'école et la dispersion des enfants dans les villages environnants arrêtèrent les progrès de l'épidémie (170). Cette mesure a été préconisée par d'autres médecins, avec des résultats divers. Il s'en faut qu'elle soit recommandée par tous. M. le professeur Courmont pense, et nous sommes de son avis, qu'elle est inefficace parce qu'elle ne peut être prise en temps opportun (171), et qu'elle est impraticable à cause de la longueur indéterminée de la maladie. Il faudra se contenter d'interdire, en temps d'épidémie, l'entrée de l'école à tous les sujets qui présenteront des signes de bronchite. Il appartiendra à l'inspection des écoles de veiller à l'accomplissement de cette mesure.

Hôpitaux. — Dans les hôpitaux, la contagion directe est prévenue par l'ingénieux système de défense inauguré par M. Grancher. L'emploi du paravent métallique ajouré qui supprime tout contact direct du coquelucheux avec les autres enfants, a donné les résultats les plus satisfaisants.

On écartera les chances de contagion indirecte par l'application rigoureuse des pratiques de l'asepsie et de l'antisepsie à l'égard des personnes et des choses. Médecins, élèves et infirmières revêtiront, en pénétrant dans le box, une blouse spéciale et la quitteront avant d'en sortir. Les mains qui ont touché l'enfant seront lavées et passées au sublimé; le linge de celui-ci sera soumis à la désinfection et sa vaisselle portée à l'office dans une cuve d'eau bouillante. Dans le service de M. Grancher, les lits eux-mêmes, construits en fer creux, légers et démontables, sont passés à l'étuve (172), enfin les mucosités rejetées par le malade au cours de la bronchite initiale et à la fin des quintes seront reçues dans une solution désinfectante. Cette dernière pratique est très recommandable, abstraction faite de toute divergence d'opinion sur le véhicule du contage et sur le moment où celui-ci est doué du maximum de son pouvoir pathogène.

Mais il ne suffit pas d'empêcher le coquelucheux de répandre la contagion dans son voisinage. Il a lui aussi, par un juste retour, droit à des mesures protectrices : notre devoir est de le soustraire aux dangers qu'il court à l'hôpital. Il n'y a pas encore bien longtemps, une quinzaine d'années à peine, que tous les médecins des hôpitaux d'enfants de Paris soulignaient l'influence néfaste de l'atmosphère nosocomiale sur la coqueluche, quand l'encombrement des locaux réduisait à 20 mètres tout au plus le cubage d'air de chaque petit malade, surtout lorsque cette situation était aggravée, comme cela arrivait souvent, par la mauvaise exposition des salles et la difficulté d'accès de l'air pur et de la lumière. Dans une émouvante communication faite en 1895 à la Société médicale des hôpitaux, M. Comby a montré les ravages causés par la broncho-pneumonie à la faveur de ces conditions parmi les coquelucheux de l'hôpital Trousseau. Il réclamait pour eux la construction d'un pavillon spécial, où chaque enfant disposerait d'un cube d'air de 50 mètres environ, et dont l'aménagement permettrait l'isolement individuel, ou au moins le groupement par deux ou trois unités au plus dans chaque chambrée. Faute de quoi, il estimait que mieux valait refuser l'hospitalisation aux petits malades que de leur faire courir les chances de mourir, dans la proportion de 31 p. 100, d'une maladie qui tue rarement quand elle est soignée au foyer, même dans les familles pauvres (173). Il est juste d'ajouter que la nécessité d'attribuer des pavillons spéciaux aux coquelucheux avait été reconnue dès 1889 par la commission des médecins des hôpitaux, chargés de l'étude des « mesures à prendre pour combattre la transmission des maladies contagieuses dans les hôpitaux d'enfants » (174).

Durée de l'isolement. — Combien de temps devra durer l'isolement ? S'il était avéré que la transmissibilité n'appartient qu'à la période préquinteuse de la coqueluche, la réponse à cette question serait bien facile. Malheureusement les observations que nous avons rapportées plus haut nous font paraître comme beaucoup trop exclusive l'opinion exprimée avec tant de conviction par le professeur Weill, et nous ramènent toujours, avec des tempéraments sans doute, aux préceptes formulés par les maîtres qui ont précédé le médecin lyonnais dans cette voie. C'est ainsi que West conseille de maintenir l'isolement jusqu'à l'extinction complète des quintes (175). Les règlements français interdisent même l'école à l'enfant pendant deux ou trois semaines encore après ce terme. Mais les quintes persistent parfois pendant des mois, reprennent après une amélioration passagère, et se prolongent même pendant une année entière. L'application de l'instruction est pratiquement impossible en pareil cas, sous peine de faire perdre à l'enfant un semestre et au delà de sa scolarité. Il faudrait pourtant s'y résigner si cela était nécessaire. Mais l'observation prouve que les quintes survivent à l'aptitude contagieuse de la maladie. Il est malheureusement impossible de préciser le moment où elle s'éteint. ROGER estime que le contage est presque inerte après 2 ou 3 mois, surtout si le chiffre des quintes est tombé à une ou deux par 24 heures. On peut alors cesser la séquestration ou au moins lui substituer un isolement relatif, adapté aux circonstances, sous la réserve de resserrer les précautions, s'il survenait une de ces rechutes qui sont si communes dans les formes graves.

M. CADET DE GASSICOURT cherche également à concilier les intérêts du séquestré avec la nécessité d'assurer la sécurité de son entourage. Il affirme que dans le plus grand nombre des cas, la coqueluche a cessé d'être contagieuse au bout de six semaines de durée, mais ajoute qu'il serait téméraire de donner à cette proposition une portée absolue; il laisse en somme la question en suspens (176). Elle ne sera vraisemblablement résolue que par la découverte du moteur pathogène de l'affection. D'ici à là, on se guidera d'après les suggestions de l'observation, et surtout d'après celles des deux éminents praticiens dont nous venons de produire le témoignage, c'est-à-dire qu'on maintiendra l'isolement pendant six semaines à deux mois pour les atteintes légères et moyennes, et qu'on la prolongera jusqu'à guérison complète dans les cas graves.

La prophylaxie ne devra point perdre de vue les formes abortives de la coqueluche et leur rôle dans sa propagation. En temps d'épidémie, il conviendra de tenir pour suspecte toute toux opiniâtre, surtout lorsqu'elle s'observe chez des personnes qui ont été avec des sujets atteints de la maladie régnante.

La désinfection du local qui a abrité le malade, ainsi que celle des effets d'habillement, de couchage et des divers objets qui ont été à son usage, s'impose ici comme dans toutes les maladies infectieuses. MOHN et MONTI affirment même avoir fait avorter à plusieurs reprises des atteintes de coqueluche en cours en soumettant aux vapeurs sulfureuses la chambre des malades avec tous les objets qu'elle renfermait, et SCHÖNBERG aurait confirmé ces observations à Christiania (177).

On a vanté naguère l'emploi, à titre préventif, de certains agents médicamenteux. HAHNEMANN préconisait dans ce but la teinture de semence de santonine, d'autres la belladone; STICKER conseille l'essai de l'acide salicylique qui aurait réussi aux médecins italiens comme moyen prophylactique de la rougeole (178). Quelques-uns enfin ont cru voir dans la vaccine un préservatif contre la coqueluche (179). En réalité aucun de ces moyens ne mérite la moindre confiance. La pratique n'en reconnaît qu'un seul réellement efficace : c'est la précaution de se soustraire à la contagion ou à l'influence épidémique.

En résumé, le pivot de la prophylaxie se trouve dans l'isolement;

malheureusement cette mesure arrive presque toujours trop tard, ou son application rencontre des difficultés irréductibles dans la pratique, à cause de l'insuffisance ou de l'étroitesse des locaux habités et de la longue durée imposée à la séquestration. Il ne faut point oublier d'ailleurs que le médecin est rarement appelé, surtout dans les campagnes, pour les coqueluches simples, et le plus souvent l'épidémie s'éteint faute de sujets à frapper. Pourtant cette indifférence vis-à-vis de l'intervention médicale ne se justifie guère. La coqueluche n'est pas une maladie absolument bénigne, comme les oreillons. Elle cause la mort plus souvent que ne le pense le public, ainsi qu'en témoignent les statistiques rapportées plus haut. Le plus souvent, elle est redevable de sa gravité à la complication bronchopneumonique. On ne saurait donc prendre trop de soins pour soustraire les enfants à l'action de l'air froid et humide pendant la période d'acuité de la maladie. Il faudrait propager parmi les mères, écrit M. FERNET, la conviction que le meilleur moyen d'abréger la durée de celle-ci et d'en écarter les infections secondaires des voies respiratoires, est de maintenir les petits malades à la chambre, et même au lit, jusqu'à l'extinction à peu près complète des symptômes spécifiques, c'est-à-dire pendant six semaines à deux mois. Cette pratique absolument opposée au préjugé populaire et quelquefois médical qui préconise la cure d'air en faveur des coquelucheux, préserverait à la fois ceux-ci des complications pulmonaires et leurs camarades de la contagion (180).

La broncho-pneumonie, étant transmissible comme la coqueluche elle-même, impose ici comme dans la rougeole, l'isolement individuel de tous les sujets chez qui vient à se déclarer cette redoutable complication. Cette mesure est de rigueur, au foyer comme à l'hôpital, lorsque plusieurs coquelucheux s'y trouvent réunis.

Que faut-il penser des changements de résidence auxquels on soumet parfois les coquelucheux dans un but thérapeutique ? Cette question, sur laquelle les opinions sont partagées, comme sur celle de la cure d'air, est, ainsi que cette dernière, d'ordre clinique, et se trouve en dehors de l'objet de nos études. Si nous la soulevons, c'est qu'elle touche par un côté à l'épidémiologie. Comme nous l'avons marqué plus haut, les migrations des coquelucheux peuvent contribuer à la dissémination de leur affection ; il est des médecins qui affirment même qu'elles n'ont point d'autre résultat. Si elles sont utiles aux intéressés dans certains cas graves, comme le pensent MM. COMBY et WEILL (181), ou même dans tous les cas comme le soutient énergiquement le Dr JURGENS, de Preetz (182), du moins convient-il de prendre dans leur accomplissement toutes les mesures nécessaires pour qu'elles soient exemptes de danger pour le nouveau milieu où sont transportés les petits malades.

Index bibliographique.

1. G. DE BAILLOU. — *Épidémies et éphémérides* (traduites du latin par Prosper YVAREN. J.-B. Baillière, 1858, p. 402, 418 et 419).
2. G. DE BAILLOU. — *Ibid.*, p. 402.
3. WILLIS. — *De medicamentorum operationibus* (Sect. I, cap. VI, cité par Sticker : *Der Keuchhusten*, p. 5, in Specielle Pathol. u. Therapie von Prof. NOTHNAGEL).
4. WILLIS. — *De morbis convulsivis* (cap. XII, cité par le même, p. 5 et 6).
5. STICKER. — *Der Keuchhusten* (p. 71, in Spec. Pathol. u. Therap. von prof. NOTH-NAGEL).
6. HIRSCH. — *Handbuch der Historisch. Geograph. Pathologie.* (Die Organkrankh., 1886, p. 19.)
7. HIRSCH. — *Ibid.*, p. 19, 20.
8. CARPENTIN. — *Étude hygièn. et médic. du camp Jacob.* (Arch. de méd. nav., 1873, p. 38.)
9. RUFZ DE LAVISON. — *Chronologie des maladies de la ville de Saint-Pierre (Martinique) de l'année 1837 à l'année 1856.* (Arch. de méd. nav., 1869, t. XI, p. 428.)
10. HIRSCH. — *Loc. cit.*, p. 20.
11. HIRSCH. — *Loc. cit.*, p. 21.
   LA RÉDACTION. — *Contribution à la Géogr. médic. Archipels des Iles de la Soc. et des Marquises.* (Arch. méd. nav., 1865, t. IV, p. 289.)
12. HIRSCH. — *Loc. cit.*, p. 21.
13. STICKER. — *Loc. cit.*, p. 7 et 10.
14. BAILLOU. — *Loc. cit.*, p. 419, 420.
15. HIRSCH. — *Loc. cit.*, p. 19.
16. H. ROGER. — *Recherches cliniques sur les maladies de l'enfance*, t. II, p. 374 et suivantes.
17. GRANCHER. — *13e Congrès international*, 1900.
18. RAHNER. — *Zur Epidemiol. u. Aetiolog. des Keuchhustens.* (Arch. f. Hyg., XL, 1, 1901.)
19. STICKER. — *Loc. cit.*, p. 45.
20. *Ibid.*, p. 45 et 47.
21. HIRSCH. — *Loc. cit.*, p. 28.
22. STICKER. — *Loc. cit.*, p. 44.
23. ROCHER. — *Loc. cit.*, p. 378.
24. *Ibid.*, p. 379.
25. MARTIN. — *Du rôle de la convalesc. dans la propagat. des maladies transmissibles.* (Thèse de Lyon, 1891.)
26. PRÉVET ET GIVRE. — *Note clinique sur 300 cas de coquel.* (Prov. méd., 28 mars et 4 juin 1892.)
27. WEILL. — *Congrès de Méd. de Lyon*, 1894.
   BIÉRER. — *Contagion de la coquel.* (Thèse de Lyon, 1896, n° 29.)
   WEILL ET PÉHU. — *Prophylaxie et traitement de la coquel.* (Sem. médic., 1901, p. 385.)
28. LÉON. — *Sur la durée de l'incubation et de l'époque de transmissibilité de la coqueluche.* (Journ. de Méd. de Bordeaux, 25 oct. 1896.)
29. CAVASSE. — *Sur la coqueluche.* (Thèse de Paris, 1899, p. 87.)
30. ROGER. — *Loc. cit.*, p. 377 et 378.
31. GRANCHER. — *13e Congrès internat. de Médecine*, 1900. (Rapport du Congrès : Pathol. de l'Enfance, p. 482).

32. Comby. — *Traité des Maladies de l'Enfance*. Paris, 1901, p. 96.
33. Sticker. — *Loc. cit.*, p. 47.
34. Cavasse. — *Loc. cit.*, p. 88.
35. Cadet de Gassicourt. — *De la contag. des malad. infect. chez les enfants*. (Confér. faite à l'Union des Femmes de France, le 3 avril 1899).
36. *Id. — Ibid.*
    Comby. — *Loc. cit.*, p. 96.
    Sticker. — *Loc. cit.*, p. 47.
37. Comby. — *Loc. cit.*, p. 90.
38. Grancher. — *Un service antiseptique de Médecine*. Années 1894-1898. (Congrès internat. de Méd., 1900.)
39. Sticker. — *Loc. cit.*, p. 46.
40. Rocher. — *Loc. cit.*, p. 380.
41. Siredey. — *Rapport sur les épid. ayant régné en France en 1884*. (Mém. de l'Acad. de Méd., t. XXXV, p. 288.)
42. Sticker. — *Loc. cit.*, p. 46.
43. Tschamer. — *Zur Pathogenese des Keuchhustens*. (Jahrbuch. für Kinderheilkde u. Physisch. Erziehung., 1876, p. 174.)
    Sticker. — *Loc. cit.*, p. 46, 47.
    Cavasse. — *Loc. cit.*, p. 46, 47.
44. Flügge. — *Ueber Luft-Infection*. (Zeitsch. f. Hyg. u. Infectionskrankh., 1897, t. XXV, p. 213.)
45. Unruh. — *Ueber Keuchhusten* (Arch. f. Kinderheilkde. N. F. XII, p. 248. Virchow's Jahrb., 1878, t. II, p. 146.)
46. Eichenbrodt. — *Die Verbreitung des Keuchhust. durch abortive Fälle*. (Zeitschr. f. klin. Medic., 1890, XXIII, 6, p. 493 et Semaine médic., 1890, p. 352.)
47. Léon. — *De la durée de l'incubat. et de l'époque de la transmission de la coquel.* (Journ. de Méd. de Bordeaux, 25 oct. 1896, Sem. méd., 1896, p. 451.)
48. Comby. — *Loc. cit.*, p. 96.
49. Lühe. — *Abnorme Höhe individueller Empfänglichkeit. f. Keuchhusten in zwei Generat.* (Deut. Arch. f. klin. Med., Bd. XXI, p. 317.)
50. Theodor. — *Mittheil. über den Keuchh.* (Arch. f. Kinderheilkde, XV, 5 et 6, p. 354, 1893; Anal. in Schmidt's Jahrb., t. CCXL, p. 175.)
51. Jochmann et Krause. — *Zur Aetiologie des Keuchhustens*. (Zeitschr. f. Hyg. u. Infectionskrankh. v. R. Koch. u. C. Flügge. Bd. XXXVI, p. 193.)
52. Henke.
    Ermengen. } Schmidt's Jahrb., 1887, t. CCXIII, p. 43, et 1889, t. CCXXIV, p. 228.
    Deichler.
53. Kurlow. — *Vorläuf. Mittheil.* (Centbl. f. Bakter. u. Parasitenkde, XIX, 14 et 15, 1896, in Schmidt's Jahrb., 1897, t. CCLIII, p. 12 et Sem. méd., 1896, p. 120.)
54. Behla. — *Zur Aetiol. der Tussis convuls.* (Deut. Medic. Wochenschr., XXIV, 19, 1898. in Schmidt's Jahrb., 1898, t. CCLIX, p. 117.)
55. Ritter. — *Weiteres über den Keuchh.* (Verhandl. der 10en Versammlung d. Geselsch. f. Kinderhkde zu Nurnberg. 1893, p. 36, in Schmidt's Jahrb., 1894, t. CCXLIII, p. 121.)
56. Cohn et Neumann. — *Zur Bakteriol. des Keuchhust. sputum.* (Arch. f. Kinderhkde, XVII, 1 et 2, p. 21, 1894, anal. in Schmidt's Jahrb., 1894, t. CCXLIII, p, 121.)
57. Galtier. — *Étiol. de la coquel.* (Lyon médic., XXIV, 50, 1892.)
58. Pottier. — *Rech. Bact. sur la coquel.* (Acad. méd. de Belg., séance 27 octobre 1900; Sem. médic., 1990. p. 380.)
59. Burger. — *Der Keuchhustenpilze* (Berlin. Klin. Wochenschr., n° 1, 1883, anal. in Virchow's Jahrb., 1883, t. I, 385.)
60. Affanassiew. — *Ueber die Aetiolog. u. Klin. Bakteriol. des Keuchhustens*. (Petersburg. med. Wochenschr., 1887. Anal. in Baumgartens Jahrb.)

61. SZEMTSCHENKO. — *Zur Frage der Keuchhustenbacterien.* (*Ibid.*, 1888.)
62. KOPLIK. — *The bacteriology of pertussis.* (Britisch. med. Journ., 1897.)
63. CZAPLEWSKI ET HENSEL. — *Bakteriolog. Untersuch. bei Keuchhusten.* (Deutsche. med. Wochenschr., 1897, n° 37.)
64. ZUSCH. — *Bakteriol. Unters. bei Keuchhusten.* (Munch. medicin. Wochenschr. XLV, 23, 1898; anal. in SCHMIDT's Jahrb., 1898, t. CCLIX, p. 117.)
65. CAVASSE. — *Loc. cit.*, p. 59.
66. SPENGLER. — *Bakteriol. Untersuch. bei Keuchhusten. Bemerkungen zu dem* CZA-PLEWSKI-HENSEL'SCHEN *Aufsatz.* (Deut. med. Wochenschr., 1897, n° 52.)
67. ARNHEIM. — *Beitrag. zur Bakteriol. des Stickhustens* (Berlin. med. Geselsch., Sitz. vom 14 Februar 1900), et *La bactériologie de la coqueluche.* (Semaine médicale, 1900, p. 67.)
68. ARONSON. — *Le microbe spécif. de la coqueluche.* (Semaine médic. 1903, p. 162.)
69. ARNHEIM. — *Le microbe spécifique de la coqueluche.* (Semaine médicale, 1903, p. 162.)
70. VINCENZI. — *Zur Aetiologie der Tussis convulsiva.* (Deut. med. Wochenschr., 1897, n° 40 et Centralbl. f. Bakteriol., 1900.)
71. BUTTERMILCH. — *Ueber den Erreger des Keuchhustens.* (Berlin. Klin. Wochenschr., 1899, n° 17.)
   ELMASSIAN. — *Note sur un bacille des voies respirat. et ses rapports avec le bac. de* PFEIFFER. (Ann. Inst. Pasteur, 1899.)
72. ANGELO LUZZATO. — *Zur Aetiol. des Keuchhustens.* (Centrlbl. f. Bakteriol., 1900, Bd. XXVII.)
73. RAHNER. — *Zur Epidemiol. u. Aetiol. des Keuchhustens.* (Arch. f. Hyg., XL, 1. 1901.)
74. JOCHMANN ET KRAUSE. — *Zur Aetiol. des Keuchhus.* (Zeitschr. f. Hyg. u. Infectionskrankh., 1901, t. XXXVI, p. 193-219. Bon résumé de ce long travail dans la Semaine médic. de 1901, p. 277.)
75. JOCHMANN. — *Zur Aetiol. des Keuchhus.* (Centrbl. f. Bakteriol. u. s. w, XXX, 1 p. 3, anal. in SCHMIDT's Jahrb., 1902, t. CCLXXIII, p. 152.)
76. LEURIAUX. — *L'agent pathog. de la coq. et la sérothérap. de cette affect.* (Sem. médic., 1902, p. 233., mém. original.)
77. LIVIO VINCENZI. — *Zur Aetiologie der Tussis convulsiva.* (Deut. med. Wochenschr. XXIV, 40, 1898. Anal. in SCHMIDT's Jahrb., 1899, t. CCLXII, p. 227.)
78. — *Zur Aetiol. des Keuchhusten's* (Centrlbl. für Bakteriol., u. s. w., XlXX, 7, p. 273, 1902. Anal. in SCHMIDT's Jahrb., 1902, t. CCLXXVI, p. 31.)
79. JOCHMANN ET KRAUSE. — *Zur Aetiol. des Keuchhust., Erwiederung von Jochmann u. Krause.* (Centrlbl. f. Bacteriol., u. s. w., XXXII, 1, 21, 1902. Anal. in SCHMIDT's Jahrb., 1903, t. CCLXXVIII, p. 148.)
80. JOCHMANN ET MOLTRECHT. — *20 Fälle von Bronch. pn. bei Keuchhustenkindern, herforgerufen durch ein Influenza-ähnl. Stäbchen : bacill. pertussis Ebbendorf.* (Centrlbl. f. Bakteriol., u. s. w., XXXIV, 1, p. 15, 1903.)
81. D. MEYER. — *Zur Aetiol. u. Pathog. des Keuchhust.* (Jahrb. f. Kinderhkde, 3., F. VIII, 4, 1903. Anal. in SCHMIDT's Jahrb. 1904, t. CCLXXXIII, p. 138.)
82. ARNHEIM. — *Zur Pathog. des Keuchhust.* (Berlin. Klin. Wochenschr., XL, 29, 1903. Anal. in SCHMIDT's Jahrb., 1904, t. CCLXXXII, p. 169.)
83. ROGER. — *Loc. cit.*, p. 394.
84. JOSEPH FRANCK. — *Traité de Pathologie.*
85. RUFZ DE LAVISON. — *Chronologie des maladies de Saint-Pierre (Martinique), de l'année* 1837 *à l'année* 1856. (Arch. méd. nav., 1869, t. XI, p. 428.)
86. ROGER. — *Loc. cit.*, p. 386-387.
87. KELSCH. — *Rapport sur les épidémies ayant régné en France en* 1893 (Mém. de l'Acad. de Méd., t. XXXVIII.)
88. COMBY. — *Loc. cit.*, p. 97.
89. UNRUH. — *Ueber Keuchhusten* (Arch. f. Kinderheilkde. N. F. XII, S 248; anal. in VIRCHOW's Jahrb., 1878, t. II, p. 146.)

90. Rahner. — Loc. cit., p. 70.

91. Roger. — Loc. cit., p. 382.

92. Sticker. — Loc. cit., p. 42.

93. Briquet. — Rapport sur les maladies ayant régné en France en 1874. (Mém. de l'Acad. de Méd., t. XXXII.)

94. Bucquoy. — Rapp. sur les épid. ayant régné en France en 1882 (Mém. Ac. Méd., t. XXXV)

95. Sticker. — Loc. cit., p. 42.

96. Roger. — Loc. cit., p. 384.

97. Briquet. — Rapport sur les maladies ayant régné en France en 1866. (Mém. de l'Acad. de Méd., t. XXVIII.)

98. Worms. — Rapp. sur les épid. ayant régné en France en 1900 (Mém. de l'Acad. de Méd., t. XL.)

99. Courgey. — Épidémiol. d'Ivry-s.-Seine, de 1877 à 1899.

100. Hirsch. — Loc. cit., p. 26-27.

101. Blache. — Arch. gén. de méd., t. III, 1833.

102. Sticker. — Loc. cit., p. 51.

103. Beau. — Du siège et de la nature de la coqueluche. (Arch. gén. de méd., 1856, t. II, p. 257.)

104. Wannebroucq. — De la coqueluche et particulièrement du siège et de la nature de cette affection. (Thèse de Paris, 1859, n° 132.)

105. Bara. — Contribut. à l'étude de la coquel. (Thèse de Paris, 1877.)

106. Sticker. — Loc. cit., p. 55.

107. — Id. — Ibid., p. 56.

108. Guéneau de Mussy. — Études cliniques sur la coqueluche. (L'Union médicale p. 53, 68, 77, 103, t. XX, 1875.)

109. Sticker. — Loc. cit., p. 56.

110. Bara. — Loc. cit.

111. Dolan. — Pathol. u. Treat. of. whooping cough. (The Lancet, 21 oct. 1882, p. 667. Whooping, its Pathol. u. Trait. (Dublin Journ. of med. sc., p. 445.) } Analysés dans Virchow's Jahrb. 1882, t. II, p. 140.

112. Sticker. — Loc. cit., p. 43.

113. Cocat. — Sur les causes et la nature de la coquel. (Thèse de Paris, 1877, p. 10.)

114. Barthez et Rilliet. — Traité clinique des maladies des Enfants, Paris, 1843.

115. G. Sée. — Recherches sur la nat. et le trait. de la coquel. (Arch. gén. de méd., 1854, t. IV., p. 283.)

116. Briquet. — Rapport sur les maladies ayant régné en France en 1874. (Mém. de l'Acad. de Méd., t. XXXII.)

117. Bucquoy. — Rapport sur les maladies ayant régné en France en 1882. (Ibid., t. XXXV.)

118. Chauvel. — Rapport sur les maladies ayant régné en France en 1891. (Ibid., t. XXXVIII.)

119. Laveran. — Rapport sur les épidémies ayant régné en France en 1899. (Ibid., t. XXXIX, 2e fascic.)

120. Hirsch. — Handb. der Histor. Geogr. Pathologie, 1886. (Dritte Abtheil., Die Organkrankh., p. 27-28.)

121. Villemin. — Rapport sur les épid. ayant régné en France en 1877. (Mém. de l'Acad. de Méd., t. 33.)

122. Rahner. — Zur Epidemiol. u. Ætiolog. des Keuchhustens. (Arch. f. Hyg., t. XL, 1901, p. 72.)

123. Briquet. — Rapport sur les épid. ayant régné en France en 1874. (Mém. Acad. Méd., t. XXXII.)

124. Id. — Ibid.

125. KELSCH. — *Rapport sur les épid. ayant régné en France en 1893.* (Mém. de l'Acad. de Méd., t. XXXVIII.)
126. *Id.* — *Ibid.*
127. *Id.* — *Ibid.*
128. RAHNER. — *Loc. cit.*, p. 63.
129. ROGER. — *Recherches cliniques sur les maladies de l'enfance,* t. II, p. 472.
130. EIGENBRODT. — *Die Verbreitung des Keuchhustens durch abortive Fälle.* (Zeitschr. f. Klin. medic., 1890, XVIII, 6, p. 493, et Semaine médic., 1890, p. 352.)
131. JACOBSON. — *Étude clinique sur deux formes anormales de coqueluche : forme fruste, forme dyspeptique.* (Arch. de méd. des Enfants, août 1903. — Semaine médic., 1904, p. 21.)
132. HIRSCH. — *Loc. cit.*, p. 27.
133. RAHNER. — *Loc. cit.*, p. 72.
134. GUÉNEAU DE MUSSY. — *Rapport sur les épid. ayant régné en France en 1880. Ibid.*, t. 34.
    BUCQUOY. — *Rapp. sur les épid. ayant régné en France en 1882. Ibid.*, t. 35.
    WORMS. — *Rapport sur les épidémies ayant régné en France en 1890.* (Mém. de l'Acad. de Méd., t. XL.)
135. HIRSCH. — *Loc. cit.*, p. 30.
136. PRESL. — *Die Keuchhusten u. Diphteritis-Croup Mortalität in Oesterreich u. deren Beziehung zur Masern-u.-Scharlach Mortalität* (Oester. stat. Mon. schr., XVII, 3 mars 1891; analys. in SCHMIDT's Jahrb., 1891, t. CCXXXI, p. 62-63.)
137. BIEDERT. — *Beobacht. über Dispos. von Keuchh., Masern u. Scharlach,* etc. (Jahrb. f. Kinderhkde, XXIV, 1 et 2, 1886; anal. in SCHMIDT's Jahrb., 1886; t. CCX, p. 34.)
138. ROGER. — *Loc. cit.*, p. 600-601.
139. ASTARJIEFF. — *Contribut. à l'étude de la coïncidence de la coquel. et de la roug.* (Thèse de Montpel., 1897, p. 23.)
140. ROGER. — *Loc. cit.*, p. 602.
141. MARCEL LABBÉ. — *Coqueluche et rougeole.* (Revue des maladies de l'enfance, 1897.)
142. *Id.* — *Ibid.*
143. ROGER. — *Loc. cit.*, p. 606.
144. *Id.* — *Ibid.*, p. 604.
145. LANCEREAUX. — *Rapport sur les épid. ayant régné en France en 1879.* (Mém. Acad. de Méd., t. XXXIV.)
146. GUÉNRAU DE MUSSY. — *Rapp. sur les maladies épidém. ayant régné en France en 1880.* (Mém. Acad. de Méd., t. 34.)
147. SIREDEY. — *Rapp. sur les épid. ayant régné en France en 1884.* (Mém. de l'Acad. de Méd., t. XXXV.)
148. WORMS. — *Rapp. sur les épid. ayant régné en France en 1890.* (Mém. de l'Acad. de méd., t. XL.)
149. COMBY. — *Note sur la gravité comparée de la coqueluche et de la scarlatine.* (Bull. et Mém. de la Société méd. des hôpitaux de Paris. Séance 14 juin 1889, t. VI, p. 288.)
150. ARNHEIM. — *Semaine médic.,* 1903, p. 162.
151. BRIQUET. — *Rapp. sur les maladies ayant régné en France en 1866.* (Mém. de l'Acad. de Méd., t. XXVIII.)
152. BRIQUET. — *Rapport général sur les maladies ayant régné en France en 1867 et 1868.* (Mém. de l'Académie de méd., t. XXIX.)
    CHAUFFARD. — *Rapport génér. sur les maladies ayant régné en France en 1869-1870.* (Ibid., p. 38.)
153. BRIQUET. — *Rapport génér. sur les maladies ayant régné en France en 1874.* (Ibid., p. 32.)

154. Colin. — *Rapport sur les épidémies ayant régné en France en* 1881. (Mém. de l'Acad. de méd., t. XXXIV.)

155. Siredey. — *Rapp. génér. sur les épid. ayant régné en France en* 1884. (Mém. de l'Acad. de méd., t. XXXV.)

156. Chauvel. — *Rapport sur les maladies ayant régné en France en* 1891. (Mém. de l'Acad. de méd., t. XXXVIII.)

157. Fernet. — *Rapport sur les épidémies ayant régné en France en* 1898. (Mém. de l'Acad. de méd., t. XXXIX, 2° fascic., p. 67.)

158. *Documents inédits des Arch. de l'Acad. de méd.*

159. Bertillon. — *Statistique municipale de Paris.*

160. Rahner. — *Zur Epidemiol. u. Aetiol. des Keuchhustens.* (Arch. f. Hyg., t. XL, p. 71.)

161. Besnier. — *Rapport sur les maladies régnantes.* (Bull. et Mém. de la Soc. méd. des hôpit. de Paris, 1874, t. XI, 2° série, p. 18-19.)

162. Comby. — *La coqueluche à l'hôpit. Trousseau.* (Bull. et Mém. de la Soc. méd. des hôpit., 1895, t. XII, 3° série, p. 210.)

163. Unruh. — *Ueber Keuchhusten.* (Arch. f. Kinderheilkde. N. F. XII, S. 248. — Anal. in Virchow's Jahrb., 1878, t. II, p. 146.)

164. Ignaz Pelc. — *Bericht uber die sanität Verhältnisse in Königreich Böhmen fur. das Jahr*, 1892. Prag. 1894. (Annal. in Schmidt's Jahrb., 1895, t. CCXLVII, p. 210.)

165. Sticker. — *Loc. cit.*, p. 10.

166. Delpech. — *Rapp. sur les épid. ayant régné en France en* 1870-71-72. (Mém. Acad. méd., 1875, t. XXXI, p. 39).

167. Sticker. — *Loc. cit.*, p. 46.

168. Roger. — *Loc. cit.*, p. 663.

169. *Ibid.*, p. 665.

170. Bucquoy. — *Rapport sur les maladies ayant régné en France en* 1882. (Mém. Acad. de méd., t. 35.)

171. Weill et Péhu. — *Prophylaxie et traitement de la coqueluche.* (Semaine médic., p. 387.)

172. Comby. — *Rapport sur les mesures à prendre pour combattre la transmission des maladies contagieuses dans les hôpitaux d'enfants.* (Bull. et Mém. soc. méd. des hôpit. de Paris, 1889, t. VI, p. 250.)

173. Comby. — *La coqueluche à l'hôpital Trousseau.* (Bull. et Mém. de la Soc. méd. des hôpit. de Paris. Séance du 8 mars 1895, t. XII, p. 210.)

174. Comby. — *Rapp. sur les mesures à prendre pour combattre la transmission des maladies contagieuses dans les hôpitaux d'enfants.* (Soc. méd. des hôpitaux de Paris. Séance du 10 mars 1889, p. 248 et suivantes.)

175. Roger. — *Loc. cit.*, p. 668-669.

176. Cadet de Gassicourt. — *Conférence faite à l'Union des femmes de France le* 3 avril 1889.

Biérer. — *La contagion de la coqueluche.* (Thèse de Lyon, 1896, p. 38.)

177. Sticker. — *Loc. cit.*, p. 63.

178. *Id. — Ibid.*, p. 63-64.

179. Bargellini. — *Insufficienza della vaccinazione contra la pertossa.* (Settimana med., LI, 33, p. 389, 1897. Anal. in Schmidt's Jahrb. 1898, t. CCLX, p. 192.)

180. Fernet. — *Rapport sur les maladies épid. ayant régné en France en* 1898. (Mém. de l'Acad. de méd., t. XXXIX, 2° fasc., p. 66).

181. Weill et Péhu. — *Loc. cit.*, p. 387.

182. Jurgens. — Arch. für Kinderhkde, VII, p. 422, 1886. Anal. in Schmidt's. Jahrb., 1887, t. CCXV, p. 170.

CHAPITRE III

Il est rationnel de ne point séparer l'étude de la suette, du choléra et de la grippe, car ces maladies sont unies entre elles par les affinités épidémiologiques les plus étroites. D'autre part, elles se détachent de la façon la plus saisissante sur l'évolution multi-annuelle des affections communes, grâce à un ensemble de caractères des plus imposants. Intermittentes dans leurs manifestations et essentiellement épidémiques, elles s'opposent à ces dernières par l'irrégularité de leur retour, la soudaineté de leur apparition, la rapidité foudroyante et l'immensité de leur expansion, enfin, en ce qui concerne du moins la suette et le choléra, par leur terrible léthalité. La terreur qu'elles inspiraient dans les cités qu'elles traversaient comme un ouragan dévastateur, jeta souvent un trouble profond dans la vie sociale de vastes régions. L'épidémiologie leur a consacré le nom de *grandes épidémies*, qualification qui ne leur appartient pas exclusivement, mais qui marque qu'elles n'ont pas produit une impression moins profonde sur l'esprit des médecins que sur celui des masses.

Leur histoire présente un grand intérêt. Elle nous fait aborder les problèmes les plus élevés de la pathologie. La suette anglaise fut une maladie nouvelle quand elle se déchaîna sur l'Angleterre en 1486-1487. Après s'être déployée par cinq fois en vastes pandémies, elle s'éteignit au milieu du XVIᵉ siècle, pour reparaître cent soixante-dix ans après, sous un mode épidémiologique et des affinités régionales absolument distincts de ceux de sa première apparition, montrant ainsi les profondes transformations que les maladies épidémiques étaient susceptibles de subir à travers les siècles. Le choléra est né de nos temps, avec la soudaineté d'invasion et la puissance de rayonnement déployées par la suette à la fin du moyen âge ; et réglant son sort ultérieur sur celui de son aînée, il tend aujourd'hui, comme elle le fit naguère, à descendre du rang des grandes épidémies pour se confondre avec les maladies vulgaires où vraisemblablement il prit son origine. Les liens les plus étroits, cliniques et épidémiologiques, rattachent d'ailleurs ensemble ces deux imposantes entités morbides. Dans ses pandémies du milieu du XIXᵉ siècle, le choléra s'est associé mainte fois à la suette moderne, les deux épidémies se greffant l'une sur l'autre,

s'unissant même sur l'individu, si bien que la clinique a été amenée à
créer les expressions de choléra sudoral ou de suette cholérique pour caractériser ces processus mixtes. La grippe enfin n'a pas varié depuis le début
de son histoire : elle est restée le type des grandes épidémies. Que de sujets
de méditation et que d'enseignement dans l'étude et la comparaison entre
eux de ces émouvants épisodes de l'épidémiologie !

SUETTE ANGLAISE

HISTOIRE ET GÉOGRAPHIE

La suette anglaise frappe toujours notre imagination, comme un événement des plus extraordinaires, car l'importante place qu'elle occupe dans
l'histoire ne le cède point à son haut intérêt pathologique. Elle a mêlé ses
manifestations aux grands faits qui ont remué la société de la fin du xv° au
milieu du xvi° siècle, tels que l'occupation du nouveau monde, la découverte
de l'imprimerie, et les luttes suscitées par la réformation. D'autre part,
son épidémiologie lui confère le puissant attrait d'une maladie d'étude :
elle disparut soixante-six ans après avoir surgi inopinément sur la scène
pathologique, passant ainsi, en moins d'un siècle, du rang des maladies
nouvelles à celui des maladies éteintes. Par sa force expansive et l'étrangeté de ses allures, elle a mis en relief des modalités étiologiques qui se
retrouveront dans le choléra et la grippe que nous avons rangés à côté
d'elle, et contribueront à éclairer l'étiologie de ces deux maladies.

Voici quels furent, d'après les chroniqueurs les plus dignes de foi et les
plus autorisés de l'époque (J. KAYE, CASTRICUS, TYENGIUS), les traits fondamentaux de cette étrange maladie, qui causa autant d'étonnement parmi
les médecins que de consternation dans le peuple.

Chez la plupart, elle débutait sans prodrome, par un court frisson et un
tremblement qui dégénéraient dans les cas les plus graves en convulsion,
dans d'autres aboutissaient à une réaction caractérisée par une intolérable
chaleur du corps. L'attaque avait lieu la nuit ou le matin, au lever du soleil.
Beaucoup de malades ressentaient dès le début des fourmillements douloureux et des crampes dans tous les membres, avec une lassitude extrême
de tout le corps. Bientôt se déclaraient, chez les uns un violent délire, chez
d'autres une céphalalgie véhémente et sourde, deux symptômes qui se
transformaient en une somnolence léthargique, présage ordinaire d'une
mort prochaine. Une angoisse précordiale cruelle tourmentait les malades,
tant qu'ils avaient conscience d'eux-mêmes ; la respiration était anhélante,
oppressée, en lutte avec une constriction douloureuse de la base du thorax.
Les battements du cœur, violents, tumultueux, contrastaient avec la fai-

blesse du pouls, et imprimaient leur cachet spécial à ce dramatique tableau.

À ce moment se produisaient des sueurs fétides qui inondaient par flots toute la surface du corps, sans comporter de signification critique ; et sur la peau turgescente, quelques médecins ont vu apparaître un exanthème maculeux, papuleux ou vésiculeux. Parfois, dans cette lutte véhémente entre la vie et la mort, il survenait des convulsions et des vomissements, surtout si l'invasion avait eu lieu, l'estomac étant en pleine digestion. Vers la neuvième heure à partir du début, le délire et la céphalalgie faisaient place à une somnolence comateuse, dont il était difficile de tirer les malades.

Dans les cas heureux, ces manifestations s'amendaient au bout de vingt-quatre à quarante-huit heures, les sueurs diminuaient peu à peu, les urines fluaient abondamment, la peau desquamait en lambeaux plus ou moins larges, et au bout d'une à deux semaines, le malade entrait en convalescence. Les atteintes graves étaient marquées dès le début par l'exaltation des symptômes cérébraux, par la violence de la céphalalgie, du délire, des convulsions, et la rapide apparition du sommeil soporeux qui, dans la croyance de l'époque, conduisait fatalement à la mort, si l'on ne s'obstinait pas à en faire sortir le malade. Comme autres symptômes graves, on mentionne les sueurs colliquatives et la suffocation. Avec cette dernière, la mort survenait déjà au bout de quelques heures, dans l'asphyxie ou au milieu des symptômes d'une paralysie générale. Souvent, on observait des rechutes, surtout si les malades n'avaient pas sué suffisamment dans la première attaque (1).

Cette affection est restée célèbre parmi les grandes maladies historiques par l'étendue de son rayonnement, l'étrangeté de sa physionomie, et par son excessive léthalité. Le nom de suette anglaise sous lequel nous est parvenue son histoire, vise à la fois son symptôme prédominant et son lieu de naissance. Elle fit de 1486 à 1551 cinq apparitions, se déployant suivant le mode pandémique, dont les trois premières et la dernière restèrent limitées à l'Angleterre, et la quatrième s'étendit à une grande partie du continent européen. En voici l'histoire très sommaire.

Première épidémie, 1486. — Complètement inconnue jusqu'alors, elle éclata brusquement vers la fin d'août 1486, peu de temps avant la victoire que Henri VII d'Angleterre remporta sur son rival Richard à Bosworth, s'attacha aux pas de l'armée victorieuse, et s'avança avec elle, depuis le pays de Galles jusqu'à Londres, où elle fit invasion le 21 septembre. De cette date jusqu'à la fin de l'année, elle se répandit sur toute l'Angleterre, jetant la consternation dans les masses et causant partout d'épouvantables ravages.

On n'a que peu d'indications spéciales sur la physionomie et la marche de cette terrible maladie, car les médecins qui en furent témoins y firent triste figure ; au lieu de porter secours à ses victimes et de relever le courage des masses affolées, ils se perdirent et perdirent un temps précieux en discussions scolastiques. Le peuple abandonné à lui-même, mais non dévoyé par le galénisme, imagina un traitement simple et rationnel qui fait honneur à son instinct (2). Nos confrères de l'époque n'ont pas consacré une ligne à ce mémorable événement pathologique. C'est par les chroniqueurs du temps que nous savons que les attaques du fléau furent soudaines, qu'il tuait en quelques heures, et qu'il prélevait ses victimes dans toutes les classes de la société, et parmi les hommes les plus vigoureux.

Deuxième épidémie, 1507. — On avait oublié la suette au milieu des grands événements qui marquèrent la transition du xve au xvie siècle, d'autant plus qu'elle s'était fait oublier elle-même par son éclipse totale après ses foudroyants exploits de 1486, quand, dans l'été de 1507, elle reparut à Londres, telle qu'on l'y avait vue à cette dernière date. Elle fut pourtant moins meurtrière qu'en 1486, ce qui est vraisemblablement cause de la parcimonie des renseignements que les contemporains nous en ont laissés. Nous ignorons quelles furent sa marche et sa direction : nous savons seulement qu'elle fut moins expansive que la première, qu'elle resta, comme celle-ci, confinée à l'Angleterre, et que sa mortalité fut insignifiante.

Troisième épidémie, 1518. — Une troisième épidémie surgit en 1518. Elle éclata encore à Londres, rayonna en moins de six mois sur toute l'Angleterre, et poussa même jusqu'à Calais, y limitant toutefois ses atteintes, d'après un témoignage qui a soulevé quelques doutes, aux seuls Anglais qui y résidaient alors. Elle frappait ses victimes sans prodromes, et les enlevait en deux ou trois heures. Aucune classe de la société ne fut épargnée; on compta des morts jusque dans l'entourage du roi, qui s'enfuit de la capitale avec la cour, et erra de ville en ville pour échapper au fléau (3).

Ces trois épidémies restèrent rigoureusement circonscrites à l'Angleterre, sans entamer le continent autrement que par les atteintes isolées de Calais, malgré les incessantes relations que les vaisseaux britanniques entretenaient avec la Hollande et la France ; elles épargnèrent même complètement l'Ecosse et l'Irlande, leur extension s'arrêta toujours net devant les frontières de ces deux pays.

Quatrième épidémie, 1529. — La quatrième épidémie fut sous ce rapport bien différente de ses aînées. Douée d'une force d'expansion supérieure

encore à celle qui leur avait donné un si puissant essor, elle déborda sur
le continent, et couvrit de ses ravages une grande partie de l'Europe. Elle
nous intéresse plus que les autres, non seulement en raison de l'étendue
exceptionnelle de son déploiement, mais surtout parce que c'est elle que
nous connaissons le mieux entre toutes. Elle rencontra, en effet, dans le
nord de l'Europe, des médecins attentifs, qui en ont laissé des écrits bien
autrement documentés que les maigres relations, que les chroniques de
l'Angleterre ont consacrées à ce terrible fléau de la fin du moyen âge.

C'est dans les derniers jours de mai que ce pays la vit surgir pour la quatrième fois. Elle éclata encore à Londres, dans les quartiers les plus populeux de cette ville, et se répandit avec une très grande rapidité dans tout
le royaume, jusqu'aux confins de l'Ecosse et de l'Irlande qui furent encore
épargnées. Elle déchaîna la même violence que onze ans auparavant. Ses
attaques étaient soudaines, sans prodromes, et déterminaient la mort
en cinq ou six heures. Sa prompte généralisation à tous les lieux et a
toutes les conditions bouleversa profondément la vie sociale des grandes
cités.

Après avoir ravagé l'Angleterre, le fléau se jeta, le 25 juillet, sur Hambourg et les ports du littoral allemand de la mer du Nord et de la Baltique.
Le 31, elle éclata à Lübeck, et à peu près à la même époque à Brême et à
Verden. Vers le milieu du mois d'août, elle pénétra dans le Mecklembourg,
et à la fin du mois dans la Poméranie. Au même moment, elle sévissait
dans une direction plus Sud-Est, notamment à Hanovre et à Göttingen, et
prenait une expansion générale dans la région de Brême et de Verden,
dans le Brunswick et le Lunebourg, dans la Westphalie, les pays du Weser
et la Frise orientale. En septembre, elle s'introduisit dans les Pays-Bas, le
Danemark, la Suède, la Norvège, la Livonie, la Lithuanie, la Pologne et la
Russie. D'autre part, dès le commencement du mois, elle envahit les pays
du Rhin, entre autres l'Alsace, la Bavière et l'Autriche. Vienne la subit
pendant qu'elle était assiégée par l'armée de Soliman (22 septembre au
14 octobre). Un peu plus tard, fin d'octobre et novembre, elle vint à sévir
dans le Wurtemberg, le duché de Bade, dans les pays baignés par le cours
supérieur du Rhin, le Palatinat rhénan, la Franconie, la Thuringe, la
Saxe, la Lusace, la Marche et la Silésie. Meiningen, Leipzig, Magdebourg,
Vittenberg en furent cruellement atteints. A Marbourg, elle interrompit les
débats contradictoires suscités par les dissentiments des deux chefs de la
Réforme, Luther et Zwingle.

En dernier lieu, c'est-à-dire en décembre 1551, elle attaqua la Suisse,
mais resta confinée dans le nord du pays : Bâle, Solothurn et Berne furent
successivement atteints. Elle aurait exercé de grands ravages dans la première de ces villes ; par contre, à Berne, elle ne causa que 3 décès sur

300 malades. Elle s'éteignit complètement à la fin de décembre, après avoir
duré en tout six mois environ.

La France fut complètement épargnée par elle, ainsi que les Etats du sud
de l'Europe. Il est plus que douteux aussi qu'elle ait affligé l'Italie.

Cinquième épidémie, 1551. — Vingt-cinq ans s'étaient écoulés sans qu'aucune trace de la maladie n'eût été signalée nulle part, quand, en 1551, elle
se déploya pour la cinquième et dernière fois en une cruelle épidémie qui
resta, comme les trois premières, confinée à l'Angleterre.

Ce fut à Shrewsbury, ville de la province de Shropshire, située sur les
bords de la Saverne, que le vieil ennemi releva la tête, le 15 avril. Il attaquait ses victimes inopinément, sans s'annoncer par des prodromes ; il les
surprenait à toute heure du jour et de la nuit, à table, en voyage, au milieu
des jeux et des amusements, jusque dans le sommeil, et les emportait le
plus souvent en quelques heures. Sa violence inouïe et sa rapide généralisation rappelèrent les phases les plus cruelles de son histoire. En quelques
jours, elle fit périr 900 personnes à Shrewsbury. La terreur qu'elle inspira
fut telle, que les habitants s'enfuirent en masse vers l'Écosse et l'Irlande,
qui continuèrent à jouir du privilège de l'immunité. De Shwresbury, elle
se propagea à toute l'Angleterre, causant partout de terribles ravages, si
bien que certains chroniqueurs parlent de la dépopulation du pays. Pourtant, son expansion fut moins foudroyante qu'en 1529 : elle s'éteignit au
30 septembre, c'est-à-dire qu'elle mit cinq à six mois à se répandre dans
toute l'Angleterre, et d'autre part, elle employa trois mois à faire le court
trajet de Shrewsbury à Londres où elle n'éclata que le 9 juillet. Elle
épargna, écrit J. KAYE, qui en fut le témoin et l'historien, les étrangers
qui vivaient en Angleterre, mais suivit les Anglais qui émigrèrent à
l'étranger, et en fit périr un grand nombre dans les Pays-Bas, en France et
même en Espagne.

ÉPIDÉMIOLOGIE

Ce qui domine dans l'histoire de cette grande épidémie, ce sont l'instan-
tanéité, et la spontanéité de son développement, en 1485, à l'extrémité
occidentale de l'Europe, ainsi que sa disparition non moins brusque en
1551. Ce grand drame pathologique est plein d'enseignements : il mérite
d'être médité par les nosographes qui cherchent à pénétrer la genèse
du choléra, cette suette inversée, comme nous le verrons plus loin, qui
naquit deux siècles plus tard, à l'autre extrémité de l'Europe, et qui
évolua, à travers le monde, avec les allures tumultueuses et foudroyantes
déployées sur un cadre plus restreint par l'affection similaire du moyen
âge.

Malgré la puissance de son rayonnement et l'universalité de son règne, il est certain que la suette épargna de nombreuses localités dans l'immense domaine de son expansion pandémique. Elle se montra, dans la quatrième épidémie du moins, la mieux connue de toutes, d'autant moins meurtrière que ses explosions étaient plus méridionales et plus tardives. Celles-ci n'étaient point à comparer, eu égard à la violence, avec celles qui se produisirent dans les derniers jours d'août et le commencement de septembre 1529.

Dans le même ordre d'idées, la cinquième et dernière épidémie ne se déploya pas avec cette rapidité foudroyante qui déchaîna les autres sur d'immenses étendues de continent. Il semble que le quatrième retour offensif du fléau marque le point culminant du cycle multiannuel qu'il parcourut entre 1486 et 1551. Sa caractéristique dominante, qui lui valut du reste la qualification qu'il porte dans l'histoire, fut sa prédilection pour l'Angleterre. Il aurait recherché les Anglais jusqu'à l'étranger, à Calais, en Hollande, en France, et même en Espagne, les frappant à l'exclusion des sujets autochtones. Mais ces assertions auraient besoin d'être vérifiées, d'autant plus qu'elles sont démenties par certains faits particuliers. Rien n'est sans doute mieux démontré que l'influence des races et des nationalités sur la prédisposition ou la résistance aux maladies populaires. Mais KAYE est vraisemblablement allé trop loin, en déclarant la suette exclusive à ses compatriotes. Les incursions de celle-ci dans une grande partie de l'Europe, sont en opposition manifeste avec le système du médecin anglais. Hors de ses frontières, elle frappait les résidents de toute nation, tandis qu'en Angleterre les Français n'ont pas été épargnés par elle. Si elle a paru suivre dans certains cas les Anglais à l'étranger, c'est qu'en fuyant le théâtre de l'épidémie, ceux-ci en emportaient vraisemblablement le germe de la maladie régnante, qui ne se manifestait chez les porteurs que plus ou moins longtemps après leur installation dans leur nouvelle résidence. C'est à cette interprétation que se réduisent, d'après ANGLADA, les assertions de J. KAYE (4). L'affinité remarquable de la maladie pour la race anglaise n'en reste pas moins parmi sa caractéristique fondamentale.

Nous ne nous attarderons pas à chercher dans les écrits du xve et du xvie siècle les causes qui furent assignées à cette grande épidémie. Après les influences sidérales, si chères à l'étiologie de l'époque, les contemporains n'ont pas manqué d'incriminer des facteurs plus accessibles à l'observation, tels que l'humidité du ciel de l'Angleterre, les brouillards fétides, les pluies excessives, les eaux stagnantes, dont le climat et le sol de ce pays sont si fertiles, et qui prirent une extension générale dans les années de réveil de la suette. Les mêmes influences précédèrent et accompagnèrent du reste l'explosion continentale de celle-ci, aggravées par des inondations générales dans tout le nord de l'Europe : étiologie sans doute bien fruste, mais vis-à-vis de laquelle toute critique serait bien déplacée, car nous ne savons guère davantage sur la suette moderne.

Ses épidémies débutaient toujours au printemps ou en été, et s'éteignaient régulièrement, au plus tard, au début de l'hiver. Elle portait ses coups dans tous les groupes de la population sans distinction d'âge, ni de sexe, ni de conditions sociales. Pourtant, elle s'attaquait de préférence à l'âge moyen, aux sujets forts et vigoureux et au sexe masculin. Une première atteinte ne garantissait point contre son retour : beaucoup de convalescents furent frappés une deuxième et une troisième fois avec la même intensité que la première. Si bien que ceux qui en réchappaient n'avaient même pas l'espoir, que laissent en pareil cas la peste et la variole, d'être à l'abri d'une nouvelle attaque. La contagion et le transfert d'un pays à l'autre sont formellement niés par la plupart des auteurs dignes de foi de l'époque. L'assertion que la suette a été importée en 1529 d'Angleterre en Allemagne ne mérite pas la moindre créance (5).

Telle est cette maladie étrange, qui fut pour les contemporains un effroyable fléau, et pour la postérité une énigme. Mais l'obscurité même de son origine la rend pour nous fertile en enseignements précieux. Avec ses cinq formidables manifestations échelonnées entre 1486 et 1551, elle constitue un épisode absolument isolé, un cycle complet et fermé dans l'histoire des maladies populaires. Elle surgit soudainement en 1486, comme une maladie ignorée des médecins et du public, comme une manifestation sans précédent, et disparut non moins subitement en 1551 de la surface du globe, sans laisser de trace, au moins pendant les deux siècles qui s'ensuivirent, sans même avoir imprimé comme les épidémies ont coutume de le faire, son cachet aux autres maladies régnantes, entre lesquelles elle passa « comme une comète entre des planètes ».

Nous n'oserions pourtant pas affirmer que ce type morbide fût absolument inconnu avant son apparition au xv⁰ siècle. Malgré l'autorité de HECKER et d'ANGLADA, nous trouvons plus qu'une similitude entre lui et la *maladie cardiaque* qui, d'après HECKER, aurait été observée du iii⁰ siècle avant Jésus-Christ au ii⁰ siècle de l'ère chrétienne. Voici, traduite par LITTRÉ, la description que ce dernier écrivain nous en a donnée, d'après COELIUS AURELIANUS.

« Elle commençait par un sentiment de froid et de stupeur dans les membres, et parfois dans tout le corps. Le pouls, prenant aussitôt le plus mauvais caractère, devenait petit, faible, vide, fréquent, plus tard inégal et tremblotant ; et il disparaissait même entièrement. En même temps les sens des malades se troublaient, une insomnie invincible les dominait, ils désespéraient de leur guérison ; et, dans la plupart des cas, le corps tout

entier ruisselait soudainement d'une sueur de mauvaise odeur. Parfois
cependant une sueur ténue se montrait d'abord seulement sur le visage et
sur le cou, puis se répandait de là sur le reste du corps, prenait une très
mauvaise odeur, devenait visqueuse et même semblable à des lavures de
chair et coulait par torrent dans le lit, de sorte que les malades semblaient
se fondre. La respiration était courte et presque jusqu'à la syncope. A
chaque instant ils craignaient d'étouffer (spiratio praefocabilis, Coel. Aurel).
Dans leur anxiété ils se jetaient çà et là, et d'une voix très faible et trem-
blante ils prononçaient quelques mots entrecoupés. Ils éprouvaient continuellement du côté gauche ou même dans toute la poitrine, une intolérable
oppression ; et, dans les accès qui commençaient par une syncope ou qui
en étaient suivis, le cœur palpitait violemment, le visage prenait la pâleur
de la mort, les yeux s'enfonçaient dans les orbites ; et si la terminaison
devait être fatale, la vue des malades s'obscurcissait de plus en plus, les
mains et les pieds se coloraient en bleu, le cœur, malgré le refroidissement
de tout le corps, continuait à palpiter violemment. La plupart conservaient
leur raison jusqu'au bout, peu seulement en perdaient l'usage avant la
mort. Enfin, les mains restaient froides, les ongles se courbaient, la peau se
ridait, et les malades expiraient sans aucun relâchement dans leurs souffrances (6). »

On reconnaît dans ce tableau, ajoute Littré, une ressemblance frappante
avec la suette anglaise. Dans les deux maladies, mêmes palpitations, même
changement de voix, même anxiété, même dyspnée, même sueur fétide, et,
par cette sueur, même colliquation mortelle, enfin, mêmes symptômes
essentiels dans les mêmes fonctions.

Il y a certainement bien des points de contact entre ces deux états morbides. Toutefois, ni les livres hippocratiques, ni ceux des auteurs les plus
rapprochés du médecin grec n'en contiennent aucune trace. S'il avait
existé à cette époque une maladie épidémique réunissant les caractères si
imposants de la suette anglaise, elle n'aurait certainement pas été omise
dans les récits des contemporains. Sa nouveauté à la fin du xve siècle n'est
donc pas contestable. Les médecins qui furent témoins de ses apparitions
à cette époque avouent que rien, dans leur pratique personnelle ou dans
les souvenirs de leurs lectures, ne leur rappelait cet étrange concours de
symptômes. Dans son histoire du règne de Henri VIII, Bacon en parle
comme d'une maladie inconnue jusqu'alors (7). La croyance à sa nouveauté
est partagée également, sans hésitation aucune, par les écrivains modernes
qui se sont occupés de pathologie historique, notamment par Sprengel,
Gruner, Hecker, Haeser, Hirsch et Anglada.

A plusieurs reprises déjà, nous avons démontré, en nous appuyant sur le
témoignage de l'histoire, que le cadre nosographique n'était point immua-

ble, qu'il s'ouvrait parfois à des maladies nouvelles, et que d'autres en
disparaissaient momentanément ou pour toujours, après avoir fourni une
carrière plus ou moins longue. La suette anglaise fut en 1486 une maladie
nouvelle, et soixante-sept ans après, elle passa au rang des maladies
éteintes. Elle réalise pour nous le type à la fois de la première et des
secondes. Elle touche, comme tous les faits similaires, à une des questions
les plus élevées, et néanmoins les plus délaissées de la pathogénie.

Sous l'impulsion des doctrines allemandes, l'École actuelle, méconnaissant un des côtés les plus féconds de la conception pastorienne, rapporte à
la transmission plus ou moins directe, mais toujours à la transmission,
l'origine et la propagation de la plupart des maladies infectieuses.

Sollicités d'expliquer l'origine du premier cas morbide de chacune
d'elles, source du contage qui aurait créé toute sa descendance, les partisans de ce système se dérobent, arguant que cette origine se perd dans la
nuit des temps, et que de pareilles questions se refusent à toute solution
prochaine. Nous ne sommes pas de cet avis. L'histoire de la suette montre
que ces temps ne sont pas si éloignés que toute trace en soit effacée, ni ces
nuits si profondes qu'on ne puisse y pénétrer. Ces ténèbres n'ont point
rebuté le génie de PASTEUR qui a abordé ces problèmes ardus de la pathologie générale, et leur a donné des solutions que nous rappellerons tout à
l'heure, solutions d'où est née une pathogénie consacrée depuis longtemps
par l'observation empirique, à laquelle il a assuré une sanction scientifique
et expérimentale, et qui mérite de prendre place dans la pathogénie générale à côté de la contagion, malgré l'indifférence que lui marquent les doctrines en cours.

Demandons-nous donc comment est née et comment s'est propagée la suette
anglaise. Doit-elle son origine à la contagion ? Il serait difficile de le soutenir, puisque le premier cas fut sans précédent. Lui est-elle redevable de
sa diffusion pandémique ? Laissons parler les faits, c'est-à-dire l'évolution
même des épidémies ; nous prendrons pour type la quatrième, ou du moins
son extension sur le continent européen, où elle fut observée et racontée par
des médecins dont les écrits jouissent d'une légitime autorité. Elle éclata,
avons-nous dit, à Hambourg, le 25 juillet, et, en vingt jours, y tua 1,100 habitants. *Simultanément*, elle apparut à Lubeck, et s'y montra aussi envahissante et aussi cruelle que dans le port voisin. Il était impossible, dit HECKER,
d'attribuer sa propagation aux courants humains. Au temps même, en effet,
où elle surgissait dans le voisinage de Hambourg, dans le Mecklembourg,
entre autres à Rostock, à Boitzenbourg, au couvent de Ribnitz, etc., etc.,
elle éclatait au pied de l'Erzegebirg, à Zwickau, dans la Saxe, distante de
50 milles allemandes de Hambourg, et sans avoir touché à la cité commer-
ciale de Leipzig, intermédiaire obligé pour les voyageurs entre le littoral

de la Baltique et le sud de l'Allemagne. Elle débuta à Zwickau en frappant dans une seule nuit *plus de cent* habitants. Presqu'à la même époque, vers la fin d'août et le commencement de septembre, elle couvrait de ses ravages les principales villes de la Prusse, de la Poméranie, du Brandebourg, de la Silésie et du cours inférieur du Rhin. C'est ainsi que le 1er septembre, elle se manifesta à Stettin, et y causa plusieurs milliers d'atteintes en peu de jours, à Dantzig, située sur la même côte, à 50 milles plus loin vers l'Est, et y enleva 3.000 habitants en moins de deux semaines, enfin dans plusieurs autres localités de la Poméranie. Dans le même temps, elle sévissait dans le Brandebourg et la Silésie. Le six septembre, elle surgit à Augsbourg, en Bavière : elle n'y dura que 6 jours, atteignit cependant 1.500 habitants sur lesquels 800 périrent. A la même époque exactement, elle inonda l'Autriche et les pays du Rhin : Marbourg (Styrie), Francfort-sur-le-Mein, et un peu plus tard, Spire, Worms, et les contrées voisines. Dans le même intervalle toujours, fin d'août et de septembre, nous la trouvons à l'Est, sévissant à Hanovre et Göttingen, se répandant en épidémies régionales dans les environs de Westphalie, dans les pays de Brême et de Verden, dans ceux du Weser et de la Frise orientale. Elle s'était manifestée à Strasbourg, une dizaine de jours plutôt, exactement le 24 août; dans l'espace d'une semaine, 3 000 habitants en avaient été attaqués, mais peu y succombèrent. Et pendant qu'elle promenait ainsi ses ravages dans presque toute l'Allemagne et la Prusse, elle acquiérait une expansion presque générale dans les États scandinaves. Elle n'envahit la Hollande et la Belgique que postérieurement à l'Allemagne ; mais dès qu'elle eût entamé ces deux pays, elle s'y généralisa avec la même rapidité que dans les autres : elle y est signalée partout dans les derniers jours de septembre et les premiers jours d'octobre. Enfin, nous savons d'une manière générale, écrit Hecker (p. 283), que pendant qu'elle sévissait dans le Danemark et la presqu'île scandinave, elle surgissait également dans la Lithuanie, la Pologne et la Livonie, s'y prolongeant jusqu'en novembre. Elle s'éclipsa enfin dans ce mois, du moins aucun document du temps ne porte-t-il témoignage qu'elle se soit encore montrée quelque part en décembre ou en janvier suivant.

Ainsi quatre mois lui ont suffi pour inonder tout le nord de l'Europe. C'est qu'elle se propageait partout avec une force irrésistible et une incomparable puissance de rayonnement. Sa caractérisfique dominante fut la rapidité foudroyante de son envahissement, sa généralisation d'emblée aux villes d'une même contrée, séparées souvent par des distances énormes, la simultanéité enfin et le nombre considérable des atteintes dans chacune d'elles. En moins d'une semaine, elle emporta à Shrewsbury 960 habitants. A Copenhague, 400 personnes succombaient parfois en un jour. A Augsbourg, on compta 15 000 atteintes les cinq premiers jours et 800 décès ! (8)

Ce serait assurément une vaine tentative que de chercher à attribuer à la transmission interhumaine ce puissant essor qui a porté le fléau sur une si vaste étendue de territoire en si peu de temps, à une époque surtout où les courants humains ne circulaient pas avec l'aisance et la rapidité de nos jours, où les voies et les moyens de communication étaient aussi parcimonieux que défectueux, et où les relations interrégionales étaient forcément aussi rares que difficiles. Comment concilier avec l'hypothèse de ce mode de développement l'explosion presque simultanée de la suette dans tant de villes disséminées sur une aire immense, depuis la Baltique jusqu'aux montagnes de la Saxe, depuis le Rhin jusqu'au Danube ? D'ailleurs la plupart des observateurs éclairés de l'époque se déclarent convaincus que la contagion y est restée étrangère ; et ce n'était point faute de la connaître, la peste, alors endémo-épidémique en Europe, les ayant suffisamment familiarisés avec ce mode pathogénique.

La soudaineté et la simultanéité des atteintes, écrit COLIN, soit dans les divers quartiers d'une même ville, soit dans plusieurs villes réciproquement éloignées, comme Anvers et Amsterdam frappées le même jour en 1529, écartent l'idée d'un contage personnel, et imposent la pensée de quelque brusque modification du milieu ambiant, influence agissant tout à coup sur des milliers d'individus, devançant la rapidité des communications humaines, mais en somme bien difficiles à déterminer (9).

Il s'est trouvé pourtant, dans les temps actuels, quelques médecins qui ont tenté de réagir contre cette opinion. La suette, ayant éclaté à Francfort-sur-le-Mein le 7 septembre 1529, au moment de la foire d'automne, ils ont pensé, avec J. FRANCK, que ce sont les forains partis de cette ville qui l'ont propagée dans toute l'Allemagne. Il suffit, observe HECKER, de jeter un coup d'œil sur son mode d'apparition dans l'immense domaine qu'elle a soumis à son empire dans ce pays, pour se convaincre du peu de fondement d'une pareille interprétation. Comment concilier sa généralisation massive et tumultueuse avec la lente et difficultueuse progression des véhicules de l'époque, avançant péniblement sur des routes non frayées et à peu près impraticables partout ! (10). HAESER remarque de son côté que rien n'est plus contraire à la réalité des faits, que de subordonner ses explosions coup sur coup ou simultanées sur tant de points séparés par d'énormes distances, au transfert de son principe générateur par les migrations de l'homme.

HECKER rend compte de cet état de choses par une image aussi juste que pittoresque. La situation de toutes les villes (de l'Allemagne) envahies, écrit-il, donne une idée saisissante de l'immense surface sur laquelle la suette s'est déchaînée, comme par un coup de baguette magique. Ce fut comme un incendie dévastateur, qui se propageait irrésistiblement de tous côtés. Toutefois, les flammes ne procédèrent pas d'un foyer unique : elles s'élevèrent de toute part, comme allumées d'elles-mêmes. Et tandis qu'elles ravageaient l'Allemagne et la Prusse, elles confondaient dans un immense brasier la presqu'île scandinave, la Lithuanie, la Livonie, la Pologne et une partie de la Russie (11).

D'ailleurs, dans l'hypothèse du rayonnement contagieux, il est difficile de comprendre la préservation constante de l'Écosse et de l'Irlande, et lors de l'invasion continentale, celle de la France et des États méridionaux de l'Europe. On ne saisit pas non plus pourquoi le fléau n'attaqua la Hollande et la Belgique que deux mois après s'être déchaîné sur le littoral du nord de l'Allemagne, car les relations commerciales que l'Angleterre entretenait avec les Pays-Bas étaient incomparablement plus fréquentes que celles qui l'unissaient aux villes de la Baltique.

La vérité est que la contagion n'a point constitué le facteur étiologique essentiel de cette grande épidémie ; les faits du moins ne lui attribuent qu'un rôle secondaire dans son développement et son extension. On ne saurait à coup sûr lui rapporter l'explosion initiale de 1486, puisqu'elle fut sans précédent ; et quant aux manifestations ultérieures, du moins celles du nord de l'Europe qui sont les mieux connues, elles surgirent, comme nous venons de le voir avec tant de simultanéité, ou se succédèrent avec tant de rapidité dans des lieux séparés par des distances immenses, que l'idée de leur indépendance respective les unes vis-à-vis des autres s'impose avec la force de l'évidence. En vérité, la suette n'a point marché, elle ne s'est point propagée, elle n'a point rayonné d'un point central dans une ou plusieurs directions déterminées, elle s'est engendrée sur place, elle a surgi d'elle-même en quelque sorte dans les innombrables foyers où elle a exercé ses ravages, elle y est née, comme elle est née le premier jour au camp de Bosworth. La comparaison établie par HECKER entre ses ravages et ceux d'un immense brasier dont les flammes ne procéderaient point d'un foyer unique, mais s'élèveraient de toute part comme allumées d'elles-mêmes, n'est point une figure de rhétorique : elle exprime la réalité, telle qu'elle se dégage de l'observation des choses.

Mais comment en est-il de l'interprétation scientifique des faits ainsi présentés ? N'est-elle point un retour vers la spontanéité morbide que la philosophie médicale actuelle repousse comme un véritable non sens, comme une erreur des temps passés dont les mémorables découvertes de PASTEUR ont fait définitivement justice ? Nous répondrons que si cette conception de l'ancienne médecine a été rayée de la pathologie générale, les faits qu'elle visait restent, et sollicitent dans le domaine des doctrines la place qu'elles ont conservée dans celui de l'observation. L'histoire de la suette nous apprend précisément que le cadre nosographique s'ouvre de

temps à autre à des maladies nouvelles qui naissent sans avoir été ensemencées par des faits préexistants ; et d'autre part, chaque jour voit éclore
des maladies infectieuses indépendantes de toute transmission directe
ou indirecte. L'expérimentation assurément est féconde et nécessaire,
mais à la condition de prendre pour guide l'enseignement des faits. Placée
entre la négation absolue de la spontanéité de toute maladie spécifique,
négation soutenue au nom de la logique scientifique, et l'affirmation de cette
même spontanéité apportée au nom de l'observation par les médecins les
plus compétents, la pathologie générale s'est déterminée en faveur des
suggestions de la doctrine, et a été amenée à exclure du cadre de l'étiologie
tout autre mode pathogénique que celui de la contagion. Maintes fois déjà
nous avons abordé ce sujet d'un intérêt si captivant et d'une signification
si décisive en épidémiologie. L'origine et le développement de la suette
nous y ramènent, car ni l'une ni l'autre ne se conçoivent sans la notion de
la spontanéité. Entendons-nous, la spontanéité telle que la comprenait
Pasteur. Car, par une singulière méprise, la génération actuelle est con-
vaincue que le fondateur de la bactériologie, en révélant la nature animée
des moteurs pathogènes, a porté un coup décisif au vieux dogme de l'autogenèse. Or, loin de là, les découvertes géniales de l'illustre maître l'ont
confirmé et lui ont donné la consécration expérimentale.

Voici les considérations par lesquelles il termine sa lumineuse communication à l'Institut sur l'*atténuation des virus et leur retour à la virulence.*

« Cette question de retour à la virulence est du plus grand intérêt
« pour l'étiologie des maladies contagieuses. Je terminais ma communi-
« cation du 26 octobre dernier, en faisant remarquer que l'atténuation
« du virus par l'influence de l'air doit être un des facteurs de l'extinc-
« tion des grandes épidémies. Les faits qui précèdent, à leur tour, peuvent
« servir à rendre compte de l'apparition dite *spontanée* de ces fléaux. Une
« épidémie qu'un affaiblissement de son virus a éteinte peut renaître par
« le renforcement de ce virus, sous certaines influences. Les récits que
« j'ai lus d'apparition spontanée de la peste me paraissent en offrir des
« exemples, témoin la peste de Benghazi, en 1856-58, dont l'éclosion n'a
« pu être rattachée à une contagion d'origine. La peste est une maladie
« virulente propre à certains pays. Dans tous ces pays, son virus atténué
« doit exister, prêt à y reprendre sa forme active quand des conditions
« de climat, de famine, de misère, s'y montrent de nouveau. Il est d'autres
« maladies virulentes qui apparaissent *spontanément* (c'est Pasteur lui-
« même qui souligne ce mot) en toutes contrées : tel est le typhus des
« camps. Sans nul doute, les germes des microbes, auteurs de ces dernières
« maladies, sont partout répandus. L'homme les porte sur lui ou dans son
« canal intestinal sans grand dommage, mais prêts également à devenir

« dangereux lorsque, par des conditions d'encombrement et de développe-
« ment successifs à la surface des plaies, dans des corps affaiblis ou autre-
« ment, leur virulence se trouve progressivement renforcée.

« Et voilà que la virulence nous apparaît sous un jour nouveau qui ne
« laisse pas d'être inquiétant pour l'humanité, à moins que la nature, dans
« son évolution à travers les siècles passés, ait déjà rencontré toutes les
« occasions de production de maladies virulentes ou contagieuses, ce qui
« est fort invraisemblable.

« Qu'est-ce qu'un organisme microscopique inoffensif pour l'homme ou
« pour tel animal déterminé? C'est un être qui ne peut se développer dans
« notre corps ou dans le corps de cet animal; mais rien ne prouve que, si
« cet être microscopique venait à pénétrer dans une autre des mille et
« mille espèces de la création, il ne pourrait l'envahir et la rendre malade.
« La virulence, renforcée alors par des passages successifs dans les repré-
« sentants de cette espèce, pourrait devenir en état d'atteindre tel ou tel autre
« animal de grande taille, l'homme ou certains animaux domestiques. Par
« cette méthode, on peut créer des virulences et des contagions nouvelles. *Je*
« *suis très porté à croire que c'est ainsi qu'ont apparu, à travers les âges, la*
« *variole, la syphilis, la peste, la fièvre jaune, etc., et que c'est également par des*
« *phénomènes de ce genre qu'apparaissent de temps à autre certaines grandes*
« *épidémies, celle du typhus par exemple, que je viens de mentionner.*» (12).

On ne saurait assez méditer ces considérations dont la portée est fondamentale ; elles nous livrent la clef du mystère qui enveloppe la genèse des
maladies nouvelles, et de celles que nous voyons éclore chaque jour sans
contagion d'origine. Pour nous en tenir à la suette, n'est-il point légitime
et conforme à l'expérimentation la plus rigoureuse, que d'appliquer à sa
pathogénie l'hypothèse émise par Pasteur à l'égard de celle de la variole,
de la syphilis, etc., c'est-à-dire d'admettre qu'elle est née d'un de ces germes
saprophytes partout répandus, que des modifications transitoires, survenues
dans les agents cosmiques ou cosmo-telluriques de zones territoriales plus
ou moins étendues, ont investis temporairement de fonctions virulentes ?
Ces changements dans les conditions de l'atmosphère ou du sol échappent
à nos sens ou à nos instruments de précision. Mais ce que ceux-ci nous
révèlent est vraisemblablement peu de chose en comparaison de ce qu'ils
nous laissent ignorer encore. D'instinct, nous sentons l'influence puissante,
exercée sur les phénomènes de la vie par les agents physiques qui nous
enveloppent. Il en est vraisemblablement des milieux ambiants comme
des bouillons de culture : des modifications inappréciables pour ainsi dire
dans leur constitution molléculaire suffisent à déterminer des changements
profonds, temporaires ou permanents, dans les organismes qui y sont
plongés. C'est en partie en elles que réside l'épidémicité, le *quid ignotum,*

c'est-à-dire cette influence obscure mais réelle qui crée l'épidémie, par l'exaltation momentanée de la virulence des germes ou de la réceptivité des masses. Il n'est guère possible de comprendre l'évolution de la suette telle que nous l'avons exposée plus haut, que par l'hypothèse de l'accession momentanée et réitérée à la virulence d'un microorganisme ubiquitaire, élevé de son état saprophytique au rôle d'agent pathogène, par des modificateurs généraux qui ont surgi simultanément ou à de courts intervalles dans les principales contrées du nord et du centre de l'Europe. Si l'aptitude pathogène qui lui fut ainsi dévolue était d'une incomparable puissance, il ne sut, par une bizarre contradiction, la retenir d'une manière durable. Différent de la cause première de la syphilis ou de la variole, il la perdit, si ce n'est sans retour, du moins pour deux siècles après la cinquième épidémie. Il s'en dépouilla même totalement à la suite de chacune des épidémies antérieures, pour la récupérer dans la suite, car les chroniques de l'époque signalent l'extinction complète de la maladie dans leur intervalle. A chacune de ses réapparitions, elle était à peu près complètement oubliée, elle causait chaque fois la même surprise que lors de sa première explosion, il semble que l'endémicité répugnait à sa nature.

Mainte fois déjà nous nous sommes élevé contre l'idée directrice qui oriente la pathologie générale dans les déterminations étiologiques des maladies infectieuses ; mainte fois, nous avons fait valoir que la notion de la contagion se trouvait en défaut vis-à-vis de l'origine et de la filiation d'un grand nombre de faits que nous offre leur histoire. Sous la puissante impulsion de la bactériologie, on en est venu à croire que la contagion ininterrompue, sous ses formes diverses, comprend toute leur étiologie. Cette conception exclusive s'appuie sur la doctrine de la permanence, de la fixité des fonctions virulentes des microbes, doctrine accréditée à l'école allemande, trop docilement acceptée en France, comme tout ce qui vient de l'étranger, au mépris des enseignements de Pasteur lui-même. En découvrant que les virus étaient en état de variation incessante, qu'ils perdaient et récupéraient alternativement leurs aptitudes pathogènes, ce grand initiateur nous a révélé une loi fondamentale en pathogénie, une notion appelée à tenir une place des plus importantes dans les interprétations de l'épidémiologie. Ses expériences géniales ont dévoilé le mystère de la spontanéité morbide, cette donnée empirique que la pathologie générale nouvelle repousse faute de l'avoir approfondie. Elles nous enseignent que les causes des maladies infectieuses ne sont pas toujours dans le principe des contages tout faits, plus ou moins fraîchement élaborés par un organisme malade, mais qu'à l'occasion ceux-ci procèdent de germes indifférents qui deviennent agents pathogènes par accession éventuelle à la virulence. Celle-ci n'en est qu'un attribut contingent et instable comme leurs propriétés physiques.

Des recherches expérimentales du plus haut intérêt ont montré que la flexibilité biologique des microbes est telle, qu'ils sont capables de s'élever par degrés de l'état saprophytique banal à la dignité d'agents pathogènes, et que les limites qui séparent le groupe des bactéries pathogènes de celui des microbes indifférents sont parfois vagues et indécises. La virulence qui est le seul attribut différentiel entre les premières et les seconds, est une fonction contingente que les agents infectieux peuvent perdre et les saprophytes acquérir temporairement. « Elle nous apparaît comme un perpétuel devenir. » (Duclaux.) Pourquoi donc les générations élevées dans les idées nouvelles ont-elles relégué dans l'ombre ce point de vue si fécond de la pathogénie pastorienne ? Il faut croire, qu'éblouies par la découverte de la nature animée des virus et des lois qui règlent leur passage d'un organisme vivant à un autre, elles n'ont pu résister à la séduisante tentation de simplifier l'étiologie des maladies infectieuses, en la soumettant sans réserve à ces lois, et en rapportant exclusivement à la transmission interhumaine toutes les manifestations isolées ou groupées de l'épidémiologie. Cette systématisation leur a fait méconnaître une partie de la doctrine pastorienne, et une partie qui ouvre à la pathologie générale de vastes horizons. Elle s'adapte si bien à la suette anglaise, qu'il semble que le maître ait eu celle-ci en vue dans ses lumineux aperçus. Malgré toutes les lacunes de son histoire, elle n'en excite pas moins un puissant intérêt ; elle est une maladie d'étude, dont les enseignements sont des plus suggestifs à l'égard d'entités morbides similaires, notamment du choléra, qui surgit deux siècles plus tard, et s'élança dans l'espace avec le tumultueux essor de la suette. Son affinité avec cette dernière frappa tous les médecins clairvoyants tel que Hufeland, qui furent témoins de ses premières manifestations. Ce rapprochement a une portée considérable : il tend à effacer le caractère accidentel que les idées doctrinales en cours attribuent aux grandes épidémies de choléra du xixᵉ siècle ; rapprochement d'autant plus justifié qu'il devait être confirmé, surtout en France, par les remarquables coïncidences de ce fléau avec l'autre forme de suette, la suette miliaire, que nous allons étudier dans le chapitre suivant.

Index bibliographique.

1. Hecker. — *Die grossen Volkskrankheiten des Mittelalters. Histor. path. Untersuch.*, 1865, p. 308.
   Haeser. — *Lehrbuch der Gesch. der Medicin. u. der epidemisch. Krankh.* 1882, p. 325.
   Hirsch. — *Der englische Schweiss.*, in : *Die Allgem. acut. Infectionskrankheit.*, vom *Histor. Geogr. Standpunkte.*, etc. Handb. der histor. geograph. Pathol., 1881, p. 59.

2. HECKER. — *Loc. cit.*, p. 207.
3. HECKER. — *Ibid.*, p. 225.
4. ANGLADA. — *Étude sur les maladies éteintes et les maladies nouvelles*, 1869, p. 478-479.
5. HIRSCH. — *Loc. cit.*, p. 61.
6. LITTRÉ. — *Der englische Schweiss (la suette anglaise)*, par le docteur Hecker. (Berlin, 1834, Gaz. méd. de Paris, 1835, p. 333).
7. ANGLADA. — *Loc. cit.*, p. 460.
8. HAESER. — *Loc. cit.*, p. 329.
9. COLIN. — *Article Suette anglaise, in Diction. encyclopéd. des Sc. médic.*, t. XIII, 3ᵉ série, p. 6.
10. HECKER. — *Loc. cit.*, p. 280.
11. HECKER. — *Ibid.*, p. 278.
12. PASTEUR. — *De l'atténuation des virus et de leur retour à la virulence* (C. R. des S. de l'Acad. des Sc., Séance du 28 février 1881, t. XCII, p. 434).

CHAPITRE IV

SUETTE MODERNE

HISTOIRE ET GÉOGRAPHIE

Des dénominations diverses, *suette des Picards, miliaire, fièvre miliaire, suette miliaire*, servent à la désigner dans notre littérature médicale ; en Allemagne, elle est connue sous le nom de *Friesel* ou de *Schweissfriesel*, en Italie sous celui de *Migliari*. Il semble que ce soit elle que PASTEUR a visée par cette interjection qui exprime la pensée profonde d'une de ses plus retentissantes communications à l'Académie des Sciences : « Ne voit-on pas également les grandes contagions s'éteindre peu à peu pour reparaître plus tard et s'éteindre de nouveau ? » Cette réflexion s'applique rigoureusement à l'histoire de la suette. Avec l'année 1551, elle clôture son premier cycle épidémique. Née soudainement en 1486, comme une maladie inconnue des médecins et du public, comme une manifestation sans précédent, elle disparut, sans laisser de trace, de la surface de la terre, et ne tarda pas à s'effacer du souvenir des peuples. Ce n'est que deux siècles plus tard, que nous la retrouvons, modifiée, il est vrai, dans son mode épidémique, dans sa distribution géographique, et dans sa gravité, mais toujours identique à elle-même. Exposons tout d'abord l'histoire de cette suette moderne, nous établirons plus tard son identité avec son aînée.

Son caractère dominant est sa prédilection pour la France, que cette dernière n'avait même pas effleurée. Le domaine endémo-épidémique qu'elle s'y est constitué l'emporte de beaucoup et par son étendue et par la fréquence des explosions épidémiques dont il fut le théâtre, sur celui des pays voisins. Son histoire n'y remonte pas au delà du commencement du xviiie siècle. Ses débuts, loin d'avoir eu le retentissement de la grande épidémie de 1486, furent obscurs et effacés. Il n'est pas certain que l'on soit autorisé à attribuer à la suette la maladie qui a sévi à Montbéliard en 1712 (ALLIONI), et à Dunkerque en 1713 (MEAD). Les premiers renseignements non équivoques qui s'y rapportent datent de l'année 1718, où, d'après des documents authentiques, elle surgit pour la première fois dans diverses contrées de la Picardie, d'où son nom de « suette des Picards ». Bientôt elle apparut également dans la Normandie (1), puis dans le Poitou, l'Ile de France, la Bourgogne et les Flandres.

Vivement impressionnés par cette maladie nouvelle, les contemporains lui attribuèrent une origine lointaine. BELLOT, l'historien de l'épidémie de Vimeux de 1718, estima qu'elle devait être rapportée à des vents empestés qui soufflaient des rivages des Pays-Bas vers les côtes de la France (2). D'autres prétendaient qu'elle avait été importée du port de Saint-Valéry. Son retour incessant dans les foyers où elle venait à éclore, démontra l'inanité de ces hypothèses, et suggéra de bonne heure la conviction qu'elle était d'origine locale. Pendant tout le deuxième tiers du dernier siècle, elle resta confinée dans le nord et l'est de la France, en y suscitant des épidémies annuelles, tantôt sur un point, tantôt dans un autre. Vers 1770 seulement, d'après les observations de LORRY, elle entama le midi (3). En 1772 et 1773, elle surgit dans la Provence, et dix ans après, en 1781 et 1782, dans le Languedoc, qu'elle envahit dans une grande partie de son étendue ; en même temps, elle agrandissait son domaine dans le nord-est du territoire. Après une accalmie durant les premières années du xixe siècle, accalmie peut-être simplement apparente, attendu que cette époque fut plus fertile en secousses politiques et en bulletins de victoire qu'en relations médicales, elle prit un nouvel essor, qui commence en 1821 et se poursuit pendant plus de trente ans, au cours desquels elle s'élève au rang des maladies épidémiques les plus communes. La période comprise entre 1849 et 1865 marque l'apogée de cette évolution séculaire. A partir de cette dernière date, ses épidémies, si répandues auparavant, se raréfient progressivement et se renferment dans des circonscriptions de plus en plus restreintes. BERGERON et BRIQUET (4) ont signalé dans leurs rapports académiques ce déclin et cet effacement qui se sont continués jusqu'à nos jours, non sans être traversés çà et là par quelque retour offensif partiel, mais plus ou moins retentissant de l'ancien fléau, telles les épidémies de l'île d'Oléron (1880), de la Vienne (1887), de La Rochelle (1906).

Une des particularités les plus curieuses de son histoire pendant cette longue série d'années, fut de graviter dans l'orbite du choléra. Maintes fois, comme nous le verrons plus loin, ces deux maladies s'unirent dans leur règne épidémique ainsi que dans leurs manifestations cliniques, témoignant, dans leur mode pathogénique, d'une affinité qui est encore plus saisissante si l'on considère qu'elles suivirent une marche à peu près parallèle dans leurs phases d'accroissement, d'état et de déclin à travers les années.

France. — Il serait fastidieux de suivre pas à pas et de raconter par le menu toutes les épidémies de suette qui se sont succédé en France depuis deux siècles. Elles sont énumérées et classées par régions dans le tableau suivant, emprunté à Hirsch (5), complété et mis à jour jusqu'en 1906 avec les documents imprimés et manuscrits de l'Académie de médecine, avec les indications et les considérations si judicieuses développées par Colin dans son savant article (6), enfin avec les consciencieuses et laborieuses recherches que MM. Thoinot et Hontang (7) ont consacrées à la suette, à l'occasion de l'épidémie qui s'est déclarée en 1887 dans le département de la Vienne et dans quelques contrées voisines.

ORDRE CHRONOLOGIQUE DES ÉPIDÉMIES DE SUETTE MILIAIRE

AYANT RÉGNÉ EN FRANCE DEPUIS 1712 JUSQU'A 1906.

ANNÉES	DÉPARTEMENTS	LOCALITÉS	SAISONS	RAPPORTEURS
1712.	Doubs	Montbéliard	»	ALLIONI.
1713.	Nord	Dunkerque	»	MEAD.
1718.	Somme	Vimeu, Abbeville, Amiens, et autres lieux de la Picardie	Été.	
	Aisne	Saint-Quentin	id.	
	Orne	Plus. localités de la Normandie	id.	
	Nord	Dans plus. communes des Flandres	id.	
1723.	Pas-de-Calais	Arras et autres loc. de l'Artois	id.	
	Nord	Cambrai et le voisinage	id.	
1726.	Seine-et-Marne	Melun	id.	VANDERMONDE.
	Aisne	Guise	id.	id.
1732.	Seine-et-Marne	Meaux	Printemps.	
1733.	Somme	Abbeville et autres lieux de la Picardie	Été.	BELLOT.
1734.	Bas-Rhin	Strasbourg	Automne et Hiver.	SALZMANN, LINDERN.
1735.	Seine	Voisinage de Paris	Printemps et Été.	
	Seine-et-Oise	Fréneuse, Véxin français	id.	QUESNAY.
	Eure	Véxin normand	id.	—
1737.	Orne	Argentan, Vire, Falaise et autres lieux de la Normandie		
	Calvados			LEPECQ DE LA CLOTURE.
1738.	Seine-et-Oise	Luzarche et Royaumont	Printemps.	

ANNÉES	DÉPARTEMENTS	LOCALITÉS	SAISONS	RAPPORTEURS
1739.	Aisne	Nogent - Lartaud , près Château-Thierry	».	FOUCART.
1740.	Seine-et-Marne	Provins.	Printemps.	NAUDOT.
	Eure	Berthouville. . .		RAYER, p. 446.
1741.	Seine-Inférieure . .	Rouen	Printemps.	PINARD.
1742.	Seine-Inférieure . .	Caudebec	Printemps.	LEPECQ DE LA CLOTURE.
1747.	Seine	Environs de Paris	Été. . . .	MALOUIN.
	Seine-et-Oise. . . .	Chambly et Beaumont.	»	VANDERMONDE.
1748.	Marne.	Châlons-sur-Marne		NAVIER.
1750.	Aisne	Guise et . Granvilliers. . . .	Été. . . .	OZANAM.
	Oise.	Beauvais		BOYER.
1752.	Seine-et-Oise. . . .	Étampes	Été.	
	Marne.	Sermaise	id.	MEYSEREY.
1755.	Allier	Cusset	Printemps.	DEBREST.
1756.	Pas-de-Calais . . .	Boulogne-sur-Mer.	Été. . . .	DESMARS.
1757. à 1762.	Puy-de-Dôme . . .	Épidémies réitérées dans la Basse-Auvergne	Été. . . .	DE PLEIGNE, BRIEUDE.
1758.	Nord	Lille	id. . . .	BOUCHER.
	Calvados	Falaise	Printemps.	LEPECQ DE LA CLOTURE
	Allier	Vichy.	Hiver. . .	AUFEUVRE.
1759.	Seine-Inférieure . .	Caudebec	Été. . . .	LEPECQ DE LA CLOTURE
	Aisne	Guise et les environs	id	VANDERMONDE.
	Allier	Gannat et Cusset	Printemps.	DEBREST.
	Oise.	Compiègne . . .		BIDA.
1760.	Orne	Alençon.		LEPECQ DE LA CLOTURE
1763.	Calvados.	Nombreuses localités.	Été. . . .	—
	Seine-et-Oise. . . .	Étampes.	Printemps.	BONCERF.
	Nord	Lille	Été. . . .	BOUCHER.
1764.	Seine-et-Oise. . . .	Angerville	Printemps.	BONCERF.
1765.	Calvados	Caen		LEPECQ DE LA CLOTURE
1766.	Manche	Avranches	Été. . . .	id. —
	Orne	Laigle.	Été. . . .	—
1767.	id.	Tinchebray . . .	id	—
	Calvados	Caen et les environs	Printemps.	—
1768.	Manche	Avranches. . . .	Automne .	—
1769. 1770.	Allier. . . . . . . »	Chambon . . . Combrailles et le voisinage . . .	Printemps. Hiver . . .	BARAILLON. —
	Calvados	Sur le littoral . .	Été. . . .	LEPECQ DE LA CLOTURE
	Eure	Louviers.	id	—
	Manche	Avranches	Automne .	—
1771.	Loiret	Montargis	Été. . . .	GASTELLIER.

ANNÉES	DÉPARTEMENTS	LOCALITÉS	SAISONS	RAPPORTEURS
1772.	Basses-Alpes . . .	Forcalquier. . .		BOUTEILLE.
1773.	» . . .	Nombreuses localités de la Provence . . .		—
	Seine-Inférieure. . .	Diverses localités.	Été. . . .	LEPECQ DE LA CLOTURE
	Nord	Lille	Printemps.	BOUCHER.
	Oise.	Beauvais et les environs . . .	Hiver. . .	TESSIER.
1774.	Calvados	Harcourt	Printemps.	LEPECQ DE LA CLOTURE
	Allier	Chambon de Combrailles. . . .	Hiver. . .	BARAILLON.
1775.	Manche	Avranches et autres lieux. .	Été. . . .	LEPECQ DE LA CLOTURE
1780.	Seine-et-Oise. . . .	Corbeil	Hiver. . .	RAYER.
1782.	Aude . . . . . . Tarn . . . . . . Haute-Garonne. . .	Castelnaudary, Castres, Saint-Papoul, Carcassone, Toulouse, Lavaur, Perpignan et autres lieux du Languedoc . .	Printemps. Été. . . .	PUJOL, DUPLESSIS. —
1783.	Oise.	Arrond. Beauvais, Saint-Reinan. . .		RAYER.
	Seine-et-Oise. . . .	Falaise, Beaumont et autres lieux	Été. . . .	RAYER.
	Seine-et-Marne. . .	Nombreuses localités.	Printemps.	—
1784.	Rhône.	Environs de Lyon.		REYDELLET.
1791.	Oise	Méru, Corbeil', et autres lieux . .	Hiver. . .	POISSONNIER.
	Nord	Douai.	Automne .	TARANGET.
1810.	Oise.	Beauvais et ses environs . . .	Été et Automne. .	RAYER.
1812.	Bas-Rhin	Rosheim et les environs . . .	Printemps.	SCHAHL et HESSERT, SCHWEIGHAUSER.
1817.	Seine-Inférieure . .	Ar. Yvetot . . .		LEFÉBURE.
1820.	Bas-Rhin	Dorlisheim . . .	Été. . . .	FODÉRÉ.
1821.	Oise. . . . . . . Seine-et-Oise. . .	Dans une foule de localités. . . .	Printemps et Été. .	RAYER, MOREAU, FRANÇOIS, DUBUN.
1822.	Somme	Saint-Valery et les environs. .	Été. . . .	RAVIN.
1830.	Seine-Inférieure . .	Arrond. Yvetot. .		LEFÉBURE.
1831.	Vosges	Plombières. . . .	Hiver. . .	TURCK.
1832.	Oise.	Propagée au loin.	Printemps.	MENIÈRE, HOURMANN.
	Haute-Marne. . . .	Chaumont. . . .	Été. . . .	ROBERT.
	Pas-de-Calais . . .	Auxi-le-Chaumont	»	DEFRANCE.

ANNÉES	DÉPARTEMENTS	LOCALITÉS	SAISONS	RAPPORTEURS
	Seine-et-Oise. . . .	Plus. localités . .	Printemps et Été .	BAZIN, DELISLE, DUBUN.
	Dordogne	Noailles.	Été. . . .	PARROT.
	Haute-Saône. . . .	Vesoul	»	PRATBERNON.
1833.	Bas-Rhin	Rosheim	Hiver. . .	MAUGIN.
1835.	Dordogne	Canton Mareuil. .	»	PARROT.
1837.	Haute-Saône. . . .	Vesoul	Printemps.	PRATBERNON.
1838.	Vosges	Plombières . . .	Été. . . .	TURCK.
	Aisne	Plus. com. de l'ar. Laon. . .	»	
1839.	»	Bellicour	»	BOURBIER.
	Seine-et-Marne. . .	Propagée au loin.	Printemps.	BARTHEZ, BOURGEOIS.
1841.	Dordogne.	3 arrond. 80 communes	Mai à novembre .	PARROT, BORCHARD, GALY, PINDRAY, PIGNÉ, RAYER, MARTIN-SOLON.
	Charente.	Propagée au loin.	Juin-juillet.	GIGON, GENEUIL, RAYER, MARTIN-SOLON.
	Gironde.	Bordeaux	Été. . . .	MIGNOT, CHABRELY.
	Manche	Coutances. . . .	»	BURTEZ, MARTIN-SOLON.
1842.	Lot-et-Garonne . .	Plusieurs communes.	Été. . . .	
	Tarn-et-Garonne. .	id.	id. . . .	— PÉRÈS.
	Jura	id.	Été et Automne .	BURTEZ, MARTIN-SOLON, BOLU.
	Deux-Sèvres. . . .	id.	Hiver. . .	BEDEAU, BARBETTE, DUSSEUIL.
	Haute-Saône. . . .	id	Été. . . .	BURTEZ, MARTIN-SOLON, BOISSON.
	Eure	Bernay	Printemps.	
1843.	Marne.	La Fère-Champenoise. . . .	id. . . .	LEMERCIER.
	Bas-Rhin	Geispolsheim . .	Hiver. . .	REIBEL.
1844.	Vosges	Nothalten. . . .	»	TAUFLIEB.
	Oise	»	»	VERNEUIL.
	Somme	Abbeville	Printemps.	MARTIN-SOLON, VÉSIGNIÉ.
1845.	Haute-Marne . . .	Peu d'extension .	Été. . . .	— TÉGERVILE, MOUGEOT.
	Vienne	Arrondissement de Poitiers	Été. . . .	— ARLIN, BONNET, LOREAU, GRISOLLES, GAILLARD, MORINEAU, GIGON, DUSSEUIL.
1846.	Cantal	Chauderaigues. .	Printemps. et Été. .	MARTIN-SOLON, BOUYGURS.

ANNÉES	DÉPARTEMENTS	LOCALITÉS	SAISONS	RAPPORTEURS
	Hérault	Ar. de Bezières. .	Été et Automne . .	MARTIN-SOLON.
	Doubs.	Faible extension	Hiver . . .	
	Var.	Ar. Brignoles . .	»	PIFFARD.
1847.	Haute-Saône. . . .	Breurey-les-Faverny (ar. Vesoul).	Hiver et Printemps.	SALLOT.
1849.	Somme	Plus. comm. ar. de Loisel. . .	Printemps.	FOUCART, BUCQUOY, GUÉRIN.
	Seine-et-Oise. . . .	Plusieurs localités.	Printemps et Été .	BOURGEOIS, COLSON.
	Oise.	Ar. Compiègne .	id	FOUCART, VERNEUIL, VANNAQUE, TOURETTE, GAUTIER.
	Aisne	Large extension.	Printemps.	FOUCART.
	Marne.	Nombreuses localités	id	RÉVEILLÉ-PARISE, BOINET, GUÉRIN.
	Meuse	Environs de Verdun	Été. . . .	GUÉRIN.
	Jura	Arrond. de Dôle.	id	GAULTIER, BOLUT.
	Deux-Sèvres	Plus. local. du canton Niort .	Printemps.	—
	Haute-Saône	Quelques loc. du canton Bray. .	Hiver. . . .	—
	Gers	Ar. de Condom .	Printemps.	COMMISSION ; JÄGERSCHMIDT, GAULTIER.
	Yonne.	Tonnerre	Été. . . .	LACHAISE, BADIN, SAGOT.
	Bas-Rhin	Andlau, Nothalten et autres lieux.	Hiver. . . .	TAUFLIEB.
	Meurthe.	Arron. Château-Salins. . . .	Été. . . .	SIMONIN.
	Moselle	Thionville. . . .	id	ALLAIRE.
	Puy-de-Dôme . . .	Plus. communes. .	id	NIVET, AGUILHON.
1850.	Seine-Inférieure . .	Cailleville (arron. Yvetot)	Hiver. . . .	LEFÉBURE.
1851.	Manche	Arrond. Valognes (4 communes) .	Printemps et Été.	SÉBINE, GAULTIER, MONDÉZERT.
	Somme	Arrond. Roisel . .	Été. . . .	BUCQUOY.
	Hérault	Arrond. Pézenas .	Printemps et Été. .	Professeur ALQUIÉ.
	Lozère	Arrond. Florac. .	id	MONTEILS.
1852.	Eure	Arrond. Bernay .	Été. . . .	GAULTIER, NEUVILLE.
	Jura	Arrond. Dôle. . .	id	— BOLUT.
	Lozère.	Arrond. Mende. .	»	MARIE.
	Bas-Rhin	Weyer	»	STOEBER ET TOURDES.

ANNÉES	DÉPARTEMENTS	LOCALITÉS	SAISONS	RAPPORTEURS
1853.	Jura	Lons-le-Saulnier.	Hiver. . .	GAULTIER, GRUIZARD.
	Bas-Rhin	Altenweiler. . .	»	STŒBER ET TOURDES.
	Haute-Marne	⎰ Dans plusieurs lo-		
	Seine-et-Marne . .	⎱ calités	»	VERGNE.
1854.	Bas-Rhin	Duttlenheim . .	»	STŒBER ET TOURDES.
	Oise	Assez grande ex-		
		tension	»	BARTH.
	Marne	Etréchy.	Été. . . .	CHALETTE.
	Vosges	Ar. Neufchâteau.	id . . .	DESTREIM, JACQUOT.
	Haute-Marne	Plus. localités. .	id	BARTH, JACQUOT, FOUCART.
	Haute-Saône.	Arrond. Pesmes.	id	BERTRAND.
	Jura	Arrond. Dôle . .	»	CHAUVIN.
	Isère	Couvent de Viri-		
		ville	Été. . . .	GAILLARD, BARTH.
	Haute-Garonne . . .	Grande extension.	id	FOUCART.
1854.	Lozère	Arrond. Marvejols	Printemps.	POUSSIÉ, BARTH.
	Aube.	Assez grande ex-		
		tension	Été. . . .	DECHAMBRE, HULLIN.
	Côte-d'Or	Plus. localités. .	id	—
1855.	Marne	Arrond. Châlons		
		et Epernay . .	id	CLAUSSE, BARTH.
	Loire.	Arrond. Montbri-		
		son (1 localité).	id	BARTH.
	Meurthe	Arrond. Château-		
		Salins et Luné-		
		ville	id	—
	Bas-Rhin.	Mutzig et Canton		
		Molsheim . . .	»	STŒBER ET TOURDES.
	Hérault	Arrond. Béziers et		
		Montpellier . .	Été et Au- tomne .	BARTH.
	Charente.	Arrond. Cognac,		
		3 communes. .	Automne .	—
	Landes	Plus. communes.	»	—
	Hautes-Pyrénées . .	Arrond. Bagnères		
		et Argelès. . .	Automne. .	—
	Basses-Pyrénées. . .	Plus. communes .	Été et Au- tomne. .	—
1856.	Bas-Rhin.	Neuhof	Hiver . . .	ROBERT.
	Lozère.	Arron. Marvejols,		
		quelques com-		
		munes.	»	
1857.	Indre-et-Loire . . .	Arrond. Tours. .	Printemps.	HAIME, MEUSNIER.
	Nièvre.	Arrond. Château-		
		Chinon.	»	DUBOZ.
	Saône-et-Loire . . .	Arrond. Lonchans	»	GUILLEMONT.
1859.	Dordogne	Arrond. Périgueux	Printemps.	JOLLY.
1860.	Var.	Draguignan et les		
		environs. . . .	id	DUMAS, BOUYER-GOU- BERT, GIRAUD, SE- COURGEON.

ANNÉES	DÉPARTEMENTS	LOCALITÉS	SAISONS	RAPPORTEURS
1861.	Charente	Ruelle.	Été.	CHAIRON.
	Dordogne	Nontron.	»	JOLLY.
1862.	Lot.	Quatre communes	»	KERGARADEC.
1863.	Oise	Arrond. Beauvais, Lihours	Printemps, Été.	BORDES.
1864.	Aude	Arrond. Castelnaudary; 4 communes.	Été.	GALTIER.
	Pas-de-Calais.	Ar. Saint-Omer, commune de Dolettes	»	DELPOURE.
1865.	Hérault.	Communes Saint-chinian, Montagnac.	Automne.	COURAL, VÉSINE-LA-RUE.
	Landes	Castaudet.	»	DUPOUY.
1866.	Hérault	Ar. Saint-Pons.	Printemps.	COURAL, BRIQUET.
	Nord	Arrond. Lille.	»	HOUZÉ DE L'AUNOIS.
	Aisne		»	GUIPON.
	Pas-de-Calais.		»	DAUVIN.
	Seine-et-Marne.	Dans 34 localités.	»	HOUPLOT.
	Lot.		»	
	Doubs.		»	BERHAND.
	Landes		»	DUPOUY.
	Puy-de-Dôme	1 seule localité.	Printemps.	TEILHOL.
	Indre-et-Loire	id	Été.	MEUSNIER.
1867.	Alpes-Maritimes.	Arrond. Grasse et Pujet-Théniers.	»	BRIQUET.
	Moselle.	Ar. Thionville.	»	—
	Isère	Ar. Tour du Pin.	»	—
1870.	Haute-Garonne.	Plus. localités.	Printemps.	NELÉ.
1871.	Indre-et-Loire	Arrond. Tours	Hiver.	MEUSNIER.
	Haute-Garonne.	Une localité.	Été.	GAILHARD.
1874.	Puy-de-Dôme	Ar. de Clermont, commune d'Aubière	Printemps et Été.	MAZUEL, THEILLOT.
1878.	Haute-Saône.	Ar. Lures : Brettoncourt-les-Brottes.	Printemps.	BOINON.
1880.	Charente-Inférieure.	Ile d'Oléron.	Été.	ROCHARD.
1881.	Somme.	Commune Halloy.	»	VÉRET.
	Seine-et-Oise.	Communes Flin et Ambergénville	»	PARIS.
1882.	Pyrénées-Orientales	Prades	»	BUCQUOY.
1887.	Vienne, Indre, Haute-Vienne, Charente	Atteinte de nombreuses communes.	Été.	BROUARDEL ET THOINOL

ANNÉES	DÉPARTEMENTS	LOCALITÉS	SAISONS	RAPPORTEURS
1891-92.	Hérault.	Commune de Puis-salicon	Hiver. . .	SICCARD.
1893.	Vienne	12 com. de l'ar. de Poitiers. . .	Été. . . .	JABLONSKI.
	Hérault.	Marseillan. . . .	id	DURAND.
1906.	Charentes.	Plusieurs localités.	Été . . .	VIGNOL.

Il s'en faut de beaucoup que ce tableau soit complet. Le récit des épidémies connues nous suggère la conviction qu'il en est plus d'une qui manque
aux annales de l'épidémiologie, soit parce qu'elles n'ont pas trouvé d'observateur pour les voir ou les raconter, soit parce qu'on les a confondues avec
des états morbides similaires, ou jugées trop peu importantes pour mériter
d'être signalées. Cette critique s'applique à toutes les époques de l'histoire
de la suette. La lecture des intéressants récits de LEPECQ DE LA CLOTURE éveille
invinciblement la pensée que s'il s'était rencontré au milieu du XVIIIᵉ siècle
des observateurs de sa trempe sur d'autres points de la France que la
Normandie, l'histoire de la suette de cette époque en eût peut-être été
sensiblement modifiée. D'autre part, elle est fatalement obscurcie par les
lacunes qu'y ont forcément introduites les événements politiques et militaires qui se sont déroulés dans notre pays de 1791 à 1815, et plus tard, de
1820 à 1840, par l'insuffisance de renseignements officiels sur les épidémies
du territoire; car ce n'est guère que du milieu du dernier siècle que datent
la création du corps des médecins des épidémies, et la centralisation de
leurs rapports à l'Académie. Enfin, ce qui prouve que même depuis cette
époque, les annales de la suette ont subi bien des fuites, que tous les ans
un certain nombre d'épidémies passent complètement inaperçues, c'est
qu'à l'occasion de mainte explosion actuelle, les observateurs qui en retra-
cent l'histoire mentionnent rétrospectivement des faits analogues enregistrés
les années précédentes, faits qu'ils n'avaient point jugé à propos de signaler, et qui ont échappé aux statistiques antérieures (8).

Quoi qu'il en soit, il résulte de la table chronologique développée ci-dessus, que de 1712 à 1906, 230 à 250 épidémies de suette ont été signalées en
France, la plupart circonscrites à un petit nombre de localités, un certain
nombre étendues à des surfaces territoriales plus considérables, à un arrondissement, à un département, voire même à plusieurs départements contigus ou épars sur différents points du territoire. Les régions ou l'endémo-
épidémie s'est principalement fait remarquer par la fréquence de ses retours
ou la gravité de ses attaques, sont la plupart renfermées dans une
zone qui occupe le nord-est du pays, et s'étend de la Franche-Comté à la
Normandie, à travers l'Alsace, la Lorraine, le nord de la Champagne, la
Flandre, la Picardie et l'Ile de France. Elle comprend les départements du

Jura, du Doubs, de la Haute-Saône, des Vosges, du Bas-Rhin, de la Meuse, de la Haute-Marne et de la Marne, du Nord, du Pas-de-Calais, de la Somme, de l'Aisne, de l'Oise, de la Seine-et-Marne, de la Seine-et-Oise, de la Seine-et-Marne, de l'Eure, de la Seine-Inférieure, de l'Orne, du Calvados et de la Manche. Tous ces départements forment un vaste foyer continu, dessinant un arc de cercle dont le milieu est figuré par le Nord et le Pas-de-Calais, et les deux extrémités par le Jura et la Manche.

Indépendamment de cette zone, la suette s'est constituée dans le reste de la France trois autres foyers, détachés en quelque sorte du précédent, groupés autour du plateau central, et en connexion plus ou moins étroite entre eux par leur périphérie. Ils comprennent respectivement,

A l'Est :

Le Puy-de-Dôme,

L'Allier,

La Nièvre,

La Loire,

La Saône-et-Loire.

A l'Ouest :

La Vienne,

Les Charentes,

Les Deux-Sèvres,

La Haute-Vienne,

La Dordogne,

Le Lot-et-Garonne,

La Gironde,

Les Landes.

Au Sud, enfin :

La Lozère,

Le Var,

Les Alpes-Maritimes,

Le Gard,

La Vaucluse,

L'Hérault,

L'Aude,

Les Pyrénées-Orientales.

Sur la carte qui représenterait cette distribution géographique, les départements les plus teintés seraient :

Dans le groupe Nord,

Le Jura,

Le Doubs,

La Haute-Saône,

Le Nord,

Le Pas-de-Calais,

La Somme,

L'Aisne,

L'Oise,

La Seine-et-Oise.

A l'Est :

Le Puy-de-Dôme,

A l'Ouest :

Les Deux-Sèvres,

La Vienne,

La Dordogne,

Le Lot-et-Garonne.

Au Sud enfin :

La Lozère,

Le Var,

L'Aude,

Les Pyrénées-Orientales (9).

C'est dans ces départements qu'ont eu lieu le plus grand nombre d'épidémies, ce sont eux qui sont constamment dénommés, avec les circonscriptions voisines, dans les épidémies régionales, et dans ces épidémies plus ou moins générales dont furent marquées les années 1821, 1832, 1841, 1842, 1849, etc. D'autre part, des explosions locales se produisaient aussi, mais moins fréquemment, en dehors de ces foyers, dans des circonscriptions à coup sûr moins aptes aux manifestations de la maladie, car elle n'y a fait que quelques apparitions; on en compte où elle ne s'est montrée qu'une fois. Ainsi, il y eut des localités où elle renaissait sans cesse par des épidémies restreintes et des atteintes éparses interposées entre elles, d'autres où elle revenait souvent, mais sans mettre dans ces récidives la continuité, la ténacité qui la rendaient si redoutable dans les localités précédentes. Il en est enfin où elle n'a paru en quelque sorte qu'accidentellement, à de longs intervalles, sans semer entre ses explosions des cas intermédiaires échelonnés sur ces derniers. Les deux premières catégories de faits accusent, dans les localités correspondantes, des dispositions spéciales à l'entretien et à la multiplication de l'agent infectieux; ils les dénoncent comme des foyers d'endémicité dans l'acception rigoureuse du mot.

Ces foyers n'ont pourtant point une fixité absolue : ils sont susceptibles de se déplacer au cours du temps. C'est ainsi que des contrées qui furent autrefois des lieux d'élection de la suette, l'ont vue peu à peu disparaître. Pendant une trentaine d'années, de 1740 à 1770, elle fut pour la Normandie une véritable peste : elle y est aujourd'hui presque complètement déchue de ce rang (10). Cette région, qui du temps de Lepecq de la Cloture et jusqu'au milieu du XIXᵉ siècle (11) fut le théâtre de si nombreuses et si graves épidémies, en compte à peine trois ou quatre dans ces soixante dernières années. La Dordogne, qui en subit sept plus ou moins sévères de 1832 à 1842, n'en a plus guère été éprouvée depuis cette dernière date (12). La Somme, six fois ravagée par elle de 1822 à 1867, en est restée indemne depuis plus de quarante ans (12).

Par contre, de nouveaux foyers se sont constitués sous nos yeux. C'est ainsi qu'en 1887, la suette a surgi dans les arrondissements du Blanc et de Bellac, où elle était inconnue jusqu'alors (13). Son histoire tout entière d'ailleurs nous la montre effectuant de lents déplacements, marquant successivement sa préférence pour la Franche-Comté (1712), la Picardie et la Normandie (1720), la Provence (1772-1773), le Languedoc (1781-1782), le Périgord enfin et les régions voisines (1832 et années suivantes).

Il serait toutefois téméraire d'affirmer qu'elle est définitivement éteinte dans les régions ou localités où elle a cessé de se manifester depuis plus ou moins longtemps. On l'a vue faire des retours offensifs au bout de longues années d'un sommeil qui ressemblait à une éclipse totale et définitive. C'est ainsi qu'en 1882-1883, elle apparaît dans les Charentes et la Vendée où elle n'avait plus causé aucune atteinte depuis 1862, et tout récemment, en mai 1906, elle y est revenue après une éclipse de vingt-trois ans (14). L'Hérault, si fertile en épidémies autrefois, n'en avait plus subi depuis 1867, quand en 1893, il fut envahi à nouveau, et d'une façon sévère (15).

Ces retours offensifs de la suette en certains points n'ont pas été assez nombreux pour arrêter le mouvement de déclin qui depuis trente ans s'est dessiné dans l'ensemble de son évolution multiannuelle. Ils méritent cependant d'être pris en considération, pour mettre en garde contre une sécurité trop absolue que pourrait faire naître sa disparition prolongée d'une localité où elle était acclimatée antérieurement.

Quelqu'imparfait que soit cet exposé, il suffit cependant à établir d'une manière irréfutable les aptitudes spéciales de notre pays, et notamment de quelques-unes de ses circonscriptions territoriales, à la production de la suette. Ce qui montre d'ailleurs la réalité de cette disposition du sol de la France à ses manifestations, c'est que les autres pays de l'Europe qui en ont souffert également, avoisinent tous nos frontières, tels sont l'Allemagne, l'Italie, l'Espagne, la Suisse et la Belgique.

Allemagne. — Sans lui payer un tribut aussi considérable que celui de la France, l'Allemagne en a cependant été assez sévèrement éprouvée. Ses origines y sont demeurées obscures, du moins elles y ont été voilées par de fausses conceptions nosologiques, dont Hirsch a rendu compte et fait jus-

tice. Vers le milieu du xviiᵉ siècle, écrit-il, l'attention des médecins allemands se fixa sur une maladie singulière, qui leur était inconnue, et qui
attaquait surtout les femmes en couche. C'était, d'après Hoppe et Welsch
qui en furent les témoins et les historiens, (Historia medica novi istius puer-
perarum morbi, qui ipsis der *Friesel* dicitur. Lips. 1655), un exanthème
papulo-vésiculeux, à fond rouge, étendu à toute la surface du corps, et dont
la manifestation s'accompagnait de troubles profonds dans les principales
fonctions, tels que fièvre, action tumultueuse du cœur, oppression, délire
et coma. Cette maladie était généralement grave et se terminait souvent par la mort. Afin de la caractériser par son symptôme dominant,
l'exanthème, les contemporains lui imposèrent le nom de fièvre miliaire,
de *Friesel*. Il est difficile de préciser, à la distance de deux siècles et demi,
à quelle entité morbide, parmi celles qui nous sont connues, se rapporte
exactement cette miliaire puerpérale. Les descriptions en sont si vagues et
si obscurcies par les théories et les hypothèses dont elles sont surchargées,
qu'il est impossible de s'y orienter avec quelque assurance. Il est probable
que les auteurs se sont trouvés çà et là en face de la suette, peut-être de ces
formes anormales qui la dissimulent sous le masque des fièvres éruptives,
notamment de la rougeole, et dont le professeur Brouardel a entretenu
l'Académie en 1887 (16). Le plus souvent peut-être, s'agissait-il de la scarlatine, qui n'était pas encore nettement séparée de la rougeole à cette
époque, et dont on connaît aujourd'hui la forme miliaire, ainsi que la tendance à se greffer sur l'état puerpéral (17). Cette confusion fut aggravée par
les errements de la nosologie, qui, donnant à l'éruption une importance
abusive, réunit sous la dénomination de Friesel toutes les pyrexies dans
lesquelles on voyait apparaître des papules ou des vésicules, voire même
de simples sudamina, toutes manifestations qui devaient s'observer souvent dans un temps où les méthodes destinées à activer la transpiration
tenaient une très grande place dans la thérapeutique. Quand la vraie suette
apparut en Allemagne, elle fut naturellement englobée dans ce groupe
artificiel et hétérogène de pyrexies, et elle y demeura perdue jusqu'au commencement du xixᵉ siècle, où la vulgarisation des travaux français
démontra que la suette des Picards n'avait rien de commun avec le Friesel,
et qu'il était de toute nécessité d'abandonner les conceptions erronées qui
s'abritaient sous cette dénomination. Faisant abstraction des états morbides que celle-ci avait groupés artificiellement ensemble au cours du
xviiiᵉ siècle, Hirsch a établi que les premiers renseignements authentiques
de la suette en Allemagne ne remontaient pas au delà du xixᵉ siècle (18).
Après s'être manifestée discrètement dans diverses petites localités de 1801
à 1825, elle envahit, de 1825 à 1836, tout le Sud et notamment le sud-ouest
de l'Allemagne, et y prit en mainte contrée, notamment dans le Wurtem-

berg et la Bavière, les allures d'une maladie endémo-épidémique. On remarquera que cette période fut celle de son premier essor en France au cours de ce siècle, et de la première explosion du choléra en Europe. De 1836 à 1840, la littérature médicale allemande mentionne des manifestations épidémiques très clairsemées dans le duché de Bade, la Styrie, la Basse-Autriche, le Wurtemberg, la Franconie, la Galicie, la Bohême, le Brandebourg et la Bavière (19). Elles sont encore plus rares dans la deuxième moitié du siècle. Le centre et le nord de l'Allemagne paraissent avoir été à peine effleurés par la maladie nouvelle.

Italie, Suisse, Belgique. — Les premières relations de la suette en Italie datent, d'après les écrits de Fantoni et d'Allioni, à peu près de l'époque où elle a fixé également l'attention en France, c'est-à-dire de 1715 à 1730. Toutefois, il convient de ne les enregistrer qu'avec réserve, en raison de la confusion qui a dû être fréquemment commise à cette époque, ici comme ailleurs, entre les fièvres typhiques ou exanthématiques avec éruption miliaire, et la suette proprement dite. Moins suspectes sont les relations qui nous ont été transmises par Allioni et de Augustinis sur l'épidémie qui régna à Novarre en 1755, et celles que nous devons à Damilano sur la propagation de la maladie, en 1774, au Piémont. De 1817 à 1830, c'est-à-dire dans la période même où ses manifestations se multipliaient en France et en Allemagne, elle prit une extension générale dans certaines contrées de la Haute-Italie, dans les districts de Novarre, d'Alexandrie (1817-1823) et de Vicence (1817), dans la Vénétie et le Frioul (1833), enfin dans la Toscane (1836) qui, de 1836 à 1874, a compté de nombreuses épidémies disséminées sur tous les points de son territoire. Elle se manifesta également à plusieurs reprises dans cet intervalle dans la Lombardie.

Les renseignements concernant l'Italie centrale et la Basse-Italie sont trop imparfaits pour mériter de figurer dans cette esquisse historique. Le petit nombre de ceux qui nous sont venus de là Suisse, de l'Espagne et de la Belgique témoigne de la rareté de la suette dans ces pays. La Belgique cependant enregistra plusieurs épidémies qui régnèrent, en même temps que le choléra, en 1849 à Lüttich, Namur, et dans le voisinage de Mons, et en 1866 dans plusieurs régions du duché de Luxembourg.

On trouvera dans l'ouvrage de Hirscu, auquel nous empruntons ces derniers renseignements, l'histoire plus détaillée de la suette dans les pays limitrophes de la France (20).

Il résulte de cet exposé que c'est dans notre pays que la suette compte le plus d'épidémies et de foyers d'endémicité. Par l'étendue du domaine géographique qu'elle s'y est acquis, par la gravité de ses manifestations, elle affirme hautement sa prédilection pour notre territoire, prédilection que fait

ressortir en outre le contraste saisissant qui oppose la diffusion et la permanence de son règne sur l'étendue de ce dernier à la parcimonie et à
l'étroitesse de ses foyers dans les contrées limitrophes. Par une étrange
singularité, elle a épargné jusqu'aujourd'hui l'Angleterre, qui fut le berceau de son aînée, et le théâtre presque exclusif des ravages qu'elle exerça
il y a trois siècles et demi. Cette contradiction échappe à toute interprétation scientifique, mais elle n'est point isolée dans les Annales de l'épidémiologie, témoin la peste qui, après s'être éteinte en 1841-1844 dans ses
zones d'endémicité séculaires de la Syrie, de l'Asie Mineure et de la Turquie
d'Europe, se réveilla trente ans plus tard, à l'est de ses antiques foyers,
dans des régions qu'elle n'avait guère éprouvées jusqu'alors, tels que
l'Arabie, la Mésopotamie, la Perse et le littoral de la Tripolitaine (21).

ÉPIDÉMIOLOGIE

Caractère des épidémies. — La suette se manifeste à l'état épidémique,
endémique et sporadique. Les atteintes isolées et éparses passent pour
être le reliquat des épidémies éteintes, et la graine de celles qui sont à
venir. L'endémo-épidémicité est son mode d'évolution le plus habituel. Il
est peu de maladies infectieuses dont la force de rayonnement soit aussi
restreinte. Dans certaines années, il est vrai, elle s'est déployée en épidémies étendues, sévissant sur un ou plusieurs départements contigus ou
disséminés sur des points divers. Ainsi que le montre le tableau ci-dessus,
en 1821, elle se répandit dans l'Oise et la Seine-et-Oise; en 1832 dans le Pas-de-
Calais, la Seine-et-Oise, l'Oise, la Haute-Marne, la Haute-Saône et la Dordogne;
en 1841-1842, dans la Dordogne, la Charente, la Gironde, le Tarn-et-Garonne,
le Jura, les Deux-Sèvres, la Haute-Saône; enfin, en 1849, 1853-1855 et 1866,
elle couvrit presque le quart de la France. Son éclosion sur les points les
plus divers du territoire lui imprima pour ainsi dire les proportions d'une
maladie pandémique (22). Mais ce n'est qu'exceptionnellement qu'elle a
envahi des surfaces aussi étendues. Le plus souvent, elle est restée limitée
à un arrondissement, à un canton, à une ou quelques communes, voire
même à une maison. Les épidémies sont régionales, plus communément tout
à fait locales. Notre esquisse géographique montre quelles sont en France
les circonscriptions territoriales qui en ont été le plus fréquemment atteintes
et qui passent pour en être des foyers endémiques par excellence.

Dans l'étude si documentée et si consciencieuse que M. le professeur
Thoinot a consacrée à cette maladie en 1887, il estime que ses foyers générateurs sont plus nombreux qu'on ne pense ; il incline même à croire
que réduite à une endémicité plus ou moins latente, elle affligeait presque
tous les départements éprouvés par elle depuis 1821. Elle y reste,

ou elle y restait ignorée, soit parce que les médecins passaient sous silence ses manifestations à cause de leur exiguïté, soit parce qu'ils ne savaient pas la reconnaître derrière les traits qu'elle emprunte parfois à d'autres maladies, telle que la rougeole, avec laquelle elle a été souvent confondue, notamment dans la Vienne (22).

Il semble que cette tendance à attribuer l'endémicité à la plupart des régions ou localités qui furent le théâtre d'épidémies plus ou moins sévères, ait été suggérée à l'éminent professeur par la préoccupation d'établir une relation causale entre celles-ci et celle-là. En vérité, cette interprétation n'avance guère la connaissance de leur origine. Elle nous laisse ignorer pourquoi la suette se réveille de son sommeil eudémique, pour prendre éventuellement l'essor épidémique, et d'autre part comment l'endémie elle-même s'est constituée dans ces multiples foyers. Si, comme il faut bien l'admettre, elle s'y est créée de toute pièce, au xviiie siècle, par un de ces procédés dont Pasteur nous a révélé le secret, nous sommes autorisés à supposer qu'elle est susceptible de naître encore aujourd'hui, comme il y a cent cinquante ans, par autogenèse, et cette suggestion diminue sensiblement la valeur étiologique attribuée à l'endémicité. Au reste, si les explosions de suette ont pu être rapportées fréquemment à la végétation sur place du germe spécifique, il en est qui ont surgi à toutes les époques de son histoire, dans des localités où elle n'avait jamais été observée auparavant, localités situées au milieu ou dans le voisinage de foyers d'endémicité, ou perdues au loin dans des contrées exemptes de cette dernière.

C'est dans leurs explosions régionales qu'il convient d'étudier les allures des épidémies de suette. Irrégulière et capricieuse, son évolution s'écarte à bien des égards de celle des maladies qui se diffusent dans les masses sous l'impulsion exclusive de la contagion. Tantôt elle surgissait simultanément dans plusieurs localités d'un arrondissement ou d'un département; d'autres fois, elle semblait rayonner autour d'un point central, dans des directions diverses, sans se propager toujours dans chacune d'elles avec la même vitesse ni à la même distance que dans les autres (23). Souvent ses progrès s'effectuaient par bonds : elle se déclarait successivement dans plusieurs localités plus ou moins distantes les unes des autres. Enfin, il arrivait parfois, qu'après s'être avancée rapidement dans une direction déterminée, elle restait stationnaire sur un point, pour reprendre sa course au bout d'un certain temps, soit en poussant ses ravages plus loin, soit en revenant sur ses pas, attaquer des localités qu'elle avait épargnées à son premier passage.

Telle est également, comme nous le verrons plus tard, la marche du choléra et de la grippe.

Il nous paraît opportun d'appuyer ces propositions de quelques exemples où l'observation attentive s'est attachée à suivre et à décrire avec une exactitude rigoureuse les péripéties de l'épidémie. Il n'en manque pas dans la littérature : tel est entre autres l'épisode de l'île d'Oléron dont le regretté ROCHARD a fait à l'Académie un récit si lucide et si saisissant. Après être née et restée stationnaire pendant un mois au village des Allards, la suette prit tout à coup son essor, et se répandit dans toute l'île, en procédant par bonds et par poussées successives, et en frappant au même moment un grand nombre d'habitants. Cependant son expansion fut assez régulière. De la commune des Allards comme centre, elle a paru rayonner dans divers sens en affectant une direction générale du Sud au Nord, contraire précisément à celle des vents régnants (24).

C'est surtout dans la grande épidémie de la Dordogne que nous relevons les allures bizarres, déconcertantes de la suette épidémique. Au commencement de mai 1841, écrit PARROT, elle apparaît à Cendrieux, au sud-est de Périgueux, puis s'efface complètement au bout de huit jours. Un mois se passe, sans que dans le département il ne s'en manifeste un nouveau cas, lorsque tout à coup elle reparaît plus meurtrière et plus envahissante, non pas à côté de Cendrieux ni aux environs de Périgueux distant seulement de 20 kilomètres de cette dernière localité, mais sur le point le plus opposé du lieu où elle avait pris naissance, à environ 50 kilomètres de Périgueux, et au nord-est du département, à Lachapelle-Pommier. A partir de ce point, sa marche devient plus régulière : elle se dirige du Nord-Est au Sud-Ouest en suivant une ligne droite à peu près parallèle à la rive gauche de la Drôme, vers Mareuil et Saint-Apre, où elle sauta cette rivière au commencement de juillet, mais sensiblement épuisée, car elle n'engendrait plus que des atteintes d'une insignifiante légèreté sur les deux rives du cours d'eau.

Elle paraissait éteinte, quand, vers le 25 juillet, elle repassa la Drôme, remonta la rive droite en se dirigeant du Sud-Ouest vers le Nord-Est, franchit encore la rivière quelques jours plus tard, et redescendit vers le Sud, sur la rive gauche, ayant retrouvé sa vigueur et ses allures meurtrières des premiers jours. Après avoir sévi dans une dizaine de localités, elle se montra dans les derniers jours d'août à Périgueux, qui fut son étape la plus méridionale. Elle semblait épuisée, défigurée et encore une fois sur le point de s'éteindre, car du 20 août au 1er septembre, elle ne causa que des atteintes des plus légères. Mais ce n'était qu'une nouvelle accalmie, une halte de quelques jours, au bout desquels elle envahit à nouveau, et presque simultanément, une dizaine de communes, en se déployant suivant trois lignes divergentes, qui, partant de Champavinel se dirigeaient l'une vers le Sud-Ouest, l'autre vers le Sud-Est, et une troisième, intermé-

diaire, directement vers le Midi. C'était le point culminant de l'épidémie :
on était au milieu du mois de septembre. En même temps qu'elle sévissait
dans ces différentes directions, elle faisait un pas de plus vers le nord du
département, en s'y propageant également suivant trois lignes divergentes,
qui, partant de l'est de la commune de Sensenac, rayonnaient l'une
vers le Nord-Est, la seconde vers le Sud-Est, et la troisième vers l'Est. A
partir de la fin de septembre, elle déclina ; en octobre, elle ne causa plus
que des atteintes isolées et sans gravité, et au commencement de novembre
elle avait complètement disparu.

Ces exemples donnent une idée exacte du mode d'expansion habituel de
la suette. Si parfois elle irradie plus ou moins régulièrement autour d'un
point déterminé, le plus souvent elle s'étend dans les directions les plus
opposées, surgissant simultanément sur plusieurs points, ou y échelonnant
ses manifestations sans ordre et sans apparence de lien pathogénique
entre elles, se montrant, en un mot, indépendante des communications
humaines. Mais la suette ne prend qu'exceptionnellement l'ampleur d'une
épidémie régionale. Il est plutôt dans son caractère de se perpétuer comme
une endémie tenace, fixée à certains foyers très circonscrits qui embrassent
une ou plusieurs communes d'un arrondissement, et d'y prendre périodiquement l'essor épidémique. Cette tendance apparaît également dans ses
manifestations éventuelles en dehors de ses localités de prédilection : elle
a coutume, en pareille occurrence, de se circonscrire à la commune ou au
hameau où elle vient à se déclarer pour la première fois, parfois même,
elle se borne à y envahir une maison, témoin l'épisode observé en 1854
dans la commune de Viriville (cant. Saint-Marcelin, Isère). Sur un coteau
bordant une large avenue, s'élevait un couvent d'ursulines, isolé de toute
part des autres habitations, et jouissant d'un état de salubrité irrépro-
chable. Trente-deux religieuses, dont la plus âgée n'avait pas trente-
cinq ans, et quatorze jeunes filles pensionnaires s'y trouvaient réunies.
L'état sanitaire y était des plus satisfaisants, quand les 17 et 18 juillet,
2 personnes se sentirent légèrement indisposées, accusant quelques-uns
des symptômes prodromiques de la suette : elles se rétablirent promptement. Mais tout à coup, du 18 au 20 du même mois, 7 religieuses et 2 pensionnaires furent attaquées de la manière la plus grave par cette maladie :
cinq périrent dans l'espace de vingt-quatre à trente-six heures, et les
autres ne se rétablirent qu'avec peine ; aucune atteinte de suette n'était
observée à cette époque ni dans le bourg de Viriville, ni dans les maisons
éparses au milieu des campagnes environnantes (25). Pareil trait rappelle
ces petites explosions de la diphtérie, si apte elle aussi à se réduire à des
épidémies domiciliaires (26) d'une extrême gravité.

Une autre analogie qui rapproche la suette de cette dernière, c'est qu'elle est comme elle, et bien plus qu'elle, une maladie rurale. Sa prédilection pour les villages, les bourgs et les hameaux est un des traits les plus saillants de son épidémiologie. Si certaines villes comme Périgueux, Poitiers, Forcalquier en ont été parfois atteintes, son histoire n'en prouve pas moins qu'elle n'a fait que de rares et passagères apparitions dans les centres populeux, et qu'elle ne s'y est jamais endémisée nulle part. Rouen, Amiens, Versailles, Melun, quoique situées en pleine zone d'endémicité, ont toujours été épargnées par elle. Si elle a été signalée parfois à Paris, comme en 1851, ses atteintes se sont toujours réduites à quelques unités éparses qui témoignent de sa difficulté d'expansion dans cette vaste agglomération, pourtant entourée de mainte localité où sa morbidité a atteint les chiffres les plus élevés (27).

Mais si la suette rappelle certaines maladies populaires, telles que la diphtérie et la dysenterie, par l'exiguïté de ses foyers ou sa prédilection pour les campagnes, elle s'en sépare pour se rapprocher de la grippe et du choléra par la généralisation et la densité de ses atteintes dans ses manifestations épidémiques. L'épidémie qui couvrit en 1782 une partie du Languedoc, attaqua plus de 30.000 personnes. En 1772, Forcalquier (Provence) compta 1.400 malades sur 2.000 sujets, soit 75 p. 100. L'épidémie qui éclata dans la Dordogne en 1841, se répandit dans 80 communes, et y causa 11.000 atteintes. Dans la commune de Busson (Hérault), leur nombre s'éleva en 1851 à 800 sur 1.000 habitants.

Le pouvoir expansif de la suette s'affirme non seulement par le nombre considérable de ses victimes au sein des agglomérations, mais aussi par la rapidité de son extension. Brusquement, sans phénomènes prémonitoires, ou après s'être essayée pendant quelques jours par des cas sporadiques épars, elle multiplie tout à coup ses atteintes, elle éclate comme une bombe, suivant l'expression de ROCHARD, attaquant la commune par tous les points presqu'en même temps. La simultanéité et la diffusion de ses manifestations rendent stérile toute tentative d'en tracer l'itinéraire ou d'en établir la filiation, et opposent sa propagation à celle des maladies infectieuses qui sont redevables à la contagion seule de leur essor épidémique. Cette évolution tumultueuse porte en quelques jours l'épidémie à son comble, auquel elle fait succéder un déclin non moins rapide que l'ascension, sans interposition d'une période d'état. Il est peu d'épidémies dont la marche soit aussi précipitée que celle de la suette. La durée de ses diverses phases comprend trois à quatre semaines, abstraction faite des unités morbides éparses qui en marquent le début et la fin. Les épidémies régionales qui occupent l'aire de plusieurs arrondissements ou d'un département tout entier, et qui ne sont après tout que la résultante d'une série d'épidémies locales juxtaposées, comportent naturellement une période de temps plus longue, deux à trois mois en moyenne. L'épidémie de la Dordogne, en 1841, dura de mai à novembre.

Origine des épidémies.— *Contagion et autogenèse.*— L'expérimentation n'a point trouvé l'occasion de s'appliquer à la recherche de la cause première de la suette. Les examens et les cultures du sang, pratiqués en 1887 par Brouardel, ne lui ont donné aucun résultat positif (28). C'est l'épidémiologie seule qui nous permet d'entrevoir les conditions pathogéniques fondamentales de cette affection. A la vérité, les notions dont nous lui sommes redevables, ne sont guère plus avancées qu'elles ne l'étaient il y a cent cinquante ans, malgré les innombrables travaux consacrés à la suette depuis cette époque. C'est que, pendant les deux premiers tiers du xix° siècle, la médecine était essentiellement clinique. Les études étiologiques n'ont pris leur essor, qu'avec l'impulsion et l'orientation nouvelle qui leur furent imprimées par les découvertes de Pasteur, c'est-à-dire qu'elles s'imposèrent à la nosographie à l'époque même où la suette, perdant de sa fréquence, perdait en même temps de son intérêt en épidémiologie. La plupart des innombrables mémoires qui lui ont été consacrés au siècle dernier, traitent de ses symptômes et de sa thérapeutique avec cette surabondance de détails, cette sûreté de vues, et ce souci de l'exactitude qui ont porté au loin la réputation de la clinique française. Mais l'étiologie y tient une place bien effacée. Elle se réduit à l'énumération d'influences banales, ou à l'invocation d'une cause générale d'essence inconnue, ou enfin tout simplement à un aveu d'ignorance. Nous avons eu entre les mains maint document où il n'y est même pas fait allusion. Nous sommes d'autant plus autorisé à formuler cette critique, que Guérin, dans son travail d'ensemble de 1831, sur les épidémies de suette observées jusqu'alors, a déjà déploré amèrement la stérilité des rapports adressés à l'Académie, en ce qui concerne les modes de développement et de propagation de la maladie. Il reproche surtout à leurs auteurs de ne pas avoir précisé les faits où ils ont cru reconnaître la contagion, de ne pas les avoir analysés et comparés avec ceux qui leur ont paru procéder d'une autre origine. L'analyse fixe et approfondie des choses, ajoute-t-il, est comme le microscope de l'esprit (29).

A la vérité, la plupart des médecins d'alors repoussaient la contagion de l'étiologie de la suette, pour s'en prendre simplement à l'épidémicité, parce que dans ses explosions au milieu des agglomérations, les atteintes se produisaient généralement non de proche en proche, mais d'une façon massive et incohérente, parce que l'on voyait journellement des personnes saines entretenir impunément les rapports les plus étroits avec des malades, tels des femmes suettiques allaiter leurs enfants sans les infecter (30), des ménages, frappés dans le mari ou la femme, continuer à faire lit commun,

sans que la maladie de l'un des conjoints passât à l'autre, des sujets
contaminés fuir un foyer épidémique et se faire soigner dans une localité
lointaine et indemne, sans y importer leur affection (31). Les inoculations
tentées par d'anciens observateurs : Bossion (32), Legrand (33), Parrot (34),
Bouygues (35), Gigon (36), Mazuel (37) n'ayant donné que des résultats
négatifs, ne modifièrent point l'impression produite par l'observation.
L'inaptitude de la suette à se transmettre par la contagion, est énoncée dans
la plupart des rapports particuliers ; elle est affirmée nettement par les
commissions départementales et académiques (38), et consacrée par les
autorités les plus imposantes. Envoyé en 1845 dans la Vienne, pour y étudier la suette qui y régnait alors, Grisolle déclare dans son compte rendu
« qu'une étude consciencieuse des faits lui a fait adopter une opinion
contraire à la contagion (39) » ; et quelques années après, Verneuil fut également amené à repousser cette dernière à la suite de l'enquête qu'il fut
chargé de faire dans l'épidémie de l'Oise (40).

L'accord pourtant n'était pas absolument unanime. A défaut de démonstration précise, quelques-uns ont vu une preuve indirecte de la contagion
dans l'atteinte des membres d'une même famille (41), témoignage à la
vérité peu probant, car ceux-ci sont souvent attaqués presque simultanément dans ces cas, comme s'ils s'étaient infectés à la même source. D'autre
part, Rayer a constaté, au cours de l'épidémie de l'Oise, que l'isolement
pratiqué au sein des communes infectées, avait préservé de la maladie
régnante ceux qui en furent l'objet (42), observation renouvelée de celle de
Lepecq de la Clôture, qui se crut autorisé à attribuer à l'établissement
d'hôpitaux de séquestre l'atténuation des ravages de l'épidémie de Lou-
viers en 1770 (43). Aussi Rayer estimait-il que la suette « devait être rangée
au nombre des maladies réputées contagieuses » (44).

Cette divergence d'opinion se produisait parfois dans une même épidémie. A l'occasion de celle de Poitiers (1844) observée séparément par Loreau
et Gaillard, celui-ci niait formellement la contagion, celui-là s'efforçait de
l'accréditer chez ses contemporains. Parmi ceux-ci, quelques-uns admet-
taient la transmissibilité non par contact, mais par infection, c'est-à-dire
par souillure miasmatique de l'air, opinion conforme à la pathologie générale de l'époque (45).

Mais voici que par un singulier revirement, vers 1880, les faits reçoivent
une interprétation différente. L'opinion, si généralement opposée jusqu'a-
lors à la transmissibilité, se retourne vers elle, et n'admet pour ainsi dire
plus d'autre mode étiologique. Rochard lui attribue l'épidémie qui ravagea
l'île d'Oléron, et M. le Dr Siccard celle qui s'est répandue en 1891 dans
le village de Puissalicon (Hérault). A l'occasion de la suette qui se manifesta en 1893, en même temps que le choléra, à Marseillan (Hérault), M. le

Dr Durand avoue qu'il n'a recueilli aucune preuve décisive en faveur de la contagion de cette affection, mais croit néanmoins qu'elle est douée à un haut degré de cette propriété, en raison de sa grande diffusibilité et de la rapidité de son évolution (46).

Enfin, pour citer un dernier et imposant témoignage, le professeur Brouardel écrit, à propos de l'épidémie du département de la Vienne, en 1887, que la suette est *éminemment* contagieuse (47).

Ainsi, nous voyons d'un côté Grisolle et Verneuil repousser résolument la contagion de cette affection, parcequ'à leurs yeux, l'observation dépose contre elle, et d'autre part Brouardel exalter son rôle et l'envisager comme sa propriété dominante.

Il n'est pas indifférent de chercher à pénétrer la raison de cette flagrante contradiction dans les opinions d'hommes si considérables et dont l'autorité a force de loi. Nous en voyons une, d'ordre général, dans l'orientation différente de la nosographie étiologique avant et après Pasteur. Jadis, sous la suggestion des doctrines régnantes, on inclinait à rapporter les épidémies à une altération particulière des qualités de l'atmosphère, à une sorte d'être de raison, que sous le vocable d'épidémicité, on se plaisait même à opposer à la contagion, à laquelle on n'attribuait qu'un rôle tout à fait éventuel dans la genèse et l'extension de ces fléaux. Que de fois n'avonsnous pas relevé dans nos enquêtes cette appréciation si caractéristique de cet état d'esprit : « la maladie n'était pas contagieuse, puisqu'elle était épidémique. » Quand Pasteur eut ouvert aux recherches étiologiques les voies fécondes de l'expérimentation, quand il eut démontré le rôle pathogène des infiniment petits et fait connaître les conditions de leur passage d'un organisme à l'autre, la contagion, avec sa lumineuse simplicité, s'imposa peu à peu à l'esprit comme le seul mode étiologique des maladies infectieuses, et cette notion nouvelle, rangeant tous les faits sous ses lois, se substitua peu à peu, dans les idées et le langage, aux conceptions spontanéistes des prédécesseurs de ce grand homme. Ce serait pourtant se montrer injuste vis-à-vis de ces derniers que de laisser croire qu'ils étaient systématiquement réfractaires à la notion de la transmissibilité de la suette. La vérité est qu'ils la cherchaient avec sincérité et ténacité. Mais le développement de proche en proche, qui est sa caractéristique essentielle, était si peu apparent dans les explosions de cette maladie, qu'ils se sentaient invinciblement amenés à leur attribuer une autre origine. « Une étude consciencieuse des faits, dans l'épidémie de Poitiers, écrit Grisolle, m'a fait adopter, une opinion contraire à la contagion (48) ».

C'est, en effet, un des traits les plus caractéristiques de son histoire, que la rapidité foudroyante de sa généralisation dans les milieux où elle vient à surgir. Elle éclate, suivant l'expression de Rochard, comme une bombe, et dans une seule nuit, en vingt-quatre ou quarante-huit heures au plus, elle fait un nombre considérable de victimes, frappant dans toutes les directions, et sur des points biens différents et bien distincts les uns des autres. En quinze jours, elle envahit l'île d'Oléron tout entière (49) : le nombre des malades s'accrut d'une manière si prompte et si générale, que les deux médecins de l'île se trouvèrent immédiatement débordés. BROUARDEL produit également des témoignages saisissants de la rapidité de son évolution et de son extrême diffusibilité ; elle paraît recevoir l'impulsion d'une influence générale. En effet, la soudaineté, la simultanéité et la dissémination des premières atteintes dénotent qu'elles sont indépendantes des rapports de contact entre le premier malade et les autres sujets de l'agglomération, à moins que l'on oppose à cette conclusion que ce contact a pu avoir lieu entre lui et un grand nombre de ces derniers *au même moment*, ce qui doit nécessairement se traduire par la généralisation d'emblée de l'épidémie. Cette interprétation pourrait être invoquée à l'égard de pareilles observations si elles étaient exceptionnelles. Mais l'évolution rapide et tumultueuse de la suette est la règle. L'incohérence de son mode de développement d'ailleurs ne se manifeste pas seulement dans la prompte et irrégulière répartition des unités morbides envisagées dans ses épidémies locales, elle apparaît également dans l'ensemble des explosions qui constituent les épidémies régionales, ainsi que nous en avons produit des exemples plus haut. Il y a une différence absolue entre cette modalité épidémique et celle des maladies virulentes proprement dites, dont l'extension ne relève que des contacts successifs, de contaminations individuelles accomplies de proche en proche et avec d'autant plus de lenteur que la localité atteinte est peuplée davantage (50). Cette opposition a frappé la plupart des médecins du dernier siècle, et les a portés à nier ou à révoquer en doute la transmissibilité de la suette, à attribuer ses expansions épidémiques à une influence générale, à un principe morbifique mêlé à l'air et dispersé par lui (51). Les plus prudents se réfugiaient dans le *quid ignotum*, l'épidémicité, ce mode pathogénique mystérieux que la médecine d'autrefois opposait à celui de la contagion. D'aucuns objectèrent que cette conception n'a servi qu'à parer notre ignorance d'un vocable vide de sens et impuissant à y remédier. Nous en demeurons d'accord ; mais il n'en est pas moins certain qu'elle est née des suggestions de l'observation, et que si elle ne dit rien à l'esprit avide de pénétrer les causes, elle a du moins le mérite de nous laisser entrevoir, dans les épidémies, des manifestations qui ne se laissent point ranger aisément sous les lois de la contagion.

Par un singulier contraste, l'évolution incohérente et massive de la suette, qui a porté la plupart de ses historiens à lui dénier l'aptitude contagieuse,

a déterminé quelques autres à y reconnaître la preuve de cette dernière.
« La suette miliaire, écrit le regretté professeur BROUARDEL, à l'occasion
de l'épidémie du Poitou, en 1886, est éminemment contagieuse. Un
premier argument est le nombre vraiment colossal de cas qui se sont
déclarés dans la plupart des communes où la maladie a passé, et la rapidité
singulière avec laquelle la maladie se propage dans l'agglomération. »
Nombre colossal et rapidité des atteintes ! Mais ce sont précisément
des allures étrangères à la contagion, dont la caractéristique est la
progression plus ou moins lente et régulière, subordonnée à la filiation du contact direct ou indirect des sujets entre eux. Ces allures
en sont la négation et non point le témoignage. On s'est parfois efforcé
d'attribuer cet envahissement massif, tout d'une pièce, en quelque sorte,
à la subtilité particulière du contage ; mais ce n'est qu'un artifice de langage, qui laisse subsister l'impossibilité de comprendre comment des rapports de contact peuvent se multiplier et se succéder assez rapidement pour
faire tomber en quelques heures des centaines de victimes sous les coups
de la maladie régnante, ou pour lui faire envahir une région tout entière
en quelques jours. On a vu la suette apparaître soudainement à la suite
d'un orage, et la moitié des habitants d'une localité en être attaqués dans
l'espace d'une nuit. Sur 1.400 habitants dont se compose la commune de
Bury, écrit MESNIÈRE, l'historien de la deuxième épidémie de l'Oise (1832),
il y eut presque tout à coup 120 atteintes et 5 morts. Quatre-vingts communes de ce département ont enregistré en deux ou trois jours plus de
5.000 malades (52). Ce fut un envahissement massif de toute la région, et
l'on comprend que les médecins qui en furent témoins en aient cherché
l'impulsion ailleurs que dans la contagion.

La contagion de la suette n'est plus en cause : elle s'impose *a priori* à
l'esprit, car elle est un attribut inné des maladies infectieuses parasitaires,
et elle se démontre par des faits précis, épars dans l'épidémiologie de cette
affection, qui attestent sa participation à la propagation de celle-ci. Mais
elle n'y assume point le rôle exclusif que lui attribuent les opinions
régnantes, et qui rétablissent à son profit l'abus que l'étiologie prépastorienne faisait de l'épidémicité. C'est le sort des doctrines, d'être toujours
ballottées entre des extrêmes. La contagion est devenue la clef de voûte de
l'épidémiologie actuelle. L'étiologie des maladies infectieuses, telle qu'elle
s'est constituée dans ces vingt dernières années, ne leur prête guère d'autre
mode pathogénique que la transmission interhumaine, en dehors de laquelle
elle ne voit point d'origine possible pour elles, et à laquelle elle rapporte
toutes leurs manifestations isolées ou groupées, sans tenir compte de leur
modalité épidémique, et sans crainte de forcer leur signification pathogénique. C'est l'erreur de l'École allemande, erreur qui s'est infiltrée dans

notre nosographie étiologique, aux mépris des enseignements pourtant si lumineux dé Pasteur.

Nous voici amené à rappeler encore que dans ses fécondes recherches sur l'atténuation des virus, l'illustre Maître a établi que les maladies infectieuses naissaient souvent sans contagion d'origine, par l'accession éventuelle à la virulence de microorganismes inoffensifs, vivant en nous ou dans les milieux ambiants, saprophytes aujourd'hui, pathogènes demain (53).

De ces mémorables expériences est sortie la conception de l'autogenèse, qui assure une interprétation scientifique rationnelle au mystère de la spontanéité et de l'épidémicité, ces deux vocables si mal vus aujourd'hui, et sous lesquels l'empirisme, faute de mieux, groupait naguère tous les faits que l'observation attentive et consciencieuse ne pouvait rattacher à la transmission interhumaine sans forcer la vérité. Elle a ouvert de lumineux horizons à l'étiologie, et précisé la signification des faits qui, par leur développement originel ou leur modalité épidémique, affirment leur indépendance à l'égard de la contagion, et se refusent à se soumettre à ses lois.

Pourquoi donc, les générations élevées dans les idées nouvelles ont-elles relégué dans l'ombre ce point de vue si élevé de la pathogénie pastorienne ? Il faut croire que, éblouies par la découverte de la nature animée des virus et des lois qui règlent leur passage d'un organisme vivant à un autre, elles n'ont pu résister à la séduisante tentation de simplifier l'étiologie des maladies infectieuses en la soumettant sans réserve à ces lois, et en rapportant exclusivement à la transmission interhumaine toutes les manifestations isolées ou groupées de l'épidémiologie. Cette systématisation leur a fait méconnaître une partie de la doctrine pastorienne, et une partie qui contient des enseignements précieux.

L'étiologie des maladies infectieuses se partage entre la contagion et la genèse autochtone. Ce serait une erreur de croire que ces deux modes pathogéniques sont exclusifs l'un de l'autre. Ils se renforcent, au contraire, mutuellement, et sont, par le fait, étroitement rivés ensemble ; car un germe indifférent, élevé à l'aptitude pathogène, est susceptible de se transmettre ultérieurement par le contact comme celui qui sort virulent du corps du patient. L'extension des épidémies est assurée à la fois par l'autogenèse et la contagion, car l'accession à la virulence des germes indifférents, et l'exaltation du pouvoir contagieux des virus, s'effectuent vraisemblablement à la faveur des mêmes influences. Les deux modes pathogéniques sont actionnés synergiquement, avec prédominance de l'un ou de l'autre, suivant les entités morbides : l'un s'affirme par la propagation régulière et de proche en proche des atteintes, l'autre par la célérité de leur manifestation et l'incohérence de leur distribution. Ces dernières allures sont celles

de la suette ; ce sont elles qui ont fixé l'attention des médecins du siècle
dernier, et c'est sous leur suggestion qu'ils ont ramené l'étiologie de cette
maladie à l'épidémicité, et relégué à l'arrière-plan ou réduit à un facteur
négligeable, la contagion, masquée la plupart du temps par l'autogenèse.
« La maladie s'est développée à la faveur de *l'influence épidémique*, puis la
contagion a contribué ultérieurement à sa propagation. » Ainsi s'est
exprimé BRICHETEAU dans son rapport sur les épidémies de France de 1839
et 1840 (54), telle est la formule par laquelle nombre de rapporteurs ont
traduit l'impression suggérée par leurs observations. Prise à la lettre,
elle est très acceptable, car elle exprime fidèlement la double modalité
suivant laquelle se produisaient les atteintes dans leur groupement épidémique.

C'est dans ces considérations qu'il convient de chercher l'interprétation
de l'origine des épidémies. Sans doute, celles qui surgissent dans les foyers
d'endémicité, se prêtent à des solutions étiologiques très simples ; encore
faudrait-il cependant découvrir les causes qui y réveillent périodiquement
les germes de leur assoupissement. Mais il y a des localités où la suette n'a
fait que de rares apparitions, et encore à de très longs intervalles ; il en est
un grand nombre, où elle ne s'est montrée qu'une fois. Soucieuse de découvrir son origine en pareil cas, l'étiologie ne peut s'en prendre à un agent
infectieux laissé sur place par une épidémie antérieure. Elle a, à la vérité,
la ressource d'incriminer l'importation, dont assurément les exemples abondent dans les annales de la suette, et que nous admettrions volontiers, même
si elle ne s'appuyait que sur des présomptions. Mais que d'épisodes dont l'origine se refuse formellement à cette interprétation ! Que de localités ont vu
surgir la suette sans atteinte antérieure, sans apport de germe du dehors,
sans épidémie actuelle ni dans le voisinage, ni dans les centres d'habitations plus éloignés ; explosions complètement isolées, sans relations possibles avec des faits similaires soit dans le passé épidémiologique de ces
localités, soit dans celui des circonscriptions environnantes, en un mot,
explosions nées manifestement sur place. Et si, sous la pression des idées
régnantes, on s'obstinait à rattacher quand même l'origine de pareils faits
à une contagion latente, nous objecterions qu'il faut bien invoquer la genèse
autochtone en faveur des premières manifestations de la suette, de celles
qui surgirent au milieu du XVIIIe siècle, car sa naissance ne se perd pas dans
la nuit des temps, c'est dans l'ère moderne qu'elle a pris rang parmi les
maladies populaires ; elle fut, en son temps, une entité morbide nouvelle,
c'est ainsi que la dépeignent les médecins qui furent témoins de ses premières apparitions en France, en Allemagne et en Italie.

C'est, à notre avis, moins la contagion que l'autogenèse qui donne à la
suette l'impulsion épidémique, les deux modes pathogéniques s'associent

avec une incontestable prédominance du second sur le premier. Ce sont, en somme, des germes indifférents ou assoupis, accidentellement investis de fonctions pathogènes, qui sont les moteurs les plus actifs des épidémies. Quel est leur habitat accoutumé ? Leur vie végétative s'accomplit-elle dans nos cavités naturelles ou dans les milieux ambiants ? On ne sait. Nous ne connaissons pas mieux les influences générales auxquelles ils sont redevables de leur accession éventuelle à la virulence, ou de leur rappel à l'activité pathogène dans les foyers d'endémicité. C'est ainsi que, malgré les progrès accomplis depuis trente ans dans la nosographie étiologique, nous restons toujours acculés en dernière analyse à l'inconnu, et l'épidémicité, ce vocable sous lequel nos prédécesseurs abritaient le mystère des choses, a beau être rayée du langage, reste toujours le dernier mot de la causalité des grandes maladies populaires.

Toutefois, les mémorables travaux de Pasteur nous ont fait saisir le sens intime de l'autogenèse ; et l'éclosion spontanée des épidémies de suette, loin d'être repoussée par la pathologie générale actuelle, reçoit d'elle une interprétation rationnelle et scientifique.

Les facteurs qui créent ou exaltent la virulence des germes suettiques sont restés jusqu'aujourd'hui insaisissables ; ils demeurent d'autant plus obscurs que peu de maladies s'affranchissent autant que la suette des influences générales ambiantes, comme on en jugera par l'examen de ses rapports avec ces dernières.

Pathogénie. Causes secondes. — *Influence du sol.* — Son endémicité dans un grand nombre de zones régionales de France a fait naître la pensée qu'elle n'était pas sans avoir quelque relation avec le sol, notamment avec sa constitution géologique ou physique. Certains observateurs, Parrot (55), Landouzy (56), et Mazuel (57), ont fait remarquer qu'elle recherchait surtout les terrains calcaires. Il en fut du moins ainsi dans la Dordogne, où elle sévit exclusivement sur ces derniers, et où, dans les localités en contact avec le granit, elle s'est arrêtée tout juste à l'endroit où le sol cessait d'être crétacé pour revêtir ce dernier caractère. Mais, comme l'a fait ressortir Foucart, cette observation est démentie par trop de faits pour mériter d'être généralisée (58).

On a incriminé avec plus de fondement la configuration et la constitution physique du sol. Il est certain que la suette affectionne les pays ombragés, les prairies tourbeuses (Picardie), les terrains marécageux, les vallées profondes et humides. Elle suit volontiers les cours d'eau, notamment quand les rives en sont fréquemment inondées. C'est ainsi que l'épidémie du Languedoc de 1782, se propagea exclusivement le long du canal du Midi. Les ravages que causa la suette en 1772-1773 dans la Provence, et en 1812 en

Alsace, restèrent circonscrits aux vallées profondes des Alpes et des Vosges (59).

L'épidémie qui en 1839 ravagea le département de Seine-et-Marne (arrondissements de Coulommiers et Meaux) se déploya sur un sol couvert de forêts et sillonné par un grand nombre de rivières et de ruisseaux. Les communes les plus éprouvées occupaient le fond d'une vallée étroite, arrosée par deux petits cours d'eau sujets à des inondations fréquentes.

Les communes qui subirent les atteintes de la suette dans la Charente et la Dordogne, de 1841 à 1846, étaient, pour la plupart, encaissées et entourées d'eaux stagnantes. La Commission d'Angoulême remarque que la maladie a sévi avec une violence extrême sur les bords de la rivière de la Lisone, dont le lit s'élève au-dessus des prairies environnantes qu'elle convertit en marécages, et que la densité et la gravité de ses atteintes diminuaient à mesure qu'elle s'éloignait des bords vaseux de la rivière pour se propager dans le reste du pays.

Les épidémies dont fut affligé en 1844 et 1849 le département de l'Oise sévirent surtout dans les contrées humides et marécageuses, dans les localités entourées d'eaux dormantes, ou de prairies traversées par des rivières fréquemment débordées. La même observation fut faite au cours des épidémies qui surgirent en 1849 dans les communes de Charrière et de Petit-René (Deux-Sèvres), de Saint-Broing (canton de Bray, Haute-Saône) (60), en 1851 à Carentan (Manche) (61), en 1858 à la Marche près de Dijon (62), en 1874 à Aubière (63). Dans le Puy-de-Dôme, la suette exerça surtout ses ravages sur les terrains marécageux de la Limagne, et d'ordinaire ses explosions étaient précédées d'inondations, notamment dans les épidémies qui se déclarèrent en 1866 à Davayat, et en 1874 à Clermont (64). L'impression produite par ces faits fut assez profonde pour suggérer à quelques médecins la pensée d'une proche parenté entre la suette et la fièvre palustre (65).

Des observations semblables ont d'ailleurs été faites également à l'étranger. Les explosions épidémiques qui ont eu lieu dans le voisinage de Bamberger en 1820, dans le Rothale en 1828, dans la Bavière en 1844, furent marquées également par leur prédilection pour les localités basses et humides, et l'immunité dont jouirent celles qui étaient situées sur les hauteurs (66).

Ces observations méritent sans doute d'être prises en considération ; mais leur valeur n'est que très relative, car la suette s'est montrée assez souvent dans des conditions telluriques différentes de celles qu'elles visent, sur des points élevés et secs, émergeant au milieu de localités profondément encaissées, humides et marécageuses. C'est ainsi que PARROT en est venu à révoquer en doute l'influence des eaux stagnantes. Il fait valoir que Mareuil, entouré d'eaux croupissantes, a peu souffert de l'épidémie qui ravagea la Dordogne en 1841, et insiste, par contre, sur la fréquence et la gravité des atteintes

dans les endroits élevés (67). L'épidémie qui s'est répandue durant l'été
de 1842 dans le Lot-et-Garonne, a été plus cruelle aux localités situées sur
les points culminants qu'à celles qui occupaient les vallées (68). Les foyers
d'endémicité les plus nombreux sont compris dans la zone septentrionale
de la France, où prédominent les terrains secs et calcaires, tels les pentes
pierreuses de la Normandie, et notamment le département du Calvados.
En 1821, les plateaux élevés de l'Oise furent surtout éprouvés (69), contrairement à ce qui s'observa dans ce département en 1849 (70). VERNEUIL,
qui nous a laissé de cette dernière épidémie un récit si circonstancié, écrit
que dans certains villages situés sur des collines, elle sévissait avec la
même intensité sur la partie haute et la partie basse. Le principal théâtre
de celle qui régna dans la Lozère en 1851, fut le causse de Méjan, vaste
plateau calcaire, situé à 1.200 ou 1.300 mètres au-dessus du niveau de la
mer, et à 500 ou 600 mètres au-dessus des vallées qui l'entourent (71).
Celle qui sévit au cours de la même année dans la Manche, s'attaqua
aussi bien aux lieux élevés qu'aux endroits bas et humides, aux coteaux
exposés au soleil qu'aux versants moins favorisés (72). Cette indifférence
éventuelle pour les conditions physiques des localités s'affirma également
dans l'épidémie qui affligea quelques années plus tard, en 1864, l'arrondissement de Castelnaudary (Aude) (73). Enfin, il n'est pas inutile de rappeler
à ce sujet, que la suette de la Haute-Italie s'est montrée tout d'abord dans
les régions montagneuses du Piémont, qu'elle y est restée localisée pendant fort longtemps avant de se répandre dans les pays de plaine de la
Péninsule, et qu'il s'en faut de beaucoup qu'elle ait été rivée aux foyers
marécageux de ces derniers (74).

Influence de l'hygiène des populations. — Les conditions hygiéniques des
populations ne paraissent guère exercer plus d'influence sur le développement de la suette que la structure géologique ou la configuration physique
du sol. Ce n'est point qu'on ne trouve signalés dans maintes relations, au
nombre de ses facteurs étiologiques, l'insalubrité des habitations, les
fumiers ou les eaux croupissantes prodigués à leurs abords, de vastes rou-
toirs installés dans leur voisinage, l'entassement des immondices sur la
voie publique, les égouts à ciel ouvert, la mauvaise nourriture, le travail
excessif et la misère profonde des habitants. Mais ces infractions à l'hygiène
sont de tous les temps et de tous les lieux ; elles ne sauraient avoir un rôle
décisif à l'égard d'une maladie aussi limitée dans les âges que dans l'espace.
A vrai dire, elles n'y paraissent actionnées que d'une façon très secondaire.
La suette a fait des apparitions réitérées dans des communes où la propreté
et l'aération des rues et des maisons étaient très suffisantes, dont les habitants, laborieux et sobres, jouissaient d'une aisance relative, en un mot,

qui contrastaient, par l'ensemble de leurs conditions hygiéniques essentiellement favorables, avec des localités voisines que l'épidémie épargnait.

C'est ainsi que Parrot dans la Dordogne (1821) et Menière dans l'Oise (1832)
font remarquer que la classe aisée était plutôt affectée que les autres. Les
villages les plus favorablement situés, écrit le premier de ces médecins, ont
été décimés par la suette, tandis que d'autres, très fâcheusement exposés,
en ont été complètement préservés. Si la maladie régnante épargnait le plus
souvent les habitations élégantes, ce n'était pourtant pas dans les demeures
les moins bien aménagées et les moins proprement tenues qu'elle pénétrait
le plus volontiers. Un des quartiers les mieux bâtis, les mieux situés, et les
plus salubres de Périgueux, le faubourg de Sainte-Ursule, fut le premier
envahi, et l'un de ceux aussi où se manifestèrent les atteintes les plus sérieuses (77). Le même observateur a noté qu'à Poitiers, l'épidémie épargnait les pauvres et s'attaquait surtout à la classe ouvrière aisée. En arrivant à Chaulnes, commune de la Somme fortement atteinte en 1849,
Foucart trouva au nombre des malades le maire, le notaire, et plusieurs
riches propriétaires de la localité (78). A Cailleville (Seine-inférieure,
arrondissement d'Yvetot), que la suette envahit en janvier 1850, le pays est
salubre, écrit le Dr Lefèvre, le sol bien cultivé, riche en céréales et en plantes
fourragères. Les habitations sont bien construites, même les chaumières qui
abritent le petit nombre de familles pauvres : la population composée de
laboureurs, de manœuvres et de tisserands est à l'aise et a une nourriture
saine et suffisante.

L'épidémie qui se déclara l'année suivante dans plusieurs communes de
la Manche, n'épargna aucune catégorie de la population. M. le Dr Sébire
note qu'elle frappa sans distinction les habitations saines et bien disposées,
et celles qui étaient affligées des conditions les plus défectueuses, les familles
vivant dans l'aisance et celles qui se trouvaient dans le besoin, marquant
même pour les premières une prédilection qui n'a échappé à aucun de ses
observateurs (79).

L'épidémie qui régna à la même époque dans la Somme s'est montrée,
elle aussi, plus grave là où les conditions hygiéniques paraissaient les plus
favorables (80). Il en fut de même de celles qui sévirent à Draguignan en
1860 (81) et à Castelnaudary en 1864.

Enfin, pour résumer l'enseignement de tous ces faits, rappelons que c'est
en Normandie, une des provinces les plus fertiles de la France, que la
suette a tout d'abord élu domicile lors de ses premières apparitions, et
qu'elle s'est le plus largement déployée dans le cours du xviiie et du
xixe siècle.

Influence de l'agglomération. — L'influence funeste de la vie en commun et de l'encombrement, si généralement incriminés dans l'étiologie des maladies infectieuses, n'a pas manqué de l'être dans celle de la suette. L'agglomération des individus favorise certainement les actes de la transmission, surtout dans une affection où le contage paraît si subtil et si diffusible. Mais son influence est-elle également nuisible à l'égard de l'autogenèse? Les faits recueillis sur des théâtres d'observation nombreux et divers, donnent plutôt une réponse négative à cette question. Les atteintes, écrit Parrot, étaient d'autant plus nombreuses et plus graves que les agglomérations étaient moins denses. Dans le canton de Mareuil, si cruellement éprouvé, la ville elle-même n'enregistra qu'un petit nombre de cas. Périgueux compta un malade sur dix habitants, tandis que dans les communes environnantes, cette proportion s'éleva au 1/5, au 1/4 et au 1/3. Tous les établissements de cette ville réunissant un grand nombre d'individus furent épargnés. La caserne et le collège n'eurent pas un seul malade ; il n'y en eut que trois d'une excessive bénignité, dans les prisons qui contenaient de 100 à 150 sujets (82).

De pareils témoignages ne sont pas isolés. Dans une épidémie qui régna à Saint-Lô, en 1841, et qui fut particulièrement sévère, le collège et la caserne restèrent totalement indemnes (83). Celle qui désola Poitiers en 1844, épargna également les hôpitaux, la garnison et les habitués du bureau de bienfaisance. Les ouvriers aisés, les personnes appartenant à la riche bourgeoisie et au commerce en ont été les seules victimes (84). De toutes les communes visitées par Foucart en 1849 dans la Somme, la plus maltraitée fut celle de Cugny, située sur une éminence, et dont les maisons, peu nombreuses d'ailleurs, sont tellement distantes les unes des autres, qu'il fallut à ce médecin une journée entière pour parcourir le village (85). Le Dr Dubourg note que la suette de l'arrondissement de Marmande (Lot-et-Garonne) a été aussi fréquente et aussi sévère dans les campagnes les mieux aérées que dans les demeures étroites et encombrées de certains hameaux et villages (86). A Draguignan, comme à Périgueux, les militaires ont joui d'une immunité remarquable. On n'a pas non plus observé une seule atteinte de la maladie régnante à l'hospice, où étaient réunis un grand nombre d'infirmes et de vieillards, ni dans aucun autre établissement de la ville : pensionnat, collège, congrégations religieuses, où il semblait que l'agglomération devait lui fournir une proie naturelle (87). A l'île d'Oléron, en 1880, les maisons isolées ont été plus cruellement frappées que les agglomérations de feux (88). Enfin, dans les villes mêmes, lorsqu'elle vient à s'y déclarer, la suette ne recherche point les quartiers les plus peuplés, et respecte généralement, comme nous venons de le voir, les établissements des diverses catégories de collectivités. L'immunité dont a joui généralement la troupe, si vulnérable vis-à-vis des influences morbigènes, est des plus remarquables. Parmi les documents réunis par le Conseil de santé des armées jusqu'en 1884, Colin n'en a trouvé que deux mentionnant l'atteinte d'une garnison par la suette : il s'agit de deux épidémies ayant régné respectivement à Givet et à Lafère, en 1849, parallèlement au choléra ; et depuis la publication de son article, cette maladie a été à peine citée dans les annales médicales de l'armée.

Loin de nous la pensée de nous appuyer sur ces faits pour affirmer une sorte d'attraction mystérieuse de la suette pour les groupes d'habitations éparses et de faible densité. Nous voulons simplement en inférer que la suette est indifférente aux agglomérations des grands centres, et qu'elle frappe indistinctement celles-ci et ceux-là.

Influences météoriques. — La suette se manifeste d'ordinaire au printemps et en été, par les temps chauds et humides. Son affinité pour les températures élevées a été signalée à l'occasion de la plupart des fortes recrudescences subies par elle dans ses principaux foyers d'endémicité, tels que la Dordogne, la Charente, l'Oise, la Somme.

Sur 115 épidémies, échelonnées sur une période de près de deux siècles (1718-1906), et portant l'indication précise de la saison où elles ont débuté et évolué,

44 ont régné en été,
23 au printemps,
21 au printemps et en été,
15 en hiver,
6 en été et en automne,
4 en automne,
1 en automne et en hiver,
1 en hiver et au printemps.

Par conséquent, sur les 115 épidémies visées, 88 sont nées en été et au printemps ; par contre 16 et 5 seulement ont débuté respectivement en hiver et en automne, et à peu près les 5/7 de toutes les épidémies ont évolué pendant le printemps et l'été. Cette prédilection si marquée pour ces deux saisons ressortit à des influences météoriques communes, parmi lesquelles les épidémiologistes incriminent surtout une température élevée, soumise à de brusques et fortes oscillations, et combinée avec un haut degré hygrométrique de l'air. Hirsch fait remarquer en outre, à l'appui de cette thèse, que la plupart des épidémies hivernales dont la durée ne fut que de deux à trois semaines, ont pris naissance et poursuivi leur cours par une température tiède et humide (89).

On a remarqué dans quelques épidémies, telles que celles de l'Oise (1821-1832), de la Dordogne (1841), du Gers (1849), que leur extension paraissait

subordonnée à la prédominance de certains vents. Mais ces observations
sont trop isolées pour pouvoir être introduites, à titre de facteur utilisable,
dans l'étiologie de la suette.

Il semble que la surcharge électrique de l'atmosphère a parfois contribué
à ses éclosions. Le Dr Menière nous apprend qu'au cours de l'épidémie
qui sévit dans l'Oise en 1832, et dont il fut le témoin et l'historien, un
médecin du pays, le Dr Villemain, nota qu'à Cauvigny et à Cyr-lès-
Mello, la maladie régnante apparut tout à coup à la suite d'un orage pendant lequel la température s'était considérablement élevée. Cette coïncidence fut remarquée, au cours de la même épidémie, dans une autre
localité, par le Dr Colson : elle s'était déjà offerte à l'attention de ce
praticien dans l'épidémie dont l'Oise fut affligé en 1821 (90). A Mouy, poursuit le Dr Menière dans son récit de celle de 1832, une élévation rapide
de la température occasionna dans un seul jour l'apparition de près de
200 cas de suette miliaire sur 2.000 habitants. Le thermomètre était monté
à 23 degrés, et cette chaleur subite, accompagnée d'orages, produisit ici le
même effet qu'à Noailles et à Cyr-lès-Mello. Sous l'influence de cette cause,
ajoute le Dr Menière, il n'est pas rare de voir la moitié des habitants
d'un village frappés de la suette dans l'espace d'une nuit (91). L'épidémie
de la Dordogne, écrit Parrot, surgit brusquement le 10 mai 1841, à Cendrieux, au milieu d'un orage des plus violents, et en quelques heures
détermina 18 atteintes et 6 morts. D'après le Dr Bonigues, d'Aurillac,
c'est à la suite de pluies continuelles et froides, qui prédominèrent en
mars et avril 1846, alternant avec des temps lourds et orageux, qu'un violent coup de tonnerre se fit entendre, et fut suivi de l'apparition subite de
la suette au milieu de la population de Chaudes-Aigues, qui était déjà
depuis quelque temps aux prises avec d'autres fièvres éruptives (92). Il
nous est difficile de décider si dans ces observations il n'y a pas eu de rapport plus étroit que celui de la coïncidence entre les explosions de la suette
et les secousses atmosphériques qui les ont précédées. Devant la soudaine
apparition des premières, au cours ou à la suite des secondes, les médecins
qui en furent témoins n'hésitèrent point à admettre une relation de cause
à effet entre les unes et les autres. Cette conception ne répugne pas à la
raison. Des modifications physico-chimiques infinitésimales, que nous faisons subir à un milieu nutritif stérile, suffisent à en faire un milieu de culture microbien. Pourquoi n'en adviendrait-il pas de même dans le milieu
ambiant sous l'action des puissants modificateurs que la nature tient en
réserve, et qu'elle déchaîne à l'occasion ?

Influence de l'âge. — L'âge mérite d'être placé en tête des causes prédis-
posantes individuelles de la suette. Celle-ci n'atteint que dans une minime

proportion les deux extrêmes de la vie. Elle s'attaque principalement aux sujets âgés de vingt à quarante ans. Les enfants surtout jouissent à son égard d'une immunité remarquable. Les atteintes de sujets âgés de moins de huit à dix ans sont exceptionnelles. Rayer en a observé un tout petit nombre ; Foucart en a vu 7 ou 8. Ces faits rares concernent généralement des enfants à la mamelle. Sur 597 malades suivis par Parrot, le moins âgé ne comptait pas plus de onze ans. Les vieillards jouissent du même privilège, mais à un degré moindre : les fortes épidémies font toujours parmi eux un certain nombre de victimes. Clausse en a vu deux ou trois qui avaient passé la soixantaine.

Influence du sexe. — L'influence du sexe se traduit moins nettement dans l'étiologie de la suette que celle de l'âge. Certaines épidémies se sont montrées plus sévères pour les femmes que pour les hommes. Sur 597 malades, Parrot a noté 321 femmes et 276 hommes. Verneuil a remarqué, dans l'épidémie de l'Oise, que la proportion des femmes atteintes était généralement de beaucoup plus considérable que celle des hommes. Selon Foucart, l'avantage, en faveur du sexe féminin, y aurait été d'un cinquième environ. Dans l'épidémie de Carentan (Manche 1851), les femmes ont été frappées dans une proportion presque double de celle des hommes, soit 180 contre 97 (93). Mais, il n'en fut pas ainsi dans toutes les épidémies. Celles qui sévirent en 1849 dans le canton de Niort (Deux-Sèvres), et l'arrondissement de Dôle (Jura), s'attaquèrent surtout au sexe masculin (94). La forte épidémie qui ravagea la Lozère en 1851, fit à peu près autant de victimes parmi les hommes que chez les femmes (95). Mais, comme le fait remarquer très justement Rayer, ces observations ne donnent la mesure exacte de la susceptibilité de chaque sexe à contracter la suette, qu'autant qu'elles ont égard en même temps à la proportion relative des hommes et des femmes exposés à l'influence épidémique. Or, à peu près nulle part, on ne s'en est préoccupé. En tenant compte de ce facteur, Rayer a établi que dans la plupart des communes de l'Oise qui furent éprouvées par la suette en 1821, les femmes lui payèrent un tribut plus large que les hommes, et que dans les autres, la différence entre les deux sexes fut à peu près nulle (96). De ces observations incomplètes ou contradictoires, on peut cependant conclure que les femmes paraissent un peu plus aptes à contracter la suette que les hommes, mais que cette disposition se réduit à une quantité négligeable, et qu'elle ne mérite guère d'être prise en considération en étiologie.

Influence du tempérament ; Grossesse. État puerpéral. Profession. — Parrot a noté que les sujets vigoureux, robustes, fortement constitués, avaient une disposition spéciale pour la suette, et qu'ils en étaient plus gravement atteints que les individus moins bien doués physiquement (97). Cette observation est restée isolée. Foucart en a cherché vainement la confirmation dans l'épidémie de l'Oise en 1849, ainsi que celle de l'influence également prédisposante attribuée par le médecin de Périgueux à la grossesse et à l'état puerpéral (98). Les épidémiologistes sont généralement muets sur le rôle de ces divers facteurs, y compris la profession, et ce silence témoigne qu'il leur a paru généralement insignifiant.

Incubation. — Il n'en est guère question dans les annales de la suette. Ce silence tient à ce que le moment précis de l'infection se laisse difficilement surprendre dans une maladie dont l'origine est le plus souvent entourée d'un impénétrable mystère. Cependant, il a été recueilli quelques observations qui ont pu être utilisées dans ce but. Elles concernent des sujets qui furent affectés de suette peu de temps après avoir fait un court séjour dans une localité envahie par cette dernière. Brouardel a réuni trois exemples de ce genre, dans lesquels il s'est écoulé moins de vingt-quatre heures entre le moment du contact infectant et celui de l'explosion de la maladie. Quelques observations semblables produites par d'autres épidémiologistes ont déposé dans le même sens. Il en résulte que l'incubation paraît être en général très courte ; mais la durée de vingt-quatre heures qui lui est attribuée est sans doute un minimum, qui ne permet pas de préjuger dans quelle limite elle est susceptible de se prolonger. Nous avons cherché en vain des observations propres à nous renseigner à cet égard.

Rechutes et récidives. — Les rechutes ne sont pas rares dans la suette ; elles surviennent à des intervalles variables après l'attaque initiale, et au milieu des apparences d'un calme complet (99). Elles furent très fréquentes dans l'Oise en 1821 et en 1849, et dans la Dordogne en 1841. Brouardel mentionne expressément que les rechutes sont assez communes dans cette affection, et qu'elles surviennent souvent à une époque tardive, pendant les premiers temps de la convalescence (100). Rarement, elles sont graves ; le plus souvent elles se réduisent à des sueurs modérées mais continues, et à une éruption vésiculeuse qui se produit en une ou plusieurs poussées.

La suette a été classée par plusieurs observateurs à côté des fièvres éruptives. Il s'en faut cependant qu'elle ait, au même degré que ces dernières, la propriété de rendre réfractaires à une nouvelle attaque tous ceux qui en ont subi une première atteinte. L'immunité qu'elle confère n'est que très relative : elle est loin d'être comparable à celle que laisse derrière elle la rougeole. Il n'est pas un historien de la suette qui n'en ait fourni le témoignage. Plusieurs personnes du département de l'Oise, qui avaient eu la suette en 1821, et qui en avaient été promptement débarrassées, en furent atteintes de nouveau en 1832, et y succombèrent (101). La suette, écrit Verneuil en 1849, dans son rapport de l'épidémie de l'Oise, récidive dans le cours d'une même épidémie et d'une épidémie à l'autre. Il a observé une douzaine de personnes qui l'avaient eue en 1832, et qui en furent affectées de nouveau en 1849. J'ai vu, explique-t-il, chez la fermière de Filzeval, la suette se déclarer à nouveau quinze jours après la guérison de la première attaque ; bien plus, ajoute-t-il, une autre femme qui en avait été atteinte en 1832, la subit une deuxième fois en 1849, dès les premiers jours de juin, et, au moment de mon départ, elle fut reprise d'un troisième accès qui s'était annoncé par un début cholériforme. Enfin, en 1887, le professeur Brouardel a noté deux ou trois fois la récidive, à quelques semaines d'intervalle, dans l'épidémie du Poitou (102). Il est inutile de multiplier ces citations : elles témoignent d'une manière certaine que les récidives de suette sont loin d'être exceptionnelles, mais qu'en général, elles sont exemptes de danger ou du moins ne présentent pas la gravité de la première atteinte. Des observations analogues avaient déjà été relevées dans la vieille suette anglaise. « Les récidives étaient fréquentes, parce que les personnes rétablies restaient longtemps accessibles aux influences morbifiques. On en vit qui eurent jusqu'à 3 et 4 fois la suette, et dans ce cas, il se forma souvent une hydropisie consécutive (103). »

La suette et les campagnols. — Nous n'avons garde d'omettre de mentionner la tentative faite récemment par MM. Chantemesse, Marchoux et Haury (75) d'assurer au rat, dans l'étiologie de la suette miliaire, la place qu'il occupe déjà dans celle de la peste. L'enquête que le professeur de Paris a faite à l'occasion de l'épidémie qui a sévi dans les Charentes et les Deux-Sèvres, en 1906, l'ont amené, sous toutes réserves cependant, à attribuer aux campagnols la genèse et la diffusion de cette dernière. Chassés de leurs terriers par l'inondation, ils auraient envahi les villages et les maisons, et infecté celles-ci de leur vermine imprégnée de l'agent spécifique. Si cette hypothèse se vérifiait, elle porterait le problème du mode originel de la suette de l'homme au rat des champs. A vrai dire, elle ne s'est pas confirmée dans les consciencieuses recherches que le médecin principal Vignol, médecin chef de l'hôpital militaire de La Rochelle, a consacrées à cette épidémie qu'il a suivie depuis son début jusqu'à son extinction. Personne, écrit-il, n'a jamais constaté de maladie infectieuse chez le campagnol ; sa puce, que sa forme spéciale, ainsi que les soies et les épines qui la hérissent distinguent absolument de celle de l'homme, ne s'attaque pas à

ce dernier. D'autre part, le domaine d'expansion de la suette de 1906 ne
représente qu'une fraction des territoires envahis par ce rongeur en 1904.
Il est très répandu dans des régions que la suette n'a jamais visitées, il est
inconnu dans l'île d'Oléron, qui fut cependant ravagée par elle en 1880.
Bref, conclut notre collègue, l'hypothèse émise par M. Chantemesse et ses
collaborateurs est dénuée de toute vraisemblance. (76).

SUETTE ET ROUGEOLE

La suette a souvent associé son règne épidémique à celui des fièvres
éruptives : elle naît volontiers sous l'empire de la constitution propre à
ces dernières. Quand elle éclata dans la Dordogne en 1841, la rougeole, la
scarlatine et la variole y régnaient depuis deux ans, notamment dans les
arrondissements de Nontron, de Riberac et de Périgueux. Elle apparut
conjointement avec la variole, parfois unie à elle chez le même patient :
en 1849 dans le Gers, en 1852-53 dans la Saône-et-Loire, en 1858 dans
l'Orne, en 1867 dans les Alpes-Maritimes, en 1871 dans le Nord, la Haute-
Garonne et l'Aude. Elle a été, d'autre part, souvent côtoyée par la scarlatine, notamment dans l'arrondissement de Tours en 1857 et de Loudun
en 1858. C'est la rougeole toutefois qui paraît en avoir été la compagne la
plus assidue. Ses rapports avec la suette présentent un intérêt tout particulier qui mérite de retenir un instant notre attention.

On observe parfois chez les adultes, mais plus spécialement chez les
enfants, une forme de suette réunissant des manifestations muqueuses et
cutanées remarquables par leur analogie saisissante avec celles de la rougeole. Le professeur Brouardel a établi la nosographie de cette forme à l'oc-
occasion de l'épidémie qui sévit dans la Vienne en 1887, où elle fut extrêmement commune, surtout chez les enfants. La suette débuta à peu près
chez tous les adultes par sa physionomie classique ; mais en même temps les
enfants étaient atteints d'une affection singulière, tenant à la fois de la
rougeole par la toux férine, le coryza, le larmoiement, l'éruption, et de la
suette par les vomissements, les épistaxis, les étouffements et les sueurs
abondantes. — La nature de cette affection hybride, moitié rougeole et moitié
suette, n'était pas aisée à définir. L'hésitation et les doutes se marquaient
surtout chez les praticiens exerçant dans les localités où cette bizarre affection régnait seule, sans manifestation concomitante de la suette classique :
ils se trouvaient acculés à la nécessité de préciser l'influence sous laquelle
la rougeole aurait revêtu cette physionomie anormale.

Par une analyse critique des plus approfondies, M. le professeur Brouardel
a démontré que cette entité pathologique si singulière était bien la suette,

déviée, il est vrai, de son type classique, mais suffisamment caractérisée
par l'ensemble de ses traits fondamentaux. D'une part, en effet, les symptômes qui la rapprochent de cette maladie, tels que les sueurs, les étouffements, l'éruption miliaire, l'exanthème polymorphe, ont plus de valeur
nosographique que la toux, l'aspect rubéolique de l'éruption qui lui sont
communs avec la rougeole. D'autre part, les caractères épidémiologiques
par lesquels elle s'oppose à cette dernière sont absolument décisifs. BROUARDEL
les a mis lumineusement en relief et résumés dans quelques propositions
qui sont à retenir. Cette affection hybride, écrit-il, apparaît dans des pays
qui ont été éprouvés récemment par la rougeole. Elle y recherche spécialement les enfants qu'elle frappe en grand nombre, sans épargner nullement ceux qui ont été affligés de cette fièvre éruptive antérieurement.
Dans une même habitation, on la voit se déclarer chez les enfants, tandis
que les parents qui les soignent sont attaqués de la suette classique. Elle
récidive dans la même épidémie sur les mêmes enfants ; enfin, son incubation est, dans certains cas bien notés, de vingt-quatre heures au plus.

Ces traits sont des plus significatifs. Si le syndrome clinique que nous
envisageons se rapproche parfois de la rougeole, au point de se prêter à la
confusion avec cette dernière, il s'en sépare cependant par certains symptômes d'une spécificité non douteuse, tels que les sueurs ; il en diffère d'une
façon absolue par ses caractères pathogéniques et épidémiologiques. Parmi
ces derniers, il en est un qui nous fournit un argument irréfutable : c'est
l'éclosion de la suette classique chez les parents qui soignent les enfants
atteints de l'affection morbilleuse. La transmutation de celle-ci en celle-là
par son passage des uns aux autres a une portée décisive, elle témoigne formellement en faveur de l'identité des deux états morbides.

Ces considérations sont peut-être de nature à modifier certaines interprétations consignées dans l'épidémiologie de la suette et de la rougeole.
De tout temps, l'observation a relevé la coïncidence des deux maladies et
admis entre elles une affinité étroite, même une sorte de pénétration de l'une
par l'autre. Citons quelques témoignages à l'appui de cette assertion. Un
des plus saisissants fut celui de la Dordogne. La rougeole régnait à Cendrieux, écrit PARROT, quand « tout à coup et à la suite d'un orage, le vendredi
7 mai 1841, et les jours suivants, il se manifesta une maladie bien différente
par sa nature, bien différente aussi par ses résultats de cette fièvre éruptive, mais difficile à reconnaître dans les premiers moments de son apparition, tant elle semblait, à son début, tant elle était, il faut bien le dire, sous
la dépendance de la maladie qu'elle venait si singulièrement, si brusquement remplacer. Ce n'était plus la même fièvre, ce n'était plus le même
pouls, ni la même éruption, ni la même marche, et cependant il y avait,
dans cette nouvelle physionomie de symptômes, un air de parenté qui fai-

sait douter, une ressemblance de famille qui jetait dans l'étonnement, un abâtardissement de phénomènes qui embarrassait et défiait les classifications. Les rougeoles se modifiaient tout à coup. Aux symptômes précurseurs de l'éruption vinrent s'en ajouter d'étrangers à cette affection, tandis que d'autres, qui lui sont particuliers, disparurent de la façon la plus imprévue. Quelques jours avant, les malades étaient pris, au début, de frisson, de toux, de larmoiement, de coryza, de tous les symptômes, en un mot, qui précèdent la rougeole ordinaire, lorsque tout à coup ces signes manquèrent : chez les uns, le larmoiement ; chez d'autres, le coryza ; chez tous, chose remarquable ! le frisson. Quelques-uns cependant gardèrent une rougeole sans mélange ; quelques autres aussi eurent une miliaire presqu'indépendante de la première affection (104) ». ·

Pendant que la suette ravageait le Périgord, en 1841, elle causait quelques atteintes bénignes à Bordeaux. Le Dr CHABRELY signale que les premiers cas affectaient la forme de la miliaire légère, compliquaient souvent la rougeole et la scarlatine qui régnaient en même temps, et se terminaient fréquemment par la suette (105). Le Dr ORILLARD note que l'épidémie de suette qui se déclara à Poitiers en 1845, fut précédée de rougeoles anormales, hybrides, scarlatiniformes (106).

Dans les derniers jours de juillet, une épidémie grave éclata dans la ville de Ruelle. Le Dr CHAIRON la décrivit sous le nom de suette miliaire greffée sur une épidémie de rougeole. Dès le troisième jour de l'éruption morbilleuse, et dans les cas en apparence les plus bénins, il se produisit des sueurs profuses et spontanées, au milieu desquelles on voyait apparaître de petits points de suette miliaire, et les malades succombaient souvent dans des convulsions tétaniques qui débutaient par l'opisthotonos. Dans l'espace de cinq semaines, 502 enfants furent atteints de la maladie régnante, 139 y succombèrent (107).

A Lihus (arrondissement de Beauvais, Oise), écrit le Dr BORDES, la rougeole et la suette régnèrent conjointement au printemps de 1863. La première débuta le 19 mars, la deuxième le 25 du même mois : puis les deux affections évoluèrent simultanément. La rougeole ne s'observa que chez les enfants parmi lesquels elle causa 56 atteintes. Elle se signala par une physionomie clinique spéciale, qui ne manqua pas de fixer l'attention de M. BORDES. L'incubation ne durait qu'un ou deux jours ou passait complètement inaperçue. La période prodromale était marquée par des sueurs, du gonflement des paupières, et de l'injection des conjonctives. Le coryza, la toux et la bronchite ont manqué 12 fois sur les 56 cas observés. L'éruption se produisait souvent au bout de deux jours. Dans 2 cas apparus sans prodromes, la mort eut lieu après trente-six heures ; elle fut précédée d'une éruption hémorrhagique (108).

Le Dr Delpeura fut témoin d'une double épidémie de rougeole et de suette qui se déclara en 1864 dans le hameau d'Upen, commune de Delettes (Pas-de-Calais). Sur 200 habitants, on compta 31 malades et 2 décès. C'est principalement chez les adultes que la suette est venue compliquer la rougeole. La maladie débutait par de la fièvre, de la courbature, de l'enchifrènement et de l'injection des conjonctives et de la peau. Une toux tenace et rauque se déclarait dès le début, et bientôt apparaissaient des sueurs abondantes qui devenaient rapidement profuses et s'accompagnaient d'une oppression épigastrique excessivement pénible. La durée des atteintes était de trois à quatre jours ; l'éruption miliaire s'élevait en petites pointes sur une base rouge, et criblait de ses éléments la poitrine, les membres et le cou (109).

Telles sont ces rougeoles, compagnes de la suette, dont les exemples ne sont pas très rares dans les annales épidémiologiques. Brusquement interrompues par cette dernière, et investies d'une physionomie nouvelle, tenant à la fois de l'une et de l'autre affection, elles ont été considérées comme des formes anormales et hybrides de cette fièvre éruptive. Les recherches si lumineuses du professeur Brouardel nous portent au contraire à les identifier avec la suette, à les considérer comme des anomalies de celle-ci et non de la rougeole. C'est une interprétation qu'il nous paraît légitime et opportun d'introduire dans l'épidémiologie des deux affections, et de substituer à celle de la prétendue influence réciproque qu'elles exerceraient l'une sur l'autre. La suette rubéolique ou infantile paraît être aussi vieille que la suette elle-même, quoique peut-être dans aucune épidémie elle ait tenu une place aussi large que dans celle qui a envahi la Vienne et les départements voisins en 1887.

Il resterait encore plus d'une obscurité à dissiper dans l'épidémiologie de la suette. Telle est entre autres la signification à attribuer à ces terribles épidémies de fièvre miliaire qui régnaient parmi les femmes en couches au cours du xviiie siècle, et auxquelles nous avons déjà fait allusion plus haut. Il est vraisemblable que la fièvre puerpérale, compliquée de scarlatine ou d'éruption scarlatiniforme miliaire, a été souvent confondue avec la suette elle-même. On sait avec quelle difficulté et quelle lenteur celle-ci s'est dégagée des maladies similaires avec lesquelles elle était identifiée par la nosographie clinique. On qualifiait volontiers de miliaire toute affection fébrile qui évoluait avec une éruption de sudamina ou d'autres petites vésicules (miliaire rouge, blanche, cristalline). Mais il semble pourtant que ces confusions, si fréquentes qu'elles dussent être, ne pouvaient embrasser toute cette longue série d'épidémies de miliaire puerpérale qui jalonnent le cours du xviiie siècle, et dont quelques-unes, mieux interprétées aujourd'hui, paraissent réellement ressortir à la suette (110).

SUETTE ET CHOLÉRA

Par une étrange singularité, qui n'est pas un des traits les moins curieux de l'histoire de la suette, les affinités qui l'unissent à la rougeole se retrouvent à peu près identiquement sous la même forme entre elle et une autre maladie, bien éloignée pourtant des fièvres éruptives sur le cadre nosographique : le choléra. Les deux états morbides ont été si souvent unis ensemble dans leur règne épidémique et leur évolution clinique, que la notion de leur étroite connexion est pour ainsi dire devenue classique. Ce qui rehausse l'intérêt de cette association en même temps que la difficulté de son interprétation nosographique, c'est la découverte d'une entité morbide des plus curieuses, qui tient à la fois de la suette et du choléra, et qui semble être à celui-ci ce que certaines pseudo-rougeoles sont à la fièvre miliaire : c'est l'affection décrite sous le nom de « choléra sudoral » et de « sweating sikness », qui a pris rang sur le cadre nosographique entre le choléra et la suette dans la deuxième moitié du dernier siècle.

L'attention se fixa pour la première fois sur la coïncidence entre ces deux dernières maladies en 1832, lors de la première invasion du choléra. On vit alors la suette prendre également, après onze ans de répit, une expansion épidémique générale, et se répandre avec celui-ci dans les départements de l'Oise (111), de Seine-et-Oise (112) et du Pas-de-Calais (113). En 1849, où la suette couvrit une grande partie du territoire, la coexistence des deux épidémies dans le temps et dans l'espace s'observa sur un théâtre plus vaste encore : elle est signalée dans les départements de la Marne, de la Seine-et-Marne, de l'Oise, de la Somme, du Puy-de-Dôme, de l'Yonne et du Gard. En 1853, les deux épidémies se rencontrèrent à nouveau dans la Haute-Marne et la Seine-et-Marne, et au cours des années 1854 et 1855, nous les trouvons encore juxtaposées sur un vaste théâtre comprenant les départements de la Haute-Marne, de la Meurthe, du Jura, de la Haute-Saône, des Vosges[1], de la Moselle, de la Charente, de la Côte-d'Or, de l'Aube, de la Haute-Garonne, de l'Hérault, des Landes, des Basses-Pyrénées et des Hautes-Pyrénées (114).

En dehors de la France, la coïncidence suetto-cholérique a été rarement observée. Elle le fut, en 1832, à Meiningen : pendant que le choléra y régnait, la suette se déclara dans une localité voisine, épargnée par ce dernier.

1. Notamment les arrondissements de Neufchâteau et de Mirecourt, si bien que dans le premier, sur 132 communes, 100 furent atteintes des deux maladies, et dans 94 communes environ, 19.000 individus furent attaqués de suette, 6.000 au moins de choléra complet et 13.000 de cholérine (HIRSCH, p. 81.)

Puis, plus tard, dans les années 1849 et 1866, l'association des deux épidémies fut signalée sur un certain nombre de points de la Belgique et du Luxembourg (115).

Dans ces coïncidences, les deux entités morbides affectaient entre elles des rapports chronologiques variables, suivant les épidémies. Très souvent la suette précédait le choléra, et s'éteignait au moment de son éclosion : c'est ainsi qu'elle se comporta dans les départements de l'Oise, en 1832 (116), de la Marne et de la Haute-Garonne en 1854 (117), dans la Côte-d'Or et les Vosges, où, suivant le témoignage de JACQUOT, « elle fut le compagnon presqu'inséparable du choléra » (118). D'autres fois, comme dans l'Oise en 1849, c'est le choléra qui précédait l'invasion de la suette (119) ; ou encore, les deux épidémies naissaient, évoluaient et se terminaient à peu près dans le même temps. Parfois la suette ouvrait la scène, accompagnait ensuite l'épidémie de choléra, et persistait plus ou moins longtemps après son extinction (120) ; bien rarement elle survenait à la suite de cette dernière. Enfin, il est arrivé que les deux maladies régnaient simultanément dans des contrées voisines, où, de part et d'autre, elles semblaient se contrarier de manière à créer la prédominance de l'une ou de l'autre. En 1854, dans un village de la Côte-d'Or, de 2.000 habitants, La Marche, on compta 90 cas de suette et 43 seulement de choléra ; inversement, dans une commune contiguë, Flammeran, celui-ci se montra très envahissant, tandis que la suette n'y causa que quelques atteintes (121).

Au cours de cette coïncidence épidémique, les deux maladies régnantes se comportaient d'une façon variable l'une par rapport à l'autre. Tantôt elles évoluaient parallèlement, côte à côte, et ne paraissaient pas s'influencer mutuellement. Quelques observateurs, toutefois, ont cru remarquer que les sujets qui avaient eu la suette miliaire étaient épargnés par le choléra et vice versa (122).

D'autres fois, on voyait le choléra, c'est-à-dire, la maladie la plus forte, marquer son empreinte sur sa congénère : aux manifestations cliniques de la suette venaient se mêler alors de la diarrhée, des vomissements, et en général quelques-uns des symptômes gastro-intestinaux qui appartiennent au choléra (123).

Mais en outre de ces modalités spéciales, où l'image de la suette restait toujours entière, malgré l'addition de quelques traits étrangers, l'analyse clinique enregistrait des cas franchement mixtes, qui s'imposaient à elle comme le produit de l'union étroite, de l'association intime des deux maladies. Voici la caractéristique essentielle de ces faits.

a) Tantôt, c'était le cas le plus ordinaire, le décours de la suette était traversé par les symptômes plus ou moins accusés de la cholérine, ou celle-ci par les symptômes de la suette. DUBUN DE PEYRELONGUE a vu fré-

· quemment, avec plusieurs de ses confrères, la suette décomposée en quelque
sorte dans sa marche, se transformer en véritable cholérine. Toutes les
fois, au contraire, qu'elle parcourait franchement ses périodes, elle a paru
à ce médecin invariablement préservatrice du fléau indien ; par contre,
l'auteur a observé d'innombrables cas de cholérine, mais non de choléra
confirmé, se résoudre en une suette légitime (124).

b) D'autres fois, mais moins communément, c'est la suette qui surgissait
dans le décours de la cholérine, et celle-ci se terminait heureusement par
des sueurs et par une éruption spontanée (125). J'ai vu fréquemment, écrit
VERNEUIL, un début cholériforme à la suette. Les malades étaient pris brusquement de diarrhée abondante, de nausées, de vomissements, de pâleur de
la face ; puis, les évacuations caractéristiques, l'angoisse précordiale, les
crampes musculaires, etc., disparaissaient au milieu d'une transpiration
profuse ; et, à partir de ce moment, la suette poursuivait son cours normal.
Il eut été difficile, ajoute VERNEUIL, de distinguer ensuite cette affection
d'une autre suette développée comme de coutume (126).

Dans l'Yonne, la suette a pris en 1849 une intensité extrême, et s'est
enveloppée du masque du choléra. Si bénigne qu'elle fût, elle débutait par
une faiblesse extrême et une défaillance soudaine, une cardialgie cruelle,
des crampes abdominales, du dévoiement, parfois des vomissements et du
refroidissement des extrémités.

Dans les cas franchement cholériformes, ces accidents s'exagéraient, les
vomissements devenaient incessants, les malades éprouvaient une constriction douloureuse de l'abdomen et du cœur, le pouls s'affaiblissait, les
traits s'altéraient, les extrémités devenaient glaciales ; puis tout à coup les
sueurs profuses survenaient et terminaient heureusement la crise (127).

A la même époque, MICHEL LÉVY observait au Val-de-Grâce un certain
nombre d'attaques cholériques, dont la réaction était caractérisée par des
sueurs profuses qui duraient plusieurs jours et s'accompagnaient d'une
éruption presque générale de petites vésicules transparentes, tout à fait
identiques aux sudamina de la fièvre typhoïde (128).

c) Il était bien rare de constater un rapport chronologique inverse dans
le mode d'association des deux maladies régnantes, c'est-à-dire de voir le
choléra se greffer sur la suette. Il surgissait dans ce cas soit au début, soit
au déclin de celle-ci, et dans les deux cas, entraînait généralement la mort.
On observait, écrit MENIÈRE, des cas mixtes, où il y avait invasion cholérique aux divers temps de la suette. La diaphorèse excessive était rem-
placée presque tout à coup par un flux intestinal immodéré. L'oppression,
la céphalée ne se montraient plus que rarement, mais les battements du
tronc cœliaque s'exagéraient beaucoup et ajoutaient au sentiment de douleur profonde qu'éprouvaient les cholériques. Le choléra, ajoute MENIÈRE,

succédait à la suette, et paraissait d'autant plus grave qu'il s'attaquait à des organismes déjà aux prises avec une puissante influence morbigène.

d) Tout à fait exceptionnellement enfin, la suette survenait dans le décours (DECHAMBRE), dans le stade de réaction ou dans la convalescence du choléra (MICÉ), sans en augmenter la gravité (DECHAMBRE). La plupart des observateurs témoignent de la rareté de ce mode de combinaison. BOINET déclare explicitement ne l'avoir jamais observé (129).

Il y a des médecins qui se sont élevés contre la signification attribuée aux faits que nous venons d'exposer. A l'occasion de l'épidémie cholérique qui régna en 1849 à Nîmes et dans les environs, le Dr TRIBES remarqua qu'un grand nombre de malades ne présentaient guère d'autres symptômes que des sueurs très abondantes qui se soutenaient pendant plusieurs jours. A Lunel et à Codognau, elles se produisaient chez presque tous les sujets qu'épargna le choléra proprement dit. On crut à une épidémie concomitante de suette. Ce praticien combattit énergiquement cette interprétation dans une lettre adressée à l'Académie de médecine. Il fit valoir que ces faits relevaient non de la suette, mais du choléra lui-même, d'un choléra léger où les sueurs correspondaient à une crise salutaire, ayant une signification équivalente à celle des évacuations intestinales des cas graves. A son avis, la prétendue suette qui accompagnait le choléra de 1849 dans bon nombre de localités, devait être considérée tout simplement comme l'expression morbide la plus heureuse de l'intoxication cholérique, et non point comme une manifestation de la fièvre miliaire (130).

On pourrait à la rigueur adopter, sous toute réserve cependant, la conception du Dr TRIBES, à la condition de la limiter aux faits dont il fut témoin ; mais il est impossible de souscrire à sa généralisation. C'était bien mal connaître la suette, qui régnait alors sur tant de points de la France à côté du choléra, que de n'y voir qu'une modalité bénigne, et comme le reflet adouci de ce dernier. Pourtant, le Dr BLAUD, de Beaucaire, inclina vers l'opinion de son confrère de Nîmes (131). Le Dr LACHAISE l'adopta sans réserve, et lui consacra même des développements que nous croyons devoir rapporter en partie, comme témoignage de l'impression produite sur les médecins de l'époque par l'union fortuite des deux états morbides, ou du moins des symptômes qui leur sont propres. Il a écrit que, chaque fois que la suette est venue à se déclarer dans une localité en puissance de choléra, celui-ci s'est amendé et a bientôt touché à sa fin. Chaque fois qu'elle a été la première à apparaître, le choléra qui a suivi a été peu intense et de courte durée. Il conclut de ses observations : 1° que la suette, apparaissant épidémiquement avec le choléra, peut être considérée comme un diminutif ou un état abortif de ce dernier, que celui-ci a été peu intense et de courte durée toutes les fois que la suette a été son précurseur ; 2° que,

A. KELSCH, t. III. — Mal. épidémiques.   13 dès le moment où la suette apparaît dans une épidémie de choléra, on peut prédire que celle-ci sera bénigne ou courte; 3° que, quand la suette et le choléra marchent concurremment, et se transforment l'un dans l'autre, il est prudent de ramener la cholérine à l'état de suette, et dangereux de laisser passer cette dernière à l'état de cholérine qui dégénère souvent en choléra (132).

Peu de temps après la publication de la note du Dr Lachaise, le Dr Reveillé-Parise adressa à l'Académie une observation qui parut à ce médecin confirmative de l'opinion de son confrère. A Tourny, commune de 1.000 habitants environ, il y eut le 26 juillet 1849 un cas de choléra, bientôt suivi de deux autres, tous les trois mortels. Une épidémie de suette miliaire assez bénigne vint à se déclarer à ce moment. Aussitôt les atteintes de choléra cessèrent de se produire, comme si celui-ci avait été comprimé et arrêté dans son essor par la maladie intercurrente. Est-ce par un pur hasard que celle-ci a succédé à l'épidémie initiale, ou s'est-elle substituée à sa congénère par une sorte d'action inhibitrice exercée sur elle? L'auteur n'ose se prononcer (133).

Quoi qu'il en soit, dans la conception de M. Lachaise comme dans celle de M. Tribes, la suette serait le diminutif, voire même le préservatif du choléra. Cette opinion, qui dénotait une connaissance bien imparfaite de l'histoire de la suette, n'a point trouvé d'écho. Elle a été combattue dès son origine. Dans une lettre adressée à l'Académie de médecine le 16 octobre 1849 (134) le Dr Boinet fit connaître à cette compagnie que, contrairement aux assertions de MM. Lachaise et Reveillé-Parise, à Épernay, où il fut envoyé en mission, la suette et le choléra régnaient côte à côte, souvent dans la même maison, et parfois chez le même individu : des sujets, atteints de la première de ces affections, se trouvaient tout à coup attaqués de la deuxième, et les symptômes de l'une et de l'autre, mêlés ensemble, témoignaient que l'association des deux états morbides n'était pas moins étroite en clinique qu'en épidémiologie.

Au lieu de se superposer, les deux maladies se suivaient parfois chez le même sujet. Lors de la recrudescence cholérique du mois de juillet, écrit Verneuil, le choléra attaqua fréquemment d'anciens suetteux qui ne pouvaient être accusés d'aucun écart de régime. Loin donc de voir dans la suette un préservatif du choléra, Verneuil la considérait comme prédisposant à son invasion. Foucart a été amené à formuler la même opinion à l'occasion de l'épidémie de la Haute-Marne et de la Haute-Garonne (135).

Quelles qu'aient été la forme et l'intensité de la suette, écrivent MM. Badin d'Hustenbise et Sagot, elle peut se terminer par le choléra, même lorsque le malade est déjà entré en convalescence. L'un de nous a vu six convalescents de suette pris et enlevés par le choléra en moins de douze heures. Une femme, qui en fut atteinte en juillet et qui s'en était parfaitement remise, a succombé en septembre à une attaque de choléra. La première de ces maladies n'est nullement préservatrice de la seconde (136).

En vérité, il n'y a point d'antagonisme entre elles. C'est la conclusion qu'imposent leur fréquente coexistence ou leur alternance chez le même individu. Leurs divers modes d'association en clinique et en épidémiologie témoignent plutôt d'une étroite affinité entre l'une et l'autre. Bien plus, la succession chez le même sujet de la fièvre miliaire, de la cholérine et du choléra, a suggéré à quelques nosographes la pensée que ces trois affections ainsi échelonnées correspondaient à autant de degrés croissants de la même infection. Choléra et suette, a-t-on écrit, ne sont que deux manifestations graduées d'une affection unique : dans un cas, il y a mouvement centrifuge des humeurs, avec fièvre et élimination par la peau ; et dans l'autre, mouvement concentrique, refroidissement à la surface et élimination par l'intestin (137). Nous sommes loin de l'exclusion qu'elles exerceraient l'une sur l'autre. Mais la doctrine qui proclame leur identité est peut-être tout aussi éloignée de la vérité que celle qui affirme leur antagonisme.

Au fond, il nous paraît extrêmement délicat de prendre position dans cette question. Nous croyons à la distinction spécifique des deux maladies et à la réalité de leur coïncidence épidémique ou de leur combinaison clinique, attestées toutes les deux par l'observation et confirmées par le témoignage de l'épidémiologie qui nous offre tant d'exemples d'union des maladies infectieuses entre elles. Mais toutes les suettes cholériformes ou tous les choléras suettiques doivent-ils être considérés comme le produit de cette union ? Nous hésitons à le croire. Les deux maladies sont reliées entre elles par un fond symptomatique commun : il y a identité à peu près complète entre leurs troubles cardio-vasculaires, et équivalence entre la sudation et la diarrhée excessives. L'expérimentation nous suggère que des principes morbifiques d'essence différente peuvent exercer leur action nocive sur des organes nerveux physiologiquement similaires, que dans l'espèce, les toxines suettique et cholérique sont vraisemblablement aptes chacune à impressionner indifféremment le grand sympathique intestinal ou cutané, et à réaliser suivant les cas la diarrhée ou les sueurs profuses Cette conception n'a rien de conjectural. La suette cholériforme s'est montrée mainte fois dans des épidémies de suette sans choléra concomitant. Elle a été vue dans des conditions qui excluaient toute erreur d'interprétation à cet égard. Tels sont les faits de ce genre observés par DUBUN DE PEYRELONGUE et quelques-uns de ses confrères dans l'Oise, en 1821, à une époque où l'influence cholérique n'avait pas encore surgi en France.

Choléra cutané ou sudoral. — Si la suette est susceptible de revêtir quelques-uns des attributs du choléra, sans cesser d'être elle-même, inversement, celui-ci s'enveloppe quelquefois du masque de celle-là, sans paraître changer de nature. Sous cette forme, il réalise un état morbide des plus singuliers, qui a été décrit pour la première fois et individualisé par le D' Roux, médecin de la marine à Toulon, dans un remarquable article intitulé *choléra cutané* ou *sudoral*. Voici à peu près textuellement sous quels traits il nous a dépeint cette curieuse affection, à la suite de l'étude qu'il en avait faite dans les épidémies cholériques qui sévirent à Toulon en 1849 et 1854. « Le choléra cutané débute le plus souvent sans phénomènes précurseurs au milieu de la nuit, par une sensation de faiblesse profonde, de défaillance imminente, de syncope, de choc électrique dans la nuque ; à ces symptômes ne tardent pas à s'associer de la pâleur de la face, de la prostration, du refroidissement, de l'altération de la voix, du ralentissement du pouls, parfois des nausées et des envies d'aller à la garde-robe. Après une période de sédation pleine d'angoisse, d'anxiété, et dont la durée varie entre quelques instants et plusieurs heures, la réaction apparaît, le pouls se relève, la chaleur gagne tout le corps, d'où ne tarde pas à ruisseler une intarissable sueur. Celle-ci est ordinairement si abondante, que, pendant toute une nuit, des journées entières, les malades changent à chaque instant de linge, et que souvent les objets de couchage en sont traversés.

« Cependant, peu à peu, la transpiration diminue, la chaleur s'apaise, et il reste un grand accablement ; la face terreuse est profondément altérée, les membres brisés et comme contus sont parcourus par des crampes légères. Il y a de l'inappétence, une insomnie opiniâtre, une courbature générale, des névralgies diverses, parmi lesquelles la sensation à l'épigastre d'un *clou*, d'une *barre*, d'une *plaque*, est la plus incommode, la plus fréquente et la plus tenace.

« Cet état pénible se maintient quelques jours et ne s'efface que lentement. Enfin, l'appétit se réveille un peu, le malade dort quelques heures, et les forces semblent renaître, lorsque tout à coup reparaissent des phénomènes graves, presque en tous points semblables à ceux qui ont marqué l'invasion du mal. Le sommeil est brusquement interrompu, et l'on voit se dessiner successivement les troubles nerveux divers, la réaction, les sueurs et le cortège de tous les symptômes de prostration consécutive énumérés plus haut.

« La souffrance, l'accablement, les sensations morbides variées, l'indéfinissable malaise que les patients ressentent, perdent peu à peu leur intensité ; et c'est encore quand ils commençaient à se féliciter d'un mieux réel, qu'un nouvel accès surgissait inopinément, identique au précédent, ou avec quelques variations secondaires qui n'en effaçaient point le cachet primitif. »

C'est sous cette physionomie clinique et cette forme intermittente, que le choléra cutané se montra pendant toute l'épidémie sur les sujets qu'il avait déjà atteints, sinon avec une régularité parfaite, du moins avec une désespérante opiniâtreté. Chez quelques personnes, au début, les accès se manifestaient tous les jours et n'offraient qu'une rémission momentanée; chez d'autres, ils apparaissaient tous les deux, quatre, cinq ou huit jours, avec une véritable périodicité. En général, ils diminuaient de fréquence, d'intensité et de régularité, à mesure qu'ils se multipliaient; on a cependant observé qu'ils acquéraient plus de force les jours qui se signalaient par une recrudescence dans la morbidité et la mortalité du type classique. Ce qui est encore digne de remarque, c'est qu'à vingt-quatre heures près, ils se montraient simultanément chez tous les individus qui se trouvaient aux prises avec cette forme anormale.

Au début et au déclin de l'épidémie, les attaques étaient d'ordinaire franchement intermittentes ; mais, à son apogée, on n'observait d'ordinaire qu'une simple rémission entre elles, de sorte que dans cette période les malades restaient des semaines entières en proie à des angoisses inexprimables. Du reste, il s'en faut que l'affection ait toujours revêtu la même physionomie et présenté la même intensité : il y a eu sous ce double rapport des variantes qui intéressent la clinique, mais qui sont indifférentes au point de vue nosographique où nous sommes placé.

Le choléra sudoral attaque de préférence les adultes. Roux ne l'a jamais observé ni chez les vieillards ni chez les enfants. Il n'a pas causé un seul décès, mais pendant toute la durée de l'épidémie, ses victimes restaient pâles, faibles, languissantes, en proie à des souffrances nerveuses intolérables, qui prenaient tour à tour leur source dans les divers organes. Elles vivaient dans une douloureuse incertitude sur l'issue de leur mal, dans la crainte perpétuelle de le voir se changer à chaque instant en choléra classique. Celui-ci s'éteignit complètement une fois l'épidémie terminée, mais la forme cutanée lui survécut : tous ceux qui en avaient été atteints demeurèrent sujets à d'incessantes récidives. Plusieurs mois après la disparition complète du fléau indien, les accès de choléra cutané se montraient encore chez ses anciens tributaires, mais à la vérité avec moins de fréquence et moins de gravité qu'ils n'en avaient présenté pendant l'épidémie même. Ces accès tardifs ont donné lieu, chez quelques malades, à des douleurs assez persistantes dans les diverses régions de l'axe nerveux rachidien et à la base de la poitrine, pour faire naître la crainte d'une affection secondaire de la moelle épinière ou du cœur. Quatre ans après, ces mêmes malades éprouvaient parfois encore des accès assez forts, mais à des intervalles de six à huit mois seulement. Chez un certain nombre d'entre eux, la maladie a paru se résoudre en des névroses et des névralgies diverses : hypochondrie, manie, troubles nerveux de la respiration, de la circulation, de l'appareil digestif, douleurs erratiques, etc.; affections relevant des modifications profondes imprimées au système nerveux de la vie de relation et de la vie végétative par une maladie dont la nature est essentiellement névropathique. La plupart des malades ont fini par se rétablir et recouvrer une bonne santé.

Toutes les personnes atteintes du choléra cutané à Toulon en 1849, et chez lesquelles les accès avaient cessé de se produire depuis plus ou moins longtemps, les virent revenir inopinément en 1854 et se succéder pendant toute la durée de l'épidémie avec tous les symptômes qui en avaient caractérisé les attaques initiales. Enfin, pendant le réveil du choléra en 1855, Roux fut témoin une troisième fois de l'explosion concomitante du choléra sudoral, absolument identique à ses manifestations antérieures.

« Il est intéressant de remarquer, ajoute Roux, que, pendant que le choléra sudoral renforçait la forme classique à Toulon, en 1854, il régnait à bord de nos vaisseaux de la mer Noire, et y sévissait souvent avec une violence inconnue dans les atteintes auxquelles il donnait lieu dans cette dernière ville (138) ».

Ces curieuses observations de M. Roux sont-elles isolées, appartiennent-elles exclusivement au théâtre épidémique où il les a recueillies? Nous ne le pensons pas. Nous avouons cependant que le choléra sudoral n'a été décrit explicitement que par le médecin de Toulon. C'est en vain qu'on en cherche la mention dans les annales épidémiologiques de l'époque ; mais peut-être s'y trouve-t-il dissimulé sous un autre nom ou derrière une interprétation différente de celle que lui a attribuée notre confrère de la marine. Il ne serait point nécessaire de forcer les analogies pour l'entrevoir dans ces prétendues suettes choléroïdes qui ont été signalées dans des régions que la fièvre miliaire classique a toujours épargnées, et qui ne l'ont été qu'à l'occasion d'une épidémie de choléra. Tels seraient les faits observés par le Dr Tribes à Nîmes en 1849, et auxquels nous avons fait allusion plus haut. Les sueurs critiques qui terminaient nombre d'atteintes bénignes de choléra, et qui constituaient aux yeux de ce médecin une crise heureuse, permettent d'assimiler ces dernières au choléra sudoral de Toulon (139). Des observations semblables furent relevées dans d'autres régions demeurées réfractaires aux invasions suettiques. Tels les départements de l'Yonne et de l'Ariège, où la soi-disant fièvre miliaire apparut pour la première fois respectivement en 1849 et en 1854 avec le choléra, et où elle n'a plus été revue depuis (140). Nous ne nous dissimulons point ce qu'il y a de conjectural dans cette interprétation, et nous reconnaissons sans peine que les faits qu'elle vise sont entourés d'une grande obscurité.

Roux s'est efforcé de séparer le choléra cutané des fièvres intermittentes et de la suette miliaire. Il n'a point eu de peine à l'opposer à la fièvre palustre. La périodicité des attaques, seul trait commun aux deux affections, ne suffit pas à les identifier entre elles, et d'ailleurs la quinine est sans prise sur les accès de la première. Le choléra sudoral se rapproche assurément davantage de la suette, sans pouvoir cependant être confondu avec elle, car, il n'a guère été observé que dans les localités qui en sont restées précisément exemptes. Nous avons exposé plus haut comment Roux en fut témoin trois fois (1849, 1854 et 1855) à Toulon, en dehors de toute concomitance avec la fièvre miliaire, qui n'a jamais pénétré dans cette ville (141). Celle-ci s'éteint entièrement avec l'épidémie à laquelle elle ressortit, le choléra sudoral survit au contraire pendant des mois et des années à celle qui l'a fait naître. Les divergences entre les deux états morbides ne sont pas moins accusées en clinique qu'en épidémiologie. Sans doute, les sueurs établissent entre eux un point de contact imposant; mais il n'en existe guère d'autre. Les phénomènes nerveux diffèrent sensiblement de l'un à l'autre. L'éruption miliaire est exceptionnelle dans le choléra sudoral. L'intermittence, si rare dans la suette, que Foucart, sur 1455 malades, n'en cite que deux exemples, a été la règle presque sans exception dans le choléra cutané de Toulon. Le sulfate de quinine, qui s'est montré parfois efficace dans la première affection, a été constamment impuissant dans la deuxième. Bref, le choléra cutané nous paraît aussi distinct de la suette que des fièvres d'accès. Mais convient-il de le considérer avec Roux comme une forme, comme un diminutif du choléra? A notre humble avis, il n'est guère plus superposable à ce dernier qu'à la fièvre miliaire. Il s'en distingue par son début brusque et nocturne, sans phénomènes prémonitoires, par l'absence ou le peu d'importance des vomissements et des selles, par l'excessive abondance des sueurs, par sa longue durée et sa marche essentiellement intermittente, paroxystique, contrastant avec la marche éminemment aiguë de la forme ordinaire, par son pronostic toujours favorable, et enfin par la ténacité de ses retours. Le choléra classique s'éteint avec l'épidémie qui lui a donné naissance, l'autre lui survit, récidive avec une désespérante opiniâtreté chez ses victimes, les attaque encore dans l'épidémie suivante et même dans l'intervalle de l'une à l'autre; il s'attache pour ainsi dire à elles comme l'ombre au corps.

Le contraste entre les deux états morbides est tel, qu'il a frappé Roux lui-même. Il nous paraît suffisant pour envisager le choléra cutané comme une affection spécifiquement distincte, peut-être comme une atténuation, un dérivé du choléra légitime, fixé dans cette forme nouvelle à la faveur d'une influence toute-puissante exercée par le milieu ambiant sur son moteur pathogène, ou à la faveur du passage de celui-ci à travers un organisme capable de lui imprimer cette modification durable. Il est plus que probable que de pareilles transformations s'accomplissent dans le milieu ambiant, comme elles sont réalisées dans nos laboratoires. Nous avons abordé ce point de vue élevé de la pathologie générale à l'occasion des fièvres éruptives. Les considérations que nous lui avons consacrées nous ont amené à penser, — très hypothétiquement, cela va sans dire, — que les espèces pustuleuse et maculeuse, qui constituent ce groupe, dérivent respectivement d'une souche commune. Cette conclusion mérite d'être rappelée dans cette digression sur l'origine ou la nature du choléra sudoral : peut-être est-il au choléra classique ce que la varicelle et la roséole paraissent être respectivement à la variole et à la rougeole, un dérivé de la maladie auquel il est si étroitement rivé en épidémiologie. A la vérité, il occupe une place bien restreinte dans les annales de cette dernière, ce qui nous a empêché de faire une étude plus approfondie de ses rapports avec le choléra. En dehors du travail fondamental de Roux, il ne lui a été consacré, en France du moins, que quelques écrits bien moins complets que le mémoire du médecin de Toulon. Telles sont les relations que Houlès, Bourgogne, Bonnescuelle de Lespinois en ont données à l'occasion du choléra qui a régné en 1854 dans le Tarn, le Gard, le Var et le Nord (142). Roux nous fait connaître qu'en 1854, pendant qu'il se répandait à Toulon, il sévissait, d'après les rapports des médecins de la marine sur notre flotte de la mer Noire, y affectant des allures plus sévères que dans cette dernière ville. « 361 malades, est-il écrit dans le rapport du Dr Beau, offraient tous les symptômes les plus tranchés du choléra algide : cyanose, froid glacial des extrémités et de la langue, sueurs froides s'écoulant par toute la surface cutanée en assez grande quantité pour traverser en quelques instants les linges des malades et macérer leur épiderme; absence du pouls radial, extinction de la voix, amaigrissement rapide, facies cholérique typique, crampes très douloureuses, quelquefois suppression des urines. Les vomissements et la diarrhée caractéristiques ont seuls manqué assez souvent, et c'est là encore une des nuances particulières à notre épidémie. L'abondante diaphorèse que nous avons signalée a, d'ailleurs, semblé remplacer l'hypersécrétion intestinale habituelle (143) ». Toutefois, il convient de faire observer que les faits visés par ces divers écrits, à l'exception cependant de ceux qui ont inspiré la thèse de M. Bonnescuelle de Lespinois, se différenciaient des observations de M. Roux en ce qu'ils étaient plus graves et évoluaient sans intermission ni périodicité, si bien qu'ils paraissaient se confondre avec ceux qui ont été envisagés comme le produit de l'union entre la suette et le choléra, et par l'exposé desquels nous avons ouvert ce chapitre.

C'est dans les Indes que, d'après HIRSCH, nous rencontrons un état morbide à peu près analogue à celui qui fut si bien étudié par ROUX. Tel serait le « Sweating Sickness », mentionné, il y a déjà de longues années, dans les annales épidémiologiques de ce pays. Sous ce nom, MURRAY a décrit une affection qui régna en juin et juillet 1840 dans sa résidence de Mhow (en Malva), tandis que le choléra sévissait dans le voisinage, ne causant que quelques atteintes éparses dans Mhow même. Voici quels en furent les traits essentiels, tels qu'ils sont rapportés dans l'ouvrage de HIRSCH :

« Après une période prodromale de plusieurs jours, pendant laquelle on observait de la céphalalgie, de la douleur épigastrique, de la diarrhée, de l'affaiblissement cardiaque, l'invasion s'annonçait par un frisson suivi de chaleur et par un redoublement des symptômes prodromaux. Les malades, en proie à une vive agitation et à une prostration extrême, accusaient de violentes douleurs dans la région présternale et une soif inextinguible. Bientôt survenaient des selles séreuses peu colorées, parfois aussi des vomissements de même matière, des crampes dans les extrémités, de l'oppression et une sensation de constriction et d'angoisse dans la région précordiale. Le pouls devenait rapide, petit, le choc cardiaque disparaissait et la peau se couvrait d'une sueur ruisselante. Dans les cas les plus graves, on voyait s'amender tous ces symptômes, à l'exception de la soif, de la constriction de la poitrine et des sueurs profuses. Mais le pouls devenait peu à peu imperceptible ; la connaissance, intacte jusqu'alors, s'éteignait progressivement pour faire place à un état comateux, et la mort survenait parfois déjà dix heures après le début. Les vomissements et les crampes n'étaient ni constants, ni prédominants pendant l'attaque ; par contre, on observait chez tous les malades de la rétention d'urine et l'absence de bile dans les évacuations alvines.

« Quand la terminaison devait être heureuse, le pouls se relevait, la sensation de brûlure et de pression précordiale disparaissait, les selles devenaient bilieuses et féculentes, le malade rendait une grande quantité d'urine, s'endormait et se réveillait guéri. Dans quelques cas, à évolution moins rapide, la fièvre et les sueurs se prolongeaient plus ou moins longtemps avant la production de la crise.

« Souvent, cette série de manifestations se renouvelait après douze à quarante-huit heures ; il n'était pas rare de voir se produire plusieurs attaques successives de ce genre, qui, dans les cas heureux, s'atténuaient progressivement, dans les autres aboutissaient au coma et se terminaient généralement par la mort, exceptionnellement par la guérison. MURRAY vit survenir celle-ci chez un malade qui était resté trois jours dans le coma. La convalescence était toujours rendue pénible par une grande faiblesse, par des sensations douloureuses dans la région précordiale, et les rechutes et les .

récidives y étaient fréquentes. Dans deux autopsies pratiquées par Murray,
le sang était fluide, de couleur sombre; les enveloppes cérébrales étaient
baignées d'une sérosité abondante, et les viscères du thorax et de l'abdomen
gorgés de sang; les autres organes étaient exempts de toute lésion anatomique. Murray attribua la mort à l'urémie. Quant à la maladie elle-même,
elle réalisait selon lui l'image de la suette, marquant par une double série
de symptômes ses affinités avec le choléra et la malaria [1]. »

SUETTE ANCIENNE ET SUETTE MODERNE

L'examen des rapports de la suette moderne avec des affections similaires
auxquelles elle est unie par des liens épidémiologiques et cliniques des plus
étroits, nous amène à nous prononcer enfin sur la nature de ses affinités
avec la vieille suette anglaise. Ces deux états morbides, sont-ils d'essence
identique ? Ce fut une des questions les plus controversées du milieu du
dernier siècle. S'appuyant sur des arguments d'ordre plus ou moins sco-
lastique, tels que la prétendue nature rhumatismale ou catarrhale de la
suette anglaise, et l'affinité tout aussi incertaine de la suette picarde avec
les fièvres exanthématiques, Hecker les sépare radicalement l'une de l'autre. Anglada s'est rangé à cette opinion et lui a consacré des développements plus éloquents que persuasifs. Sa croyance à la distinction spécifique des deux entités morbides se fonde sur ce qu'on n'observe jamais
dans la première en date l'éruption si commune dans l'autre, et sur ce que
la léthalité de celle-ci n'est point comparable à celle de son aînée. Selon
le professeur de Montpellier, la valeur nosographique de l'éruption serait
décisive : elle suffirait à établir une ligne de démarcation infranchissable
entre les deux suettes, et assignerait à la nôtre, suivant les tendances déjà
manifestées par Rayer (144), une place à côté des fièvres éruptives et non de
son homonyme du moyen âge. « L'éruption suffit à elle seule pour séparer
la suette miliaire actuelle de la suette du xv⁰ siècle (145). »

Il est douteux que l'on soit autorisé à attribuer en principe une pareille
importance à l'éruption ; ce n'est qu'en forçant ses analogies avec les fièvres
exanthématiques, que l'on pourrait faire entrer la suette dans ce groupe.
Au reste, l'éruption a été signalée au moins une fois dans l'ancienne suette.
Tyengius, praticien renommé d'Amsterdam, l'aurait observée au cours de
l'épidémie qui a sévi dans cette ville en 1529 (146). D'autre part, il résulte

---

1. Murray. Quarterly Med. Journ., 1840, II, p. 77 et 1844, III, p, 80. — Rapporté par Hirsch,
qui ajoute ce commentaire en note au bas de la page : « Étant donnée la grande rareté de
cet écrit en Europe, j'ai cru devoir en donner une communication détaillée (Handb. der
Histor. geogr. pathol., 1881, p. 83). Il nous a paru utile de suivre son exemple.

des témoignages de RAYER, de MENIÈRE, de COLSON, de CLAUSSE (147), de VER-
NEUIL, qu'elle a manqué bien des fois dans la suette moderne ; d'après ce
dernier médecin, il en fut ainsi dans le tiers des cas de l'épidémie de l'Oise
en 1849 (148). RAYER estime que cette lacune est faite pour rapprocher la
miliaire des Picards de la suette ancienne. L'absence d'éruption dans cette
dernière, écrit-il, (149), n'implique point qu'elle est distincte par sa nature
de sa congénère ; suivant GUÉRIN (150) et COLIN (151), elle tenait principalement
à la rapidité avec laquelle survenait l'issue fatale, rapidité qui ne laissait pas à
l'attaque le temps de revêtir ses attributs au complet : la suette ancienne se
serait comportée comme la peste du XIVᵉ siècle, qui tuait en quelques heures,
avant la production des bubons et des charbons. « L'absence ou la présence
d'une éruption miliaire, écrit le premier de ces médecins, d'une importance
abusive au point de vue nosologique, disparaît devant cette considération
étiologique que, dans le premier cas, l'intoxication est telle qu'elle foudroie
pour ainsi dire les malades, et prévient toute réaction de l'organisme, tandis que, dans le second, elle laisse à l'action éliminatoire de la peau le
temps de se manifester. » Au reste, HIRSCH hésite à croire que l'éruption a
toujours fait défaut dans la suette anglaise. Il se demande si elle n'a pas
tout simplement échappé aux observateurs de l'époque, que la crainte
si universellement répandue d'occasionner des refroidissements aux
malades devait détourner le plus souvent d'un examen minutieux de la
peau (152).

L'opinion de la différence essentielle entre les deux maladies s'appuie
d'autre part sur un argument bien fait pour frapper l'esprit, celui de leur
inégale gravité. Il paraît difficile, en effet, d'établir un rapprochement entre
ces épidémies de fièvre miliaire où il n'y a pas eu 1 décès sur 100 ou
1000 habitants, et ces terribles épidémies anglaises, qui emportaient 99 malades sur 100. Mais toutes les suettes anciennes n'ont pas été si graves,
celle de 1507 se rapprochait par sa bénignité relative de la suette Picarde ;
et inversement, celle-ci a été meurtrière à son heure : elle a tué en 1782,
dans le Languedoc, 30 000 habitants (POUJOL). D'ailleurs, la différence dans
la léthalité de deux affections ne va pas à l'encontre de leur identité. La
scarlatine a été, aux diverses époques de son histoire, tantôt assez bénigne
pour mériter à peine le nom de maladie, tantôt tellement funeste, qu'elle
ne laissait pas de rappeler les pestes les plus meurtrières. Au reste, rien
n'est moins propre à établir une ligne de démarcation rigoureuse entre les
deux suettes que leur gravité respective. RAYER a déjà noté que, si la description clinique de l'épidémie de l'Oise avait été tracée d'après les atteintes
les plus sévères, elle n'eût point différé de celle que JEAN KAYE a consacrée à
l'épidémie de 1551. GUÉRIN a écrit, plus tard, qu'avec les cas les plus bénins
de la suette anglaise, on établirait aisément le type des cas graves de la

picarde, et vice versa, les cas graves de cette dernière nous feraient remonter, sans nous tromper, au type de la suette anglaise.

Il est certain que la suette moderne ne se superpose pas exactement à
celle du moyen âge. Elle n'a ni sa puissance de rayonnement, ni sa distribution géographique. Mais ces différences ne sont pas des oppositions fondamentales. L'ampleur de l'expansion épidémique n'a qu'une valeur
subordonnée en nosographie ; l'épidémicité est un caractère contingent dans
l'évolution des maladies infectieuses : la variole et le choléra apparaissent
suivant le mode sporadique ou épidémique, sans cesser d'être eux-mêmes.
Quant à la prédilection de la suette moderne pour la France, que celle
du xve siècle n'a même pas effleurée, et à l'immunité actuelle de l'Angleterre qui fut le berceau et le théâtre principal des ravages de cette dernière, il ne faut point s'exagérer la valeur de ces contradictions. Les maladies infectieuses sont soumises, dans leur évolution à travers les temps,
à des déplacements dont nous trouvons le témoignage, entre autres, dans
les migrations de la peste ou de la méningite cérébro-spinale.

Toutes ces divergences sont d'ordre secondaire ; elles ne sauraient prévaloir contre les imposantes analogies cliniques et épidémiologiques relevées
entre les deux maladies, tels que les sueurs profuses, les troubles si caractéristiques des appareils cardio-vasculaires et nerveux (angoisse, palpita-
tion, dyspnée, etc.), la soudaineté du début des épidémies, leur courte
durée, la rapidité de leur expansion, la simultanéité des atteintes sur des
points très éloignés les uns des autres, etc. Ces traits si saisissants, et en
vérité fondamentaux, unissent intimement entre eux les deux états morbides, et nous déterminent à proclamer avec GUÉRIN, HIRSCH et COLIN leur
étroite affinité, contrairement à l'opinion de HECKER et d'ANGLADA.

L'épidémiologie est en mesure d'appuyer cette conclusion sur un épisode
des plus curieux ; c'est une petite épidémie de suette qui a éclaté brusquement au début du siècle dernier, à Röttingen, petite ville de Franconie. Née
sur place, indépendamment de toute importation, de toute contagion originelle, elle s'éteignit de même, sans rayonner dans le voisinage. Elle intéresse vivement ce débat, parce que par sa gravité, l'inconstance de
l'éruption, par l'ensemble de ses symptômes, elle tient à la fois de la
suette ancienne et de la suette moderne, elle les unit étroitement ensemble, se confondant exactement avec la première par une partie des
atteintes, et avec la seconde par les autres. Nous empruntons à LITTRÉ
la traduction des principaux passages de la relation du médecin qui l'observa, le Dr SINNER :

« Après un été chaud et très sec, suivi, en novembre 1802, de pluies continuelles, Röttingen sur la Tauber, petite ville de Franconie, entourée de
tous côtés par les montagnes, fut attaquée, le 25 du même mois, d'une mala-

die très meurtrière, sans exemple dans la mémoire des habitants, et tout à fait inconnue aux médecins du pays.

« Des jeunes gens pleins de force étaient subitement saisis d'une indicible angoisse ; le cœur leur palpitait fortement sous les côtes ; aussitôt s'exhalaient sur tout le corps des torrents d'une sueur fétide ; en même temps, ils ressentaient une douleur déchirante dans le dos. Cette douleur disparaissait quelquefois très promptement ; et, si elle gagnait la poitrine, les palpitations et l'angoisse se renouvelaient ; les malades défaillaient, et, les membres se raidissant, ils rendaient l'âme. Chez la plupart, tout cela se terminait en vingt-quatre heures. Tous, cependant, ne succombaient pas à la première attaque ; mais, chez quelques-uns, après que le pouls était tombé à une faiblesse et à une petitesse extrêmes, et que la respiration avait suivi la même diminution, la douleur déchirante se faisait sentir de nouveau dans les parties extérieures ; ils éprouvaient de la pesanteur et de la raideur dans le dos ; le pouls et la respiration reprenaient leur régularité, mais la sueur continuait à ruisseler. Ce calme était excessivement trompeur ; car, à l'improviste, reparaissaient les palpitations et la petitesse du pouls, et alors le plus souvent la mort était inévitable.... Quand la maladie parcourait son cours, sans remèdes échauffants, il ne survenait ordinairement aucune éruption cutanée. Ces éruptions, quand elles se manifestaient, étaient de différente nature : des vésicules miliaires de toute forme et de toute couleur, des vraies bulles de pemphigus et même des pétéchies. Il faut remarquer que les malades n'éprouvaient jamais la démangeaison générale qui précède l'éruption de la suette miliaire, et qu'il ne se faisait jamais non plus une desquamation régulière. De ces caractères, M. HECKER conclut que les éruptions cutanées étaient purement symptomatiques dans la maladie de Röttingen, comme dans la suette anglaise, et qu'elles ne faisaient pas une partie essentiellement nécessaire de cette affection, ainsi qu'elles le font pour les fièvres miliaires.

« La fièvre de Röttingen durait jusqu'au sixième jour ; mais le plus grand danger était au premier jour ; dès le deuxième, la sueur diminuait, et perdait toutes ses mauvaises qualités ; de sorte qu'il ne restait plus qu'une transpiration abondante, sans accidents inquiétants, et tout finissait le sixième jour. Le traitement échauffant suivi par le peuple rendait la maladie beaucoup plus grave.

« Dans les premiers temps, les secours médicaux manquèrent, les morts s'accumulèrent, le bruit continuel des cloches funèbres remplissait de terreur les mourants et les vivants, et Röttingen était évité par les habitants des lieux voisins comme un village pestiféré.

« La maladie resta exactement bornée à Röttingen ; il ne s'en montra pas un seul cas hors des portes de cette ville. Le 5 décembre survint une forte gelée avec beau temps ; la maladie disparut, mais il est impossible de ne pas reconnaître son identité avec l'ancienne suette anglaise (153). »

Bien qu'extrêmement limité dans le temps et dans l'espace, cet épisode porte cependant en lui de précieux enseignements. Nous y voyons une épidémie de suette naissant sans contagion d'origine, et évoluant avec la symptomatologie et la gravité de celle du xv⁵ siècle, avec cette circonstance des plus suggestives, que la miliaire s'observait chez certains malades et point chez d'autres. Elle participait de la suette ancienne et de la suette moderne, elle établissait un lien des plus étroits entre l'une et l'autre.

Arrivé au terme de cette étude, nous croyons devoir mettre en relief, en manière de conclusion, les données fondamentales qui y sont développées, avec les enseignements qu'elles comportent.

L'antiquité nous a légué, par les écrits de CŒLIUS AURELIANUS, l'histoire d'une maladie grave, dont les traits essentiels sont visés par les diverses qualifications qui lui furent appliquées : maladie cardiaque, syncope, diaphorèse. Née, d'après les conjectures de HECKER, dans le iiiᵉ siècle avant Jésus-Christ, elle cesse d'être mentionnée après Galien, et disparaît vers le iiᵉ siècle de notre ère. A la fin du xvᵉ siècle, une affection tout à fait semblable, mais douée cette fois du pouvoir expansif des grandes épidémies, surgit tout à coup dans tout le nord de l'Europe, y promène à cinq reprises différentes ses ravages, puis rentre, avec la maladie cardiaque, dans le domaine des faits purement historiques. Cent soixante-dix ans après la dernière manifestation de la suette anglaise, on vit apparaître celle des Picards, qui n'en diffère, du moins cliniquement, que par l'introduction d'un caractère nouveau, l'éruption miliaire.

Enfin, plus près de nous, au commencement du dernier siècle, une petite ville d'Allemagne est envahie tout à coup par une maladie redoutable, inconnue à tous les habitants du pays, qui naquit sans contagion d'origine et disparut sans laisser de trace, maladie étrange, limitée à un foyer des plus restreints, mais dont il est impossible de méconnaître les étroites analogies avec les deux suettes qui tiennent une si large place dans l'histoire des épidémies. Nous avons été amené à reconnaître la communauté de nature de ces quatre états morbides, en raison de leurs incontestables affinités symptomatiques, de la similitude clinique à peu près absolue qui unit respectivement entre elles leurs formes graves. Sans doute, on relève çà et là des divergences plus ou moins appréciables entre eux, mais elles sont d'ordre secondaire, elles laissent intacts les symptômes décisifs, tels que les sueurs et les troubles cardio-vasculaires, qui sont constants et fondamentaux dans l'espèce, elles s'effacent devant les analogies si étroites qui unissent entre eux les types engendrés par la succession des âges. Celles-ci imposent la conviction qu'ils sont issus d'une même souche, c'est-à-dire d'un même germe, auquel les agents physiques ou biologiques du milieu ambiant, variables à travers les siècles, communiquent, pour une période plus ou moins longue, des aptitudes pathogènes sensiblement différentes suivant les temps, tout en leur conservant leurs attributs fondamentaux.

Les modes de réaction de l'organisme, qui ne sont pas moins sujets à varier sous l'empire des transformations de la vie sociale que sous celui des changements de climat, contribuent sans doute à réaliser à travers les âges ces déviations d'un type morbide défini. Mais les suggestions de la pathologie générale nous incitent à y attribuer le rôle essentiel aux changements intervenus dans les attributions fonctionnelles de la graine.

« C'est chose étrange, écrit COLIN, que de voir surgir, à des intervalles de plusieurs siècles, et en des régions tout à fait différentes, des types morbides dont la disparition a pu être acceptée chaque fois comme définitive, et dont les manifestations, isolées par ces intervalles séculaires et par l'espacement de leurs théâtres successifs, semblent complètement indépendantes les unes des autres (154). » Rien n'est plus vrai. Mais qu'on ne s'y trompe point. Ces allures ne sont point spéciales à la suette : elles se rencontrent en mainte autre maladie infectieuse. Après avoir été mentionnée dans la plus haute antiquité, la diphtérie disparut du cadre des maladies populaires, elle ne vivait plus que dans les annales de la pathologie historique, dissimulée même dans un écrit retrouvé seulement de nos jours, quand elle surgit tout à coup, avec des allures presque pandémiques à la fin du xvıe siècle, peu de temps après la dernière manifestation de la suette anglaise. Puis, après avoir promené ses ravages dans tout le midi de l'Europe, elle s'éteignit de nouveau, pour renaître, soixante ans après, dans un domaine géographique tout à fait différent de celui qui fut le théâtre de ses premiers exploits. Ne sont-ce point là exactement les péripéties de la suette ? Et la peste ne s'est-elle pas éteinte entre 1841 et 1844 dans ses antiques foyers générateurs, la Syrie, l'Asie Mineure, l'Égypte et la Turquie d'Europe, pour se réveiller trente ans plus tard, non point dans ces derniers, mais dans l'Arabie, la Mésopotamie et la Perse où elle avait été presque inconnue jusqu'alors (155) ?

Ces témoignages attestent que les intervalles séculaires qui séparent les grandes explosions de la suette et les déplacements géographiques subis successivement par elles, ne sauraient être invoqués contre l'identité de nature de ces manifestations isolées dans le temps et dans l'espace. Ces faits sont dignes de méditation et hautement instructifs. L'histoire de la suette est féconde en enseignements précieux, comme nous l'avons annoncé en ouvrant ce chapitre. Nous y voyons une maladie nouvelle surgir à l'improviste, répandre l'épouvante et la mort dans une partie

de l'Europe, s'éteindre après un cycle d'évolution multiannuelle de
soixante-cinq ans, renaître de ses cendres au bout d'un siècle, non sur
place, mais loin du théâtre de ses premiers exploits, et sous une forme
sensiblement modifiée, mais toujours reconnaissable à ses traits fondamentaux. On y saisit sur le vif la réalité et la puissance de la spontanéité morbide dans l'explosion soudaine de la suette du xvᵉ siècle, dans
l'entrée en scène de la suette moderne au xviiiᵉ siècle, et jusque dans cet
épisode si restreint et pourtant si suggestif de Röttingen, qui reste comme
le trait d'union entre la suette ancienne et la moderne. Spontanéité signifie,
dans nos conceptions actuelles, est-il besoin de l'ajouter, la rencontre fortuite de facteurs qui élèvent à la virulence des germes indifférents, qui leur
confèrent des aptitudes pathogènes pour une durée indéfinie ou pour un
temps limité, qui peuvent imprimer à celles-ci des modalités diverses à travers les âges, sans en effacer la caractéristique fondamentale, qui font
naître une suette avec ou sans éruption suivant les variations de leurs
combinaisons ou le mode de réaction des masses. C'est une des notions les
plus solidement assises, que, dans le cours des temps, des maladies nouvelles surgissent et prennent leur essort; et d'autres, plus ou moins anciennes dans l'histoire des maladies populaires, s'éteignent brusquement
ou par un déclin prolongé. Ce ne sont pas seulement les climats qui
modifient le cadre nosologique : la succession des temps, avec les variations cosmo-telluriques et sociales qui y sont liées, exercent une influence
similaire. Sans doute, il est des affections qui sont de toutes les époques et
de tous les pays, qui restent immuables à travers les âges et les latitudes,
qui résistent à tous les changements que subissent les milieux ambiants.
Mais il est un groupe de maladies flottantes en quelque sorte, qui impriment à une partie du cadre nosographique une physionomie des plus chan-
geantes, où les espèces morbides naissent, disparaissent ou se modifient au
cours des siècles dans leur expression clinique ou l'ampleur de leur essor
épidémique. L'étude de ces grands faits présente non moins d'utilité que
d'intérêt; les enseignements qu'y puise l'étiologie générale sont d'autant
plus précieux que l'expérimentation moderne y a projeté de merveilleuses
clartés, grâce auxquelles elles cessent de ressortir aux conceptions ontolo-
giques de la médecine ancienne, pour devenir accessibles à l'interprétation
scientifique. La pathologie historique n'est pas indifférente aux recherches
pathogéniques.

PROPHYLAXIE

Les facteurs actionnés dans la genèse autochtone de la suette échappent à l'étiologie et partant à la prophylaxie. Celle-ci ne peut guère viser

que son développement et son extension par la voie de la contagion ; et, à ce titre, sa prophylaxie ne s'écarte point sensiblement de celle des autres maladies transmissibles.

L'isolement des malades est de règle. La prudence exigerait qu'on traitât de même les communes infectées ; mais les nécessités de notre vie sociale ne permettraient guère de leur interdire toute relation avec les lieux voisins. L'isolement des sujets sains par l'émigration est également rationnel, mais très chanceux dans ses conséquences, parce qu'il expose au danger de la dissémination du principe morbifique. Dans l'épidémie de l'Oise de 1821, de nombreux habitants des localités atteintes se réfugièrent dans les villages environnants, épargnés par la maladie régnante, et échappèrent ainsi à ses atteintes sans causer d'ailleurs aucun préjudice à ces derniers (156). — A défaut de séquestration des foyers épidémiques partiels, mesure d'une application toujours difficile, l'administration interdira du moins les foires, les marchés dans la zone envahie par l'épidémie, ainsi que les rassemblements, les agglomérations d'individus dans les lieux infectés. Mais la prophylaxie la plus recommandable est celle qui s'appuie sur la désinfection rigoureuse des locaux occupés par les malades, de leurs vêtements, literie, linge et objets de toute nature leur ayant appartenu. Toutefois, l'organisation de ce service se heurte contre des difficultés de plus d'un genre. Tant que les postes de désinfection cantonaux prévus par la loi du 15 février 1902 ne seront pas créés, il sera difficile de réunir en temps opportun, et sur toute l'étendue de la zone envahie, le matériel et le personnel nécessaires au fonctionnement de l'étuve. D'ailleurs la marche foudroyante de l'épidémie, son explosion en quelque sorte simultanée sur des points divers et souvent très distants les uns des autres, ne permettront guère d'attaquer tous les foyers dès les premières atteintes, afin d'en limiter l'extension ultérieure. L'étuve ne suit pas aussi facilement la suette que la scarlatine ou la diphtérie. D'autre part, si la désinfection des objets peut être tentée avec quelque chance de succès, celle des locaux est presque irréalisable dans les campagnes où les paysans ne disposent d'ordinaire que d'une seule pièce qui réunit les lits de toute la famille. Dans la dernière épidémie des Charentes, les étuves ont fonctionné dès le commencement de juin sur toute l'étendue de la région envahie. Rien que dans la Charente-Inférieure, plus de 1 500 maisons ont été désinfectées, et les literies ainsi que les paquets d'effets qui passèrent à l'étuve ne se comptaient plus. Et pourtant, remarque M. Vignol, l'essor de l'épidémie n'en a pas été enrayé. Si elle a brusquement décliné vers le milieu de juin, c'est que sa période culminante est de courte durée, la désinfection n'y fut pour rien (157). Cette conclusion n'est pas encourageante. Elle semble répondre malheureusement à la réalité des choses. A défaut de vapeur sous pression, on insistera du moins sur le lessivage soigneux du linge des malades, et le blanchiment à la chaux des pièces qui les ont abrités ; ce sont des mesures simples, d'une exécution relativement facile, et dont l'efficacité n'est pas douteuse.

La prophylaxie ne devra point se désintéresser des cas abortifs, de ces formes ambulatoires qui se rencontrent dans toutes les épidémies. C'est debout, presque sans interrompre leur travail, que certains sujets subissent l'atteinte de la maladie régnante, qui se réduit chez eux à quelques poussées éruptives discrètes, précédées chacune d'une sudation légère. Indifférentes à la clinique, ces atteintes frustes n'intéressent pas moins l'épidémiologie que les autres, parce qu'elles sont aussi aptes que celles-ci à propager la contagion.

Index bibliographique.

1. Lepecq de la Cloture. — Collect. d'obs. sur les maladies et constitut. épidém., 1778, t. II, p. 46-47.
2. Foucart. — De la suette miliaire ; de sa nature et de son traitement, Paris, 1854, p. 299.
3. Hirsch. — Die allgem. acut. Infections Krankh., in Handb. der Histor. geograph. Pathologie, p. 63.
4. Bergeron. — Rapp. gén. sur les épid. qui ont régné en France, en 1865, in Mém. de l'Acad. de médec., t. XXVIII, p. xciii.
   Briquet. — Ibid., p. cclxxxiv.
5. Hirsch. — Loc. cit., p. 64.
6. Colin. — Art. Suette miliaire, in Dict. encycloped. des sc. méd., t. XIII, 3° série, p. 9.
7. Thoinot et Hontag. — De la suette mil. en France depuis 1821. (Revue d'Hyg., 1887, p. 960.)
8. Colin. — Loc. cit., p. 9-12.
9. Thoinot et Hontag. — Loc. cit., p. 980.
10. Colin. — Loc. cit., p. 12.
    Thoinot. — Loc. cit., p. 995.
11. Gaultier de Claubry. — Compte rendu des maladies épid. ayant régné en France en 1849. (Mém. Acad. de méd., t. XVI.)
12. Thoinot. — Loc. cit., p. 995-996.
13. Thoinot. — Ibid., p. 997.
14. Vignol. — Épid. de suette mil. des Charentes en 1906. (Semaine médic., 9 janvier 1907.)
15. Kelsch. — Compte rendu des mal. épid. ayant régné en France en 1893. (Mém. Acad. de méd., t. XXXVIII.)
16. Brouardel et Thoinot. — L'épid. de suette du Poitou en juin et juillet 1887. (Bull. Ac. méd., 1887, t. XVII, p. 389.)
17. Hirsch. — Loc. cit., p. 62.
    Haeser. — Lehrbuch der Gesch. der Medecin u. der epidem. Krankh. 1882, p. 550.
18. Hirsch. — Loc. cit., p. 70.
19. Hirsch. — Ibid., p. 71.
    Haeser. — Loc. cit., p. 378.

20. Hirsch. — *Loc. cit.*, p. 69-73.

21. Hirsch. — *Ibid.*, p. 72.

22. Thoinot. — *Loc. cit.*, p. 993.

23. Rayer. — *Histoire de l'épid. de suette mil. qui a régné en 1821 dans les départements de l'Oise et Seine-et-Oise*, Paris, 1822.

24. Rochard. — *Sur une épid. de suet. mil. qui a régné dans l'île d'Oléron pendant l'été de* 1880. (Bull. Acad. méd. 1881, p. 274.)

25. Barth. — *Rapp. sur les épid. ayant régné en France en* 1854. (Mém. Acad. de méd., t. XX, p. clxi.)

26. Colin. — *Loc. cit.*, p. 14.

27. Foucart. *Loc. cit.*, p. 84-86.
Colin. — *Loc. cit.*, p. 19.

28. Brouardel et Thoinot. — *Loc. cit.*, p. 392.

29. Guérin. — *Rapport sur la suette mil.* (Mém. de l'Acad. de méd., t. XVII, p. 20 et 207.)

30. Foucard. — *Loc. cit.*, p. 62.

31. Mazuel. — *Étude sur la suet. mil.* (Thèse de Paris, 1876, p. 26 et 27.)
Brionval. — *in* Guéneau de Mussy, *Épid. île d'Oléron. Rapp. gén. sur les épid. de* 1888. (Mém. de l'Acad. méd., t. XXXIV.)

32. Bossion. — *in* Rayer, *loc. cit.*, p. 370.
Dubun de Peyrelongue. — *De l'épid. qui a spécialement régné dans le département de l'Oise durant l'été de* 1821. Paris, 1822, p. 20.

33. Legrand. — *Cité par* Rayer, *Loc. cit.*, p. 174.

34. Parrot. — *Hist. de l'épid. de suet. mil. qui a régné en 1841 et 1842 dans le département de la Dordogne.* Paris, 1843.

35. Bouygues. — *in* Gaultier de Claubry. *Rapp. sur les maladies ayant régné en France de* 1841-1846. (Mém. de l'Acad. de méd., t. XIV, p. 96.)

36. Gigon. — *Essai sur la suette érupt. épid. du département de la Charente*, Angoulême, 1843.

37. Mazuel. — *Loc. cit.*, p. 26.

38. *Commission départementale du Gers.* (Bull. Acad. méd., 1849.)
Bricheteau. — *Sur une épid. de suet. mil. qui a régné dans plusieurs communes des départements de la Dordogne et de la Charente.* (Bull. Acad. méd., 1841-42, t. VII, p. 186.)

39. Gaultier de Claubry. — *Rapp. sur les maladies ayant régné en France, en* 1841-1846. (Mém. Ac. de méd., t. XIV, p. 95.)

40. Verneuil. — *Note sur l'épid. obs. en 1849 dans l'Oise.* (Gaz. méd. de Paris, 1852, t. XXIII, p. 135 et 198.)

41. Bobilier. — *in Rapp. de* Gaultier de Glaubry *sur les maladies ayant régné en France, en* 1849. (Mém. de l'Acad. méd., t. XVI.)
Clausse. — *De la suette mil.* (Thèse de Paris, 1858, p. 36-37.)

42. Rayer. — *Loc. cit.*, p. 371-372.

43. Lepecq de la Cloture. — *Loc. cit.*, p. 316 et 329.

44. Rayer. — *Loc. cit.*, p. 376-377.

45. Foucart. — *Loc. cit.*, p. 68.
Clausse. — *De la suette mil.* (Thèse de Paris, 1858, n° 245, p. 36-37.)

46. Kelsch. — *Rapp. sur les épid. ayant régné en France, en* 1893. (Mém. Acad. méd., t. XXXVIII, p. 169.)

47. Brouardel et Thoinot. — *Loc. cit.*, p. 387.

48. Grisolle. — *in Rapp. sur les épid. ayant régné en France, en* 1841-1846, par Gaultier de Claubry. (Mém. de l'Acad. de méd., t. XIV, p. 95.)

49. Rochard. — *Sur une épid. de suet. mil. qui a régné dans l'île d'Oléron pendant l'été de* 1880. (Bull. Acad. méd., 1881, p. 272.)

50. Colin. — *Loc. cit.*, p. 15.

51. BRIQUET. — *Rapport sur les épid. ayant régné en France, en* 1867. (Mém. de l'Acad. de méd., t. XXIX.)
  BRICHETEAU. — *Bull. Acad. méd.*, 1841-42, t. VII, p. 192-193.

52. MENIÈRE. — *Note sur l'épid. de suet. mil. qui a régné dans le département de l'Oise en* 1832. (Arch. gén. de méd., 1832, t. XXIX, p. 98.)

53. PASTEUR. — *De l'atténuat. des virus et de leur retour à la virulence.* (Comptes R. Ac. des sc., 28 février, 1881, t. XCII, p. 420.)
  De l'atténuat. des virus et de leur retour à la virulence. (C. R. Ac. sc., 26 octobre 1880, t. XCI, p. 674-675.)

54. BRICHETEAU. — *Rapp. sur les épid. qui ont régné en* 1839 *et* 1840. (Mém. Acad. de méd., t. IX, p. 57.)

55. PARROT. — *Loc. cit.*, p. 189.

56. LANDOUZY. — *in Rapp. sur les épid. ayant régné en France en* 1839, *par Bricheteau.* (Mém. Acad. méd., t. IX, p. 57.)

57. MAZUEL. — *Loc. cit.*

58. FOUCART. — *Loc. cit.*, p. 76.

59. HIRSCH. — *Loc. cit.*, p. 75.

60. MICHEL LÉVY. — *Rapp. sur les épid. ayant régné en France, en* 1850. (Mém. de l'Acad. méd., t. XVII.)

61. MICHEL LÉVY. — *Rapp. sur les épid. ayant régné en France en* 1850. (Mém. Acad. méd., t. XVII.)

62. CLAUSSE. — *Loc. cit.*

63. MAZUEL. — *Loc. cit.*

64. MAZUEL. — *Ibid.*

65. PARROT. — *Loc. cit.*
  PINEAU. — *Notes sur l'épid. de suette mil. dans l'île d'Oléron.* (Arch. gén. de médec., 1882.)

66. HIRSCH. — *Loc. cit.*, p. 65.

67. PARROT. *Histoire de la suette qui a régné en* 1841 *dans le département de la Dordogne.* (Mém. Acad. de méd., t. X, p. 464.)

68. GAULTIER DE CLAUBRY. — *Rapp. sur les maladies qui ont régné en France de* 1841-1846. (Mém. Acad. de méd., t. XIV.)

69. RAYER. — *Loc. cit.*, p. 348-356.

70. HIRSCH. — *Loc. cit.*, p. 76.

71. MICHEL LÉVY. — *Rapp. sur les épid. ayant régné en France en* 1851. (Mém. Acad. de méd., t. XVII, p. CLXV.)

72. MICHEL LÉVY. — *Ibid.*, p. CLIX.

73. GALTIER. — *Rapp. sur l'épid. de suet. mil. qui a régné dans l'arrondissement de Castelnaudary pendant l'année* 1864, Toulouse, 1866.

74. HIRSCH. — *Loc. cit.*, p. 76.

75. CHANTEMESSE, MARCHOUX et HAURY. — *La suette mil. et le rat des champs.* (Bull. Acad. méd., 23 octobre 1906.)

76. VIGNOL. — *Épid. de suette mil. des Charentes en* 1906. (Sem. médic. 9 janvier 1907.)

77. PARROT. — *Histoire de la suette qui a régné*, etc. (Mém. Acad. de méd., t. X, p. 457-458.)

78. FOUCART. — *Loc. cit.*, p. 77.

79. MICHEL LÉVY. — *Rapp. sur les malad. épid. ayant régné en* 1850. (Mém. Acad. de méd., t. XVII, p. LXXXV.)

80. MICHEL LÉVY. — *Rapp. sur les malad. épid. ayant régné en France, en* 1851. (Mém. Acad. méd., t. XVII, p. CLXIX.)

81. Segourgeon. — *Épid. du Var, en* 1860, *à Draguignan.* (Rec. de Mém. de méd., de chir. et de pharmacie milit., 1860.)

82. Parrot. — *Hist. de la suette qui a régné en* 1841 *dans le département de la Dordogne.* (Mém. Acad., t. X, p. 386.)

83. *Gaz. méd. de Paris,* 1841, p. 511.

84. Gaillard. — *Considérat. sur l'épid. de suette mil. qui a régné à Poitiers, en* 1845, Paris, 1845, p. 51.

85. Foucart. — *Loc. cit.,* p. 77-78.

86. Gaultier de Claubry. — *Rapp. sur les mal. épid. ayant régné en France, en* 1852. (Mém. Acad. de méd., t. XVIII, p. cxli.)

87. Segourgeon. — *Loc. cit.*

88. Pineau. — *Notes sur l'épid. de suette mil. de l'île d'Oléron (Charente-Inférieure), juin, juillet, août.* (Arch. gén. méd., 1882, t. I, p. 178.)

89. Hirsch. — *Loc. cit.,* p. 74-75.

90. Menière. — *Note sur l'épid. de suet. mil. qui a régné dans le département de l'Oise, en* 1832. (Arch. gén. méd., 1832, t. XXIX, p. 98.)

91. Menière. — *Ibid.,* p. 107.

92. Gaultier de Claubry. — *Rapp. sur les mal. épid. ayant régné en France de* 1841-46, t. XIV.

93. Michel Lévy. — *Loc. cit.*

94. Gaultier de Claubry. — *Rapp. sur les épid. ayant régné en France, en* 1849. (Mém. Acad. méd., t. XVI.)

95. Michel Lévy. — *Rapp. sur les mal. ayant régné en France, en* 1849. (Mém. Acad. méd., t. XVII.)

96. Rayer. — *Loc. cit.,* p. 257.

97. Parrot. — *Hist. de l'épid. de suette qui a régné, etc.* (Paris, 1843, p. 182.).

98. Foucart. — *Loc. cit.*

99. Bourgeon. — *D'une épid. particulière de suette, survenue concurremment avec celle du chol. en* 1849, *à Etampes et dans les environs.* (Arch. gén. de méd., 1849, t. XXIV, p. 308.)

100. Brouardel. — *Loc. cit.,* p. 372.

101. Menière. — *Loc. cit.*

102. Brouardel. — *Loc. cit.,* p. 393.

103. Littré. — *Der englische Schweiss (la suette angl.),* par le Dr Hecker, Berlin, 1834. (Traduit *in* Gaz. médic. de Paris, 1835, p. 333.)

104. Parrot. — *Hist. de la suette mil. qui a régné en* 1841 *dans le département de la Dordogne,* Paris, 1843, p. 38.

105. Chabrely. — Cité par Brouardel. *Loc. cit.,* p. 382.

106. Orillard. — *Rapp. sur l'épid. de suet. mil. qui a régné dans l'arrondissement de Poitiers pendant une partie de l'année* 1845. (Bull. Soc. méd. de Poitiers, 1846.)

107. Jolly. — *Rapp. gén. sur les épid. ayant régné en France, en* 1861. (Mém. Acad. méd., t. XXVI, p. ciii.)

108. Kergaradec. — *Rapp. général sur les épid. ayant régné en France, en* 1863. (Mém. Acad. méd., t. XXVII, p. cxxiv) ; et Brouardel, *loc. cit.,* p. 382-383.

109. Brouardel. — *Loc. cit.,* p. 383.

110. Guéniot. — *Discussion sur la suette.* (Bull. Acad. méd., 1887, t. XVIII, p. 401.)

111. Menière. — *Note sur l'épid. de suet. mil. qui a régné dans le département de l'Oise, en* 1832. (Arch. gén. méd., t. XXIX, 1832.)

Hourmann. *Influence de la grippe sur les vieilles femmes de la Salpêtrière.* (Arch. gén. de méd. 1837, p. 328.)

112. Dubun de Peyrelongue. — *De l'épid. de suet. mil. du département de l'Oise pendant l'été de* 1821, Paris, 1824.

113. Defrance. — *Considérat. sur la suette mil. qui a régné épidémiquement à Auz-*

le-Château, pendant les mois de juin et juillet 1832. (Journ. compl. du Dict. des sc. médic.)

114. HIRSCH. — *Loc. cit.*, p. 81.
115. HIRSCH. — *Loc. cit.*, p. 81.
116. MENIÈRE. — *Loc. cit.*
117. FOUCART. — *Loc. cit.*
118. F. JACQUOT. — *Le choléra dans l'Est de la France, notamment dans les Vosges et la Haute-Marne.* (Gaz. méd. de Paris, 1854, p. 579.)
119. VERNEUIL. — *Loc. cit.*
120. F. JACQUOT. — *Loc. cit.*
121. CLAUSSE. — *De la suette miliaire,* (Thèse de Paris, 1858, n° 245.)
122. LACHAISE. — *Choléra et suette; rapp. et simultanéité de ces deux maladies.* (Gaz. méd. de Paris, 1849, p. 683.)
    BUCQUOY. — *Gaz. méd. de Paris,* 1853.
    COLSON. — *Suette miliaire. Ibid.,* p. 292.
    BLAUD. — *Sur le chol. de Beaucaire. Ibid.,* p. 824.
123. MENIÈRE. — *Loc. cit.*
124. DUBUN DE PEYRELONGUE. — *Loc. cit.*
125. DEFRANCE. — *Loc. cit.*
126. VERNEUIL. — *Note sur l'épid. obs. en* 1849 *dans l'Oise.* (Gaz. méd. de Paris, 1852, t. XXIII, p. 135 et 198.)
127. BADIN D'HUSTENBISE et SAGOT. — *De la suette qui a régné dans la vallée de l'Yonne.* (Union méd., 1849, 4 octobre, p. 469.)
128. MICHEL LÉVY. — *Rapp. sur les épid. ayant régné en France en* 1849. (Mém. de l'Acad. de méd., t. XVII.)
129. HIRSCH. — *Loc. cit.,* p. 82.
130. TRIBES. — *Quelq. réflex. sur la prétendue épid. de suette qui, dans quelques localités, marche de concert avec le chol. asiat.* (Gaz. méd., Paris, 1849, p. 785.)
131. BLAUD. — *Sur le choléra de Beaucaire.* (Gaz. médic. de Paris, 1849, p. 824.)
132. LACHAISE. — *Lettre sur l'épid. d'Yronère, arrondissement de Tonnerre, en date du* 18 avril 1849. (Bull. Acad. méd., t. XIV, 1848-1849, p. 1043.)
133. REVEILLÉ-PARISE. — *Lettre adressée à l'Acad. de méd. le* 24 septembre 1849. (Bull. Acad. méd., 1848-49; t. XIV, p. 1128-1129.)
134. BOINET. — *Lettre adressée à l'Acad. de méd. le* 16 octobre 1849. (Gaz. méd., Paris, 1849, p. 824.)
135. FOUCART. — *Quelques considérat. pour servir à l'histoire de la suette et du chol., et des rapports qui ont existé entre l'épid. de* 1849 *et de* 1854. (Gaz. méd. de Paris, 1855, p. 64.)
136. BADIN D'HUSTENBISE et SAGOT. — *De la suette qui a régné dans la vallée de l'Yonne.* (Union méd., 1849, 4 octobre, p. 469.)
137. F. JACQUOT. — *Loc. cit.* (Gaz. méd. Paris, 1854, p. 579.)
138. ROUX. — *Du choléra cutané ou sudoral.* (Union méd., t. IX, p. 126.)
139. TRIBES. — *Sur l'épidémie de chol. qui a régné à Nîmes, en* 1849. (Bull. de l'Acad. de Méd., 1849-50, t. XV, p. 871.)
140. THOINOT. — *Loc. cit.,* p. 976.
141. ROUX. — *Loc. cit.,* p. 114.
142. HIRSCH. — *Loc. cit.,* p. 84.
143. ROUX. — *Loc. cit.,* p. 85.
144. RAYER. — *Loc. cit.,* p. 384.
145. ANGLADA. — *Etude sur les maladies éteintes et les maladies nouvelles,* p. 501.
146. HECKER. — *Die grossen Volkskrankh. des Mittelalters,* 1865, p. 313.
147. CLAUSSE. — *Loc. cit.*
148. VERNEUIL. — *Bull. Acad. méd.,* t. XIV, p. 679.
149. RAYER. — *Loc. cit.,* p. 473.

150. Guérin. — *Rapp. sur la suette miliaire.* (Mém. Acad. méd., t. XVII, 1853, p. 1.)
151. Colin. — *Loc. cit.*, p. 46.
152. Hirsch. — *Loc. cit.*, p. 807.
153. Littré. — *Der englische Schweiss (la suette angl.), par le D* Hecker, Berlin, 1834.
    (Traduit in : Gaz. méd. de Paris, 1835, p. 333.)
    Hirsch. — *Loc. cit.*, p. 80.
    Hecker. — *Loc. cit.*, p. 336.
154. Colin. — *Loc. cit.*, p. 49.
155. Hirsch. — *Loc. cit.*, p. 361.
156. Rayer. — *Loc. cit.*, p. 387.
157. Vignol. — *Epid. de suette mil. des Charentes, en* 1906. (Semaine médic., 19 janvier 1907.)

CHAPITRE V

LE CHOLÉRA

Le *choléra* dit *épidémique*, que sa puissance d'expansion place à côté de la suette ancienne et de la grippe est, selon la conception classique de sa nosographie, une maladie moderne, du moins en Europe et dans le Nouveau-Monde. Mais son nom remonte à la plus haute antiquité : nous le trouvons déjà dans les écrits d'HIPPOCRATE, de GALIEN, de CELSE et de COELIUS AURELIANUS. Il a été appliqué de tout temps à une maladie commune à la plupart des grandes villes de l'Ancien et du Nouveau-Monde, maladie dite *choléra nostras*, qui se confond avec son homonyme par ses symptômes essentiels, mais s'en distingue par la bénignité et la sporadicité de ses manifestations. Par contre, le choléra épidémique, dénommé aussi choléra indien, en raison de sa provenance exotique, était inconnu des Grecs et des Romains : il a fixé pour la première fois l'attention des médecins européens au commencement du dernier siècle, à l'époque où, devenant de plus en plus envahissant, il a pris définitivement rang parmi les grandes épidémies.

L'étude de la signification respective de ces deux états morbides présente le plus haut intérêt ; nous consacrerons plus loin à leurs rapports réciproques tous les développements que comporte cette question, elle est fondamentale dans l'histoire du choléra, que nous allons ouvrir par celle du choléra indien.

CHOLÉRA INDIEN

Histoire et Géographie. — Le choléra indien est endémique, non pas dans la presqu'île de l'Indoustan tout entière, mais dans un vaste quadrilatère, limité au Nord par la chaîne de l'Himalaya, au Sud par la mer, à l'Est par l'embouchure du Brahmapoutre, et à l'Ouest par celle du Mahanadi (1). Il s'y déploie en épidémies locales, qui restent circonscrites à un ou quelques centres d'habitation, en épidémies régionales, qui sont douées de la faculté de s'étendre d'une contrée à la voisine, mais qui cependant ne dépassent pas les limites de la presqu'île, enfin en épidémies générales qui, parties d'une des provinces de l'Inde, gagnent les frontières du pays, se répandent de là sur les contrées voisines, et finalement sur la plus grande partie du globe.

Les premiers documents de son histoire ne remontent pas au delà de la deuxième moitié du XVIII° siècle. Vraisemblablement, il n'a pris son essor épidémique que vers cette époque. En 1768, il anéantit 6 000 personnes dans les environs de Pondichéry et sur la côte de Coromandel. En 1780, il attaqua une division de 6 000 hommes de l'armée de SIR COATES, qui venait de traverser le pays de Ganjam, ravagé par l'endémo-épidémie; en moins de quarante-huit heures, elle perdit la moitié de son effectif. En 1783, il enleva en peu de jours 20 000 indigènes dans les immenses agglomérations de pèlerins accourus aux fêtes d'Hurdwar. C'est ainsi que le rôle néfaste des grands rassemblements d'hommes et des mouvements de troupe dans son développement et son extension, se révéla dès les premières pages de son histoire.

Jusqu'à la fin du XVIII° siècle, il se renferme dans la presqu'île indienne, s'y déployant en épidémies locales et régionales, qui n'épargnent aucune partie du territoire depuis l'Himalaya jusqu'à Ceylan, et de la côte de Malabar à celle de Coromandel.

Au commencement du XIX° siècle, il franchit ses limites séculaires, déborde sur les pays voisins, agrandit progressivement son vaste domaine, et, dans le cours du siècle, se répand à plusieurs reprises sur presque toute la surface de la terre habitée. On a compté jusqu'à vers 1890 six de ces épidémies générales ou pandémies. Nous allons les exposer, en prenant pour guides les itinéraires qu'en ont tracés HAESER et HIRSCH. Nous ne donnerons que des développements restreints à ce sujet, amplement traité dans tous les livres classiques ; mais nous y relèverons, chemin faisant, toutes les particularités qui se trouvent en désaccord avec les idées généralement accréditées sur l'origine et le mode d'extension du choléra dit asiatique.

Première pandémie, 1817-1823. — L'année 1817 marque pour l'espèce humaine une date funeste, aussi néfaste que celle qui vit naître au XV° siècle la première grande épidémie de suette. Le choléra y prit, dans les Indes, une expansion inconnue jusqu'alors ; une force mystérieuse le poussa hors de ses limites naturelles. En 1819, il envahit les îles de l'Archipel indien, Maurice et la Réunion ; en 1820, la côte Orientale de l'Afrique (Zanzibar), la Chine et le Japon ; en 1821, la côte orientale de l'Arabie, la Mésopotamie et la Perse.

Après s'être assoupi pendant l'hiver, il reprit son essor au printemps de 1822, ravagea derechef les pays auxquels il venait de porter ses premiers coups, s'irradia d'autre part jusqu'à la Syrie, et s'éteignit encore devant la saison froide.

Au commencement de l'été 1823, il se réveilla pour la deuxième fois dans la plupart des pays dénommés ci-dessus, et de la Perse, rayonna par-dessus le Caucase, jusqu'à Tiflis, Baku, et enfin Astrakan, par lequel il prend pour la première fois contact avec l'Europe, en septembre 1823. Les froids de l'hiver 1823-1824 mettent un terme à ses ravages. Ce fut la fin du premier acte du drame, qui, dans son développement ultérieur, devait avoir pour théâtre presque toute la surface de la terre.

L'accalmie dura quatre ans, pendant lesquels le fléau ne cessa de sévir dans les Indes, mais sans se réveiller aucunement dans l'Asie antérieure qu'il venait d'éprouver si cruellement. Déjà on concevait l'espoir que l'Europe et l'Afrique, directement menacées de 1817 à 1823, demeureraient indemnes, quand, en 1826, éclata la deuxième pandémie.

Deuxième pandémie, 1826-1837. — Elle s'étend de 1826 à 1837. Après y avoir préludé par un redoublement de violence dans les Indes, le fléau franchit de nouveau les limites de son berceau, éclata en 1827 dans l'Afghanistan et le Turkestan, en 1828, chez les Kirghizes, en 1829 dans la Perse et le gouvernement d'Orenbourg, en 1830 dans la Chine, la Mésopotamie et l'Arabie, en 1831 dans le Japon, l'Egypte, l'Afrique, la Syrie et la Palestine (2).

En même temps qu'il envahissait ces vastes contrées, c'est-à-dire au cours de 1830 et 1831, il éclata dans toute la Russie d'Europe, s'étendant au Nord jusqu'à Wjätka, Perm et Arkangel, au Nord-Ouest jusqu'à Nowgorod, et à l'Ouest jusqu'au cœur de la Pologne, engagée alors dans sa lutte suprême contre la Russie. Malgré les cordons sanitaires les plus rigoureux, Moscou fut atteint en septembre 1830. Le courant N.-O. porta dès mars 1831 le fléau dans toutes les provinces russes de la Baltique, et un peu plus tard dans la Finlande. Son explosion dans ces dernières contrées, restée inexplicable pour les contagionnistes, détermina les autorités de Saint-Pétersbourg à redoubler de sévérité dans les mesures protectrices destinées à préserver la capitale contre l'épidémie régnante. L'étonnement et la consternation y furent d'autant plus grands, quand, au milieu de juin 1831, elle y apparut, et, en moins de dix jours, envahit toute la ville (3).

Le choléra avait trouvé la Pologne aux prises avec les armées russes. Celles-ci en furent attaquées tout d'abord, au printemps de 1831, puis après la bataille de Jaguies, il gagna les troupes polonaises qui l'emportèrent à Varsovie, où il éclata le 23 avril 1831, malgré toutes les mesures qui furent prises pour limiter ses atteintes au théâtre de la guerre (4).

L'Europe était avertie. Partout, sous l'empire des croyances exclusivement contagionnistes, la prophylaxie cherchait le salut dans les cordons sanitaires ou les établissements quarantenaires. Les ravages exercés par le choléra dans les armées belligérantes de la Pologne déterminèrent le gouvernement prussien à garantir sa frontière contre ses progrès. Un double cordon sanitaire, de près de 200 milles de long, fut établi de la pointe nord de la Prusse orientale jusqu'à l'extrême sud de la Silésie. Malgré cette barrière et même immédiatement après qu'elle eut été renforcée, le fléau éclata en deçà d'elle près de Memel, où depuis longtemps on observait des cas suspects, puis, à la fin de mai, à Dantzig, où, d'après HIRSCH, il aurait été importé par un vaisseau venu de Riga. Malgré la mise en quarantaine de cette ville, il apparut le 11 juillet à Elbing et Coslin, le 23 à Königsberg, le 29 août à Charlottenbourg et Berlin, le 6 septembre à Francfort sur l'Oder, le 29 à Breslau, le 7 octobre à Hambourg et Altona, et le 9 enfin à Magdebourg. Dès le milieu de septembre, on avait renoncé à toutes les quarantaines intérieures. Le Danemark, le Mecklembourg et le Hanovre, qui s'y soumirent rigoureusement, restèrent indemnes, et leur attribuèrent leur préservation. Mais la Saxe ne fut pas moins heureuse, bien que Leipzig n'interrompît pas un instant ses relations commerciales très actives avec les pays infectés. Il en fut de même de la Hesse, du Brandebourg, des régions montagneuses de la Thuringe, du grand-duché de Weimar, et surtout de Weimar, qui jouit d'une immunité complète, malgré la continuation de ses rapports avec Erfurt et une foule d'autres localités éprouvées par le fléau (5).

Pendant que celui-ci couvrait de ses ravages l'Allemagne du Nord, il sévissait également ailleurs, dans des pays voisins ou des contrées plus ou moins lointaines. En janvier 1831, il envahit l'Autriche par la Galicie, pénétra en juin dans la Hongrie, et de là dans la Basse-Autriche, le Banat, la Styrie, puis dans la Moravie et la Haute-Autriche, où il se maintint jusqu'en 1832. La Bohème, atteinte également au même moment, aurait été infectée par la Silésie.

La partie montagneuse de la Styrie, la Carynthie, le Tyrol, et tout le Sud-Ouest de l'Allemagne furent épargnés. Les provinces rhénanes du pays ne furent envahies qu'en 1832; elles auraient été infectées par la Hollande. Mais déjà l'Ouest de l'Europe était touché par le fléau. En octobre 1831, il éclata à Sunderland, port de la côte orientale de l'Angleterre, importé, dans la croyance contagionniste, par des navires venus de Hambourg. Mais ces bâtiments n'avaient eu aucun malade à bord pendant la traversée, et les premiers cholériques observés dans la ville, n'avaient point été en contact avec leurs équipages. On a soutenu d'ailleurs que celle-ci en avait déjà enregistré un certain nombre avant l'arrivée des navires incriminés (6). Quoi qu'il en soit, le fléau se répandit dans toute l'Angleterre, ne ménageant guère, comme partout ailleurs, que les pays montagneux. Il sévissait encore en Irlande, quand, au milieu de mars 1832, il surgit tout à coup à Calais, importé, affirme-t-on sans preuve, de l'Angleterre, et peu de temps après à Paris, exactement le 26 mars, sans avoir touché à aucune localité intermédiaire entre ces deux villes. Il se manifesta simultanément dans la plupart des quartiers de la capitale, et enleva, en moins de dix-huit jours, près de 8 000 personnes. Vers le milieu d'avril, il commença à décliner, et en novembre, il s'éteignit complètement, ayant causé 18 402 décès.

Peu de temps après s'être abattu sur Paris, en avril et mai 1832, il s'étendit à la plus grande partie du nord de la France, et, au milieu de juin, passa à la zone méridionale où il s'arrêta devant les districts montagneux du Sud et de l'Est. Sur les 86 départements, il n'en épargna que 35. Entre temps, le 25 avril 1832, il avait apparu en Belgique : il est écrit partout qu'il y fut importé de France, mais on n'en trouve la preuve nulle part. A la fin de juin, il attaqua la Hollande, par Schweningen, sans qu'il fût possible, remarque HÆSER, de démontrer son introduction du dehors. A la même époque (1832), il surgit pour la première fois dans la Province rhénane de la Prusse, et se réveilla d'autre part à Vienne (avril 1832) et à Berlin (août 1832).

Presqu'en même temps, en avril 1832, il éclata dans le Nouveau Monde, au Canada, où il aurait été importé par des émigrants irlandais, se propagea de là aux États-Unis, rayonna les deux années suivantes dans toutes les directions, gagna en 1833 Mexico et Cuba, et en 1835 l'Amérique du Sud.

La Péninsule Pyrénéenne était restée indemne jusqu'alors. Le 1er janvier 1833, le fléau éclata dans le Portugal. On accuse un vapeur anglais, le « London », de l'y avoir introduit. En août, il parut en Espagne, s'y répandit partout l'année suivante, et passa, en décembre 1833, de la Catalogne en Provence, déjà éprouvée deux ans auparavant, ravagea Marseille, Toulon, Cette, et toutes les villes du Midi qui avaient été épargnées en 1832. A Marseille, il emporta 1 500 personnes du 24 au 26 juillet 1835 ! On estime que cette deuxième invasion du Midi ne fut pas étrangère à l'épidémie qui désola l'Algérie en 1834 et en 1835. On lui rapporte également celle qui éclata dans l'été de 1835 en Italie, et l'on admet d'autre part, toujours sans autre témoignage que la contiguïté régionale, que l'épidémie italienne donna lieu à celle qui, en 1836, ravagea la Suisse, et à celle qui, dans la même année, s'abattit pour la seconde fois sur l'Autriche et l'Allemagne. Il est intéressant de noter l'invasion de la Suède en 1834. Ce pays avait joui jusqu'alors d'une immunité complète, qu'on se plaisait à attribuer à la rigueur des mesures quarantenaires dont elle s'entourait.

L'hiver de 1837-1838 mit fin à la deuxième pandémie. Le fléau disparut complètement de toutes les contrées de l'immense aire où, de 1828 à 1837 il avait promené ses ravages, et, pendant les dix ans qui s'ensuivirent, l'Europe, l'Afrique et l'Amérique cessèrent d'en être infectées.

Troisième pandémie, 1846-1861. — Après une trêve de huit ans, accordée à l'Europe et à l'Amérique, le choléra dressa de nouveau la tête, et, à partir de 1846, inaugura une troisième pandémie qui devait embrasser une aire plus large et causer plus de ravages encore que les deux premières. Dès 1840 et 1841, débordant la frontière indienne, il avait envahi les Philippines et la Chine. En 1844, il surgit dans l'Afghanistan et le Turkestan, où il aurait été importé par les caravanes chinoises, et en Perse, où il persista pendant l'hiver, et causa, dans les deux années qui suivirent (1845 et 1846), de terribles ravages. A Téhéran, où il éclata en même temps que sur la mer Caspienne, en mai 1846, il enleva en quatre mois 9000 personnes sur 130 000 habitants. A la même époque, c'est-à-dire en 1846, il apparut au Nord-Est dans le Caucase et l'Arménie, au Nord sur la côte occidentale de la mer Caspienne, au Sud et à l'Ouest dans la Mésopotomie, les rives du golfe Persique et la côte Ouest de l'Arabie. De là il se porta dans l'intérieur du pays et causa de terribles ravages en octobre et novembre 1846 à Bassora, à la Mecque et à Médine parmi les pèlerins réunis en ces lieux, sans toutefois se propager plus loin par l'intermédiaire de ces derniers (7). De la mer Caspienne, il rayonna en 1847 dans une grande partie de la Sibérie, éclata en août sur le littoral de la mer Noire, en septembre à Trapezunt, sur la côte méridionale de cette mer, et à la même époque, à Constantinople où l'on croit qu'il a été importé par un navire originaire de ce dernier port, bien que depuis quelque temps les diarrhées et les cholérines régnassent en assez grand nombre dans la capitale de la Turquie.

Toujours dans cette année 1847, il envahit la Russie d'Europe tout entière, s'amenda pendant l'hiver, et continua ensuite ses ravages jusqu'en novembre 1848. En même temps il se propageait, de Constantinople à ce que l'on croit, d'une part dans l'Asie Mineure, la Syrie, l'Egypte, la Tunisie, l'Algérie jusqu'au Maroc, et d'autre part dans les principautés danubiennes et la Hongrie.

Dans l'été de 1848, il passa de la Russie en Allemagne, envahit successivement la Poméranie, la Saxe, Hambourg, Brême, le Hanovre, le Brunschwig, le duché de Posen, la Prusse orientale et occidentale et la Silésie. Après s'être assoupi dans ce pays en hiver, il y reprit son cours au printemps de 1849, poussa jusqu'aux provinces rhénanes, et persista partout jusqu'en 1850, épargnant le sud et le sud-ouest de l'Allemagne.

Dans l'automne de 1848, il éclata dans l'Angleterre, l'Ecosse et l'Irlande, et y persista jusqu'au delà de l'été 1849; Londres compta 14 497 victimes. Cette fois encore, le Royaume-Uni l'aurait reçu de vaisseaux hambourgeois (8).

En 1849, il se réveilla dans plusieurs des contrées où il avait sévi l'année précédente; en même temps, il envahit l'Autriche, attaquant Vienne dès

le début, malgré les cordons sanitaires, la France, la Belgique, la Hollande, la Haute-Italie et la Suisse. L'année suivante, il s'étendit à la Suède.
Le Danemarck, la Norvège et l'Espagne demeurèrent indemnes. En France,
il surgit en même temps à Calais et à Dunkerque. A Paris, où l'épidémie
dura jusqu'à la fin de l'année 1849, il enleva plus de 19 000 personnes. Certains jours enregistrèrent jusqu'à 600 et 700 décès.

Le choléra était éteint en Amérique depuis 1837, quand il y éclata à nouveau le 12 décembre 1848, importé, d'après HAESER et HIRSCH, par des émigrants allemands ; puis il se répandit de cette date jusqu'en 1854 sur tout
le Nouveau Monde et les îles voisines, notamment Saint-Domingue, et la
Jamaïque, où il causa des ravages presque sans exemple (9).

L'année 1851 se signale par un répit presque complet de la maladie régnante dans tout l'hémisphère Est. Mais, en 1852, elle reprit son essor dans
tous les pays qu'elle avait rançonnés depuis 1846, et se déploya en une vaste
pandémie qui ne s'éteignit qu'en 1856. On estime que ce retour offensif du
fléau fut causé non par une nouvelle invasion, partie de son berceau indien, mais par le réveil de germes déposés partout par les épidémies antérieures. Au printemps de 1852, il éclata presque simultanément en Perse,
en Mésopotamie et en Pologne, et envahit de là, d'un côté la Russie, où il
se maintint, avec des oscillisations diverses, jusqu'en 1862, et d'autre
part l'Allemagne, où il sévit principalement, comme dans les épidémies
précédentes, dans les plaines basses de l'est et de l'ouest de la Prusse. Notons
que, quand il vint à surgir en Pologne, la Russie d'Europe, depuis sa limite
occidentale jusqu'aux confins de la Transcaucasie, en était indemne ; on
n'est donc pas fondé d'écrire qu'il s'est propagé de la Perse au premier de
ces pays par l'intermédiaire du second (10). Un autre fait digne de remarque,
c'est que le Danemark, qui jusqu'alors avait été à peine effleuré, fut envahi
brusquement en 1853, sans importation apparente. L'évolution de l'épidémie y fut foudroyante. Le 12 juin marque son éclosion à Copenhague, le
27 son apogée, et le 1er octobre sa fin. Elle avait attaqué dans un court intervalle 7219 personnes (55 p. 100 des habitants), et causé 4737 décès, soit
36 p. 100 des habitants et 67,5 p. 100 des malades (11).

Au cours de la même année, elle apparut dans quelques contrées de la
Norvège, dans le sud de la Suède, dans les ports allemands de la mer Baltique, dans les Iles Britanniques, la Hollande, la Belgique et la France qui
aurait été infectée par le Havre (12), enfin dans le continent américain.
Mexico fut atteint tout d'abord à la fin de 1853, et dans l'année suivante, le
fléau se déchaîna sur les Etats du Sud et, de l'Ouest. Des vaisseaux européens sont naturellement accusés de l'avoir importé dans le Nouveau Monde,
c'est de tradition. Ce qu'il y a de plus certain, c'est que, dans le cours de
cette année 1853, il a envahi presqu'en même temps la Perse, la Mésopota-

mie, la Russie, la Pologne, la Suède, la Norvège, le Danemarck, la Prusse,
les Pays-Bas, la France et l'Angleterre. Son éclosion pour ainsi dire simultanée sur une si immense surface est digne de méditation. Nous y reviendrons quand nous traiterons de l'origine du choléra.

L'année 1854 marque une date mémorable dans son histoire. Pendant
qu'il s'éteint dans l'Asie antérieure, notamment dans la Perse, il sévit sur
la plus grande partie de l'Europe et de l'Amérique, dépassant en force d'expansion et en violence toutes les épidémies antérieures. HAESER attribue ce
retour à la réviviscence de germes assoupis, déposés dans beaucoup de
contrées depuis 1853. Mais il estime d'autre part qu'il doit être rapporté en
grande partie aussi à une nouvelle importation virulente de l'Inde, ce dont il
néglige de nous donner la preuve.

Le nord de l'Europe, qui avait particulièrement souffert en 1853, fut à
peine effleuré en 1854; mais la maladie régnante sévit avec d'autant plus
de fureur dans le sud et le sud-ouest du continent. Elle envahit une grande
partie de l'Espagne, de la France, de l'Italie, de l'Allemagne du Sud, de la
Crimée et de la Grèce. On nota beaucoup d'explosions partielles absolument indépendantes entre elles, à côté d'autres qui paraissaient au contraire rayonner dans des directions diverses.

En France, le choléra s'était déjà montré vers la fin de 1853, au Havre
d'abord, à Paris ensuite. Après une accalmie amenée par l'hiver 1853-1854,
il reprit son essor au printemps 1854, se ranima tout d'abord à Paris, puis
envahit successivement 9 départements en avril, 10 en mai, 9 en juin,
25 en juillet, 9 en août, et 3 en octobre; de telle sorte qu'à la fin de l'année,
il avait couvert de ses ravages environ 70 départements, dans plusieurs
desquels il se prolongea jusque dans les premiers mois de 1855. En le
suivant dans son développement, on le voit débuter par le Nord, s'abattre
aussitôt sur Paris, comme il l'avait déjà fait en 1832 et 1849, y concentrer
ses ravages durant les deux derniers mois de l'année, s'éteindre ensuite
jusqu'en février, pour se réveiller à la fin de mars. A partir de ce moment,
stimulé par les chaleurs de l'été, il devient à la fois plus envahissant et plus
meurtrier; dans sa rapide expansion, il embrasse, jusqu'au 1er juin, le nord-
ouest de la France, depuis la Manche jusqu'au versant sud-est des Vosges;
dans le courant de juin, la région du Sud, comprenant le littoral de la Méditerranée et de la vallée du Rhône, et, pendant juillet, le versant français des
Alpes. Un peu plus tard, il se répand dans les départements du Centre, baignés par la Loire et la Garonne et quelques localités échelonnées sur les côtes
de l'Océan, si bien qu'il en vint à couvrir, comme d'un vaste embrasement
presque toute la surface de l'empire. Il respecta à peu près complètement
16 départements, et s'étendit presque sans solution de continuité du Nord
au Sud de la France, depuis le Calvados jusqu'aux Hautes-Pyrénées (13).

Il effleura à peine l'Espagne en 1854, mais sévit cruellement dans toutes les parties de l'Italie. Jamais il ne s'y était déployé sur une surface si étendue. Les ravages causés par lui en Sicile furent effrayants : en deux mois, il enleva 20 000 personnes sur une population de 90 000 âmes (HAESER, p. 858).

La Suisse, qui avait été ménagée jusqu'alors, paya en 1854 une lourde contribution à l'épidémie régnante. Dans la maison des pauvres d'Aarau, écrit HAESER, elle causa, pendant la nuit du 12 au 13 août 1854, plusieurs atteintes, sans indices épidémiques avant-coureurs, et sans importation saisissable ; au même moment, les diarrhées et les cholérines étaient très fréquentes dans la population (14).

Les cholérines régnaient en juin 1854 à Munich ; à la fin d'août, le choléra y éclata, et se déploya en une épidémie formidable qui dura jusqu'en avril 1855, et qui fut le point de départ des célèbres recherches de PETTENKOFER. De Munich, il se porta sur le reste de la Bavière, dans les principautés danubiennes, et de là en Autriche, où il persévéra jusqu'à la fin de 1855.

A la même époque, il surgit sur le théâtre de la guerre de Crimée, dans des conditions qui ont paru particulièrement favorables à la théorie de la propagation de proche en proche. Enfin, en 1854, il apparut en Amérique, importé, écrit-on comme toujours, par des immigrants allemands, envahit le Canada, les États du Sud et de l'Ouest, le Mexique, la Nouvelle-Grenade et la Colombie.

Pendant l'été de 1855, il se réveilla dans beaucoup de contrées de l'Europe où il avait exercé ses ravages l'année précédente. Telles furent notamment la Russie, l'Autriche, la Crimée, l'Italie, où il surgit presque simultanément sur les points les plus divers de la Péninsule, l'Espagne, qui fut plus éprouvée encore que l'année précédente, enfin le Portugal et la Suisse. La France, le nord de l'Allemagne et la Suède, eurent moins à en souffrir qu'en 1854. Il épargna l'Amérique du Nord, mais poursuivit dans l'Amérique du Sud la marche envahissante qu'il y avait inaugurée quelques mois auparavant.

La période 1856-1858 fut marquée par une série d'explosions du choléra, dont les principaux théâtres furent les Indes, une partie de l'Asie orientale, la Perse, l'Arabie, plusieurs contrées de l'Afrique et du sud de l'Amérique. Par contre, il rétrograde partout en Europe, ses manifestations perdent de leur amplitude et de leur violence ; seuls l'Espagne et le Portugal continuent à subir ses ravages, partout ailleurs il est en déclin.

En 1859 et 1860, il se déchaîna avec une violence extrême sur le Bengale, et surtout sur la Chine, où il sévit cruellement parmi les troupes françaises stationnées dans le pays. En Europe, il se ralluma dans plusieurs régions de la Suède, du Danemark, de l'Allemagne, des Pays-Bas, de la Belgique, sans qu'il fût possible d'établir si ces recrudescences étaient dues à une importation nouvelle, ou à une réviviscence de germes anciens, laissés sur place par les explosions antérieures (15). En juillet 1859, il éclata d'une façon tout à fait inattendue, et sans importation apparente, à Osnabrück, qui avait été continuellement épargnée jusqu'alors. Cette troisième épidémie se termina en Europe en 1860, par des manifestations isolées et sans importance qui survinrent à Saint-Pétersbourg et sur quelques points de la Finlande ; elle continua pourtant à couvrir de ses ravages, jusqu'à la fin de l'année, l'Espagne, l'Algérie et une partie du Maroc.

C'est ainsi que la troisième pandémie cholérique embrasse une période de quinze ans, pendant laquelle elle envahit d'une part tout l'hémisphère Nord et d'autre part l'hémisphère Sud, depuis l'équateur jusqu'aux 25e et 30e degrés de latitude respectivement dans l'ancien et le nouveau monde. Elle a subi, dans son intensité, de nombreuses fluctuations, dont les points culminants correspondent aux années 1849, 1850 et 1853-1855 ; mais durant les années intermédiaires, elle ne s'éteignit complètement dans aucun de ses foyers extra-indiens. Aussi, HIRSCH estime-t-il que la recrudescence de 1853 en Europe, Afrique, et Amérique est imputable non à une importation nouvelle, mais au reveil de germes déposés partout depuis 1846. Nous discuterons cette opinion dans un des chapitres suivants.

Quatrième pandémie, 1863-1876. — La quatrième pandémie s'ouvre en l'an 1863 ; elle se distingue de ses aînées par l'itinéraire qu'elle a suivi à son début, et par la rapidité avec laquelle elle s'est propagée de l'Asie à l'Europe. Tandis que jusqu'alors le choléra était toujours venu de l'Inde en Europe par l'Afghanistan, la Perse et la Russie d'Asie, mettant plus d'un an à accomplir ce trajet continental, la quatrième épidémie, qui prit son point de départ sur la côte occidentale de l'Arabie, arriva en quelques jours par des bateaux de pèlerins sur le littoral méditerranéen, et envahit en peu de semaines une grande partie du Sud de notre continent. Toutefois, malgré la rapidité de son essor initial, elle employa plus de dix ans à parcourir sa funèbre carrière à travers le monde, et, à l'instar de la troisième pandémie, elle évolua en deux poussées distinctes, 1863-1868 et 1871-1875.

Période 1863-1868. — Le fléau préluda à sa pérégrination pandémique par l'explosion précoce de sa recrudescence annuelle dans le Bengale en 1863, et par son extension, l'année suivante, à la Chine et au Japon. En 1864, il fut importé de Bombay sur la côte occidentale de l'Arabie par des navires chargés de musulmans et, en mai 1865, il éclata au milieu de 80 000 pèlerins réunis à la Mecque pour les fêtes du Kourban-Beiram. Diverses relations certifient que l'épidémie aurait débuté dans les environs de la ville sainte bien avant l'arrivée des navires incriminés (16). Quoi qu'il en soit, elle causa des ravages épouvantables : en six jours, elle enleva 60 000 individus près de la colline d'Arafat, dans la vallée de Mura. Les rues de la Mecque étaient jonchées de cadavres.

Pris d'une effroyable panique, les pèlerins s'enfuirent dans toutes les directions, transportant partout le germe de l'épidémie naissante, dans la Syrie, la Palestine et la Mésopotamie, l'Egypte et le littoral du nord de l'Afrique (mai 1865), enfin à Marseille (18 juin), à Malte (20 juin), et à Constantinople (fin juin). Des ports de la Méditerranée, le fléau se propagea de seconde main en Italie (commencement de juillet), en Espagne (mi-juillet), en Angleterre et en Belgique (fin d'août). L'impulsion initiale que lui donnèrent les migrations musulmanes, nous fait saisir pourquoi il s'atta-qua tout d'abord au nord de l'Afrique et au sud de l'Europe ; dans le cours de l'année et dans les deux années suivantes, il promena ses ravages dans la plus grande partie de ces deux continents, ainsi que dans l'hémisphère Ouest.

Marseille fut infectée par des pèlerins retournant en Algérie. De cette ville, le choléra se répandit rapidement dans le sud de la France ; en sep-tembre, il surgit simultanément à Paris et à Amiens, en octobre dans les départements septentrionaux, en novembre dans les Vosges, et, à la fin de l'année, il avait parcouru la plus grande partie du pays, sans atteindre toutefois la violence des épidémies antérieures, si bien qu'il ne fit guère plus de 10 000 victimes. Après s'être assoupi en hiver, il reprit l'essor épi-démique au printemps de 1866, envahit particulièrement le Nord du pays, les départements du Morbihan, des Côtes-du-Nord, du Finistère, de la Somme, de la Meurthe, de Seine-et-Marne, du Calvados, de la Seine, de l'Eure, etc., sans ménager cependant le Sud (Charente, Bordeaux, Marseille, Ciotat, etc.). C'est pendant les mois de juin et de juillet qu'il sévit avec fureur à Amiens. En été de 1867, il effectua des retours offensifs dans quelques localités antérieurement atteintes, notamment dans le Nord du pays, mais n'y donna lieu qu'à des épidémies restreintes. En automne, il s'éteignit partout, et de cette date jusqu'en 1873, la France en demeura entièrement préservée.

L'Italie fut atteinte peu de temps après Marseille par Ancône, où l'épi-démie aurait été importée par un vapeur venu d'Alexandrie. Ce qu'il y a de certain, c'est qu'elle se répandit avec une rapidité étonnante sur toute la péninsule, et y persista, avec des alternatives variables, jusqu'en novembre 1867. Rien que dans cette dernière année, elle fit plus de 130 000 victimes dans tout le royaume.

Au milieu de juillet 1865, elle attaqua l'Espagne par Valence, importée, dit-on, dans cette ville, par un voyageur qui, parti d'Alexandrie, s'était arrêté et infecté à Marseille. Mais à la même époque, elle se manifesta à Gibraltar et à Carthagène. La première de ces villes a été contaminée, *selon toute vraisemblance*, écrit HAESER (p. 886), par des troupes de passage, originaires de Malte, et à destination de Gibraltar; mais Carthagène, paraît-il, vit naître le fléau sans avoir reçu de navire suspect. D'autre part, le 2 octobre, il éclata à Madrid avec une telle soudaineté et une telle violence que, le 8 octobre, on comptait déjà 1 500 décès. Six cents personnes succombèrent en un seul jour! Que ces allures tumultueuses sont éloignées de celles de la propagation de proche en proche! Est-il possible d'imputer à la contagion *seule* une extension si massive et si foudroyante?

A la fin d'août, le fléau surgit en Angleterre, à Southampton, si souvent déjà éprouvé par lui. Toutefois, il borna ses atteintes à cette ville et à quelques localités voisines. HIRSCH affirme qu'il y fut importé par un navire russe venu d'Alexandrie (17). HAESER tient cette origine simplement pour vraisemblable (18).

En septembre, enfin, de la même année, le choléra éclata dans le Luxembourg belge, s'y déploya pendant l'hiver suivant en une épidémie qui atteignit son point culminant en mars 1866, et s'éteignit ensuite rapidement.

Nous avons vu que, dès la fin de juin 1865, le choléra s'était abattu sur Constantinople avec les fuyards de la Mecque. De là il se répandit sur une grande partie de l'empire turc, à l'Est vers l'embouchure du Danube, à l'Ouest, le long de ce fleuve, dans la Roumanie, la Bulgarie et une partie de la Moldo-Valachie qu'il continua à ravager en 1866 et 1867, ainsi que l'Herzégovine et l'Albanie. Entre temps, il avait rayonné de la Turquie sur six gouvernements de la Russie méridionale, le Caucase et l'Arménie.

Les autres contrées de l'Europe, notamment l'Autriche et l'Allemagne, furent épargnées par la maladie régnante en 1865. Elle s'y montra d'autant plus cruelle l'année suivante, où son expansion y fut secondée par un complice d'une redoutable puissance, la guerre sanglante qui s'était élevée entre les deux pays.

En Allemagne, elle surgit, au cours de 1866, presque simultanément dans des foyers multiples : en avril, dans les provinces du Rhin et la Westphalie; en mai, dans plusieurs ports et villages de la Poméranie, à Francfort sur l'Oder et dans le duché de Posen; en juin, à Breslau, Berlin, Hambourg, le royaume de Saxe; en juillet, dans la province de Saxe et le Brunswick; en août, dans le Mecklembourg-Schwerin et l'Oldenbourg; en septembre enfin dans le duché d'Anhalt. Après quoi, elle disparut à peu près partout. La guerre austro-prussienne de 1866 imprima au choléra une impulsion puissante. Elle a exercé surtout sa funeste influence dans les pays d'Autriche, dans la Bohême, où les deux armées aux prises ensemble furent décimées par lui, dans la Hongrie, la Galicie, la Dalmatie et la Bavière. Le sud-ouest de l'Allemagne témoigna une fois de plus de son peu de réceptivité pour le fléau. Malgré l'importation incessante de celui-ci, de la Belgique dans le Palatinat rhénan, vers Francfort-sur-le-Mein et le duché de Bade, ces pays n'en comptèrent que des atteintes éparses.

Pendant que, dans cette année 1866, il éclatait de toutes parts en Allemagne et en Autriche, il se répandit dans une grande partie de la Russie : 55 gouvernements en furent attaqués. L'aire de ses manifestations s'étendit du Caucase à Saint-Pétersbourg, et d'Orenbourg à la frontière occidentale de la Pologne. Dans le même temps, il se manifestait avec une certaine violence dans la Belgique, le Luxembourg, les Pays-Bas et la Suède. L'Angleterre fut à peine effleurée. Le Danemark et la Norvège demeurèrent indemnes.

En 1867, il continua ses ravages en Autriche, et ne s'y éteignit qu'en hiver, après avoir enlevé 32 000 victimes ; déjà, il avait décliné en Russie et en Allemagne, et, à la fin de l'année, il y disparut complètement.

C'est à peine s'il toucha quelques points de la Hollande, de la Belgique et de l'Angleterre. Mais, en revanche, il sévit avec une violence extrême dans toutes les provinces de l'Italie, y enleva 130 000 victimes, et ne s'y éteignit qu'en 1868 ; depuis lors, il ne reparut plus dans la péninsule.

En somme, qu'on veuille bien le remarquer, le choléra est partout. Il couvre à la même époque le monde tout entier. Il en est de lui comme de la vieille suette dont il copie les traits essentiels. La dissémination et la simultanéité de ses explosions sur de si vastes surfaces ne se conçoivent guère sans l'hypothèse d'un immense conflit entre des influences cosmiques surgissant brusquement partout, et des causes locales, des germes assoupis, épars également en tous lieux, et sollicités par ces modificateurs généraux à passer de l'état indifférent à l'activité pathogène. Que vient donc faire l'extension de proche en proche dans un drame épidémiologique qui a pour théâtre toute la surface du globe ? Que de voyageurs, que de caravanes, que de bateaux il aurait fallu mettre en mouvement pour répartir le choléra, au même moment, dans l'immensité des régions comprises entre l'Océan glacial et l'Amérique du Sud, entre l'extrême Asie et les côtes occidentales du Nouveau Monde !

Période 1871-1875. — Pendant les années 1869 et 1870, le fléau laissa quelque répit au continent européen qu'il venait d'éprouver si cruellement. Mais il couvait sous la cendre. Dès l'hiver de 1869-1870, il se réveilla en Russie, on ne sait comment (19), y prit des allures envahissantes dans l'été de 1870, et s'y déploya au cours de 1871 en une vaste épidémie, qui s'étendit géographiquement des rives de la mer Noire jusqu'à Archangel, et des gouvernements de Tobolsk, Tomsk, et de la Sibérie occidentale jusqu'à la frontière ouest de la Russie d'Europe. Cent trente mille personnes y succombèrent. Elle resta stationnaire en 1872, causant autant de ravages que l'année précédente, s'apaisa dans l'hiver 1872-1873, reprit son cours avec sa violence initiale en 1873, et ne s'éteignit qu'en 1874, après avoir enlevé encore 30 000 sujets dans ce retour offensif.

Pendant qu'en 1871 l'épidémie sévissait dans toute la Russie, elle attaquait la Prusse par les provinces limitrophes de cette dernière, par Königsberg en juillet, par Dantzig, Stettin, Berlin et Hambourg au commencement d'août; mais elle s'épuisa rapidement dans ces quelques foyers, et dès novembre, elle était éteinte partout.

Elle se montra plus sévère en Autriche qu'elle envahit en même temps que l'Allemagne, par des malades venus, pense-t-on, de la Pologne. Après s'être manifestée, en décembre 1871, dans la Galicie, elle se répandit, au printemps de 1872, dans la Moravie, la Bohême, la Silésie autrichienne et la Hongrie. De juin à septembre de cette année, elle sévit dans la Roumanie, notamment à Jassy.

En 1873, pendant qu'elle ravageait la Russie, elle se réveilla dans les Pays du Danube, la Dalmatie, la Basse-Autriche, et la Hongrie où elle enleva, dans les deux années 1872 et 1873, 190 000 personnes.

L'année 1873 fut particulièrement néfaste pour l'empire allemand. Après avoir éclaté d'une façon tout à fait inexplicable en avril, à Magdebourg, le choléra surgit peu de temps après à Dresde; puis, en juin et juillet, il se répandit dans la plupart des contrées de l'Allemagne. Il apparut, à peu près simultanément, dans les provinces orientales de la Prusse, à Bromberg, Marienverder, Dantzig, Posen, Oppeln, Breslau; un peu plus tard à Hambourg, Königsberg et Berlin; à la fin de juillet à Potsdam, à Stettin, dans la Bavière, le Wurtemberg, le duché de Bade et la Hesse (20). L'empire compta, en 1873, 1 591 localités touchées par l'épidémie régnante, et 33 156 décès. A la fin de cette année, elle s'y éteignit partout, à l'exception de la Bavière et de la Haute-Silésie, qui en furent affligées pendant tout l'hiver, et une partie de 1874. Depuis cette époque, à part quelques explosions partielles, telle que celle de Hambourg en 1892, le choléra ne fut plus revu en Allemagne.

Le choléra de 1873 n'épargna pas la France. Il y fut moins général que dans les invasions antérieures, mais sévit cependant avec violence dans plusieurs départements. Il apparut successivement au Havre, à Rouen et à Paris, les 13 août, 16 août et 4 septembre, créant dans ces trois grands centres de population des foyers épidémiques graves. Il causa respectivement dans les deux premières villes 302 et 272 décès. A Paris, il ne dura que deux mois, et fit 869 victimes, ainsi réparties :

	DÉCÈS			
	SEPTEMBRE	OCTOBRE	NOVEMBRE	TOTAUX
1° En ville.	394	165	14	573
2° Dans les hôpitaux . .	181	106	9	296 (21)

Cette épidémie fut la plus courte et la plus bénigne de toutes celles qui se succédèrent dans la capitale depuis 1832 : elle marqua le déclin de l'évolution multiannuelle de la pandémie du xixᵉ siècle. Malgré l'incertitude qui a plané partout sur l'origine des premières atteintes, les contagionnistes n'hésitent pas à admettre que le choléra s'est propagé par importation du Havre à Rouen et de Rouen à Paris, en raison de l'ordre chronologique dans lequel ces trois villes furent successivement atteintes, et des relations qui les unissent entre elles à des titres multiples. Quant au Havre, écrit Woillez, « *il a dû nécessairement* » être contaminé du dehors, dans son trafic commercial avec les ports de la Baltique ; *que si l'on n'a pu démontrer l'importation, cela ne prouve pas qu'elle n'a pas eu lieu* (22) ! A ces assertions purement conjecturales, nous préférerions une démonstration appuyée de quelques faits précis, d'autant plus que, selon le Dʳ Lecadre, le choléra du Havre est né sur place, et qu'il en fut de même de celui de Rouen, d'après le Dʳ Bouteiller. Ces deux distingués praticiens font remarquer qu'à son développement autonome s'associa ultérieurement l'extension par la transmission, ce qui constitua aux yeux de M. Woillez la preuve de son importation !

Il s'est montré du reste dans plusieurs autres localités de la Seine-Inférieure, moins grave et plus limité qu'au Havre et à Rouen, puis dans le Calvados, la Manche, le Morbihan, la Vendée, la Seine-et-Oise, l'Oise, l'Eure, la Côte-d'Or, la Haute-Marne et la Haute-Saône. Une des villes les plus éprouvées fut Caen. L'épidémie y dura trois mois et demi et causa 580 décès ; la mortalité y fut double de celle du Havre.

De 1871 à 1873, la maladie régnante ne créa que quelques foyers épars et restreints dans la Suède, la Norvège, la Hollande, la Belgique et l'Angleterre ; elle épargna totalement, comme d'habitude, le Danemark.

Bien remarquable, bien digne de méditation au point de vue de l'origine du choléra, est l'immense extension qu'il prit à la même époque, c'est-à-dire de 1864 à 1871, sur le continent africain. Il envahit successivement ou simultanément le pays des Somalis de décembre 1864 à août 1865, l'Abyssinie en juin 1865, la Nubie de juillet à septembre de la même année, la Tunisie, l'Algérie et le cours supérieur du Nil en 1867, le Maroc en 1868, le Sénégal et le pays des lacs intérieurs en 1868-1869, l'île Zanzibar en 1869-1870, la côte de Mozambique en mai 1870, les îles Comores et Madagascar en août et le Congo en décembre de la même année, enfin Nossi-Bé en mars 1871. En somme, toutes les régions connues du continent noir ont vu surgir le fléau. Il serait parti en 1864 et 1865 des côtes de l'Arabie et du golfe d'Aden, pour se répandre, par des transports successifs, dans les vastes contrées ci-dessus dénommées. Cette généalogie des explosions comprises dans l'immense aire qu'embrassent celles-ci, est bien conforme à la doctrine, mais ne laisse

pas d'être conjecturale. Ainsi, on admet, sans en fournir autrement la
preuve, que le nord de l'Afrique a été infecté par l'Europe. On croit aussi
que la terrible épidémie de l'Algérie de 1867, qui fit plus de 80 000 victimes, y fut importée de France, mais on n'en est pas sûr. D'autre part,
c'est l'Algérie, *paraît-il*, dit HAESER (23), qui aurait infecté le Maroc. L'épidémie surgit tout d'abord dans l'intérieur du pays, puis elle s'avança lentement vers la mer, gagnant toujours en intensité, à mesure qu'elle pro-
gressait dans l'espace. Enfin, c'est une caravane de nègres qui l'aurait
importée au Sénégal. Aucune de ces assertions ne s'appuie sur un fait
précis ; elles sont toutes suggérées par la doctrine, les besoins de la
cause seuls leur servent de sanction.

Quelle immense aire que celle qui depuis quatre ans servait de cadre
au fléau ! Et pourtant, il n'y est point resté confiné, tant s'en faut. Pendant
qu'il couvrait de ses ravages les anciens continents, il ne chômait pas dans
le Nouveau Monde. En octobre 1865, il surgit à la Guadeloupe, débarqué,
lit-on, dans la petite île, par un voilier originaire de Marseille, qui n'avait
cependant eu aucun malade durant la traversée, ou, selon d'autres versions,
par un navire venu de Bordeaux, qui avait enregistré en route un décès dont
la cause est restée indéterminée (24). Quoi qu'il en soit, d'octobre 1865 à mars
1866, il emporta 12 000 habitants, et envahit, dans l'entre-temps, les
Grandes Antilles, notamment Saint-Domingue et Cuba, où il persista jusqu'en 1868.

Tout à fait indépendant de l'atteinte des Antilles est l'envahissement
des États-Unis. Au commencement de 1866, le navire « Angleterre », portant des émigrants embarqués à Rotterdam, sur lesquels 82 avaient péri en
mer du choléra, importa celui-ci à Halifax. Le 18 avril 1866, il mouilla en
rade de New-York : le 1er mai, l'épidémie se déclara dans cette ville, mais
il ne fut pas possible de trouver quelque relation entre ses premières
atteintes et l'arrivée du bateau incriminé.

Quoi qu'il en soit, après ce prélude, il se répandit sur une grande partie
des États Confédérés, favorisé dans ses progrès par les mouvements de
troupe qu'occasionna la guerre de la Sécession. Mais déjà, en avril 1866, il
avait apparu dans les États de la Plata (République Argentine, l'Uruguay
et le Paraguay), et sur la côte Ouest de l'Amérique du Sud, épargnés par
lui jusqu'alors. Après s'être assoupi en hiver, il reprit, en 1867, l'offensive
dans tous les pays qu'il avait parcourus jusqu'alors, envahit le Brésil et ne
s'y éteignit qu'en 1868. Depuis, on ne l'a plus guère revu dans l'Amérique
du Sud.

En revanche, en 1874, il se réveilla sur plusieurs points de la Russie et
de l'Allemagne, mais sans y causer des épidémies sérieuses. En 1875, il se
manifesta brusquement, sans contagion d'origine apparente, en Syrie, et y

causa d'épouvantables ravages. Tripoli et Bayreuth eurent beaucoup à en souffrir.

Enfin, de 1877 à 1879, il sévit avec une extrême violence au Japon. Dans la seule année 1879, il y causa 156 204 atteintes et 89 702 décès (25).

Abstraction faite de ces dernières explosions, la quatrième pandémie peut être considérée comme terminée en 1873. De 1875 à 1880, le choléra n'est plus signalé nulle part hors de l'Inde.

Cinquième pandémie, 1883. — De 1875 à 1884, le choléra était éteint partout, excepté dans l'Inde, où il continuait à subir ses recrudescences périodiques habituelles. En mai 1883, il sévissait avec violence à Bombay. Quelques négociants de cette ville débarquèrent le 19 juin à Damiette (Égypte). Quatre jours après, le 23 juin, l'un d'eux succomba au choléra. La population, épouvantée, s'enfuit et propagea le fléau dans toutes les directions, notamment à Mansurah, Port-Saïd, Suez, Samarand, Rosettes, etc... Ses progrès furent tellement rapides que, le 7 août, on comptait, depuis le début de l'épidémie, 90 000 malades et 25 000 décès. Cette date marque son apogée : la commission d'études française et allemande, qui arriva en Égypte vers la fin d'août, le trouva en plein déclin. En février 1884, on n'enregistra plus que des cas sporadiques épars. En avril, on mentionna quelques atteintes en Cochinchine.

Le 13 juin 1884, le choléra éclata à Toulon. On n'a pas oublié les retentissantes controverses soulevées à cette époque par la double question de sa nature et de son origine. L'opinion publique accusa d'abord la *Sarthe,* transport de guerre, de l'avoir importé de Saïgon dans notre grand port militaire de la Méditerranée. Une enquête minutieuse établit qu'il n'en était rien. Mais comme, dans l'entre-temps, on avait proclamé officiellement, contrairement aux affirmations de FAUVEL, qu'il s'agissait du choléra asiatique, il fut admis, sans autre preuve, qu'il s'était introduit à Toulon par des voies inconnues : les idées préconçues prévalurent une fois de plus sur le témoignage de la réalité.

De Toulon, il passa à Marseille, et de ces 2 villes, il se répandit, avec les fuyards, pense-t-on, dans tout le midi de la France, notamment dans les départements de Vaucluse, Gard, Hérault, Aude, Pyrénées-Orientales, Basses et Hautes-Alpes, Ardèche, Drôme, Haute-Garonne, Ariège et Hautes-Pyrénées. Lyon n'a compté que 27 cas, dont pas un ne forma foyer. Son immunité s'est maintenue en 1884, comme dans la plupart des épidémies antérieures.

Le 10 août 1884, le fléau surgit à près de 600 kilomètres de Marseille, dans un hameau de 150 habitants de l'arrondissement de Tonnerre (Yonne), *sans qu'on pût en découvrir l'origine* (26), et y causa 16 atteintes et 13 décès. Plus tard, d'octobre 1884 à janvier 1885, il fit irruption dans la Seine (Paris et la banlieue) et quelques départements voisins (Seine-et-Oise, Seine-et-Marne, Oise), dans la Seine-Inférieure (Yport et Fécamp), dans la Loire-Inférieure (Nantes) et la Vendée (île de Noirmoutiers), où il aurait été importé de Nantes, et où il ne s'éteignit que vers le 10 janvier 1885. Dans le courant de l'année 1885, il se répandit dans quelques villes maritimes du Finistère, importé, croit-on, par des pêcheurs bretons, qui auraient été en rapport avec des pêcheurs espagnols (27), attachés à des ports infectés !

Comme, en ce temps, il était éteint à peu près partout en France, on admit que, *selon toute probabilité,* il s'était introduit à Nantes et subsidiairement dans la Vendée, par des soldats libérés venus de l'Algérie, qu'il fut naturellement impossible de retrouver (28).

En septembre 1884, on signala son apparition aux lazarets de Bône et de Philippeville, et en novembre, chez des militaires de la Maison-Carrée près d'Alger. A Oran, il a sévi du 24 septembre jusqu'en janvier 1885, prélevant de 300 à 400 victimes. La proximité de la métropole a fait supposer, *avec toute probabilité,* son importation de France (29).

Dans le printemps de 1885, il effectua à Marseille un retour offensif, qui prit une assez grande extension au commencement de l'été, pour disparaître en automne suivant.

L'éclosion du choléra en Espagne, vers le mois d'août 1884, à Alicante et dans les provinces de Taragone et de Lerida, n'a pu être interprétée d'une manière satisfaisante, mais *toutes les probabilités,* écrit-on, concourent à dénoncer l'importation, et notamment sa provenance française (30). Que de fois l'étiologie officielle en a été réduite à s'en prendre aux probabilités ! Après s'être assoupi pendant quelques mois, le fléau prit, à la fin du printemps 1885, un essor vraiment pandémique, et envahit jusqu'en octobre la péninsule tout entière, moins le Portugal.

Lorsque le choléra fut signalé à Marseille, en juillet 1885, il avait déjà donné lieu, en Italie, à des manifestations éparses, dues à la réviviscence *in situ* de germes anciens, et que vinrent renforcer, de juillet à septembre 1885, des atteintes suscitées par l'importation venue du midi de la France. Dans la seconde moitié de 1885, il envahit une partie de la péninsule, notamment les provinces de Massa, Gênes, Crémone, Plaisance, Alexandrie, Modène, la Sicile, la Vénétie, d'où il rayonna en décembre 1885 à Trieste et en 1886 sur la côte Adriatique de l'Austro-Hongrie.

Telle fut l'épidémie de 1884-1885. Elle tua plus de 200 000 habitants dans les grands États envahis par elle, dont :

13 000	pour la France-Algérie sur un ensemble de près de	39	millions d'habitants
30 000	—	Italie	—	—	26	—	—
180 000	—	Espagne	—	—	17	—	—

Au total, les trois États ont perdu 220 000 sujets sur 500 000 à 600 000 malades. Mabé, qui a tracé l'itinéraire de cette épidémie, se plaît à affirmer que c'est le choléra de Toulon et de Marseille qui a rayonné, par des foyers successifs, secondaires, tertiaires, etc., de la vieille cité phocéenne jusque sur les bords de la Seine, jusqu'à l'embouchure de la Loire, et enfin jusqu'en Espagne, en Algérie, en Italie, en Sicile, en Dalmatie. Il est *bien évident*, ajoute-t-il, que Toulon et Marseille ont été les points de départ de la pandémie de 1884, qui a couvert de ses ravages la France, les deux Péninsules occidentales Européennes, et la rive Africaine de la Méditerranée (31). Nous verrons plus loin que ces assertions ne laissent pas que d'être très contestables, et que l'analyse impartiale des faits substitue le doute à cette évidence dont se targuent les interprétations officielles.

Épidémie de 1892 et 1893. Les années 1887-1892 furent marquées par l'extinction générale du choléra dans l'hémisphère Ouest. Quelques épidémies seulement y étaient signalées, entre autres dans la République Argentine et le Chili en 1888, et dans l'Espagne en 1890. L'atteinte de la presqu'île Ibérienne a fixé l'attention, parce que l'importation paraît y avoir été complètement étrangère (32).

En 1892, le fléau subit une forte recrudescence dans l'Afghanistan et la Perse, où il avait persévéré à l'état endémique pendant les années antérieures. A Baku, port russe de la mer Caspienne, en relations suivies avec les villes commerciales de la Perse, il se déploya en une formidable épidémie pendant le mois de juin. En juillet suivant, il éclata à Saratow, à Nischni-Nowgorod, à Varsovie, Moscou, Saint-Pétersbourg, propagé, écrit-on, dans toutes les directions par les fuyards de Baku. L'Allemagne en était restée indemne dans la première moitié de 1892, quand il éclata brusquement en août à Hambourg, et sans que l'on pût remonter à son origine. Du 16 de ce mois au 12 novembre, il causa 16 956 atteintes et 8 605 décès. A la même époque, mai et juin 1892, il s'abattit sur les environs de Paris et le Havre, où son origine, et même sa nature sont restées obscures. Il éclata le 5 avril à l'asile de Nanterre, où étaient réunies 4 000 personnes infirmes et détenues, quoique l'établissement ne fût aménagé que pour 2 000 pensionnaires. C'étaient des vieillards ou des impotents, entassés dans des espaces étroits, mal nourris et abreuvés d'eau de Seine. Le fléau ne pouvait rencontrer un terrain mieux préparé à subir ses ravages.

A peu près en même temps, il apparut à Neuilly (10 avril), Puteaux (14 avril), Courbevoie (15 avril), et enfin Saint-Denis (17 avril) : presque toutes les communes de cet arrondissement furent atteintes. A Saint-Denis même, on observait côte à côte la diarrhée cholériforme et le choléra classique. L'identité de leur nature était manifeste : dans un même logement, des voisins ou des membres de la même famille ont contracté, et fréquemment à la même source, les uns la première, d'autres la seconde de ces affections. Des examens bactériologiques pratiqués à l'hôpital par MM. NETTER, THOINOT, LE ROY DES BARRES ont révélé le bacille virgule 60 fois sur 71 épreuves. L'investigation fut parfois négative dans des types de choléra classique, et positive dans des atteintes légères, rapportées par la clinique aux diarrhées cholériformes, tant il est vrai que la bénignité n'est pas exclusive du choléra authentique. La morbidité s'est élevée au chiffre de 50 environ et la mortalité à celui de 20 p. 10 000 habitants.

Au commencement de juillet, le choléra pénétra dans Paris, mais l'effleura à peine. Presque en même temps, le 5 juillet, il apparut au Havre, où il fut au contraire des plus meurtriers. Les 50 premiers malades reçus dans les deux hôpitaux de la ville ont fourni 48 décès. Aussi, le Dr GIBERT n'hésita-t-il pas à déclarer devant l'Académie qu'il s'agissait bien du choléra exotique (33); il ne craignit même pas d'avancer qu'il avait été importé au Havre, non de Hambourg, mais des environs de Paris même (Courbevoie), où l'opinion prépondérante persistait à ne reconnaître que le choléra nostras dans la maladie régnante. Mais, si celle-ci était née toute seule dans la banlieue de Paris, on ne voit pas pourquoi elle n'en aurait pas fait autant, en un point voisin, affligé de conditions d'insalubrité analogues à celle de Nanterre et de Saint-Denis, et alors même qu'un immigrant venu du premier foyer aurait introduit dans le deuxième le danger d'une source éventuelle de contamination (34). Quoi qu'il en soit, le choléra causa au Havre 1 321 atteintes et 473 décès.

Plus tard, dans le deuxième semestre de 1892, des diarrhées cholériformes, des cholérines et du choléra algide, isolés ou associés ensemble, furent signalés sur plusieurs autres points du territoire. Ils régnaient côte à côte, notamment dans les arrondissements de Dieppe, Abbeville, Montmédy, Laon, Reims, Saint-Omer. C'étaient des explosions restreintes, mais des plus sévères dans leurs manifestations cliniques. Si elles manquaient de la force expansive du choléra indien, elles en avaient, en revanche, toute la gravité, et en manifestaient souvent la transmissibilité, si bien que l'observation hésitait à n'y voir que le choléra nostras, bien que l'importation ne pût être incriminée nulle part. L'arrondissement d'Abbeville compta 25 décès, celui de Dieppe 146 sur 258 atteintes. Dans une petite localité des environs de Rennes, le choléra *nostras* fit rapidement 5 victimes! Dans une autre, de l'arrondissement de Montmédy, comptant 565 habitants, il tua 9 personnes sur 12 malades : l'évolution était foudroyante ; il s'écoulait à peine quelques heures entre le moment de l'invasion et celui du trépas (35). Quelque nom qu'on donnât à la maladie régnante, diarrhée cholériforme, cholérine ou choléra, il est certain que sa physionomie clinique et ses allures la rapprochaient plus du choléra indien que de l'autre.

En 1893, comme en 1892, le choléra a été signalé à peu près partout en France, notamment en Bretagne et dans le Midi. Brest, Nantes, Toulouse, Marseille, Aix, Toulon, Nice, ont compté un grand nombre de décès; et indépendamment de ses manifestations dans les grands centres, l'épidémie a fait explosion dans mainte localité secondaire et même rurale. Il résulte des documents envoyés à l'Académie de Médecine, que, dans un ensemble de 30 départements, il a été enregistré 6 304 atteintes et 3 413 décès (36). Dans nombre de ses foyers, l'importation a été vainement recherchée, et la réviviscence des germes laissés par les épidémies antérieures incriminée plus d'une fois (37). Les multiples explosions épidémiques de la Méditerranée, et notamment de l'arrondissement de Narbonne, furent attribuées par M. le Dʳ Triffaud à la genèse autochtone (38). Dans cette dernière circonscription, l'épidémie s'est manifestée dans 18 communes sur 71, ne reconnaissant nulle part l'importation pour origine. Dans une même semaine, elle envahit à peu près simultanément six villages éloignés les uns des autres, et privés de communication directe entre eux ou avec des centres déjà contaminés. Et, par une anomalie bien faite pour déconcerter les notions contagionnistes, les villages qui confinaient à ces foyers épars demeurèrent complètement indemnes. Dans toute la région, l'ubiquité, la simultanéité et l'incohérence des atteintes marquèrent le développement du fléau. Il y causa 109 décès dont 33 pour la ville de Narbonne seule. Dans l'arrondissement d'Aix, il a porté ses coups dans des directions très différentes, sans revêtir franchement le caractère épidémique nulle part, mais ne laissant pas de tuer partout la moitié ou les trois quarts des malades. Dans aucun de ses multiples foyers, son éclosion n'a pu être attribuée à l'importation du contage par les hommes ou les choses (39).

Telle est, du moins en France, l'histoire assurément incomplète du choléra de 1893. Sa caractéristique fondamentale fut la multiplicité et l'étroitesse de ses foyers, son éclosion dans des hameaux, voire même des fermes isolées, sa gravité extrême dans certaines localités comparée à sa faible morbidité, enfin son développement autochtone dans un grand nombre de ses explosions. Ce dernier trait est formellement affirmé dans la plupart des documents conservés à l'Académie de Médecine. Il y est mentionné à chaque pas que des manifestations cholériques, isolées ou collectives, sporadiques ou épidémiques, sont nées sans contagion originelle ou sans importation, que telle épidémie a évolué tumultueusement, déjouant, par l'ubiquité, la simultanéité et l'incohérence des atteintes, toute tentative de rattacher celles-ci entre elles par la filiation du contact. Les faits mêmes qui sont rapportés à la contagion ne sont pas d'une précision telle qu'ils ne puissent être interprétés autrement.

L'année 1893 clot l'ère des grandes expansions du choléra, et marque le terme de cet historique, dans lequel il n'y a pas lieu de comprendre des explosions partielles, survenues au cours de ces quinze dernières années dans l'extrême Orient. Cet exposé nous montre, comme enseignement fondamental, que, depuis 1817, c'est-à-dire depuis la date de sa première explosion générale, le choléra a agrandi son domaine géographique à chacune de ses pandémies successives jusqu'en 1865, et que depuis cette époque ses manifestations ont été en déclinant, perdant de leur gravité et de leur force de rayonnement, si bien que, depuis une vingtaine d'années, il s'est effacé du rang des grandes épidémies. On appréciera plus loin la valeur de cette observation.

A part la grippe, il n'y a point de maladie épidémique dont l'aire d'expansion sur le globe soit aussi vaste que celle du choléra. Il a envahi presque toutes les contrées de l'Asie et de l'Europe, n'épargnant que la Sibérie septentrionale et le Kamtschatka, la Laponie, l'Écosse, les îles Féroé, l'Islande et les pays montagneux. En Afrique, il n'a pas seulement sévi sur le littoral Nord et Est, en relations permanentes avec l'Inde, il a promené ses ravages sur une grande partie des contrées de l'intérieur et sur la côte Ouest, sans toucher toutefois à la pointe méridionale du continent. A l'exception des régions extrêmes du Nord et du Sud, ainsi que du Chili, il a sévi sur tout le continent américain, ainsi que sur la plupart des Antilles. L'Australie et les îles de la Polynésie sont restées indemnes.

Pathogénie et épidémiologie. — Le choléra est, avec la grippe, le type le plus achevé des maladies pandémiques. Cependant, sa force expansive, ainsi que sa gravité, n'ont pas laissé d'être très inégales suivant les temps et les lieux. Les quatre premières explosions ont embrassé des continents tout entiers et causé une léthalité excessive; celles de 1873, 1884 et 1892 se sont déployées plutôt en épidémies régionales et ont été en général moins meurtrières que leurs aînées. Les atteintes sporadiques sont tenues pour exceptionnelles, puisque, d'après la définition même du choléra infectieux, le mode épidémique est sa caractéristique essentielle.

Il s'est répandu dans les contrées les plus diverses, eu égard à la structure et à la conformation du sol. En France, il s'est manifesté depuis les gradins des Vosges, du Jura et des Alpes, jusqu'aux plateaux intérieurs et aux vallées qui aboutissent à l'Atlantique, depuis les sommets des Pyrénées jusqu'aux pentes qui se baignent dans le golfe du Lion. Capable de s'adapter à tous les lieux, quelle que fût leur constitution géologique ou leur configuration physique, il est apparu sur les formations primitives, secondaires et tertiaires, sur le flanc des montagnes et dans les vallées, sur les terrains secs et humides, privés de rivières ou arrosés de nombreux cours d'eau, dans les pays nus ou boisés, incultes ou fertiles en productions diverses.

Le choléra dans ses rapports avec les hauteurs. — Mais, s'il n'existe pas
de région ni d'altitude absolument à l'abri de ses atteintes, il est certain
qu'il affectionne les vallées et que les montagnes lui sont réfractaires, que,
toutes choses égales d'ailleurs, les lieux élevés offrent plus de sécurité que
les plaines.

Hirsch a fourni à l'appui de ces propositions de nombreux exemples
empruntés à l'épidémiologie de tous les pays de l'Europe. Les observations
faites à cet égard en France sont des plus intéressantes. Les 4 grandes épidémies de 1832, 1849, 1853-54, et 1865-1866, ont complètement épargné le
Cantal, la Creuse, la Dordogne, le Gers, les Landes, le Lot, la Lozère, les
Hautes-Alpes, les Hautes-Pyrénées ; les Basses-Pyrénées et le Tarn-et-Garonne ne comptèrent en 1854 que quelques unités éparses. Tous ces départements, ainsi que sept autres, dont chacun ne subit qu'une seule fois le
fléau, font partie des circonscriptions territoriales les plus hautement
situées de toute la France, soit à 600 mètres au moins au-dessus du niveau de
la mer, tandis que les Bouches-du-Rhône, le Cher, le Finistère, la Loire-
Inférieure, la Manche, le Morbihan, la Moselle, le Nord, l'Oise, la Seine, la
Somme, qui appartiennent aux régions les plus basses du territoire ont
été ravagées par les quatre épidémies citées plus haut (40). Dans son
beau rapport sur le choléra qui décima en 1854 les Vosges et la Haute-
Marne, F. Jacquot expose, non sans étonnement, que la maladie régnante,
qui faisait fureur dans la plaine, s'est arrêtée de part et d'autre au massif
vosgien qui fut vraiment « une île de salubrité battue sur tous ses flancs
par la mer de l'épidémie (41) ». Il en fut de même de la chaîne jurassique.
Nous avons vu, écrit le Dr Germain, de Poligny, une foule d'habitants de la
plaine se rendre des rives du Doubs et de la Saône dans les régions des
sapins, sur les plateaux du Jura, de 800 à 900 mètres au-dessus du niveau
de la mer. Ces hauts gradins de l'amphithéâtre élevé par la chaîne montagneuse eurent le privilège d'être épargnés par la maladie qui décimait
cruellement la première vallée, à 600 mètres de hauteur, formée par des
dépôts de marne oxfordienne et d'alluvion récente, que les rivières sans
encaissement submergent après les grandes pluies (42). Des observations
concordantes furent relevées par Fourcault et Valat qui établirent que, jusqu'en 1849-54 inclusivement, le choléra s'attaqua presqu'uniquement aux
circonscriptions territoriales à peine élevées au-dessus du niveau de la
mer, et que, si les épidémies ultérieures ont entamé çà et là les départements montagneux (Vosges, Puy-de-Dôme, etc.), elles n'ont fait que les
effleurer, et s'y sont confinées à peu près exclusivement aux vallées les plus
basses (43). Briquet, résumant toutes ces notions, conclut que l'altitude
moyenne des arrondissements épargnés par le choléra dans les épidémies de
France jusqu'en 1855, a été de 320 mètres environ. Il ajoute que hors de notre

pays, l'influence préservatrice des hauteurs fut signalée mainte fois en 1854, que le Caucase et le Taurus avaient arrêté pendant tout l'hiver la marche de l'épidémie, qu'au Piémont celle-ci s'était éteinte aux pieds des monts qui séparent ce pays de l'État de Parme, que la Suisse avait résisté aux deux premières invasions, et qu'elle ne s'était laissé entamer que par celle de 1854 (44). CAZALAS enfin, ancien président du Conseil de santé des armées, expose que dans la province d'Oran, où il a pratiqué pendant de longues années, il a toujours vu le choléra se cantonner et faire de nombreuses victimes dans les quartiers bas des villes, dans les villages et les tribus des basses plaines, s'arrêter avant d'arriver aux hauts plateaux, et respecter les habitants des montagnes ou les ménager d'une manière remarquable, quand il venait à faire une insolite apparition au milieu d'eux (45).

Réunissant tous ces témoignages en une proposition générale, HIRSCH conclut que sur les hauteurs les atteintes du choléra sont toujours restées clair-semées, et qu'elles diminuaient proportionnellement à sa progression de la plaine vers les plateaux élevés(46).

Sur un cadre plus restreint, au milieu des centres d'habitation, la distribution topographique du choléra accuse les mêmes affinités que sa répartition régionale. Il ressort d'innombrables témoignages recueillis dans la plupart des épidémies de toutes les contrées, que ce sont les quartiers les plus bas des cités envahies qui sont les premiers, voire même les seuls attaqués en cas d'atteinte partielle de la localité, que c'est là que le fléau se déchaîne principalement, que c'est de là enfin qu'il se propage plus tard vers les points plus élevés, sans atteindre cependant dans ces derniers la gravité et l'extension déployées dans le foyer initial. En 1832, la mortalité des quartiers les plus élevés au-dessus de la Seine (17 m. 30) fut de 18,5 p. 1000 habitants ; celle des quartiers les plus bas (3 mètres au-dessus de la Seine) atteignit 23,6 p. 1000 (47). Dans la même année, Hambourg compta : 7,67 atteintes et 3,06 décès p. 100 habitants dans les parties basses de la ville, et 1,97 atteintes et 1,04 décès p. 100 habitants dans les parties élevées de cette dernière (HIRSCH. loc. cit, p. 314).

Les trois épidémies qui ont désolé en 1849, 1850 et 1851 la ville d'Oran, écrit CAZALAS, ont sévi chacune dans les quartiers bas, humides et mal aérés, et ont à peine effleuré les quartiers hauts, ouverts à tous les vents (48).

Au milieu d'un grand nombre d'exemples de l'influence salutaire des hauteurs rapportés par BRIQUET, nous prenons au hasard ceux des villes de Laon et de Pontoise. La première, assise au sommet d'un monticule à 100 mètres au-dessus du sol environnant, n'a pas eu de décès en 1849, tandis que ses faubourgs, groupés au pied de la montagne, ont eu une forte mortalité. Pontoise, dont l'une des parties s'élève de 40 mètres au-dessus de l'autre, fut à peine effleurée dans la première ; mais la seconde, qui vit naître l'épidémie, lui paya un tribut considérable.

Très instructive est à cet égard la statistique obituaire de Londres, établie d'après l'élévation des différents quartiers de la ville, dans les trois épidémies de 1848-49, 1853-54, et 1866.

Voici le tableau qu'en donne Hirsch :

Sur 1000 habitants, périrent dans les quartiers d'une élévation de :

AU-DESSUS DU NIVEAU DE LA TAMISE,	1848-49	1853-54	1866 Dans tout Londres.	1866 Dans les districts E. et N.-E. seulement.	OBSERVATION
80' et au-dessus. .	1,5	1,3	0,4	0	Les deux districts Est, et Nord-Est furent presque les seuls atteints de toute la ville en 1866.
60'-80'	2,5	2,7	0,6	0,4	
40'-60'	4,4	1,6	2,9	1,7	
20'-40'	6,2	3,3	3,0	7,6	
10'-20'.	6,0	5,0	5,5	8,8	
3'-10'	8,9	9,4	1,9	8,9	
Au-dessous de 3'. .	14,5	10,7	0,6	16,7	

On voit par ces chiffres que la mortalité fut à peu près en raison inverse de l'élévation des quartiers occupés par les populations. Il en est ainsi partout, et c'est avec les meilleurs fondements que Fourcault a pu poser en quelque sorte comme une règle, que les cités bâties en amphithéâtre, ou accrochées au flanc des montagnes, pouvaient, au point de vue de la mortalité cholérique, se subdiviser en trois zones : une inférieure, qui payait le plus large tribut aux épidémies ; une moyenne beaucoup moins éprouvée, et enfin une supérieure épargnée ou à peine effleurée par elles. Enfin, il est bien rare de voir la maladie épidémique persister longtemps, et faire beaucoup de victimes dans les rues bien percées, bien ouvertes, garnies de maisons recevant de l'air de tous côtés, tandis qu'elle s'éternise fréquemment dans les rues étroites, dans les maisons mal bâties, basses et ouvertes à toutes les causes d'infection (49).

L'altitude est un facteur étiologique de premier ordre ; les chances d'invasion cholérique sont en raison inverse de l'élévation des lieux. Sans doute, les pays montagneux se laissent parfois entamer par les épidémies violentes ; mais ils témoignent de leur résistance en ce que l'explosion y est tardive, les atteintes clairsemées, et la mortalité en général moins forte que dans la plaine (50).

L'immunité relative dont jouissent les points élevés ressort d'un autre témoignage, et d'un témoignage des plus saisissants : il nous est fourni par les heureux changements que procure aux collectivités mobiles affligées du choléra leur transfert de la plaine sur les hauteurs environnantes. L'épidémiologie militaire est fertile en épisodes de ce genre. Que de fois il a été mis fin au choléra décimant les troupes, par leur déplacement de la plaine sur les collines voisines, *sans même qu'il fût nécessaire d'isoler les malades des sujets restés indemnes !*

Aux Indes, de pareilles observations ont été fréquemment relevées dans le cours des grandes explosions cholériques de la première moitié du dernier siècle. Spence raconte qu'en 1832, un corps de troupe en marche entre Bombay et Punah subit une violente attaque de choléra qui sévit pendant que les hommes s'avancèrent dans la plaine, et qui s'éteignit brusquement dès qu'ils furent arrivés à Kandallah, situé sur les pentes de Ghats, à 3 000 pieds d'élévation au-dessus de la plaine (51). Cette opposition entre celle-ci et celle-là avait déjà frappé Jameson, Scot, Orton, Anderson, Whyte, lors de la première grande expansion cholérique qui s'étendit à toute la presqu'île de 1817 à 1819. Mais les Indes n'ont point le monopole de pareils faits : l'épidémiologie de notre armée en a enregistré qui sont d'un intérêt palpitant. Dans la journée du 2 au 3 octobre 1865, le choléra surgit avec violence au camp de l'Oued-Bridja, non loin d'Alger, sur un détachement de 420 militaires de la légion étrangère et du 77ᵉ de ligne. Le 4 octobre, sur l'avis du Dʳ Périer, médecin en chef de la division, ces hommes furent transférés sur une hauteur voisine ; les atteintes diminuèrent tout aussitôt, et dix jours après, l'épidémie était éteinte dans le nouveau campement (52).

Les deux épisodes suivants, peu connus ou peu appréciés, démontrent d'une manière saisissante l'influence salutaire des hauteurs. En 1854, c'était pendant la guerre d'Orient, la première division, forte de 10 590 hommes, reçut l'ordre de faire une reconnaissance à travers la Dobrutscha, plaine marécageuse de 180 kilomètres environ de parcours. Partie de Franka le 21 juillet, dans un bon état sanitaire, elle fut attaquée du choléra le 27 juillet, et compta successivement de ce jour au 29, 107 atteintes et 35 décès, du 30 juillet au 6 août 1608 atteintes et 688 décès, du 7 au 10 août 274 atteintes et 102 décès. Du 9 au 10, date où la colonne s'éleva sur les hauteurs, le nombre des cas tomba de 64 à 15, du 10 au 11 de 15 à 3 ; le 12 et le 13, il y eut encore 3 cas, le 14 on n'en compta plus que 2, et le 15 1 seul : ce fut le dernier. Dès l'arivée de la colonne sur le plateau de Baldschick, le 10 août, cette terrible épidémie qui frappait si cruellement depuis douze jours la malheureuse division, qui, dans ce court intervalle avait attaqué 1965 hommes et prélevé 877 victimes, s'éteignit spontanément, et la troupe rallia le gros de l'armée sans lui communiquer le mal auquel elle venait de payer un si lourd tribut. La division, écrit Cazalas, qui nous a conservé le récit de cet émouvant épisode, la division n'avait eu aucun cas de choléra tranché avant son départ ; l'épidémie éclata sur elle comme un coup de foudre dès qu'elle se fut engagée dans les plaines vaseuses de la Dobrutscha, et elle en fut délivrée non moins subitement aussitôt qu'elle les eut quittées ; l'influence cholérique y régnait du reste avant le passage des troupes. S'appuyant sur cet exemple, et sur des considérations que lui suggérèrent d'autres faits similaires, CAZALAS exprime la conviction que le choléra n'a pas plus été importé de France en Orient que d'Orient en France, qu'il naît partout où il se développe, et que, s'il surgit plus volontiers ou exerce plus de ravages dans certaines régions que dans d'autres, il faut en chercher la raison dans la diversité des conditions locales, dans l'essence de leurs aptitudes cholérigènes, qu'il appartient à l'étiologie de mettre en lumière (53).

Cette conclusion contient au moins une part de la vérité.

Voici un autre épisode, tout à fait semblable au précédent dans ses dramatiques péripéties et ses enseignements. Au mois d'octobre 1859, une très forte colonne expéditionnaire, une vingtaine de mille hommes, un véritable corps d'armée commandé par le général DE MARTIMPREY, se trouvait réunie au Maroc, dans la plaine de Trifah, qui se déploie aux pieds des montagnes des Beni-Snassan, et qui est coupée de nombreux canaux d'irrigation utilisés pour la culture des céréales. Elle avait pour mission d'enlever les positions escarpées que ces tribus belliqueuses occupaient sur les flancs de la montagne, et de réduire l'ennemi à notre discrétion. Le choléra à cette époque pesait sur le littoral espagnol d'Alicante à Gibraltar et sur le Maroc. Le corps expéditionnaire n'échappa point à son influence. Au moment même où s'opérait la concentration des troupes, et où étaient prises les dernières dispositions pour le combat, il eut à subir une attaque aussi violente que soudaine du fléau. Du 14 au 26 octobre, la première division compta à elle seule 346 décès et évacua sur les ambulances voisines 677 cholériques, qui presque tous succombèrent. Dans la seule nuit du 20 au 21 octobre, et dans la journée du 22, elle enregistra respectivement 180 et 113 morts ! Ce qui montre bien l'influence funeste de ces lieux, c'est qu'à ce moment même, une colonne d'observation opérant à quelques lieues de là, sur les hauteurs qui les dominent, échappa complètement à la maladie régnante. Bien plus, cette influence se révéla d'une manière saisissante à toute l'armée, le 27 octobre. Ce jour, après avoir enlevé d'une manière brillante et rapide les fortes positions de l'ennemi étagées les unes sur les autres, elle quitta la plaine de la Trifah, et vint s'installer sur le plateau de Tafoughal, à 600 mètres environ au-dessus de ses sinistres campements des jours précédents. Aussitôt l'épidémie cholérique tomba et disparut pour ainsi dire complètement. A partir du 10 octobre, il n'y eut plus de décès (54). Cet épisode est aussi instructif que celui de la Dobrutscha. Les circonstances se sont plu à en renforcer l'enseignement par un supplément de preuve qui a la précision d'une expérience. L'extinction de l'épidémie

coïncida avec l'occupation du plateau de Tafoughal ; mais, huit jours après,
le 5 novembre, la nécessité d'avoir de l'eau obligea provisoirement le corps
expéditionnaire à descendre, au Midi, dans la plaine des Angades, située
au fond d'une gorge profonde. Aussitôt, il y eut une légère reprise du choléra qui persista jusqu'au 9, où les troupes abandonnèrent définitivement
les bas-fonds pour suivre des sites élevés dont l'expérience leur avait démontré l'immunité. A l'instar de la première division de Varna, elles avaient
trouvé le choléra sur leur route, elles le laissèrent derrière elles ; et Pauly
de conclure « qu'une armée ne transporte pas le choléra en se déplaçant,
quelle que soit la violence de l'épidémie qu'elle vient de subir » (p. 380).

L'immunité relative dont jouissent les hauteurs vis-à-vis du choléra
soulève l'importante question de son aptitude à s'y propager et à s'y déployer par la contagion. Chose étrange, incompréhensible dans les idées
régnantes, il perd, en s'élevant sur les hauteurs, cette transmissibilité si
redoutable dont l'a investi la doctrine. Il n'y a point, en épidémiologie, de
témoignage discordant à cet égard. Les médecins militaires tels que Cazalas, Pauly, Périer, qui l'ont vu s'éteindre dans les troupes aux prises avec
lui, après leur émigration sur les hauteurs, spécifient expressément que
cet heureux résultat s'obtint sans qu'il fût nécessaire d'isoler les malades
que la colonne traînait avec elle. Dans sa relation du choléra des Vosges,
en 1854, F. Jacquot expose qu'il a été plus d'une fois témoin de son importation dans les lieux élevés, mais que sa propagation s'y est toujours effectuée dans des limites étroites, comme si elle était contenue par une résistance invincible opposée par le milieu ambiant (55). Hirsch enfin, si attaché
pourtant aux idées classiques, reconnaît, en en citant maint exemple, que
le choléra épargne les lieux élevés, bien qu'il y soit introduit à jet continu
de la plaine voisine qu'il couvre de ses ravages. Ces faits ne sont-il pas
dignes de méditation, et ne méritent-ils pas de trouver place dans nos conceptions nosographiques (56) ?

La subordination du choléra aux influences locales se manifeste non seulement dans sa prédilection pour les plaines basses et humides, mais par
la bizarrerie de son mode de distribution, l'incohérence de sa répartition
sur les territoires envahis. C'est un fait bien reconnu, que, dans les explosions successives qui étendent ses ravages à toute une contrée, il recherche
obstinément, comme sollicité par une mystérieuse attraction, certaines
localités, et dans ces localités des quartiers, des rues, des groupes de maisons, voire même des maisons isolées, formant ainsi autant de foyers principaux au milieu de l'épidémie générale. Inversement, s'il est attiré vers certains districts territoriaux, il est au contraire repoussé par d'autres, et cette
dernière caractéristique, fondamentale en son étiologie, élargit encore le
sillon qui le sépare des maladies contagieuses proprement dites. Il n'est

guère d'épidémies où l'on n'ait observé des localités grandes ou petites, voire
même des zones territoriales plus ou moins étendues, qui ont été épargnées
par la maladie régnante, bien que situées au milieu de foyers ravagés par
elle, et bien qu'ayant continué à communiquer avec ces derniers, comme en
temps ordinaire (57). Versailles, uni à la capitale par deux chemins de fer,
a servi dans chaque épidémie de refuge à des milliers de parisiens, sans
avoir été jamais infecté par eux. La ville de Lyon a, elle aussi, reçu maintes fois les transfuges échappés des localités environnantes, pendant que le
fléau y battait son plein, et cependant elle fut généralement respectée par
lui ; en 1854 seulement, elle compta 600 malades dont les 3/5 environ succombèrent. Rouen, écrit LEUDET en 1866, est en communication ouverte
avec Caen, Amiens, et autres villes décimées par la maladie régnante, et
cependant celle-ci l'effleura à peine (58). Sedan, maintes fois cerné de tous
côtés par le choléra, a toujours été épargné par lui (59). A quelques lieues
de Versailles, écrit JOLLY en 1873, Pontoise est épargnée, et l'épidémie fait
fureur dans les villages environnants. Sézanne perd en quelques jours le
1/10 de sa population, tandis qu'Esternay, située à peu de distance et sur la
même ligne de migration, n'a pas eu un seul malade. Mandre, près de
Chaumont, qui a vu tomber la moitié de ses habitants, et qui n'a cessé de
communiquer avec cette ville, n'y a pas suscité une seule atteinte de la
maladie régnante (60). En 1893, le choléra attaqua presque simultanément
six villages de l'arrondissement de Narbonne, passablement éloignés les
uns des autres, et épargna complètement les localités contiguës à ces foyers,
malgré la continuation des relations entre ceux-ci et celles-là (61).

Sans doute, aucun lieu n'est absolument à l'abri du choléra : bien des
villes, bien des contrées qui semblaient y être réfractaires, parce que des
épidémies avaient passé dans leur voisinage sans les entamer ou les effleu-
rant à peine, en ont été atteintes inopinément plus tard. A vrai dire, l'immunité ne subsiste le plus souvent que pour un temps déterminé. Amiens
qui, sur une population de 50000 âmes environ, n'avait compté que 165
décès en 1854, vit le chiffre de ces derniers s'élever à 1 694 en 1866 (62). Ces
variations dans l'aptitude des lieux à recevoir le choléra apparaissent
d'une manière saisissante dans les dernières invasions qu'il fit à Paris.
En 1873, il se déclara à Saint-Denis : les deux villes restent en relation
l'une avec l'autre, sans rien changer au mouvement et à la circulation
qui les unissent habituellement. La capitale s'attend chaque jour à l'envahissement du fléau : ce n'est qu'au bout de sept semaines qu'il se déchaîne
sur elle, éclatant comme un coup de foudre dans vingt quartiers plus ou
moins éloignés les uns des autres, et par une sorte de diffusion d'emblée
qui eût rendu téméraire toute tentative d'y incriminer l'extension par
transmission individuelle (63). En 1884, il apparaît à Toulon, au mois de

juin, et à Paris seulement en novembre, bien que chaque jour, dans ce long intervalle, des centaines de voyageurs originaires de la première de ces villes, débarquassent dans la seconde, sans avoir été l'objet d'aucune précaution préventive sérieuse. Les choses ne se passèrent pas autrement en 1892, où l'épidémie n'envahit la capitale qu'en juin, bien qu'étant à Nanterre depuis avril. De pareilles observations ont été faites dans tous les lieux. Malgré l'importation réitérée du choléra à la Martinique, il n'y a jamais causé que des atteintes isolées, comme s'il était incapable de s'y déployer en épidémie (64). HAESER rapporte qu'en 1831, Leipzig et Weimar furent épargnées, bien qu'elles communiquassent librement et activement, la première de ces villes avec Halle, la deuxième avec Erfurt, toutes les deux aux prises avec l'épidémie (65). HIRSCH écrit que Wurtzbourg, Stuttgard, Darmstadt, Francfort-sur-le-Mein, Olmütz, Innsbruck, Friberg en Saxe, Bozen, Birmingham, Falun (Amér. du Nord), ont été à peine effleurées par le choléra aux époques où il sévissait dans le voisinage de ces villes, bien qu'elles continuassent à communiquer avec les localités infectées sans prendre aucune mesure défensive vis-à-vis d'elles (66).

Il nous serait aisé de multiplier ces citations. Les faits qu'elles dénoncent sont du plus haut intérêt. Ils introduisent dans l'étiologie du choléra un facteur qui met mal à l'aise l'absolutisme des idées régnantes. On s'en tire en proclamant que le germe infectieux déposé dans une localité n'y suscite une épidémie qu'autant que les lieux sont favorables à sa multiplication et à sa transmission interhumaine. Leur adaptation à ce rôle subsiste d'emblée, ou ne se produit que dans un délai plus ou moins long, ou enfin se fait attendre indéfiniment. Une pareille interprétation peut passer à bon droit pour un expédient, qui tourne la difficulté sans la résoudre.

Mais les vérités absolues ne se rencontrent pas plus en épidémiologie qu'ailleurs. Quoique réfractaires en général au choléra, les pays montagneux en ont été cependant envahis plus d'une fois. Dans l'Inde, les populations qui occupent les régions élevées de l'Himalaya, ne sont pas à l'abri de ses atteintes dans les recrudescences violentes de l'endémo-épidémie. D'autre part, dans les fortes pandémies du milieu du dernier siècle, il est arrivé parfois que le fléau, triomphant des résistances naturelles, frappait indifféremment des localités sises à des altitudes variées ; le plateau d'Erzeroum, à 7 000 pieds d'élévation, a subi plusieurs fois ses atteintes (67). Bien plus, on l'a vu quelquefois épargner les bas-fonds et sévir sur les hauteurs. L'épidémie de 1834-1835 s'attaqua de préférence aux quartiers les plus élevés de Marseille. A Paris, celle de 1853 fit le plus de victimes sur le terrain mamelonné des 11e et 12e arrondissements. Enfin, à Vienne, en 1854, les parties les plus élevées de la ville eurent plus à en souffrir que les parties basses.

Le choléra dans ses rapports avec les cours d'eau, l'humidité et les matières organiques recélées par le sol. — C'est que, ce n'est point par elle-même, on le pressent sans peine, que l'altitude exerce cette influence salutaire que lui attribue l'observation de tous les temps et de tous les lieux ; elle la doit à l'absence de facteurs pathogènes qui ne se trouvent guère réunis que dans les dépressions et les bas-fonds du sol, à savoir l'humidité et l'accumulation dans ce dernier des matières organiques en décomposition (68). L'affinité du choléra pour l'humidité s'accuse dans son incontestable tendance à se propager le long des cours d'eau, à multiplier ses atteintes sur leurs rives et à les raréfier en s'écartant d'elles. Cette attraction exercée sur lui par les fleuves et les rivières a été signalée dans tous les pays et dans toutes les épidémies. L'Autriche et les principautés danubiennes ont vu généralement leurs épidémies respectives suivre les bords du Danube et de ses affluents (69). A l'occasion de l'épidémie de 1832, la *Gazette médicale de Paris* fait ressortir que « toutes choses d'ailleurs égales, les départements baignés par les eaux, ceux qui sont situés sur le bord de la mer, ou au confluent de plusieurs rivières, ont généralement essuyé plus de dommages que les départements plus élevés » (70).

Nous retrouvons sous la plume de Briquet le même témoignage à l'occasion de l'épidémie de 1848-1849. Les départements maritimes y furent atteints dans une proportion bien plus forte que ceux de l'intérieur. Sur les 52 arrondissements placés le long des côtes, 40 subirent l'épidémie, tandis que, sur les 332 arrondissements de l'intérieur, 157 seulement furent attaqués par elle, c'est-à-dire qu'elle frappa les 4/5 des premiers et la 1/2 seulement des seconds. Sur les 3000 communes de l'intérieur qu'elle envahit, 1786 étaient placées au voisinage des cours d'eau, et 1214 s'en trouvaient éloignées, autrement dit les premières étaient atteintes dans la proportion de $\frac{1}{1.6}$, et les secondes dans celle de $\frac{1}{2.4}$ (71). Nous trouvons, dans le récit que nous a donné F. Jacquot, du choléra de 1854 dans l'est de la France, un exemple saisissant du groupement des explosions locales autour des cours d'eau. Le fléau sévissait sur les villages disséminés le long de la Moselle et de la Meuse. Le préfet de la Meurthe, ayant eu l'idée de pointer avec des épingles, sur sa carte, les endroits affectés, on put ainsi embrasser d'un coup d'œil la répartition de la maladie régnante : une forêt d'épingles longeait ces deux rivières, tandis qu'ailleurs les jalons indicateurs étaient clairsemés (72). Enfin, nous avons produit maint témoignage de ce genre dans nos deux rapports sur les épidémies ayant régné en France en 1892 et 1893 (73).

Cette affinité du choléra pour le bord des rivières n'est point due à ce qu'elles tiennent une place importante dans ses voies et moyens de transmission, car elle se manifeste non seulement à l'égard de celles qui sont exploités par la navigation, mais vis-à-vis de tous les cours d'eau et ruisseaux, qu'ils se prêtent ou non à cette dernière. Il ne faut pas non plus en chercher la raison dans l'emploi des eaux qu'elles charrient pour les usages domestiques, car l'extension de l'épidémie régnante se fait à la fois dans le sens du courant ascendant et du courant descendant.

L'influence favorisante des cours d'eau se ramène à celle de l'humidité qu'ils entretiennent dans le sol et l'atmosphère ambiante. L'humidité exerce une influence pathogène de premier ordre dans le développement du choléra. Cette interprétation se justifie indépendamment des témoignages cités plus haut, par la prédilection de ce dernier pour l'embouchure des fleuves, où ce facteur étiologique s'élève au maximum de sa puissance, par l'éclosion si commune des épidémies urbaines dans les quartiers bas, situés à proximité de la rivière et des eaux stagnantes, par leur limitation fréquente à quelques rues, à une série de maisons plus étroitement rivées que le reste à cet insalubre voisinage.

Les villes maritimes, écrit Briquet dans son compte rendu de l'épidémie de 1849-1850, ont été atteintes d'emblée presque partout, et avant qu'aucune autre localité du voisinage ne l'eût été. Tantôt l'origine du fléau n'a pu être établie; d'autres fois, elle est restée douteuse; dans quelques cas, enfin, elle *aurait* apparu après l'arrivée d'un navire infecté (74).

Si l'on veut bien méditer cette préférence marquée par le choléra pour les départements maritimes ou pour ceux de l'intérieur qui sont le plus copieusement irrigués par les cours d'eau, on concevra facilement son éclosion fréquente dans les ports de mer, sans recourir à l'intervention traditionnelle du navire suspect ou au piètre expédient de la fissure dans les prescriptions de la législation sanitaire.

L'humidité, assurément, n'est pas seule en cause dans l'espèce : elle met en valeur un autre facteur, nommé plus haut, et qui s'unit souvent à elle pour des raisons d'ordre physique : ce sont les substances organiques qui s'accumulent vers les déclivités avec les matières liquides. Celles-ci favorisent la décomposition de celles-là, et par leur concours actif en font des foyers cholérigènes d'une redoutable efficacité.

Le rôle de l'humidité et des matières organiques dans la genèse du choléra donne la clef de celui qu'y paraît remplir la constitution du sol. Aux Indes, on avait remarqué de tout temps que des groupes attaqués par l'eudémo-épidémie au milieu d'une plaine alluviale, s'en délivraient par la simple émigration sur des terrains rocheux et compacts. Au milieu du dernier siècle, Boubée, Fourcault, Dechambre, Vidal ont démontré, par des exemples saisissants, empruntés à l'épidémiologie de notre pays, que les terrains de formation récente étaient éminemment favorables, et les roches primitives à peu près réfractaires à l'extension du choléra. Hirsch a ajouté à ces observations des témoignages semblables recueillis sur des points divers (75). Mais il ressort de l'ensemble de toutes ces observations, que partout où les roches primitives perdaient leur cohésion par l'effritement et la fissuration, partout où elles se laissaient pénétrer par l'air, l'humidité et les matières organiques, elles partageaient avec les terrains d'alluvion la funeste aptitude à propager le choléra. En d'autres termes, ce n'est point la composition minéralogique ou géologique du sol qui est décisive dans l'espèce, mais sa caractéristique physique : son degré de porosité.

PETTENKOFER a prêté l'appui de sa haute autorité à ces propositions par les recherches approfondies qu'il a instituées en Bavière dans les années 1854-1855 et 1865-1866. Elles se résument dans des conclusions aussi courtes que précises : « Toutes les localités que le choléra a envahies sont bâties sur un terrain poreux, perméable à l'eau, à l'air et aux matières excrémentitielles. Celles qui sont assises sur un terrain compact ou sur des roches imperméables à l'eau, ont été épargnées par lui ou n'en ont compté que quelques unités éparses, il était extrêmement rare qu'il s'y déployât en une véritable épidémie » (76).

Caractères des épidémies de choléra. — Après avoir étudié le choléra dans sa distribution géographique et ses rapports avec le milieu tellurique ambiant, nous avons à l'envisager dans ses caractères épidémiques propres, son origine, ses modes de propagation, et l'ensemble des circonstances cosmiques ou hygiéniques qui favorisent ou entravent cette dernière.

Semblables à des épisodes successifs, unis entre eux par le cycle régulier d'une évolution séculaire, ses grandes manifestations sont allées en s'accroissant en ampleur et en gravité jusqu'en 1854 ; et après s'être maintenues à leur apogée en 1854-1855 et en 1865-1866, elles se sont amoindries progressivement et ont fini par se perdre dans le choléra saisonnier. Des observateurs consciencieux se sont persuadé que l'essor extraordinaire pris par le choléra de 1820 à 1865 était imputable aux merveilleux progrès que la vapeur a imprimés à la locomotion. Il paraît plus conforme aux enseignements de la pathologie générale de l'attribuer à l'accroissement de cette force expansive qui pousse les grandes épidémies dans l'espace pendant la période ascensionnelle de leur évolution à travers les temps. Ce qui le prouve, c'est le ralentissement subi à partir de 1865 par l'extension du fléau parvenu à l'apogée de son cycle multiannuel, dans ses manifestations de 1873, 1884, 1892 et 1893, où il disposait cependant de la vapeur comme en 1854. Sans chemins de fer, sans bateaux à vapeur, sans routes même, la suette anglaise s'est répandue sur une partie de l'Europe avec une vitesse supérieure à celle du choléra. Quand on songe qu'il a mis plusieurs mois, en 1884 et 1892, pour aller de Toulon et de Nanterre à Paris, il faut renoncer à citer sa vitesse réglée par la vapeur en témoignage en faveur de son extension par la contagion. D'autre part, on s'est plu à attribuer son déclin aux progrès de l'hygiène : elle n'y est sans doute pas restée étrangère, mais cette décroissance ressortit avant tout à l'évolution naturelle du fléau. La suite des années imprime à celui-ci, comme à toutes les grandes maladies populaires, des oscillations qui élèvent et abaissent successivement son pouvoir de rayonnement, et qui sont indépendantes des grandes modifications de l'hygiène.

Tantôt les différentes explosions régionales dont l'association constitue la pandémie, se produisent presque simultanément sur de vastes étendues de territoire. D'autres fois, elles se succèdent, séparées par des intervalles de temps variables ; elles se développent alors de proche en proche, par contiguïté, en suivant soit les grandes voies de communication, soit les rivières dans le sens de leur cours ou en sens inverse ; ou elles font des bonds dont l'amplitude est extrêmement variable et souvent très grande. Au lieu de ces deux tendances plus ou moins nettement distinctes, il n'est pas rare de constater l'absence de tout ordre régulier dans leur mode d'extension ; leur distribution est comme incohérente, elle témoigne plutôt en faveur de leur subordination à une influence générale que de leur dépendance respective les unes vis-à-vis des autres ; cette interprétation s'impose d'ailleurs à l'égard des explosions dont sont si souvent affligés simultanément des lieux très différents et très éloignés les uns des autres. Enfin, il importe de mentionner, comme un trait des plus remarquables de l'épidémiologie du choléra, que la tendance à la diffusion et à la généralisation des manifestations régionales est parfois telle, que des habitations et des groupes d'habitations éparses et perdues dans l'espace ne sont pas préservées de leurs atteintes, malgré les entraves élevées par leur isolement à leur communication entre elles ou avec les grands centres. Des individus semés à longue distance les uns des autres paient souvent à la maladie régnante un tribut plus lourd que ceux qui sont agglomérés en groupes compacts. Les villages sont parfois plus maltraités que les villes, le fléau s'abat terriblement sur les hameaux, il frappe avec fureur des fermes isolées. En 1854, Metz et Nancy ne comptent que quelques atteintes éparses, perdues dans la foule ; au contraire, l'épidémie dévaste les villages disséminés le long de la Moselle et de la Meuse. Nous avons produit plusieurs exemples de ce genre dans notre travail de 1892 (77).

Cette esquisse des manifestations pandémiques et régionales du fléau, nous amène, en dernière analyse, à l'examen de ses explosions locales. Elles sont particulièrement instructives ; son épidémiologie achève de s'y préciser ; car ses traits les plus caractéristiques se laissent d'autant plus facilement saisir que le cadre scruté par l'enquête est plus restreint.

Modes de développement. Contagion et autogenèse. — Et tout d'abord,
comment naissent-elles dans les divers foyers dont le groupement constitue
l'épidémie régionale ? Tantôt elles succèdent à l'arrivée d'un cholérique,
ou d'un sujet en apparence sain venu d'un foyer épidémique, ou encore à
l'introduction d'objets divers ayant appartenu à des malades. D'autres
fois, elles se développent sans contagion d'origine manifeste, ou du moins
le témoignage de l'importation se dérobe aux enquêtes les plus consciencieuses et les plus minutieuses. Ces deux modes étiologiques ont été
observés dans toutes les grandes épidémies. Les rapports adressés à l'Académie de Médecine au cours du dernier siècle en contiennent d'innombrables témoignages. On a vu, écrit. Briquet, des localités situées loin de
tout foyer cholérigène, qui se sont trouvées envahies, sans qu'il ait été
possible de remonter à l'origine des premières atteintes (78). En 1865,
comme dans les épidémies précédentes, remarque à son tour Barth, on a
rapporté de nombreuses épidémies locales qui n'ont pu être rattachées à
l'importation, elles ont éclaté sans cause appréciable (79).

Il en fut de même, comme nous l'avons marqué plus haut, de celles qui
surgirent sur tant de points en 1892 et 1893. Jusqu'en 1865, les documents
analysés par l'Académie attribuent à l'importation le premier rang en étiologie cholérique. A partir de cette date, c'est l'autogenèse qui semble avoir
retenu le plus souvent l'attention des épidémiologistes. En tous temps
d'ailleurs, on a vu les deux modes pathogéniques s'associer dans le même
foyer.

Une fois née dans une localité, que ce soit par l'importation ou autrement, l'épidémie affecte des allures variables, qui se laissent ramener à
deux modalités nettement tranchées. Tantôt elle n'envahit qu'une ou plusieurs maisons, situées d'ordinaire dans les quartiers les plus bas de la
ville, ne frappe qu'un petit nombre de personnes, et ne tarde pas à disparaître ; d'autres fois, au contraire, elle s'étend, multiplie ses atteintes, et
ne s'efface qu'au bout d'un temps plus ou moins long, après avoir fait de
nombreuses victimes.

Dans ce dernier cas, elle effectue sa diffusion d'une façon variable suivant
le mode pathogénique qui lui donne l'impulsion. Tantôt c'est dans l'entourage du malade qui lui a servi d'introducteur qu'elle prélève ses premières
victimes, puis elle passe aux maisons et aux rues voisines, se propage de
proche en proche à un ou plusieurs quartiers formant des foyers successifs,
et finit par envahir une partie de la localité ou la localité tout entière. D'autres
fois, elle se déchaîne comme un ouragan ; son évolution est tumultueuse,
massive, irrégulière et incohérente ; les atteintes éclatent simultanément
de tous côtés, n'ayant aucune relation apparente les unes avec les autres.
Dans une cité populeuse, on enregistre en une seule nuit des centaines de

victimes qui habitent des quartiers différents et qui n'ont eu aucun contact entre elles : les atteintes individuelles naissent comme les multiples foyers de l'épidémie régionale. Le plus souvent les deux modes d'évolution se succèdent ou se superposent : le premier dénonce le rôle prépondérant de la contagion ; le deuxième accuse celui de la genèse autochtone, c'est-à-dire l'intervention soudaine d'influences générales, aptes à conférer l'activité pathogène à des saprophytes inoffensifs, ou à disposer l'organisme à se laisser envahir par eux. Ces influences sont assurément mystérieuses ; mais leur réalité, exprimée par des effets si saisissants, n'est pas contestable. Nos devanciers ne doutaient pas de leur existence, sans les connaître mieux que nous. Elles figurent dans leurs conceptions étiologiques sous la rubrique restée longtemps classique de l'*épidémicité*, qui fut pour eux le détermi-nisme des explosions massives, sans contagion d'origine, des maladies infectieuses.

Il est d'autres modalités dans la distribution des atteintes qu'il est moins difficile d'interpréter. Ainsi on a noté, dans mainte épidémie, des localités où la maladie régnante n'a envahi qu'une seule rue, et dans cette rue une seule rangée de maisons qu'elle frappait successivement d'un bout à l'autre, le côté opposé restant à peu près complètement indemne (80). D'autres fois, elle s'est bornée, au début, à attaquer quelques maisons, une rue ou un quartier, pour ne prendre son essor qu'au bout de quelque temps. Enfin, en dehors des foyers épidémiques proprement dits, il naît souvent des foyers secondaires, épars, indépendants entre eux ou rattachés les uns aux autres, et parfois des cas isolés, disséminés dans la plupart des communes d'un arrondissement, sans lien apparent entre eux, comme s'ils relevaient d'une influence générale plutôt que du rayonnement contagieux.

La marche de l'épidémie, considérée dans ses explosions partielles, est généralement rapide, voire même tumultueuse. L'ascension en est brusque, la période stationnaire courte, et le déclin plus ou moins irrégulier, en rai-son de recrudescences ou de retours offensifs dont il est fréquemment tra-versé.

Parfois l'épidémie, plus lente dans son évolution, a suivi une marche intermittente, mais ces répits alors étaient marqués par des diarrhées nombreuses ou des cholérines dont la signification n'était pas douteuse (81).

Envisagé au point de vue clinique, le choléra tantôt apparaît d'emblée, avec tous ses caractères au complet, sans s'être annoncé par quelque trouble préalable de la santé publique ; d'autres fois il est précédé de dérangements intestinaux, de diarrhée simple ou choléroïde, de vraies cholérines, où les uns voient la première ébauche du mal, comme une sorte d'incubation de l'épidémie, les autres des indispositions banales, en rapport avec les influences saisonnières, sans aucune relation avec l'épidémie naissante.

Tous les médecins ont fixé leur attention sur ce mode initial, qui est à l'épidémie ce que les troubles digestifs prodromiques sont à la clinique. L'éclosion d'emblée de l'épidémie, sans manifestations prémonitoires, correspond d'habitude à l'importation, sa genèse progressive au milieu de dérangements intestinaux plus ou moins généralisés au développement sur place. C'est en effet, dans ces derniers faits, que le témoignage de la provenance extérieure demeure le plus souvent insaisissable (82). Il n'est pas rare parfois de voir les deux modes de développement coïncider ou se succéder dans le même foyer, comme si l'importation et l'autogenèse étaient simultanément actionnées dans la genèse de l'épidémie (83). A coup sûr, quand celle-ci naît spontanément sur place, quand elle procède de germes indifférents, élevés progressivement à la virulence, elle est apte, ultérieurement, à se répandre par la contagion, c'est-à-dire par la transmission plus ou moins directe de ces derniers.

C'est au développement de ces propositions qu'est consacré le paragraphe suivant.

Modes et voies de propagation. — Dans le transfert du choléra à de grandes distances, de l'Inde à Marseille par exemple, l'étiologie classique lui a attribué comme véhicules, indépendamment des malades, les marchandises, les effets et bagages, l'eau embarquée dans les pays infectés, et, dans ces derniers temps, les individus sains, porteurs de bacilles (84). Le rôle des marchandises et de l'eau consommée à bord, a été des plus limités et a paru négligeable dans la pratique. Il n'en est pas de même de celui des bagages, des effets et des linges souillés de déjections; ils ont été justement considérés comme des plus dangereux par la prophylaxie anticholérique, surtout si les souillures en étaient récentes. Enfin, M. Chantemesse a cité récemment un exemple de transport possible d'une épidémie de choléra à grande distance par des sujets bacillifères sans être malades (85), exempts de tout symptôme suspect bien que l'intestin fût peuplé de germes spécifiques.

Laissons, pour le moment, ces modes de transmission du choléra dans l'espace, sur lesquels planent toujours des incertitudes ou du moins des obscurités que nous exposerons plus loin, pour ne nous occuper que de son mode de propagation parmi nous, dans les milieux où l'observation est à même de suivre son essor.

L'extension de l'épidémie s'y accomplit, ainsi que nous l'avons fait entrevoir plus haut, par la contagion et l'autogenèse. La première s'affirme par la tendance si fréquente des atteintes à se grouper autour du premier malade, à rayonner dans la famille, dans la maison ou dans une série de maisons liées entre elles par la contiguïté ou les relations de ses habitants; la seconde, par la simultanéité, la dissémination et l'incohérence des manifestations. L'autogenèse s'effectue par l'accession à l'activité pathogène de germes indifférents, disséminés dans les milieux ambiants ou recelés dans nos cavités naturelles. Le déterminisme de cette évolution nous échappe encore en grande partie, et ce n'est évidemment pas en le plaçant sous le vocable de l'épidimicité qu'on déchirera le voile qui nous empêche de pénétrer ce mystère. Quant aux germes qui sont élaborés par l'organisme malade, au contage proprement dit, il n'est pas certain s'ils sont aptes à se transmettre directement de ce dernier à l'organisme sain, ou si, comme l'enseigne certaine doctrine, il est nécessaire qu'ils subissent un stage préalable dans le sol pour se mettre en valeur, c'est-à-dire acquérir tous les attributs du microbe pathogène.

Rôle de l'air dans le transfert de l'agent infectieux. — Écartons, pour l'instant, ces questions encore controversées, pour ne nous occuper que des voies et moyens par lesquels l'agent pathogène prend possession de l'organisme. Pendant longtemps on a admis que le choléra, à l'instar de beaucoup d'autres maladies infectieuses, se propageait le plus souvent par les circumfusa, et notamment par l'air ambiant. C'était la conception de l'école de PETTENKOFER : elle impliquait que le contage desséché se mêlait aux poussières de l'air, et pénétrait avec celui-ci dans les voies respiratoires.

L'école microbienne a contesté ce mode d'infection, parce que, d'une part elle lui est peu sympathique en général, et ensuite parce que les observations de M. KOCH ont établi que la dessiccation tuait le bacille virgule. Mais les recherches plus récentes de BERKHOLTZ (86) et de KITASATO (87) ont découvert à ce dernier des formes durables, aptes à résister à la momification et à se conserver dans la poussière, ainsi que dans les matières fécales, plus longtemps qu'on ne l'avait admis naguère.

A ne voir les choses que du point de vue de la théorie, il n'y a pas de raison pour repousser la participation de l'air à l'infection cholérique, sous cette réserve que les germes entraînés par cet agent ne pénètrent pas nécessairement avec lui dans les voies respiratoires. Il les dépose à la surface des cavités naso-pharyngées, où ils sont déglutis ultérieurement avec les ingesta, comme s'ils avaient été apportés par eux.

La transmission par l'air ne peut assurément se faire qu'à de faibles distances du foyer d'infection. On admet que c'est par son intermédiaire que s'infectent les garde-malades ; cette interprétation n'est pas absolument rigoureuse, car on se figure sans peine que le contage peut être porté à la bouche par les doigts souillés de ces personnes que l'on sait si indifférentes, surtout à la campagne, à l'égard des soins de propreté (88).

Il est des foyers épidémiques qui dénoncent, ou du moins font soupçonner le concours de l'air au transport de l'agent infectieux : tels sont ceux qui naissent à proximité des fosses d'aisance, des cloaques où ont été projetées des déjections de malades, ou dans les quartiers où se pratique le tout à la rue. Il convient de tenir pour particulièrement suspects les tuyaux de chute des latrines par lesquels il se fait des courants ascendants qui entraînent des germes desséchés, restés adhérents aux parois. Il y a lieu d'incriminer l'air dans la dissémination des germes, quand les atteintes portent sur une ou plusieurs maisons groupées ensemble, sans se régler sur la distribution de l'eau de boisson de leurs habitants. Les épidémies de navire sont souvent citées comme des types de ce mode de contamination (89).

A mesure qu'ils s'éloignent des foyers d'infection vivants ou inanimés, les germes qui en émanent se raréfient de plus en plus par leur diffusion dans l'atmosphère ou leur chute sur le sol, et à une certaine distance de la source génératrice, qu'on estime être de quelques mètres tout au plus, les circumfusa cesseraient d'être dangereux. La conférence de Constantinople de 1865, après une longue enquête, avait été obligée d'admettre que l'air ambiant était le véhicule principal de l'agent générateur du choléra ; mais elle dut conclure cependant que cette transmission par les circumfusa était très bornée, qu'elle ne s'effectuait que dans les limites d'une faible distance du foyer d'émission (90).

Rôle de l'eau de boisson et des ingesta. — Le rôle de l'air, en étiologie cholérique, n'est pas comparable à celui de l'eau de boisson. C'est par celle-ci, en effet, que le plus souvent l'agent infectieux se répand et envahit l'organisme. Depuis plus d'un demi-siècle, l'observation la range au premier rang des véhicules de ce contage. L'origine hydrique du choléra n'a guère rencontré d'opposants que dans l'école de PETTENKOFER. Elle est admise aujourd'hui sans conteste et fondée sur d'innombrables preuves. Pour ne viser que les plus récentes, nous en avons rapporté un grand nombre dans nos comptes rendus des maladies ayant régné en France en 1892 et 1893 (91); la plus imposante de notre époque est l'épidémie de Hambourg, dont la genèse hydrique a été brillamment mise en lumière par les travaux d'une commission impériale, et le rapport officiel rédigé en son nom par M. GAFFKY (92). Au reste, la bactériologie a donné, dans l'espèce, une sanction rigoureuse aux déductions de l'observation. Elle a découvert le microbe spécifique dans les eaux stagnantes et courantes des grands centres : dans les eaux de la Seine, à Paris et au Havre ; dans celles de la Loire, à Nantes ; de l'Elbe à Hambourg, de la Sprée à Berlin, du Danube à Vienne, et dans la canalisation de plusieurs de ces villes. Le comma-bacille s'y rencontre sous des modalités morphologiques diverses, dont une seule serait spécifique et pathogène, et très difficile à distinguer des autres. Sans élever la moindre prétention à la compétence en cette matière, nous nous permettrons cepen-

dant d'exprimer l'avis, que nous empruntons d'ailleurs à la microbiologie-
elle-même, que les pseudo-bacilles-virgules ne sont sans doute pas essentiellement différents des autres, qu'ils en dérivent ou y aboutissent, et
qu'ils sont à ceux-ci ce que les pseudo-bacilles de la diphtérie sont aux
vrais, c'est-à-dire des variétés momentanément dépourvues en partie ou en
totalité des attributs morphologiques et biologiques de la spécificité, mais-
susceptibles de les reprendre à la faveur de circonstances appropriées.

L'agent pathogène ne se découvre pas aisément dans l'eau, qui se prête,.
comme l'air, à son extrême dispersion dans son milieu. Il y disparaît du
reste assez rapidement, anéanti par la concurrence vitale des nombreux
microorganismes qu'il y rencontre. L'origine hydrique d'une épidémie se-
déduit moins des constatations bactériologiques que de son explosion
subite et massive, et surtout de la concordance initiale de son mode de-
distribution avec celui de la canalisation de l'eau incriminée. Il va sans-
dire qu'engendrée par l'eau dans le principe, l'épidémie peut s'étendre-
ultérieurement au moyen de foyers secondaires créés par ses autres modes-
pathogéniques.

La contamination du milieu liquide se produit de mainte manière : par
le mélange des eaux excrémentitielles de la surface du sol ou des infiltrations-
des fosses d'aisance avec les eaux des puits, des sources ou de la nappe d'eau
souterraine ; par la projection dans la rivière des déjections des malades, :
conformément aux habitudes des riverains, des bateliers, des flotteurs ; par-
l'ouverture enfin d'égouts bacillifères dans les cours d'eau, etc.

D'autres ingesta que l'eau passent pour être susceptibles d'introduire,
l'agent infectieux dans l'organisme : tels sont la glace ou le lait, quand des-
eaux impures ont servi à fabriquer la première, ou à rincer les récipients,
destinés au second, et d'une manière générale les denrées solides ou
liquides qui servent à notre alimentation ou à notre agrément, quand ils,
ont subi le contact des mains ou d'objets contaminés.

Transmission par des objets divers. — Ce sont précisément ces derniers,
les effets de vêtement, de linge, de literie, souillés par les déjections des
malades qui ont été accusés de transporter l'agent infectieux à des distances plus ou moins considérables, et l'épidémiologie en cite de nombreux
témoignages qui mettent hors de doute ce mode de contamination. Il y a
lieu d'être plus réservé à l'égard des marchandises dont le rôle dans la
transmission du choléra n'est rien moins qu'établie.

Le parasitisme latent, qui tient une place si importante en étiologie, ne
paraît pas indifférent à celle du choléra. On tend à admettre, qu'en temps
d'épidémie du moins, il se rencontre des personnes qui portent en elles le
microbe spécifique, sans en être malades, mais qui sont à même d'en

infecter les milieux ambiants, et de devenir ainsi des agents redoutables de propagation de la maladie régnante. Cette interprétation se fonde sur des preuves positives. M. CHANTEMESSE expose qu'en 1905, où les pèlerins musulmans de la Mecque furent complètement épargnés par le choléra, le D' GOTSCHLICH fut envoyé par le Conseil maritime et quarantenaire d'Égypte au lazaret de Tor, où ces derniers s'arrêtent au retour du Hedjaz, avec mission de rechercher systématiquement le bacille virgule dans l'intestin de ceux d'entre eux qui succombaient à une maladie quelconque.

Or, chez plusieurs d'entre eux, Russes et Turcs, venus de régions où le choléra sévissait au moment de leur départ pour la Mecque, on découvrit des vibrions cholériques parfaitement caractérisés (93).

Nous verrons plus loin que le microorganisme pathogène est répandu avec profusion dans les eaux, et qu'il n'est pas étonnant de le rencontrer parfois dans l'intestin. L'épidémie est en partie fonction de l'exaltation de sa virulence ; dans ces conditions, il devient dangereux à la fois pour le porteur et pour son entourage. Ce parasitisme latent contient bien des secrets de l'étiologie : il est la clef de voûte de la spontanéité morbide, de l'autogenèse.

Rôle des mouches. — La pathogénie animée, si florissante à notre époque, n'a pas manqué d'introduire l'insecte dans l'étiologie cholérique. MM. SIMMOND (94), UFFELMANN (95), CHANTEMESSE (96), estiment que la mouche domestique est apte à servir de véhicule au germe. Cette opinion s'appuie sur des expériences dont l'intention est sans doute très louable, mais dont la portée pratique demeure encore en suspens. Nous rappellerons celles qui ont été communiquées à l'Académie de Médecine par M. le professeur CHANTEMESSE. Des mouches domestiques, laissées deux heures à se repaître de cultures cholériques dans des bocaux stériles, et portées ensuite dans d'autres récipients également aseptiques, ont donné, au bout de dix-sept heures, des colonies de bacilles virgules avec les trompes, les pattes et le contenu de leur intestin ensemencés dans des milieux appropriés. Les essais de culture faits au bout de quarante-huit heures restèrent sans résultat.

Il n'est point surprenant que des insectes, qui ont barboté pendant plusieurs heures sur une culture cholérique, en emportent le comma-bacille sur leurs appendices ou dans leurs cavités naturelles quand ils reprennent leur vol. C'est le contraire qui nous étonnerait. Mais l'observation n'a pas encore établi dans quelle mesure ce transport intervient dans la réalité. L'expérience n'en est pas moins suggestive. M. CHANTEMESSE, très réservé dans son interprétation, estime que les mouches sont des agents actifs, non de la propagation du choléra à longue distance, mais de sa dissémination autour du malade, et il soupçonne que c'est plutôt à elles qu'à l'air qui enveloppe ce dernier qu'il faut imputer le rayonnement contagieux qu'il exerce autour de lui.

Rôle des agglomérations en mouvement. — Les récits classiques font jouer un rôle des plus importants, on le sait, aux déplacements des groupes dans la propagation du choléra. Que de fois les pérégrinations des caravanes, la débandade des pèlerins, les mouvements des troupes n'y ont-ils pas été mis en cause ! Il y a lieu d'opposer à ces assertions des réserves justifiées par les faits cités plus haut. Sans doute, quand les agglomérations en marche endurent des fatigues insolites, des privations et des vicissitudes de toutes sortes, elles donnent prise au choléra comme à nombre d'autres maladies infectieuses ; mais si elles n'ont pas à subir ces rigueurs, elles sont plutôt garanties contre le fléau par le mouvement, *à la condition de ne s'avancer que sur les hauteurs*. Si en temps d'épidémie, les groupes évoluent dans les bas-fonds ou côtoient les rivières, ils voient généralement celle-ci éclater dans leur sein. Les chances d'en être atteints sont d'autant plus grandes que la route suivie par eux confine plus étroitement à des cours d'eau ; ils s'en délivrent en s'élevant au-dessus de la plaine, soit pour camper, soit pour poursuivre leur mouvement en avant sur les hauteurs. On cite souvent, à l'appui de cette proposition, l'exemple de cette armée anglaise du Bengale, qui s'avançait en deux colonnes, dont l'une, longeant les bords du Scind, fut littéralement décimée par le choléra, tandis que l'autre, marchant parallèlement à la précédente, à six lieues de là, dans un pays sec et élevé, en demeura complètement indemne (97).

Nous pourrions multiplier ces témoignages. On n'a pas oublié les péripéties similaires exposées plus haut des corps expéditionnaires de la Dobrudja et du Maroc. Indépendamment des enseignements qu'elles comportent, relativement à l'influence salutaire exercée par les hauteurs sur les agglomérations mobiles aux prises avec le choléra, elles nous ont appris que celles-ci se sont disloquées et disséminées partout, sans propager le mal qui venait de causer de si terribles ravages dans leur sein.

Persistance du germe. — Il est généralement admis que l'agent infectieux se conserve difficilement dans les milieux ambiants : la persistance illimitée de sa vitalité et de son pouvoir pathogène exigerait son passage ininterrompu par l'organisme humain. Sans cette condition, il cesserait d'être nocif au bout de trois à quatre semaines, si bien que l'épidémie ne pourrait renaître après cet intervalle sans un nouvel apport de sa graine. Cette opinion nous paraît excessive. Elle nous semble inspirée plutôt par le rôle abusif que la doctrine attribue à l'importation que par l'observation. Celle-ci nous montre les faits sous un autre jour. Ici, ce sont des paquets de linge ou de vêtements souillés de déjections cholériques, qui, ouverts de longs mois après leur emballage, infectent les personnes chargées de cette opération. Ailleurs, on voit des épidémies renaître au même endroit, plusieurs mois après leur extinction, sans apport de germes nouveaux. Le réveil du choléra à Paris, en juin 1866, après un sommeil de six mois, indique clairement que l'agent infectieux peut vivre autour de nous, à l'état latent, et se ranimer après une période d'hivernation plus ou moins longue, sous l'influence de causes adjuvantes, parmi lesquelles la chaleur semble exercer une action des plus puissantes. Dans ses rapports d'octobre et de novembre 1866, à la Société médicale des hôpitaux, M. BESNIER signalait à ses collègues la persistance ininterrompue du choléra à Paris, depuis les premiers mois de l'année. Ces faits, écrit-il, ont une importance de premier ordre. Si l'on avait, dans les années précédentes, apporté à leur constatation toute l'attention qu'ils méritent, on aurait évité bien des causes d'erreur, et l'on ne serait pas exposé à attribuer faussement à de nouvelles importations des explosions épidémiques absolument analogues à celles dont nous rendent journellement témoins les autres maladies populaires, telles que la rougeole et la scarlatine (98).

Oublie-t-on, d'autre part, que les grandes épidémies de 1854, 73, 92, indépendantes de toute importation, ont dû être attribuées à des germes abandonnés sur notre continent par les pandémies qui s'y étaient déployées dix ans avant chacune de ces dates? Enfin, la possibilité de cultiver les microbes cholériques pendant un temps indéterminé dans les milieux nutritifs appropriés, n'est point défavorable à l'idée qu'ils sont aptes à se conserver vivants pendant une période exceptionnellement longue dans le sol ou d'autres milieux ambiants.

Incubation. — Y a-t-il une phase d'incubation, et quelle en est la durée? Cette question est rarement abordée dans les relations des épidémies. Elle est certes intéressante, mais d'une solution délicate au milieu des populations qui sont aux prises avec une épidémie, où la part de la contagion, et à plus forte raison le moment précis où elle s'effectue sont bien difficiles à établir. Cette recherche se laisse tenter dans les deux conditions suivantes : chez les sujets frappés autour d'un premier cholérique venu de loin dans un pays épargné jusqu'alors, ou chez des sujets originaires d'un pays sain, et attaqués après leur immigration dans un pays infecté. BARTH (99) et PETTENKOFER (100) ont rapporté des faits de ce genre dans leur relation respective de l'épidémie de 1854. Tel est, dans le travail de l'éminent hygiéniste de Munich, d'une part l'exemple de cinq individus, indemnes de toute contamination antérieure, qui, ayant pénétré dans une localité fortement infectée, y sont tombés malades du deuxième au cinquième jour après leur arrivée; d'autre part, celui de 18 sujets qui, ayant émigré dans un milieu sain après être sortis d'un foyer infectieux, ont vu le choléra éclater autour d'eux, en moyenne du 7ᵉ au 8ᵉ jour après leur installation dans leur nouveau séjour. Ces chiffres ne sont qu'approximatifs : ils sont vraisemblablement trop élevés, car il n'est pas certain que la contamination de chacun des sujets visés par eux a eu lieu juste à l'occasion du premier contact infectant. En réalité, la durée de l'incubation paraît très variable. Il est des cas où le mal se manifeste déjà vingt-quatre heures après le moment présumé de la contamination ; d'autres où il s'écoule plusieurs jours, voire même une à deux semaines entre ce moment et celui de l'explosion des symptômes caractéristiques. Presque toujours, en pareille occurrence, la diarrhée prémonitoire a prélude à ces derniers. Il est permis d'avancer que d'ordinaire l'incubation est plutôt courte, plus courte que celle de la plupart des maladies infectieuses. On ne se trompera certainement pas beaucoup en lui attribuant deux à quatre jours de durée, laquelle pourrait peut-être être réduite encore si l'on s'accordait à ne pas séparer la diarrhée prémonitoire de l'attaque cholérique proprement dite.

Des causes secondes du choléra. — Influence de la chaleur. — Malgré la puissance de son impulsion propre, le choléra est subordonné dans une large mesure aux influences ambiantes. Nous avons déjà vu plus haut, que son mode de répartition dans l'espace est régi par la constitution physique du sol et l'altitude des localités. Il n'est pas moins tributaire des influences atmosphériques. Parmi elles la température se place au premier rang.

Dans les climats moyens, les épidémies prennent leur essor avec l'été, s'élèvent à leur fastigium en août ou septembre, et décroissent graduellement à partir des premiers froids d'octobre. Il n'est pas rare d'observer dans les grands centres une sorte d'hivernage de l'épidémie qui, éteinte pendant la saison froide, s'y entretient cependant par quelques atteintes sporadiques éparses, et reprend son essor dans l'été suivant. Une température inférieure à + 15° entrave la propagation du fléau, qui paraît au contraire favorisé dans son expansion par des élévations thermiques dépassant 20°. Il y a pourtant des exceptions à cette règle. En décembre 1865, le choléra subit à Cherbourg une recrudescence inattendue qui se prolongea au cœur de l'hiver ; et des anomalies du même genre furent observées dans d'autres temps et d'autres pays (101). Elles témoignent que la chaleur peut être suppléée dans son action pathogène par des influences compensatrices ; il en est ainsi, comme on sait, des maladies infectieuses essentiellement estivo-automnales, telles que la dysentérie et la fièvre typhoïde.

Neuf cent vingt épidémies, d'origine indienne, envisagées par Hirsch au point de vue de leur évolution saisonnière, se sont réparties de la manière suivante :

42 en hiver (janvier, février, mars);

261 en printemps (avril, mai, juin);

496 en été (juillet, août, septembre);

121 en automne (octobre, novembre, décembre).

Il résulte de ce groupement, que ce sont les mois de juin-août qui réunissent le plus d'épidémies, et que janvier et février en comprennent le moins. La répartition mensuelle de la mortalité est à peu près parallèle à celle de la morbidité (102).

Il va sans dire que dans les contrées tropicales et subtropicales, les rapports du choléra avec les saisons paraissent moins étroits que sous nos climats, parce que la température moyenne de chaque mois est suffisante pour en assurer l'éclosion.

Influence des pluies. — L'influences des chutes d'eau est moins marquée que celle de la température; elle est cependant souvent très reconnaissable. Sous nos climats, l'épidémie se greffe d'ordinaire sur les pluies de printemps et d'été, persiste pendant la saison chaude et sèche, et s'éteint enfin avec les pluies froides de la fin de l'automne (103).

L'influence des chutes d'eau varie du reste suivant la contexture du sol. Dans les contrées sèches, à sous-sol perméable, elles en exaltent le pouvoir cholérigène. Inversement, en submergeant sur une grande étendue les pays qui reposent sur un sous-sol argileux, elles ont parfois arrêté brusquement une épidémie en cours.

Influence des orages. — Lors des premières épidémies, on s'accordait en général à attribuer une influence réelle aux perturbations atmosphériques. Les orages ont été notés plusieurs fois comme les précurseurs des recrudescences épidémiques. Mais ces observations sont restées trop isolées pour avoir quelque portée scientifique : elles ne méritent guère plus d'attention que les rapports que l'on a cru saisir entre l'orientation du vent et la propagation du fléau ; les recherches entreprises dans cette direction n'ont conduit à aucune déduction générale de quelque valeur (104).

Influence de l'hygiène des localités et des habitations. — Un grand nombre de relations attribuent une influence funeste aux mauvaises conditions hygiéniques du sol et des habitations. On s'y accorde à signaler la prédilection de l'épidémie pour les quartiers bas et humides des villes, les ruelles étroites, les cours infectes, le voisinage des foyers d'immondices.

Dans un même canton, écrit BARTH d'après l'analyse de 108 rapports, le fléau atteignait de préférence les localités pauvres, et dans une même localité, il sévissait avec le plus de violence sur les quartiers misérables, sur les rues les plus malsaines, sur les habitations encombrées, saturées de malpropreté et privées d'air et de lumière (105). Très fréquemment, ce furent les habitants les plus nécessiteux et les plus misérables qui lui payèrent le plus large tribut. A Dieppe, en 1892, il a porté plus spécialement ses atteintes dans les derniers rangs de la société, sur les individus vivant sous les falaises, dans des fours à coke ou des cabanes de hâleurs, minés à la fois par la misère et l'alcoolisme invétéré. A Lorient et à Nice, en 1893, toutes ses victimes appartenaient à la classe indigente, épuisée par les privations et les maladies antérieures (106).

Mais il va sans dire que cette prédilection du fléau pour les foyers d'insalubrité et les groupes les plus nécessiteux de la société n'est pas absolue. Il y a bien des relations qui produisent des faits contradictoires. Ici, les conditions hygiéniques locales sont notées comme satisfaisantes ; ailleurs, on voit le fléau s'appesantir autant sur la classe aisée que sur la population indigente ; on cite même des épisodes où celle-ci fut à peu près épargnée (107). Tant il est vrai que les causes secondes n'ont jamais qu'une signification relative en étiologie, elles sont aptes à se contrebalancer, à se suppléer mutuellement dans leur insuffisance respective.

Influence des conditions individuelles. — *a*. Des idiosyncrasies. — Il est des dispositions individuelles qui procèdent des habitudes des intéressés. L'oubli des soins de propreté, notamment des ablutions manuelles avant les repas, fait courir de sérieux dangers d'infection aux personnes qui affrontent le contact des cholériques ou de leurs effets.

Mais il existe à coup sûr une disposition innée, idiosyncrasique à contracter le choléra ; elle s'impose à nos conceptions, quand, dans un milieu où tous sont soumis aux mêmes influences extérieures, nous le voyons frapper les uns et épargner les autres. Parmi ceux-ci, il en est parfois qui portent des bacilles vivants dans l'intestin, sans présenter le moindre trouble morbide ; et parmi les autres, la gravité de l'atteinte n'est pas toujours proportionnelle à l'abondance des agents spécifiques éliminés avec les selles.

Il est difficile de donner la raison de ces différences. La cause de l'immunité ou de la réceptivité individuelle vis-à-vis du choléra est aussi mystérieuse que dans les autres maladies infectieuses. Peut-être faut-il attribuer la disposition pour la première de ces affections, à l'affaiblissement momentané du rôle protecteur du suc gastrique ou de l'épithélium de revêtement de l'intestin. On ne peut se permettre à cet égard que des conjectures.

On ne fera aucune difficulté pour admettre « à priori » que les sujets bien trempés, exempts de toute tare organique ou fonctionnelle, sont à même d'opposer à l'épidémie plus de résistance que les valétudinaires. Et en effet, celle-ci, sans ménager les privilégiés de la force et de la vigueur, recherche néanmoins les débilités, les phtisiques, les victimes de la diarrhée chronique, les convalescents de maladies aiguës, enfin les alcooliques invétérés.

b. Des professions. — Les professions ont donné lieu, en étiologie cholérique, à des observations passablement contradictoires. Dans ses beaux rapports sur les épidémies de 1854 et 1865, Barth expose que le Dr Lefaye, de l'Hérault, attribuait une influence prédisposante des plus fâcheuses au métier et à l'industrie des tanneurs qui ont fourni les 2/3 des décès dans son champ d'observation. Le Dr Anthouard, de Quissac, marque au contraire que les ouvriers tanneurs, très nombreux dans cette localité, ont été complètement épargnés par l'épidémie.

Dans plusieurs publications, dont les premières remontent à 1854, le Dr Burq s'est efforcé de démontrer l'immunité relative, vis à vis du choléra, des ouvriers employés à travailler le cuivre. Mais les recherches ultérieures, dont celles de Mélier furent décisives, n'ont pas confirmé cette salutaire influence (108).

En 1865, quelques médecins ont cru voir une influence préservatrice contre le choléra dans l'inhalation des fluides qui se dégagent de la combustion de la houille. Mais le Dr Créquy, médecin de la compagnie du gaz, a démontré, chiffres en main, que les individus soumis quotidiennement à l'absorption de ces produits, n'étaient ni plus ni moins accessibles aux atteintes de l'épidémie que les autres ouvriers de la compagnie (109).

Il en est de même de ceux des manufactures de tabac, que naguère on croyait également réfractaires au choléra (110).

Nous estimons que l'influence des professions se réduit à peu près à celle des différences de la position sociale, c'est-à-dire au degré variable des conditions de bien-être qu'elles comportent, et surtout aux chances plus ou moins grandes qu'elles ouvrent à la contagion. C'est dans cet ordre d'idées qu'on s'explique aisément la fréquence relative de cette maladie parmi les mariniers, les flotteurs, les ouvriers des ports qui boivent le plus souvent l'eau des rivières souillées par les riverains ou par eux-mêmes.

Bien des relations insistent sur la fréquence du choléra parmi les personnes qui se vouent au soin de ses victimes, ou parmi celles qui manient et blanchissent le linge de ces dernières. Cette question ne laisse pas d'être très délicate ; elle demanderait qu'on tentât de séparer la part de la contagion professionnelle de celle qui revient à l'influence générale cholérigène, attendu qu'il se rencontre maint témoignage qui tient en suspicion le rôle de la première dans la contamination des sujets de cette catégorie. Dans toutes les épidémies, écrit M. Besnier à l'occasion de celle qui désola Paris en 1866-67, le personnel des hôpitaux de cette ville a fourni un grand nombre de victimes, et celle que nous traversons ne fait pas exception à la règle, *malgré l'isolement des malades.* Mais, ajoute-t-il, il est extrêmement remarquable que, parmi les personnes employées dans ces établissements qui furent atteintes, le plus grand nombre non seulement n'avait pas donné des soins aux cholériques, mais encore n'avait eu avec eux aucune espèce de rapport (111).

Les effets de l'isolement ne suffisent pas d'ailleurs à dissiper les doutes suscités par ces observations contradictoires. A l'hôpital Lariboisière, où le système séparatif fut complet, absolu, puisque les malades étaient placés dans un pavillon tout à fait isolé des autres, le nombre des cas intérieurs s'éleva néanmoins à plus de 20 p. 100 ; il ne dépassa pas 2 p. 100 à Saint-Antoine, où la séparation ne put être établie que d'une manière très incomplète (112).

Au Val-de-Grâce, où l'isolement fut pratiqué avec une rigueur idéale — c'est VILLEMIN qui nous en donne l'assurance —, on compta, sur un total de 94 cas enregistrés, 6 atteintes intérieures, c'est-à-dire trois fois plus qu'à Saint-Antoine (113).

Le professeur LEUDET de Rouen, fit connaître, à l'occasion de la même épidémie, que, bien que les cholériques fussent traités dans les salles communes de l'Hôtel-Dieu de cette ville, bien qu'aucune mesure préventive ne fût prise contre la contagion directe ou indirecte, on n'enregistra pas un seul cas intérieur dans cet établissement (114).

L'épidémiologie militaire a produit des témoignages identiques. Pendant que le fléau sévissait à Alger, écrit le médecin principal PÉRIER en 1866, les salles de cholériques de l'hôpital du Dey étaient fréquentées par un grand nombre de personnes — entre autres par plus de 25 infirmiers — que la nature de leur service y appelait sans cesse. Deux seulement d'entre elles furent attaquées par la maladie régnante. Les 4 autres atteintes intérieures concernent un pharmacien du laboratoire de chimie et 3 infirmiers employés aux services des cours et jardins (115).

Pareillement, en 1851, aucun des médecins, aucun des infirmiers attachés au service des cholériques à l'hôpital d'Oran, ne fut même effleuré par l'épidémie qui désolait cette ville. L'établissement pourtant contenait à cette époque un personnel nombreux qui y avait été réuni pour faire face aux exigences de la situation.

Il est donc certain que les médecins, les infirmiers, les sœurs de charité, les gardes-malades vivant journellement au milieu des cholériques, sont parfois complètement épargnés par la maladie régnante, ou bien frappés dans des proportions égales, voire même inférieures à celles des populations voisines (116).

Il n'en est sans doute pas toujours ainsi. C'est pour nous un pieux devoir de ne pas oublier qu'en 1849, à la Salpêtrière, le directeur, deux internes,

plusieurs infirmiers succombèrent au fléau ; qu'en 1865 et 1866, il enleva
11 médecins à Ancône, 3 à Paris, 3 dans la ville d'Amiens avec 13 sœurs
de charité. Mais ces victimes vivaient dans des cités transformées en foyers
épidémiques d'une puissance exceptionnelle, où elles étaient soumises aux
chances de maladie et de mort de la population tout entière. Que l'on cite,
s'écrie Barth (117), une proportion comparable de mortalité parmi les
magistrats, les notaires, les architectes! Ce défi n'est pas sérieux; il n'en
imposera à personne, car la statistique est muette sur le pourcentage des
décès enregistrés par ces professions. Aussi, préférons-nous nous rallier
aux sages réflexions formulées par le professeur Chauffard à l'occasion des
atteintes écloses dans l'intérieur de l'hôpital. « Dans ces conditions, écrit-il,
au milieu d'une épidémie en action, la contagion proprement dite ne peut
être invoquée qu'avec réserve, puisqu'il s'agit d'individus soumis aux
influences générales et spéciales qui tiennent tous les habitants sous leur
domination (118). » Et complétant cette pensée, M. Besnier, à qui nous empruntons cette citation, ajoute « qu'il lui serait facile de trouver dans
l'épidémie parisienne de 1865-1866 la démonstration évidente du rôle supérieur joué dans son évolution par l'influence épidémique, et d'indiquer la
part relativement restreinte de ce qui doit être imputé à la transmission
individuelle directe (119). »

Quant à la profession de blanchisseuse, on sait combien elle a été chargée
par l'étiologie du choléra. Est-elle réellement coupable de tous les méfaits
qui lui ont été imputés ? Nous n'en sommes point convaincu. Les tableaux
publiés par la préfecture de police sur le choléra de 1865 à Paris, établissent
que ce corps de métier n'a compté que 130 décès ou 0,44 p. 1000, sur un
effectif de 31 540 sujets, et qu'il n'occupe que le n° 81 sur 86 dans l'ordre
des professions rangées d'après la mortalité cholérique décroissante. Il y
eut donc 80 métiers sur 86 qui furent frappés dans des proportions plus
fortes par l'épidémie que celui des blanchisseurs. D'autre part, Dumas, président du conseil municipal de Paris, déclara à l'Académie des Sciences,
dans la séance du 27 janvier 1867, qu'aucun décès cholérique n'était survenu
parmi les femmes employées au blanchissage du linge dans les hôpitaux de
la capitale (120).

Nous n'oserions affirmer, malgré les assertions positives prodiguées à
cet égard, que les gardes-malades et les blanchisseuses fournissent plus de
victimes au choléra que les autres métiers. Soumises aux mêmes influences
pathogéniques que l'ensemble des habitants, les unes et les autres partagent
avec ceux-ci toutes les chances de contamination du milieu ; il est difficile
d'apprécier celles qu'y ajoute la profession, surtout si l'on considère que
mainte observation ne tend à rien moins qu'à mettre les occupations habi-
uelles hors de cause.

c. De l'âge. — Le choléra est de tous les âges. Ce facteur ne tient qu'un rang secondaire dans son étiologie. Certains rapports adressés à l'Académie de Médecine en 1849, attribuent aux deux premières années de la vie une disposition spéciale à subir ses atteintes. Cette aptitude s'émousserait ensuite de la troisième à la quinzième année, pour se réveiller à cette dernière époque, et aller finalement en augmentant sans cesse jusqu'à la vieillesse (121). Parmi les relations auxquelles a donné lieu l'épidémie de 1854, il s'en trouve encore plusieurs qui mentionnent la prédominance de la morbidité parmi les enfants et les vieillards (122). Le rôle de l'âge se ramène probablement à celui de la résistance de l'organisme, toujours faible aux deux extrêmes de la vie.

d. De la race et de la nationalité. — L'influence de la race et de la nationalité a donné lieu à bien des assertions contradictoires, dont il est impossible de dégager une conclusion ferme. Les médecins de l'Afrique orientale, de la Réunion, de Maurice, de Ceylan, des Indes néerlandaises, de l'Amérique du Sud s'accordent toutefois à attribuer aux nègres une réceptivité toute spéciale pour le choléra. Il n'est pas certain, d'autre part, comme l'ont avancé quelques praticiens anglais des Indes, que les Hindous y sont moins sujets que les Européens. Il est vraisemblable que la prédisposition des races se mesure au degré de leur résistance organique, car l'observation enseigne que le choléra recherche volontiers les populations vouées aux infractions de l'hygiène qui en brisent ou en affaiblissent les ressorts (123).

e. Des agglomérations. — Bien redoutables sont, en temps d'épidémie, les réunions d'un grand nombre de sujets en agglomérations plus ou moins compactes. Elles ont manifesté leur funeste influence dès les premières expansions du choléra à la fin du xviii* siècle. L'affluence des pèlerins, se portant en foule, à l'occasion des fêtes religieuses, vers les lieux consacrés par la dévotion, les concentrations de troupes provoquées par les événements de guerre de cette époque si troublée de l'histoire des Indes, ont donné lieu à des épidémies formidables dont les annales pathologiques de ce pays ont conservé le souvenir. Tels furent celles qui éclatèrent en 1780 dans l'armée de Sir Coates, en 1782 dans la flotte de Sir Burgoyne, en 1783 dans les masses de pèlerins réunis à Hurdwar sur la côte du Coromandel.

Ces faits ne sont point particuliers à l'Inde. Partout, on a vu les agglomérations occasionnées par les foires et les fêtes régionales favoriser l'essor de l'épidémie. Nombre de sujets se rendent à ces réunions, porteurs de la graine de cette dernière, et en état de la répandre au milieu des foules entassées sur des espaces étroits, ou abritées dans des habitations malpropres et encombrées. Nous avons mentionné dans notre rapport à l'Académie de Médecine de 1893, les poussées épidémiques qui se produisirent en cette année, d'une part à Toulouse, à l'occasion des concours de gymnastique qui avaient attiré dans cette ville des milliers d'habitants des départements du Gard, de l'Hérault et de l'Aude aux prises avec le choléra ; et d'autre part à l'Oasis de Tolga, près de Biskra, où la fête du mouton avait fait affluer une foule de pèlerins dont beaucoup ressentaient déjà, au moment où ils se mirent en route, les premiers symptômes du mal, qui trouva, dans les excès traditionnels de ces dévotions, une puissante cause de renforcement (124).

Le choléra dans les hospices et établissements d'aliénés. — Les hospices, dont la population se compose en général de vieillards, d'enfants et d'infirmes à tous les degrés, ont souvent payé un tribut considérable à l'épidémie. Il en a été du moins ainsi dans les plus peuplés d'entre eux. Telle la Salpêtrière qui, en 1849, compta 952 décès sur une population de 4 000 indigents et infirmes ; tel encore l'hospice de Bicêtre qui, à la même époque, enregistra 200 morts sur 2 600 habitants. On n'a pas oublié la gravité du choléra qui éclata en 1892 à l'asile de Nanterre, peuplé de plus de 4 000 pensionnaires. En quinze jours, il attaqua 51 d'entre-eux et en tua 49, soit 98 p. 100.

Il a si souvent exercé ses ravages dans les asiles d'aliénés, qu'on ne peut s'empêcher d'attribuer à ceux-ci une disposition spéciale à en subir l'agression. En 1849, écrit WOILLEZ, 214 pensionnaires sur 965 en furent atteints dans l'asile de l'Oise, et 127 y succombèrent (125). En 1854, l'établissement de Clermont-Ferrand se vit enlever environ le quart de ses malades par l'épidémie régnante (126). Elle surgit en 1892 dans l'asile de Saint-Dizier (ar. Saint-Omer) (127), et en 1893 dans celui de Lizier (Ariège) (128). Dans la même année enfin, le choléra éclata brusquement en hiver dans l'asile de Nietleben, près de Halle (Allemagne) ; il ne s'était manifesté sur aucun autre point de la région (129). Généralement ces explosions furent sévères. En 1854, BRIQUET, sur un chiffre d'environ 10 000 aliénés, compta 9 décès sur 100, et 2 sur 3 atteintes (130).

Durée des pandémies. — La durée des pandémies qui se sont succédé en France de 1832 à 1850 a embrassé de un à un an et demi. Les épidémies régionales furent généralement moins longues : elles duraient de quatre à douze mois. On a noté plus d'une fois que vers la fin des pandémies, elles avaient une tendance manifeste à abréger leur cours. Quant à la durée des épidémies locales, elle fut extrêmement variable. Elle était plus longue dans les endroits situés au milieu des bas-fonds, en terrains d'alluvion, le long des cours d'eau, que dans celles qui occupaient des points élevés et secs. Réglant

la rapidité de leur évolution surtout sur le chiffre de la population, les épidémies se prolongeaient plus dans les villes que dans les petites localités.
Dans les premières, il ne leur fallait rien moins que trois à quatre mois
pour parcourir leur cycle ; et quand l'hiver en morcelait le décours, les
tronçons pouvaient embrasser une année tout entière et davantage ; dans
les secondes, elles accomplissaient leur évolution en deux ou trois semaines,
rarement elles persistaient plus longtemps.

Morbidité et mortalité. — Peu de maladies ont été plus meurtrières dans
le monde que le choléra. Les quatre grandes épidémies de 1832, 1849, 1854
et 1865 ont tué chacune en France de 100 à 150 000 habitants. La morbidité
et la mortalité ont été en augmentant jusqu'en 1854. Cette date marque le
commencement du déclin, qui est allé en s'accentuant de plus en plus jusqu'en 1893. On entrevoit assez nettement cette évolution dans les chiffres
obituaires relevés au cours des épidémies parisiennes de 1832 à 1892, et inscrits dans le tableau suivant (131) :

	Total des morts.	Pour 100 000 habitants.
1832. 26 mars au 30 septembre.	18 402	2 342
1833. Janvier à décembre	505	64
1849. 9 mars au 31 octobre.	19 615	1 861
1853-54. 7 novembre à fin décembre	9 096	774
1865. 1er septembre à fin décembre.	6 347	354
1866. Juillet à décembre.	5 218	239
1873. 29 août au 30 novembre.	855	46
1884. 3 novembre au 31 décembre	986	44
1892. Mai à décembre.	894	35

Les chiffres d'ensemble, se rapportant à une épidémie aux vastes proportions, en expriment la gravité générale, sans comporter aucun autre
enseignement, car les résultats partiels se neutralisent en grande partie
dans les totaux qui en deviennent insignifiants : seuls les détails sont instructifs dans l'espèce.

En consultant à ce point de vue les épidémies régionales ou locales, on
reconnaîtra que le nombre des malades et des morts par rapport à la population a été extrêmement variable de l'une à l'autre. Telle localité n'est
affligée que de quelques rares décès sur un petit nombre d'atteintes, telle
autre est plus que décimée. Ici, l'épidémie se distingue par son excessive
morbidité et sa faible léthalité ; ailleurs, au contraire, par l'exiguïté numérique des atteintes et le grand nombre des morts (132).

La mortalité a été en général inférieure à la moyenne dans les altitudes
élevées, plus forte dans les pays à sol granitique que sur les terrains à calcaire grossier, plus faible à la fin des épidémies qu'à leur phase d'accroissement ; enfin, elle fut en raison inverse de la densité de la population. Ce
dernier trait mérite d'être retenu. Il avait déjà été signalé par Briquet à

l'occasion de la pandémie de 1849 : le chiffre des morts atteignit 2,5
p. 100 dans les communes de France de moins de 500 habitants, et 0,49
p. 100 dans celles qui en comptaient de 50 à 100 000 (133). Maintes fois,
dans les épidémies ultérieures de notre pays, le choléra s'est montré d'une
extrême gravité dans les villages et les hameaux. Nous avons rencontré,
écrit F. JACQUOT en 1854, un grand nombre de petites communes, qui ont
perdu 1/10 de leur population, et même davantage : celle de Bouzé (Vosges)
a eu 100 décès sur 500 habitants, et une autre localité des environs de
Pont-à-Mousson vit succomber la moitié des siens : il n'y avait plus que
20 maisons ouvertes. La léthalité de cette commune, appliquée à la ville de
Paris, correspondrait à 100 000 victimes ! La morbidité est parfois faible,
mais on compte presqu'autant de morts que de malades. En 1892, le fléau
attaqua 12 personnes à Jametz (ar. Montmédy), et en tua 10 (134) ; en 1893,
il causa, dans la commune de Monseux (ar. Carpentras), 12 atteintes avec
10 décès, et, au Cros d'Utelle, près de Nice, il en occasionna 5 qui se terminèrent toutes par la mort. El Miliah, éprouvé à la même époque, enregistra
20 décès sur 23 atteintes (135).

Des observations semblables ont été également relevées dans d'autre pays
que la France. Dans les petites communes, écrit LIEBERMEISTER, il n'est pas
rare de voir sombrer la moitié des habitants. C'est ainsi que DRASCHE a noté,
au cours de l'épidémie qui désola l'Autriche en 1855, des villages où elle
attaquait 80 et tuait 43 p. 100 de la population, alors qu'à Vienne, en 1850
par exemple, la morbidité ne dépassait pas 0,50 p. 100 des habitants (136).
Il est difficile de donner une interprétation satisfaisante de ces divergences :
elles n'en méritent pas moins d'être enregistrées par l'épidémiologie.

EXPOSÉ CRITIQUE DE LA NATURE ET DE L'ORIGINE DU CHOLÉRA

Doctrine classique. — Telle est l'histoire du choléra, résumée d'après les
principaux documents qu'en a conservés l'épidémiologie. Tous l'envisagent
comme une maladie d'origine exotique, dont les explosions hors de l'Inde
sont à attribuer exclusivement à l'importation, dont l'extension est assurée
par des foyers successifs, secondaires, ternaires, quaternaires, etc., qui
procèdent les uns des autres, qui s'enchaînent par le lien de la transmission successive ; c'est une maladie qui marche, qui s'avance, toujours
transportée d'un point à l'autre par ses victimes. Sans contagion, il n'y a
point de choléra vrai, toute atteinte de cette maladie est issue d'une autre,
son éclosion dans une localité reconnaît toujours pour cause l'immigration
de sujets qui en portaient en eux le germe. Il se propage partout, mais il ne
se développe nulle part hors de l'Inde. C'est merveille de voir ses historiens

le suivre étape par étape, depuis les bords de la mer Rouge et de la mer
Caspienne, jusqu'aux confins les plus reculés du Nouveau Monde, à travers
les vastes continents intermédiaires de l'Europe et de l'Afrique, s'efforçant
de subordonner son extension mondiale aux migrations des malades, à l'exclusion de tout autre mode pathogénique. Plus dociles aux suggestions de
la doctrine qu'à celles de l'observation, peu d'entre eux se sont demandé
si ce choléra ne pouvait pas naître autrement que par la transmission de
proche en proche, si toute son étiologie se réduisait aux irradiations projetées par un foyer unique dans l'immensité de l'espace. Et pourtant, que
de fois ils devaient y être incités par les démentis que son épidémiologie
infligeait à cette conception ! Que de solutions de continuité dans ce lien
que la doctrine officielle prétendait établir entre toutes les étapes du choléra, depuis les bords du Gange jusqu'au Canada et au Brésil, depuis les
steppes glacées de l'Asie et de l'Europe septentrionale jusqu'au cœur du
continent noir ! Nous avons signalé, au cours de l'historique, quelques-
unes de ses éclosions qui n'ont pu être rattachées à une contagion d'origine,
et qui n'en ont pas moins été inscrites à l'actif de l'importation, qu'on
suppose n'avoir pas été recherchée avec tout le soin désirable, ou s'être
dérobée à l'enquête pour quelque cause insaisissable. Subjugué par l'épi-
thète d'asiatique que lui attribue la nomenclature, on ne conçoit point qu'il
puisse naître sur place. « Lorsqu'on le voit éclater quelque part, écrit
Rochard, à l'occasion de son éclosion à Toulon en 1884, c'est qu'il y a été
apporté par quelqu'un ou quelque chose » (137). Ce qui veut dire qu'il n'est
pas nécessaire de démontrer l'importation, elle subsiste parce qu'il ne saurait en être autrement.

Mais cette intransigeance de la doctrine ne saurait se soutenir devant
le témoignage des faits contradictoires, trop nombreux pour pouvoir être
imputés, sans autre forme de procès, à l'insuffisance des enquêtes. Ce serait
en prendre trop à son aise vis-à-vis des enseignements de l'épidémiologie,
que de n'en retenir que les faits favorables à la doctrine régnante et de faire
litière des autres. Dans notre exposé historique, nous avons pris la précaution de grouper les épidémies locales ou régionales, non pas, comme on
le fait d'habitude, d'après la *direction* qu'elles auraient *suivie*, mais dans
l'*ordre chronologique* de leur apparition. Or, on ne peut ne pas être frappé
de les voir se produire souvent presque simultanément sur des surfaces
immenses, à des distances mesurées par plusieurs milliers de lieues. C'est
ainsi qu'en 1830-31, elles surgirent coup sur coup dans toute la Russie
d'Europe, le nord de la Prusse, l'Autriche, la Hongrie, l'Angleterre, le
Japon, l'Egypte, la Syrie, la Palestine, l'Afrique. En 1854, le choléra éclata
presqu'en même temps dans toutes les contrées de l'Europe. En 1859, l'Espagne, le Maroc et la province d'Oran en furent envahis à peu près simul-

tanément. Ces explosions, à de si courts intervalles, sur une aire aussi vaste, défient la célérité des migrations humaines : elles s'accordent bien mieux avec l'idée d'une genèse autochtone que d'une propagation de proche en proche, qui ne s'appuie souvent, nous l'avons souligné chemin faisant, que sur des suppositions, des conjectures, des probabilités, des coïncidences, des interprétations plus ou moins forcées, et non sur des réalités. Faisant allusion à ce mode d'origine, Hirsch se contente de le repousser en quelques mots ; il estime que la conception du développement sur place repose sur des erreurs d'observation, et sur la confusion entre le choléra indien et le choléra-nostras. C'est l'interprétation du professeur de Berlin qui est erronée, comme le montreront les développements qui vont suivre.

C'est l'épidémie de 1884 qui a porté la première atteinte au prestige de la doctrine officielle. La brusque explosion du choléra à cette époque dans le midi de l'Europe, marque une date importante dans son histoire. Éteint en Égypte depuis plusieurs mois, absent aux différentes étapes de la route des Indes, il devait, en éclatant brusquement à Toulon, produire une profonde surprise, et dérouter des notions étiologiques solidement assises. Fauvel affirme publiquement qu'il ne s'agit pas du choléra indien au moment même où le fléau naissant frappait à coups redoublés de tous côtés ; les délégués officiels proclament au contraire son origine asiatique, et, après avoir vainement cherché sa porte d'entrée, accusent, en désespoir de cause, quelque lacune dans les règlements sanitaires. Puis nous voyons Paris rester indemne pendant de longs mois, alors que le mal faisait fureur dans le midi, et bien que le chemin de fer déposât tous les jours dans la capitale plusieurs milliers de voyageurs de provenance méridionale. C'était, malgré l'expédient de la fissure des règlements, un échec aux doctrines régnantes.

Quelques années après, en mai 1890, il apparaissait ou réapparaissait en Espagne, sans qu'il fût possible de savoir d'où il venait. C'était la deuxième ou la troisième fois, écrit le professeur Arnould, que l'étiologie par l'importation était mise en défaut (138). Ce ne devait pas être la dernière. L'épidémie de 1892 a renouvelé et accentué l'incertitude et le trouble que celle de 1884 avait suscités dans les esprits. Le choléra de Hambourg est né sur place ; du moins les enquêtes les plus minutieuses ne réussirent-elles point à lui assigner une provenance extérieure. Il en fut de même de celui qui éclata à Paris et dans la banlieue au cours de la même année ; on ne parvint même pas à se mettre d'accord sur sa nature. Brouardel le tenait pour un choléra-nostras, Colin ne doutait pas de son origine asiatique, Peter saisit l'occasion pour affirmer une fois de plus l'identité des deux états morbides, et Proust conseillait d'attendre la fin de l'épidémie pour se prononcer sur sa nature ! (139).

Rien ne montre mieux les aberrations de la doctrine que ce désarroi des idées, ce conflit d'opinions contradictoires dans l'interprétation du même épisode. Il y a bien longtemps que nous avons formulé nos réserves sur l'exclusivisme de l'étiologie officielle ; nous les avons développées dans notre enseignement et résumées dans un mémoire qui a passé inaperçu (140), mais dont les conclusions n'ont point été démenties par les recherches continuées ultérieurement. Depuis 1866, nous suivons l'évolution du choléra, dans ses explosions épidémiques dont nous avons été successivement témoin en Algérie et en France, et dans les principaux documents qui sont venus enrichir son histoire. Préoccupé surtout de pénétrer sa cause et sa nature, nous avons scruté consciencieusement toutes ses manifestations, d'après les suggestions de la doctrine classique, et plus nous creusions le sujet, plus nous sentions s'ébranler notre foi dans l'infaillibilité de cette dernière. Notre conviction est faite aujourd'hui. Nous croyons fermement que le choléra, comme toutes les maladies infectieuses du groupe dont il fait partie, relève d'une double origine : la contagion et l'auto-genèse, celle-ci impliquant le développement sur place, l'autre l'importation, avec l'extension ultérieure par la transmission. Ces deux modes patho-géniques se superposent le plus souvent, se renforcent mutuellement dans les épidémies violentes, et c'est peut-être la conviction erronée qu'ils étaient nécessairement exclusifs l'un de l'autre qui a stérilisé les débats académiques entre Guérin et ses adversaires. C'est ce que nous allons essayer de démontrer.

La doctrine officielle attribue invariablement et exclusivement l'origine du choléra à l'apport de son germe dans des localités réputées saines jusque-là, et son développement ultérieur à la transmission directe ou indirecte d'homme à homme. Repoussée en 1832, cette conception commence à compter des partisans en 1847, et devient prédominante à partir de 1854, grâce surtout aux travaux de Fauvel, qui a lutté pour elle jusqu'au dernier jour de sa vie.

Cette doctrine est simple et séduisante dans ses considérants théoriques et ses déductions pratiques. Mais les fastes du choléra comptent une infinité de faits qui ne se laissent point ranger sous ses lois. Les contagionnistes les passent en général sous silence ou les laissent dans l'ombre, arguant que les observations négatives ne sauraient prévaloir contre celles qui, dans l'espèce, portent témoignage du rôle de l'importation et de la transmission de proche en proche. On ne saurait oublier, écrit M. Besnier, qu'une obser-vation négative, qui rompt en apparence la chaîne des faits positifs, n'a qu'une valeur spécieuse et ne vaut que comme artifice de discussion (141). Nous en demeurons d'accord en principe. Mais il n'entre pas dans notre

pensée d'opposer les faits les uns aux autres. Il s'agit d'assurer une signification aux atteintes ou aux épidémies qui naissent sans contagion d'origine ; elles sont trop nombreuses pour ne pas mériter une place dans la
doctrine, et pour pouvoir être écartées simplement du débat. C'est pour en
avoir méconnu la valeur, croyons-nous, qu'on est arrivé à fonder une
doctrine étiologique trop étroite, et à édicter des mesures prophylactiques
vraisemblablement insuffisantes.

Nous nous proposons de mettre en relief, dans ce paragraphe, tous ces faits
écartés de l'histoire du choléra pour les besoins de la cause, négatifs selon
la doctrine régnante, mais positifs eu égard à la nôtre, de les interpréter
conformément aux enseignements de la pathologie générale, et de formuler
en définitive une conception étiologique plus large, plus compréhensive,
plus en rapport avec les données de l'observation que celle qui a cours.

Conception personnelle. — Il n'est pas de règle de faire, dans un ouvrage
didactique, des démonstrations qui sont mieux placées dans des mémoires
spéciaux. Mais la thèse que nous défendons est toujours en contradiction
formelle avec les idées accréditées, si bien qu'il nous est impossible de nous
dérober à l'obligation de développer les arguments et les observations qui
lui servent de fondement. Nous avons la ferme croyance que, quoique
méconnue aujourd'hui, elle sera la vérité de demain, déjà la doctrine intransigeante de FAUVEL a dû fléchir sous la pression des faits contraires. Nous
allons soumettre ces derniers à un examen approfondi en envisageant successivement le choléra dans son principal foyer générateur, les Indes, et
dans ses explosions sur les autres continents.

Choléra dans les Indes. — Le choléra règne partout et en tout temps dans
les Indes, se déployant en épidémies locales ou régionales plus ou moins
étendues. Il n'est pas une seule partie du terrritoire de la presqu'île, de
l'Himalaya jusqu'à Ceylan, et de la côte de Malabar à celle du Coromandel,
qui n'ait été le théâtre d'une épidémie régionale. De 1815 à 1870, il ne s'est
pas écoulé une année qui en ait été exempte. On compte, de 1788 à 1830, plus
de 200 épidémies, la plupart régionales ; 178 ont affecté le Bengale et la
côte du Coromandel, les autres ont envahi le Malabar et le reste de la
péninsule (142). Or, le mode de propagation du choléra dans ces nombreuses
épidémies ne concorde pas rigoureusement avec celui des maladies exclusivement contagieuses. C'est du moins ce qui ressort des remarquables
recherches publiées en 1884 par CUNINGHAM qui a observé pendant de longues années dans l'Indoustan, et recueilli de riches matériaux sur le développement et la marche de la grande endémie dans ce pays (143).

CUNINGHAM a remarqué que lorsque les épidémies de choléra apparaissent dans les Indes en dehors du foyer d'endémicité proprement dit, elles ne se développent pas régulièrement, de proche en proche, à partir d'un point central ; bien au contraire, elles frappent toujours avec une prédilection marquée certaines villes ou certains villages. C'est ainsi qu'en 1882, les provinces nord-ouest de la péninsule furent cruellement éprouvées par le fléau. Dans 1,143 districts, il causa 89 372 décès ; mais sur les 105 421 localités de la région, 10 838, soit 12 p. 100 seulement furent atteintes.

Dans ses expansions en dehors du foyer d'endémicité, le choléra suit des directions qui s'écartent le plus souvent des grandes voies de communication. D'autre part, les lignes de chemin de fer créées au cours des temps, n'ont exercé aucune influence sur sa propagation : ils n'ont modifié ni sa fréquence, ni son orientation habituelles, ni la rapidité de son extension. Le Pendjab, séparé du Bengale par deux journées seulement de chemin de fer, y est aussi réfractaire qu'autrefois. De 1871 à 1882, il y eut dans cette province 220 décès par choléra sur 10 000 habitants, tandis que le Bas-Bengale en fournit 1 802. L'établissement des communications rapides n'a rien changé à cet état de choses.

Cette irrégularité de sa distribution dans l'espace, cette indépendance de son mode d'apparition vis-à-vis des changements intervenus dans la rapidité des communications, et bien d'autres traits relevés dans son épidémiologie indienne et sur lesquels nous ne croyons pas devoir insister, cadrent mal avec l'idée de son origine exclusivement interhumaine. Aussi s'accorde-t-on à rapporter sa genèse, à la fois à la contagion et à l'infection créée par les milieux ambiants, éminemment propres à en entretenir le germe. Il naît sur place partout où il se montre, sans caravanes, ni pèlerinages.

Or, nous avons la ferme conviction qu'il ne se développe pas autrement en dehors de la presqu'île de l'Indoustan, que ses explosions lointaines dans les différentes parties du monde ne se rattachent pas uniquement et invariablement à une seule et même origine, que l'autogenèse y a sa large part, que les deux modes de développement, loin de s'exclure se superposent ou se suppléent mutuellement.

Choléra hors de l'Inde. — Le dogme classique est formel : le choléra ne s'engendre jamais hors de l'Inde. Toutes ses grandes explosions épidémiques sont parties des rives du Gange. Ses manifestations ont surgi dans toutes les contrées de la terre, mais son foyer générateur est unique ; hors du delta du fleuve indien, il ne reconnaît d'autre origine que le transfert de proche en proche, par les courants humains, du germe élaboré dans son berceau.

On demeure confondu devant la facilité avec laquelle s'est établie cette

extraordinaire croyance, et la force avec laquelle elle s'est imposée à l'opinion des médecins et du public. A ne considérer que l'histoire du fléau au
troisième tiers du dernier siècle, cette conception ne repose sur aucun fondement, puisqu'on cherche en vain les voies et les moyens par lesquels nous
sont arrivées les épidémies qui ont affligé l'Ouest de l'Europe de 1873 à 1893.
Quant aux premières invasions, celles qui, à partir de 1830, auraient été
causées par les armées russe, turque et perse, ou les caravanes de l'Afghanistan, le rôle qu'on a fait jouer à ces agglomérations mobiles dans les prétendues migrations de la maladie est fondé la plupart du temps sur des indications vagues et sommaires, sur des faits lointains, accomplis dans un pays et
à une époque où l'observation médicale était plus que rudimentaire, faits
manquant de date précise, de filiation exacte, qui ne sont arrivés jusqu'à
nous que par la voie du journalisme, de la rumeur publique, et parfois à travers le mirage de l'imagination fantaisiste de l'Extrême-Orient.
Quand il est déjà si difficile de faire dire la vérité aux événements qui
se déroulent sous nos yeux, comment ajouter une foi aveugle à ceux qui
nous viennent de sources lointaines et obscures, qu'enveloppent le doute
et l'équivoque, qui échappent à toute investigation, à tout contrôle de notre
part (144)?

Si l'on médite l'histoire des pandémies cholériques, en dépouillant momentanément les impressions reçues à leur sujet de notre éducation médicale, on ne peut adhérer sans réserve à une doctrine qui attribue une
origine si étroite à un fléau dont toutes les parties du monde ont été
affligées. Il est en effet difficile de concilier une pathogénie qui se résume
dans la contagion directe ou indirecte effectuée par les hommes et les choses,
avec les allures foudroyantes de cette maladie, avec l'immensité des aires
qu'elle couvre de ses ravages dans un temps dont la brièveté défie la rapidité de nos déplacements, enfin avec la simultanéité de ses explosions
dans des régions séparées par des distances énormes. D'autre part, ces prétendues irradiations du foyer indien jusqu'aux confins du monde habité ne
sont pas exemptes de solution de continuité. Souvent le narrateur en est
réduit à combler ces lacunes par des *probabilités* que nous avons relevées à
dessein au cours de notre exposé historique. Parfois même il lui arrive d'être
démenti par des témoignages contradictoires. C'est ainsi qu'en 1819, le
choléra se déclara à l'île Saint-Maurice, située à 3000 lieues maritimes des
Indes. Son origine n'a jamais pu être nettement établie. Les contagionnistes
accusent la frégate *La Topaze* de l'y avoir importé. Partie de Trincomale le
9 octobre 1819, elle vint mouiller à Port-Louis le 29 octobre, avec quelques
cholériques à bord. C'est trois semaines après que l'épidémie surgit, enle-
vant en peu de temps plus de 6000 personnes. Mais d'après d'autres témoignages, son explosion daterait du 15 septembre 1819. Les autorités

mauritiennes ont repoussé son origine extérieure pour se prononcer catégoriquement en faveur de son développement autochtone (145).

Hirsch expose qu'en 1831, le choléra fut importé à Sunderland par des vaisseaux Hambourgeois. Or, Haeser nous fait connaître qu'il fut établi péremptoirement que ceux-ci n'avaient pas eu de malades à bord pendant la traversée, et qu'il n'y avait eu aucun contact entre leur équipage et les premiers malades du continent. Au surplus, on affirma que déjà avant l'arrivée des bâtiments incriminés, on avait observé des cholériques dans la ville (146).

En mars 1831, le choléra éclata brusquement dans les provinces de la Baltique, et c'est en vain que les médecins de Riga tentèrent d'en découvrir le mode d'introduction (147). En 1852, lorsqu'il envahit la Pologne, toute la Russie d'Europe, depuis sa limite occidentale jusqu'aux confins de la Transcaucasie en était indemne ; il est donc certain, contrairement aux assertions émises à cet égard, que ce ne fut point la Perse qui infecta le premier de ces pays par l'intermédiaire du second (148).

En octobre 1865, le choléra éclata à la Guadeloupe, importé, écrit-on, par un voilier de cette ville. Mais cette origine est très contestable, car le bateau incriminé n'avait eu aucun malade à bord pendant la traversée ; il vint mouiller à la Pointe-à-Pitre le 9 octobre, et le premier cas de choléra ne date que du 22. Suivant une autre version, cette ville aurait été infectée par un bâtiment venu de Bordeaux, parce qu'il avait enregistré en route un décès dont la cause est restée indéterminée (149). Incertitude et contradictions, voilà ce qui domine dans l'histoire officielle du choléra !

Ce serait une tâche bien longue que d'exhumer des annales de l'épidémiologie toutes les observations qui échappent aux interprétations des doctrines régnantes. Nous nous bornerons à rappeler quelques-unes de celles que nous avons consignées à ce titre dans notre mémoire de 1889.

On admet généralement que l'Égypte est infectée par La Mecque, dont elle n'est séparée que par une distance relativement faible. Mais très rarement, en 1861 et en 1865 seulement, il y a eu coïncidence entre les épidémies des deux pays. La Mecque fut sévèrement frappée en 1846, l'Égypte ne fut atteinte qu'en 1848 ; un intervalle de deux ans sépare encore l'épidémie de La Mecque de 1881 de celle qui envahit l'Égypte en 1883. D'ailleurs les épidémies d'Égypte ont constamment lieu en juin et juillet ; celles de La Mecque ne se produisent jamais à cette époque de l'année, bien que 5 fois, depuis 1831, les fêtes de Kurban-Beiram aient coïncidé avec elle (150). Malte est à peine touchée pendant les années 1848, 1849, 1854, 1855, et 1856, alors que le fléau exerce de cruels ravages dans le reste de l'Europe. La doctrine contagionniste n'explique point l'immunité relative de cette île ouverte à toutes les communications du dehors. Malgré la violence du choléra qui de 1854 à 1855 sévit à Marseille, à Gibraltar, en Angleterre et en Crimée, Malte, l'escale la plus importante des armées confédérées de l'Ouest, est restée presque indemne.

Dans l'hypothèse contagionniste, il faut s'attendre à ce que Malte et Gibraltar, en relations incessantes entre elles, soient frappées à peu près simultanément au cours des grandes épidémies. Il n'en est rien : les deux localités ont été presque toujours atteintes à des époques tout à fait différentes. Gibraltar a eu ses épidémies dans les années 1834, 1854, 1860, 1865 et 1885 ; Malte a vu surgir les siennes en 1837, 1850, 1860 et 1887 (151).

Presque chaque année le choléra s'observe à La Mecque, à l'occasion des fêtes de Kurban-Beiram qui réunissent toujours plus de de 100000 pèlerins. Tantôt il s'y déploie en grandes épidémies (1831, 1846, 1865, 1877, 1881) qui comptent jusqu'à 15000 victimes ; plus souvent il se renferme dans des limites beaucoup plus étroites, et donne lieu à 100 ou 200 décès seulement. Pourquoi donc cette différence, s'il est vrai qu'un seul cholérique, la chemise d'un cholérique suffisent à causer un vaste embrasement (152) ?

Ne paraîtra-t-il pas étonnant aux contagionnistes, écrit PETTENKOFER en 1888, que la Bavière n'ait pas enregistré plus d'épidémies que l'Égypte ; qu'à Berlin, on en ait compté, depuis 1831, plus qu'à La Mecque, plus qu'en Égypte et qu'à Malte, qui sont pourtant placées plus près de l'Inde, et plus directement, plus constamment en rapport avec ce pays que la capitale de la Prusse ?

On sait que la croyance au transport du choléra par les masses mobiles tient une large place dans le système étiologique en vigueur. On écrit que ce sont 548 hommes du 5ᵉ léger, partis le 26 juin 1854 de Marseille sur l'*Alexandre,* qui auraient importé le choléra à Gallipoli, à leur débarquement dans cette ville, le 3 juillet suivant, et causé l'infection de toute l'armée d'Orient. Mais le Dʳ GRELLOIS, médecin des plus distingués, chef de l'hôpital et chargé du service des cholériques de cette ville, expose que dès les derniers jours de juin, les diarrhées avaient été prédominantes dans la garnison, que les médecins des corps de troupes les voyaient souvent se compliquer de l'ensemble des phénomènes prodromiques du choléra : vomissements, selles riziformes, crampes, et que du 25 au 30, il avait été apporté à l'hôpital trois malades, offrant tous les symptômes du choléra confirmé. Il est donc certain que celui-ci avait débuté à Gallipoli avant l'arrivée du 5ᵉ léger ; il apparaissait d'ailleurs en même temps à Constantinople et à Varna. On peut conclure, en toute assurance, de ces observations, qu'il ne fut point importé en Orient par nos troupes, mais que celles-ci l'y ont trouvé, qu'il s'est développé de toutes pièces dans l'Empire ottoman, comme il s'est développé à la même époque en France et dans tant d'autres pays (153).

Il est généralement admis que ce sont les pèlerins indiens qui ont importé en 1865 le choléra à La Mecque. Mais les témoignages abondent qui attestent qu'il régnait dans les environs de la ville sainte longtemps avant l'arrivée des musulmans (154). Nous lisons partout que de La Mecque il a suivi les pèlerins à Alexandrie. Mais pourquoi Suez, où ceux-ci furent débarqués pour être dirigés en chemin de fer sur cette dernière ville, pourquoi Suez resta-t-elle indemne ou du moins ne fut-elle pas atteinte avant Alexandrie, malgré le contact incessant des employés du chemin de fer avec les pèlerins et les hardes ?

Il n'y a pas de croyance plus solidement établie dans l'histoire du choléra, que celle de son introduction à Marseille à la même date par les Hadji fuyant le séjour empesté des lieux de pèlerinage. Elle a été pourtant fortement attaquée et non sans cause. C'est *la Stella*, venant d'Alexandrie, qui a été accusée d'avoir débarqué le fléau dans notre grand port commercial de la Méditerranée. Or, contrairement aux assertions qui se sont produites à cet égard, elle n'a eu aucun cholérique à bord, ni pendant ni après la traversée. D'autre part, le médecin principal Didiot et le Dʳ Guès, ont nettement établi que bien avant l'arrivée de *la Stella* et des autres navires tenus pour suspects, des atteintes mortelles de choléra et de cholérine avaient été enregistrées à Marseille (155). Toujours, dans le même ordre d'idées, c'est la dispersion des pèlerins débarqués à Alexandrie et à Marseille qui aurait propagé le choléra au nord de l'Afrique. Non contente de pouvoir s'en prendre aux musulmans de l'importation algérienne, la doctrine a jugé opportun d'y impliquer des mouvements de troupe. Ce sont 262 hommes de la 9ᵉ section d'infirmiers militaires, embarqués à Marseille en trois détachements à destination d'Alger, qui sont mis en cause par elle. Or, une enquête minutieuse a fait ressortir que quarante jours environ avant le débarquement du premier détachement à Alger, alors que le choléra n'était pas encore officiellement connu à Marseille, il était signalé à l'autorité militaire à Medeah, à Dellys, à Boghar par les médecins majors Messager, Reeb et Dauvé, chefs de service. Les atteintes réunissaient tous les caractères du choléra classique, et plusieurs se terminèrent par la mort (156).

Que de fois, l'importation officielle a été ainsi précédée de l'éclosion spontanée du choléra ! A la vérité, la doctrine repousse ces observations ; elle proclame d'autorité, sans fournir aucune preuve à l'appui de ses assertions, que les faits ainsi visés sont étrangers au vrai choléra, qui ne commence qu'au jour où son existence est officiellement reconnue par elle, c'est-à-dire au moment où la croyance à son apport du dehors peut se réclamer de quelque événement s'adaptant à cette origine. Nous repoussons à notre tour une pareille fin de non-recevoir, comme un expédient imposé par les besoins de la cause. Ce sont les nécessités du système, bien plus que les suggestions de l'observation, qui obligent la doctrine d'opposer le choléra sporadique à l'autre ; nous verrons plus loin combien sont précaires les arguments sur lesquels s'appuie cette distinction.

S'il fallait s'en rapporter aux témoignages que l'épidémiologie officielle produit en faveur de la migration du choléra par le déplacement des masses, il faudrait croire que son contage est des plus subtils, et son pouvoir de rayonnement comparable à celui des maladies les plus diffusibles, telle que la grippe. Rien pourtant n'est moins exact. Inconstante, irrégulière, assujettie à des conditions multiples, sa transmissibilité s'effectue au contraire malaisément, au point que les contagionnistes eux-mêmes avouent qu'il ne se communique pas directement d'homme à homme, comme nous l'exposerons plus loin. Cette manière d'être cadre difficilement avec l'hypothèse si accréditée de sa rapide diffusion par l'émigration et la dispersion des sujets issus d'un foyer cholérigène. Nous avons d'ailleurs relaté plus haut l'histoire de groupes mobiles affligés de choléra, qui, dans les contacts créés par leurs déplacements avec les populations saines n'ont propagé nulle part le mal dont ils portaient le germe dans leur sein. Qu'il nous soit permis de rappeler ici ces faits en en précisant la signification au point de vue qui nous occupe.

Les dix mille hommes qui exécutèrent en 1854, dans les marais de la Dobrutscha, cette funeste reconnaissance que le choléra devait rendre à jamais mémorable, rallièrent le 10 août, sur le plateau de Baldschick, le gros de l'armée, et se fusionnèrent avec lui, sans lui communiquer cette maladie qui, en moins de quinze jours, du 27 juillet à cette dernière date, avait causé parmi eux 1 963 atteintes et 877 décès ! Pourtant, on ne leur appliqua aucune mesure préventive, ils entrèrent librement en contact avec les troupes qui n'avaient point quitté leurs campements de Franka, ils avaient pris le choléra en abordant les plaines vaseuses de la Dobrutscha, ils l'y laissèrent en les quittant (157).

Non moins instructive dans cette grave question est l'histoire esquissée plus haut du choléra du Maroc (1859). Quelques jours après la prise du col d'Aïn-Tafoughal, le corps expéditionnaire fut dissous, et les troupes dirigées sur leurs points d'origine respectifs des trois provinces d'Alger, d'Oran et de Constantine. Elles se mirent en route, emportant avec elles tous leurs effets et tout leur matériel ; et bien que n'ayant été l'objet d'aucune mesure prophylactique spéciale, bien que n'ayant ni changé ni même lavé leurs vêtements, elles traversèrent une partie de l'Algérie sans causer aucune atteinte cholérique sur leur passage. Arrivées, après quelques jours de marche, à Oran, elles s'embarquèrent, et s'entassèrent même à bord des bâtiments de l'État à qui incombait la mission de les rapatrier dans les provinces d'Alger et de Constantine, où elles se répartirent enfin dans leurs garnisons respectives, sans avoir occasionné un seul cas de contagion sur ce long parcours. Ainsi, près de vingt mille hommes qui venaient de subir une attaque de choléra dont la fureur rappelait les explosions de La Mecque, purent rentrer en Algérie, y franchir de grandes distances, multipliant leurs contacts avec la population et laissant des malades ordinaires en grand nombre dans les hôpitaux de leur parcours, sans semer nulle part le choléra sur leur passage. De pareilles observations ne sont-elles pas faites pour ébranler notre croyance dans le rôle attribué au transport par navire ou aux migrations terrestres des masses contaminées dans la dissémination du choléra ? PAULY, qui fut le témoin et l'historien du choléra du Maroc, est demeuré convaincu que les agglomérations qui sont aux prises avec cette maladie, quelle que soit d'ailleurs sa violence, ne la transportent point avec elles dans leurs pérégrinations. Il croit même que le mouvement, la marche, les changements de lieux sont des moyens efficaces pour lutter contre elle. Ainsi, la division de cavalerie du corps expéditionnaire, sans cesse en mouvement dans la plaine de Trifah, compta beaucoup moins de malades que les deux divisions d'infanterie, immobilisées dans leurs campements, en attendant l'attaque du col de Tafoughal (158).

En 1867, Paris qui avait ouvert une brillante exposition, fut épargné par le choléra, malgré l'affluence journalière de voyageurs originaires de Prusse, d'Italie, de Suisse, de Tunisie où il sévissait alors. On sait que quelques années après, en 1873, les nombreux visiteurs de l'exposition de la ville de Vienne, alors en pleine épidémie cholérique, furent également épargnés par la maladie régnante (159).

En 1884, la Lozère reçut un grand nombre d'émigrants de Marseille et de Toulon : on en compta 200 à Mende et 860 dans un village de l'arrondissement de Florac. Ni l'une ni l'autre de ces deux localités n'eut à déplorer une seule atteinte du choléra qui battait son plein dans les deux ports méditerranéens (160).

Enfin, pour ne pas multiplier inutilement ces citations, en 1892, les habitants de Hambourg s'enfuirent, épouvantés, de cette cité, et se réfugièrent dans la plupart des villes de la région, sans créer nulle part de foyer épidémique (161).

Bien que l'importation soit la clef de voûte du système si universellement accrédité, ses partisans les plus convaincus se voient cependant forcés de reconnaître que plusieurs des grandes épidémies du dernier siècle ont pris naissance sur le continent européen. Jadis, la conférence de Constantinople avait fait prévaloir la notion que le choléra épidémique, une fois introduit dans nos pays, s'y éteignait infailliblement après quelque temps, et que les retours offensifs qui en marquaient parfois la dernière phase, étaient impuissants à produire une nouvelle épidémie. « Les réapparitions du choléra épidémique, dans certaines localités où il avait régné un an, deux ans et plus auparavant, n'ont rien d'insolite. On en compte d'assez nombreux exemples. Mais ces genres d'épidémies, ces réminiscences ne sont jamais bien graves, et elles ont toujours, jusqu'ici, présenté en Europe ceci de particulier, qu'elles s'éteignaient sur place, qu'elles ne se propagent pas, qu'elles ne sont jamais devenues le point de départ d'une épidémie envahissante ; d'où l'on peut induire que dans ces cas, la maladie a perdu, en grande partie au moins, son caractère contagieux, et qu'elle est devenue stérile ; ce qui tend à prouver que le choléra n'est pas acclimaté en Europe (162). »

Ainsi s'exprimait FAUVEL à la tribune de l'Académie, le 31 décembre 1869. Cette dernière assertion se trouvait déjà en contradiction avec les faits au moment où elle fut formulée par l'éminent épidémiologiste, et depuis cette époque, elle n'a cessé d'être démentie par eux. Il y a près de quarante ans que THOLOZAN a démontré que les pandémies 1846-49, 1853-1855 et 1869-1873 (163) étaient nées sur le continent européen, sans importation indienne, grâce, vraisemblablement, à la réviviscence de germes abandonnés sur ce dernier par les invasions initiales. La spontanéité de cette éclosion s'est imposée de toute la force de l'évidence aux contagionnistes les plus convaincus, à HIRSCH lui-même, qui s'y est rallié en partie, en lui attribuant l'épidémie de 1854.

Il a été établi par le Dr LECADRE que le choléra de 1873 est né sur place au Havre (164). Tous les témoins de l'explosion épidémique de 1884, se rappellent l'étonnement qu'elle a causé. On ne pouvait comprendre que le choléra fût à Toulon, alors qu'il n'était point sur la route de l'Inde. Son origine se déroba aux recherches les plus minutieuses. MAHÉ tint pour *probable* qu'il fut importé du Tonkin où nous étions en guerre. Mais l'année précédente, les Anglais la faisaient en Egypte pendant que le choléra y sévissait, sans que celui-ci se fût propagé, soit à l'Angleterre, soit à la France. Et pourtant l'Egypte est moins éloignée de notre pays que le Tonkin. *La Sarthe*, venue de l'Indo-Chine avec des troupes, et incriminée tout d'abord, fut mise hors de cause par les recherches minutieuses de BROUARDEL, ROCHARD et PROUST.

Pour sauver la doctrine, il fallut recourir à l'expédient de la fissure dans les règlements ! On n'osa pas l'exploiter une seconde fois, quand dix ans après, le choléra éclata comme un coup de foudre dans les environs de Paris, et mit le comble au désarroi des idées. Choléra nostras pour les uns, importé pour les autres, réveil d'une épidémie ancienne pour les éclectiques! Le plus accommodant était le professeur PROUST, qui attribuait le choléra de Paris à la réviviscence de germes et celui de l'est de l'Europe à une importation de date récente! Les débats académiques furent longs et stériles : la distinction traditionnelle entre le choléra de chez nous et celui des pays lointains, s'y révélait décidément avec sa lamentable insuffisance.

Toutefois, la plupart des médecins qui furent témoins de cette poussée, inclinèrent à la rapporter au retour à l'activité pathogène de germes déposés dans le sol huit ans auparavant. M. DESTRÉE estime même qu'ils ont été ramenés à sa surface par les grands travaux de terrassement exécutés à cette époque à Aubervilliers (165). DAREMBERG, qui se déclare également partisan de l'origine locale de l'épidémie de 1892, croit qu'il existe des foyers cholériques latents de ce genre dans toute l'Europe, notamment en Russie (166). Au reste, dans nos rapports à l'Académie de Médecine, nous avons insisté, pièces à l'appui, sur la fréquence de l'éclosion du choléra en France et dans l'Europe occidentale, sans importation du dehors, et sur la nécessité imposée à la majorité des observateurs de conclure à son développement sur place.

D'après la doctrine officielle, le choléra ne s'universalise qu'en marchant, qu'en avançant toujours. Il personnifie sur le terrain de la pathologie la fiction du personnage errant du roman, s'il est permis de recourir à cette comparaison pour rendre notre pensée plus saisissante. Né sur un point restreint du globe, il s'élance dans l'espace avec une incomparable puissance d'expansion, il rayonne dans toutes les directions, à travers des aires immenses jusqu'aux antipodes de ce point, ravageant toutes les stations intermédiaires où le portent les courants humains, sans s'engendrer nulle part sur place dans ces parcours supposés qui embrassent toutes les routes terrestres et maritimes du monde entier. C'est une étiologie unique dans les annales de la pathologie. Une pareille conception est inadmissible : elle méconnaît la rapide généralisation du choléra, qui défie la vitesse de toutes nos communications, elle est en contradiction avec ses attributs essentiels.

C'est pourtant ce mode d'extension, qui a été bien souvent invoqué comme une preuve de l'importation du choléra. Mais l'épidémiologie oppose mainte exception à cette prétendue loi du développement de proche en proche. Dans l'épidémie de 1854, écrit BRIQUET (167), le mal n'a point progressé dans un ordre régulier. Ainsi, un mois après l'invasion du département de l'Aisne, celui de l'Yonne était atteint en même temps que celui de Seine-et-Oise. En février, quand il n'y avait encore qu'un petit nombre de départements attaqués, la Meurthe fut envahie presqu'en même temps que l'Oise ; en avril, le mal éclata simultanément dans l'Eure, le Haut-Rhin, la Nièvre, la Vendée. Comment interpréter ces faits sans sortir des idées accréditées ?

Le tableau dressé par BARTH de cette épidémie montre que le choléra a plutôt envahi la France par zones que de proche en proche. Après avoir pénétré dans notre territoire par le Nord, il concentre ses ravages durant les deux derniers mois de l'année dans la Seine et quelques départements voisins. Puis il s'éteint jusqu'aux premières chaleurs de 1854. De mars en juin de cette année, il reste confiné dans la région nord-est de la France, envahissant 23 départements qui s'étendent depuis la Manche jusqu'aux versants sud-est des Vosges. Puis, dans le courant de juin, il envahit plus spécialement la région du Rhône et de la Seine-Inférieure. Pendant juillet, il s'étend sur tout le versant français des Alpes, et ce n'est que plus tard qu'il se propage aux départements du centre compris dans les bassins de la Loire et de la Garonne, en frappant çà et là quelques localités baignées par les côtes de l'Océan et de la partie occidentale de la Manche (168). Ce mode d'extension s'écarte sensiblement de celui des maladies dont le domaine ne s'accroît que par la transmission interhumaine.

L'envahissement par zones n'a pas été moins manifeste dans le continent américain, dont le Nord seul fut ravagé en 1832, tandis qu'en 1849, les différents États du Sud furent également atteints (169).

Loin de s'étendre toujours de proche en proche, le choléra a procédé maintes fois, du moins en France, par bonds. dont l'ampleur a varié dans les limites de 260 à 8 lieues. Il est arrivé parfois que ces solutions de continuité se sont produites avec un ensemble de circonstances qui semblaient indiquer un rapport, un lien pathogénique entre le lieu primitivement infecté et celui qui l'a été secondairement. A défaut de preuve, les apparences du moins témoignaient en faveur d'un transport du premier au second. Mais dans plusieurs cas, ces bonds ont été l'objet de recherches minutieuses qui n'ont rien fait découvrir de semblable. C'est ainsi que, défiant toutes les prévisions de l'épidémiologie, le choléra éclate à des centaines de kilomètres des foyers initiaux, dans des localités perdues qui n'ont eu aucune communication ni directe ni indirecte avec ces derniers.

Malgré toute la liberté de la circulation, écrit JOLLY, les lignes de migration s'interrompent souvent, comme pour protester contre l'abus de la doctrine de l'importation. Que de fois on signale des localités privilégiées, demeurées invulnérables, à côté d'autres impitoyablement frappées, quelles que fussent d'ailleurs les relations incessantes établies entre elles! Versailles, Lyon, cernés de tous côtés par l'épidémie y restent réfractaires. En 1832, la ville de Sézanne perd en quelques jours le dixième de sa population, tandis que celle d'Esternay, qui se trouve sur la même ligne de migration et à peu de distance de cette dernière, n'a pas un seul malade. Près de là encore, le petit village de Montvinot voit tomber en peu de jours plus du tiers de sa population, tandis que La Chapelle, localité qui lui est contiguë, n'a pas un seul malade. Montereau était cruellement ravagé par l'épidémie de 1855, et chaque jour, chaque heure voyait s'accroître d'une manière navrante le nombre de ses victimes, à côté d'autres lieux qui restaient parfaitement indemnes (170).

Au reste, le développement de proche en proche dans des localités voisines les unes des autres, alors que la transmission successive n'est pas
établie par des faits précis, ne témoigne pas nécessairement en faveur de
la propagation par la contagion. En 1873, Rouen fut frappée après Le Havre,
et Paris après Rouen. On admit que l'épidémie fut propagée de l'une de ces
villes à l'autre, en s'appuyant non sur des observations nettes et précises
de transmission, mais sur son apparition successive dans chacune d'elles.
Rien n'est moins certain cependant que cette interprétation. A Rouen, la
cholérine vraie et grave aurait éclaté dès les derniers jours de juillet (171),
et il est avéré qu'à Paris, on notait déjà quelques manifestations de cette
maladie dans le courant d'août, c'est-à-dire en même temps qu'au Havre (172).
Au fond, on ne sait comment elle a pris à Rouen et à Paris, pas plus qu'on
ne pourrait dire comment elle est née au Havre, d'après le témoignage de
MM. Lecadre et Bouteiller, cités par M. Woillez. La relation admise entre
ses explosions successives dans ces trois foyers est fondée simplement sur
un rapport chronologique, qui lui-même serait erroné, s'il faut en croire
les affirmations d'observateurs consciencieux.

Le même doute plane sur les faits enregistrés dix ans plus tard sur un autre
théâtre. En 1884, le choléra éclate à Toulon, Marseille et Aix. En raison de
la proximité et de la fréquence des relations qui unissent ces trois localités entre elles, l'on n'a pas hésité à admettre son importation successive
de l'une à l'autre. Des épisodes pareils n'ont-ils pas maintes fois reçu,
dans l'histoire du choléra, une interprétation semblable? Mais il résulte
des observations du Dr Giraud et de celles qui furent communiquées à
l'Académie de Médecine par le Dr Bourguet, que le choléra s'était montré à
Marseille avant l'arrivée du lycéen de Toulon, accusé de l'y avoir introduit,
et à Aix avant celle du professeur transfuge de la même ville (173). La
subordination entre elles des explosions dans les différents foyers paraît
souvent artificielle, attendu que les premiers cas ne sont pas signalés ou
mal interprétés. Le choléra réel, remarque avec raison Guérin, précède
ordinairement le choléra officiel. Celui-ci prend date de la première atteinte
qui se déclare après l'arrivée dans une localité d'un individu malade ou
non venant d'un foyer infecté ; les diarrhées graves, les cholérines, voire
même les cas de choléra mortel qui lui sont antérieurs, sont enregistrés
tout d'abord comme du choléra sporadique, et oubliés ensuite ou écartés
systématiquement du débat.

A voir les choses de près, l'explosion successive d'une même maladie
dans plusieurs localités voisines n'implique pas toujours sa transmission
de l'une à l'autre, tant s'en faut. En mainte circonstance, on est amené à
considérer ces épidémies partielles qui se suivent à brève échéance dans
une région, comme indépendantes les unes des autres, et à les attribuer à la

maturation plus ou moins rapide, suivant les foyers, des germes préexistants dans chacun d'eux. L'atteinte de Paris, trois mois seulement après
celle de Toulon en 1884, malgré la continuation des relations entre le Midi
et la capitale, est à cet égard digne de méditation. Si le choléra s'était
déclaré sur les bords de la Seine en juin, immédiatement après l'invasion
de Marseille, on n'eut pas hésité à lui assigner une origine méridionale.
Personne n'y songea quand il vint à éclater dans la banlieue et à Paris en
septembre et novembre suivants.

Le choléra, assure-t-on, non seulement se propage de proche en proche,
il affirme d'autre part sa subordination aux courants humains et
dénonce ainsi le rôle exclusif de la contagion dans son extension, en mesurant exactement la vitesse de sa progression sur la célérité de nos communications. « Il n'existe pas, écrit BARTH, un exemple de l'arrivée du choléra
d'un pays continental dans un autre plus vite que les voyages, et d'un
continent à travers les mers dans un autre plus rapide que les navires à
vapeur. » C'est un argument que l'on trouve partout, et dont personne
ne serait à même de justifier le bien fondé. Qui donc a suivi le choléra pas
à pas dans ses innombrables explosions de l'ancien et du Nouveau Monde?
Qui donc pourrait préciser le temps qu'il a mis pour aller de son prétendu
foyer d'origine jusque dans la Sibérie, l'Afrique centrale, l'extrême nord
et sud de l'Amérique ?

Ce qui est bien plus certain, nous y avons insisté maintes fois, c'est son
apparition presque simultanée sur de vastes étendues de surface. Défiant
la vitesse de toutes nos communications, il se déploie avec les allures
tumultueuses et foudroyantes de la suette du moyen âge, dont les innombrables explosions sur le continent se sont succédé à des intervalles
presqu'inappréciables, si bien que HECKER, contagionniste cependant, les
considère comme autant d'incendies nés sur place, indépendants les uns
des autres, constituant par leur réunion le vaste embrasement pandémique.
C'est ainsi que nous concevons la genèse des grandes épidémies cholériques, sans d'ailleurs nier nullement la participation de la contagion à leur
expansion. On peut la saisir dans le cadre restreint des explosions locales
du choléra, au cours des épidémies violentes. Les allures des maladies
purement contagieuses s'y trouvent bien effacées. C'est en vain qu'on y
cherche la filiation des atteintes : celles-ci nous confondent par leur simultanéité, la généralisation d'emblée, fortifiant ainsi la croyance à l'épidémicité
chez les observateurs dégagés de tout parti pris. Le choléra était à peine
signalé à Paris, le 28 mars 1831, et déjà le 1er avril, il avait causé 98 décès;
on en comptait 7 631, le 14 du même mois. « Le 29 mars, écrit GENDRIN,
nous reçûmes en même temps à l'Hôtel-Dieu des malades qui provenaient
à la fois des quartiers les plus éloignés de Paris, et qui, par leurs profes-

sions, leurs relations de famille ou par tout autre motif n'avaient eu aucun rapport les uns avec les autres, ou avec des personnes, ou. dans des lieux où elles avaient pu puiser en commun' le principe du mal. La maladie fût-elle l'affection la plus contagieuse qui puisse s'imaginer, une pareille multiplication opérée seulement par contact est impossible (174). »

De semblables observations ont été relevées partout. Quand, au mois de juin 1831, le choléra envahit Saint-Pétersbourg, il se déclara presque d'emblée dans toute la ville (175). Le 2 octobre 1865, il attaqua si soudainement et si violemment la ville de Madrid, qu'au 8, on comptait déjà 1 500 décès ; 600 personnes succombèrent en un seul jour (176). La simultanéité des atteintes, l'envahissement massif de tous les quartiers d'un grand centre, correspondent à cette rapide éclosion des pandémies sur d'immenses surfaces, que les idées actuelles attribuent uniquement à des contagions successives, à des transmissions de proche en proche. De part et d'autre, l'évolution tumultueuse de l'épidémie met en échec une doctrine qui, méconnaissant la signification de ces allures, proclame qu'elle ne se fomente et ne se propage que par des contacts successifs, directs ou indirects, indispensables à son développement. La méditation des faits enseigne au contraire la large part qui revient à l'autogenèse dans l'expansion du choléra.

Voici enfin un argument, emprunté à un remarquable discours de M. BESNIER, et qui montre combien sont fragiles les témoignages que la doctrine contagionniste emprunte à la célérité plus ou moins grande de nos moyens de locomotion. Parmi les sept épidémies de choléra asiatique qui ont envahi la France, écrit ce pénétrant observateur, une seule, celle de 1834, est restée circonscrite à la Provence, toutes les autres se sont propagées à Paris ; elles ont mis, pour gagner la capitale, un temps qui a varié de la façon la plus irrégulière de l'une à l'autre. En 1832, l'expansion a été très rapide : le 15 mars, le choléra se déclare à Calais, le 26 il est déjà à Paris. En 1849, la marche est bien plus lente : c'est pendant l'automne de 1848 que les ports de Dunkerque, Calais, etc., sont envahis, et Paris n'est atteint qu'en mars 1849. En 1853, le choléra franchit la frontière du Nord en octobre, il est constaté à Paris en novembre, mais il passe rapidement à l'état latent, et ne fait son apparition réelle qu'en février 1854. En 1865, il éclate à Marseille le 23 juillet et à Paris le 22 septembre, mettant, malgré le chemin de fer, près de six fois plus de temps pour franchir la distance qui sépare ces deux villes que pour venir de Calais à Paris en 1832. En 1873, Le Havre est atteint en août, Paris en septembre ; dans l'épidémie de 1884, le fléau qui est à Toulon en juin, n'apparaît à Paris qu'en novembre (177). Enfin, nous ajouterons qu'en 1892, il se passa trois mois entre l'apparition du choléra dans la banlieue, et son explosion à Paris, malgré les relations actives entre la première et la capitale.

Ainsi donc, le choléra, rayonnant de la périphérie vers le centre, s'est développé en quelque sorte d'autant plus lentement depuis 1832, que les communications sont devenues plus rapides.

Ces irrégularités propres à la maladie, ces délais prolongés de son explosion dans une ville capitale incessamment en rapport avec les foyers d'infection, s'accordent mal avec la notion d'une transmission pure et simple par un contage. Si l'on songe qu'en plein moyen âge, la suette n'a mis que quelques jours pour couvrir le nord de l'Europe de ses ravages, sans chemin de fer, sans bateaux à vapeur, presque sans route, on est irrésistiblement amené à conclure que l'expansion des grandes épidémies s'effectue par d'autres procédés encore que les relations interhumaines. Nous avons dû admettre, avec HECKER, la genèse sur place du fléau du xvᵉ siècle, et il est vraisemblable que celui du xixᵉ est susceptible de se développer comme son aîné.

La genèse autochtone s'impose en effet à l'égard d'un grand nombre de faits consignés dans les annales épidémiologiques du choléra. Dans toutes ses grandes invasions en France, il a été signalé des explosions locales dont l'origine n'a pu être déterminée. Il est des circonstances, écrit BRIQUET dans son exposé des épidémies de 1832 à 1854, où une localité placée loin de tout foyer cholérigène s'est trouvée atteinte, sans qu'il ait été possible de remonter à la source de cette invasion. L'épidémie a éclaté sans cause spéciale ; ne venant pas du dehors, il faut bien qu'elle soit née sur place ; ainsi raisonnent les témoins de ces épisodes (178). Dans son compte rendu de l'épidémie de 1854, BARTH fait connaître que sur 49 médecins qui se sont exprimés sur la cause de la maladie répandue dans leurs circonscriptions respectives, 18 se sont vus contraints de lui attribuer une origine locale, parce qu'il n'ont pu la rattacher à l'importation, malgré les recherches les plus minutieuses (179).

Le Dʳ de VILLIERS, médecin de la compagnie des chemins de fer P.-L.-M., a fait une enquête sur l'épidémie de 1854 dans les départements du sud-est de la France et sur les foyers développés le long du réseau des chemins de fer P.-L.-M. Sur les 50 médecins avec lesquels il s'est mis en rapport, 11 admettent la genèse sur place (180).

Des faits semblables ont été cités, et en grand nombre, dans l'épidémie de 1865 (181) et dans toutes celles qui sont survenues depuis. L'origine du choléra qui a attaqué Le Havre et Rouen en 1874 est restée obscure. Il fut attribué au développement autochtone dans la première de ces villes par M. LECADRE, dans la seconde par M. BOUTEILLER, tous les deux observateurs distingués et consciencieux. Quant à Paris, on ne sut vraiment point comment il y a pris à cette époque, son origine se déroba à toute enquête, il en fut de même de l'épidémie qui y éclata dix ans plus tard. D'autre part, nous avons vu plus haut que parmi les multiples explosions de 1892 et 1893, un très grand nombre se produisirent sans contagion d'origine, dans des localités étroites, des hameaux perdus, voire même des fermes isolées, auxquels leur éloignement des voies de communication assurait une préservation relative vis-à-vis de l'importation : le développement sur place est expressément marqué dans l'histoire de ces petits foyers épidémiques (182).

Tous les pays ont enregistré des observations analogues. Munich, écrit PETTENKOFER en 1888, a eu trois épidémies : la première d'octobre 1836 à mars 1837, la deuxième de juillet à novembre 1854, et la troisième de juillet 1873 à avril 1874. Mais pas plus qu'à Toulon, on ne put découvrir comment elles y prirent naissance. D'autre part, les premières atteintes se montrèrent constamment dans des quartiers différents, et chez des sujets qui n'avaient eu aucun rapport les uns avec les autres (183).

Loin de nous la pensée de nier le transfert de la maladie d'une localité à une autre : nous la tenons pour certaine, car des faits aussi nombreux que précis témoignent de la réalité de ce mode de propagation. Mais il y en a d'autres qui portent un enseignement différent, et qu'il est sage de ne pas sacrifier aux premiers. Si, en effet, la contagion se dénonce fréquemment dans les circonstances qui président au mode d'extension de l'épidémie, telle que la formation du foyer initial autour du premier malade, et l'accroissement de ce noyau, du moins au début, par la continuation de ses rapports avec l'entourage, il n'en est pas de même, dans tous les cas, tant s'en faut.

Nous pourrions citer nombre d'épidémies locales où le mal a débuté tout différemment : au lieu de constituer tout d'abord un foyer limité, centre de ses irradiations ultérieures, les premières atteintes se sont fait remarquer par leur isolement, leur simultanéité, leur dissémination dans des quartiers très éloignés les uns des autres, et leur indépendance réciproque, les sujets frappés n'ayant eu aucune communication entre eux ni avec les premiers malades. En 1884, comme en 1832, le choléra éclate en même temps sur les points les plus opposés de Paris ; il porte ses ravages de tous les côtés à la fois sans laisser saisir la moindre filiation entre les faits qui s'accumulent de tous côtés ; on ne sait ni comment il est né, ni comment il s'est étendu. C'est une illusion des hygiénistes, écrit DUJARDIN-BEAUMETZ à cette occasion, que de croire que l'on peut préserver les grandes villes d'une épidémie cholérique, en isolant les premiers malades (184). Cette incohérence des atteintes ne fut point spéciale à Paris, elle régnait également à Aix, à Toulon et à Marseille, d'après la minutieuse enquête à laquelle s'est livré GUÉRIN. Elle se marquait du reste çà et là dans l'extension régionale du fléau. Celui-ci envahit par exemple les Pyrénées-Orientales sans obéir à

aucune règle de filiation, les communes les plus éloignées les unes des
autres furent atteintes le même jour, sans avoir eu aucune relation entre
elles (185). L'incertitude avait remplacé dans bien des esprits la quiétude
entretenue chez d'autres par la croyance à la doctrine officielle. Elle trouva
son expression publique dans cet aveu formulé par HARDY à la tribune de
l'Académie : « Il faut bien reconnaître qu'une pareille manière d'être
déroute singulièrement les idées que nous avons sur la contagion et la
progression du choléra (186). »

Elle devait en effet troubler les convictions les plus sincères. Il est de
toute évidence que les observations qui soulevèrent ces doutes ne pouvaient
s'abriter sous une doctrine qui n'attribuait au choléra d'autre cause que
le contage, et d'autre mode de diffusion que la transmission successive de
celui-ci d'un individu à l'autre. Elles s'interprètent sans difficulté dans
l'hypothèse très scientifique d'un germe indifférent, qui acquiert graduellement ou brusquement les aptitudes pathogènes du contage sous des
modifications d'ordre cosmique ou biologique inappréciables à nos sens ou
à nos instruments, influences demeurées en grande partie mystérieuses
jusqu'à présent, qui ne se manifestent que par leurs effets, et à la généralisation desquelles correspond la vieille conception de l'épidémicité. Qu'on
le reconnaisse ou non, c'est à cette inconnue que vient toujours se heurter,
en dernière analyse, l'étiologie des maladies épidémiques. Le choléra qui
naît ainsi s'affranchit de toute filiation dans ses atteintes ; au lieu de s'en-
chaîner par le lien de la contagion directe ou indirecte, celles-ci s'imposent
à l'observation par leur diffusion d'emblée, la simultanéité ou l'incohérence
de leur mode d'apparition : tel est le développement autochtone, autrement
dit spontané du fléau, qui n'est point exclusif, répétons le avec insistance,
de sa transmissibilité d'homme à homme, comme on l'a dit à tort (187). Les
deux modes de propagation sont, au contraire, rivés l'un à l'autre ; ils se
succèdent, s'associent et se confondent le plus souvent sur le même théâtre,
car, une fois investi de l'aptitude pathogène, le ci-devant germe saprophyte,
dont la bactériologie, nous le verrons plus loin, a démontré l'ubiquité, se
comporte comme le contage élaboré par l'organisme malade.

Cordons sanitaires. — La préservation éventuelle de certaines localités,
voire même de certaines régions sises au voisinage de foyers cholérigènes,
a été attribuée parfois à l'établissement de cordons sanitaires, et la croyance
à l'efficacité de ces derniers a fortifié la conviction du développement de
proche en proche du fléau. L'épidémie qui sévit dans les armées turque et
russe en 1823 ne dépassa pas la Palestine au sud ni Astrakan au nord. Elle
aurait été arrêtée par les cordons sanitaires dont se sont entourés de part
et d'autre les belligérants. C'est encore eux qui auraient empêché l'exten-

sion de celle qui éclata en 1827 à Orenbourg, au quartier général d'une
armée russe de 50 000 hommes. Mais que de fois le fléau ne s'est-il pas joué
de ces mesures ! Quand, en 1831, il éclata brusquement à Riga et dans les
provinces russes de la Baltique, les autorités de Saint-Pétersbourg redoublèrent de rigueur dans les mesures quarantenaires qui avaient été prises
en vue de préserver la capitale. Aussi la surprise y fut-elle non moins grande
que la consternation, quand elle se vit envahie de toutes parts au milieu du
mois de juin suivant. L'épidémie qui surgit à la même époque parmi les
troupes russes stationnées en Pologne, détermina le gouvernement prussien à établir un double cordon sanitaire de 200 milles de long, allant
depuis la pointe nord de la Prusse orientale jusqu'à l'extrémité sud de la
Sibérie. Mais le choléra ne tarda pas à éclater quand même de ce côté-ci
du cordon, près de Memel, et précisément comme suite immédiate d'un
redoublement de rigueur imprimé aux mesures quarantenaires (188).
Malgré la mise en quarantaine de Dantzig, où la maladie régnante aurait
été importée d'après Hirsch à la fin de mai par un vaisseau venu de Riga,
elle apparut déjà le 11 juillet à Elbig et à Cöslin, le 16 à Grandeuz, le 23 à
Königsberg, fin de juillet à Thorn et à Bromberg, le 9 août à Kustrin, et le
27 à Stettin (189). En 1830, la Suède aurait été préservée du choléra, grâce
à la rigueur des cordons sanitaires dont elle s'entoura. Mais dans la suite,
elle fut envahie par toutes les épidémies qui sévirent dans son voisinage,
bien qu'elle n'eût point renoncé à la pratique des mesures protectrices
auxquelles elle attribua son salut en 1830. La Bavière et la Saxe, d'ailleurs,
furent épargnées en 1832 et en 1849, sans y avoir jamais eu recours.

En 1865, le choléra épargna la Sicile, grâce, dit-on, à l'isolement qu'elle
s'imposa. Mais il la ravagea en 1867, malgré la pratique de cette mesure.
En 1867, Batna eut la chance d'être préservée du choléra qui ravageait
Biskra. On l'attribua à une quarantaine établie à El-Ksour, sur la route de
cette dernière localité ; mais elle fut constamment illusoire. Des gens
infectés ou déjà cholérisés purent arriver jusqu'à Batna. M. Dukerley,
médecin en chef de l'hôpital, avoue que sept cholériques étrangers y avaient
succombé du 3 août au 21 septembre, que la quarantaine d'El-Ksour avait
été éludée par un groupe de convoyeurs de Biskra, et que deux petits détachements de nomades avaient réussi à franchir le double cordon sanitaire et
à pénétrer dans le territoire protégé, sur lequel on recueillait, le lendemain
de cette infraction, 8 de leurs cadavres cholériques. Or, aucun habitant de
Batna n'a été atteint du choléra pendant toute la durée de l'épidémie. Il est bon
d'ajouter que ce n'est pas seulement le territoire circonscrit par des cordons
sanitaires qui a été préservé. Loin de là, un grand nombre de fractions de
tribus de la subdivision, non comprises dans leur enceinte, sont restées
également indemnes, quoiqu'installées à côté d'autres fractions ravagées

par la maladie régnante, et sans s'être soumises à aucune mesure d'isolement (190).

En 1884, le professeur BACCELLI avait fait établir une quarantaine de trois jours sous la tente, à la frontière franco-italienne. Le lazareth de Latte n'a pas empêché le choléra d'éclater dans la péninsule (191).

Dans cette même année, pendant que Paris ne cessait de donner passage ou hospitalité, sans le moindre inconvénient, aux milliers d'émigrants venus de Toulon ou de Marseille, Naples, triplement cerclée et flanquée de cordons sanitaires, de lazarets comme une ville assiégée, payait chaque jour à l'épidémie un tribut de 400 décès (192). En vérité, la doctrine ne saurait se prévaloir des effets salutaires des cordons sanitaires. Les épidémies qu'ils ont paru enrayer se sont vraisemblablement éteintes d'elles-mêmes, ou pour des causes auxquelles ils sont restés étrangers. Les contagionnistes en reconnaissent d'ailleurs eux-mêmes l'inefficacité et même les dangers, du moins sur terre. On pourrait arguer, ajoute GUÉRIN, que si le remède trahit le système, c'est que le système ne vaut rien.

De la périodicité de l'importation cholérique. — La doctrine classique soulève une question troublante entre toutes et qui n'a jamais été posée dans les innombrables débats et écrits dont cette maladie a été l'objet. Si, en effet, les épidémies européennes sont dues exclusivement à l'importation, pourquoi celle-ci ne s'observe-t-elle pas d'une façon constante ? Pourquoi l'Inde ne nous infecte-t-elle pas à jet continu du fléau qui y règne en permanence ? Pourquoi celui-ci a-t-il été régulièrement importé tous les huit ou dix ans seulement, en dépit de la négligence ou de l'observation des lois rigoureuses de la prophylaxie internationale ? Pourquoi enfin, et surtout, ne l'a-t-il pas été avant 1830, alors qu'on ne s'en défendait par aucune mesure protectrice, et que cependant de 1780, jusqu'à cette dernière date, les épidémies régionales se succédaient presque sans interruption dans la presqu'île ?

Questions difficiles à résoudre dans la doctrine purement contagionniste. On a l'habitude d'attribuer aux progrès de la prophylaxie l'intermittence et l'adoucissement des épidémies cholériques de 1832 à 1893. « Qui oserait révoquer en doute la part qui revient à l'hygiène en une semblable transformation, écrit le professeur COLIN (193) ! » Mais si de pareilles prétentions étaient réellement fondées, il faudrait glorifier avant tout l'hygiène qui a précédé 1830, puisqu'elle a su préserver du fléau les continents extraasiatiques pendant cette longue et terrible période comprise entre 1780 et 1823, période de près d'un demi-siècle, où il ne cessait de sévir avec fureur dans l'Indoustan, sans jamais mettre le pied ni en Europe ni dans aucun autre continent.

L'analyse et la méditation des faits nous ont amené à les considérer différemment, à les synthétiser dans une conception qui, nous l'espérons, se dégagera tout naturellement de leur exposé, et s'imposera comme la seule conclusion capable de s'y adapter. En attendant, nous nous croyons autorisé à nous demander si ces explosions massives du choléra à travers le temps et l'espace, au lieu de nous venir toujours de l'Inde, ne seraient pas plutôt des recrudescences périodiques d'une affection dont les germes sont naturellement distribués sur de vastes continents, recrudescences dont les grandes épidémies nous fournissent tant d'exemples dans leur évolution à travers les années, et dont l'ensemble constitue un cycle régulier, avec des phases d'accroissement et de déclin, auxquelles les omissions ou les perfectionnements de l'hygiène restent assurément bien étrangers.

Étudié uniquement avec les documents consignés dans ses annales, considéré non dans chacune de ses épidémies isolées, mais dans leur enchaînement réciproque, le choléra nous apparaît sous une physionomie toute différente de celle que lui attribuent les vues systématiques de la doctrine régnante. A voir les choses sans parti pris, on ne peut méconnaître que dans la deuxième moitié du dernier siècle, la croyance au rôle exclusif de l'importation dans l'éclosion des épidémies générales et partielles a été sérieusement ébranlée par les observations contradictoires enregistrées en 1854, 1873, 1884, 1892 et 1893. On s'en est tiré au moyen de l'expédient de la reviviscence des germes. Reconnaître au choléra l'aptitude à se naturaliser parmi nous est une concession grave pour la doctrine. Mais elle est atteinte par une autre considération, plus décisive encore, que l'analyse et la synthèse des faits mettent pleinement en lumière, à savoir que depuis l'origine toutes les grandes manifestations du choléra ont été précédées et suivies d'explosions partielles, disséminées sur d'immenses surfaces, qui les ont rattachées ensemble, comme le feraient, sur un cadre plus restreint, les unités éparses de fièvre typhoïde ou de diphtérie intercalées entre des manifestations épidémiques de ces maladies et dont elles sont censées constituer le lien pathogénique. On veut bien reconnaître que les épidémies de 1854 et 1873, dont l'origine n'a pu être fixée, ont été des recrudescences, la première de celle de 1849, et la deuxième de celle de 1865. Mais on méconnaît d'ordinaire que les épidémies de 1832 et de 1854 ont, elles aussi, laissé à leur suite des traînées qui les ont unies chacune à la grande explosion suivante. C'est ainsi que le choléra de 1832 réapparut à Agde et à Marseille en 1834 et en 1837, en Algérie en 1844 et 1845 (194). De petites épidémies se manifestèrent également en Allemagne, au printemps de chacune des années qui suivirent les deux explosions de 1830 et 1848 (195).

Après le terrible réveil de 1854-1856, nous voyons le fléau préluder, sans apport de germes nouveaux, à sa formidable recrudescence de 1865, par des apparitions multiples qui se succédèrent au cours des années 1859 et 1860 dans plusieurs régions de la Suède, du Danemark, de l'Allemagne, des Pays-Bas, de la Belgique, et surtout par la forte explosion qui ravagea en 1859 le Maroc et le littoral espagnol d'Alicante à Gibraltar (196). En 1890, entre ses retours offensifs de 1884 et 1892, il attaqua de nouveau cruellement l'Espagne, sans qu'il fût possible d'ailleurs de dire d'où il procédait.

D'autre part, des statistiques de Hirscu et de Brauser, réunies par Pettenkofer (197), nous font connaître qu'il y aurait eu à Berlin des épidémies graves de choléra asiatique dans les années :

1831, 1848, 1855, 1873.

1837, 1849, 1866,

et des manifestations moins sévères dans la même ville au cours des années :

1832, 1850, 1853, 1857, 1865.

1833, 1852, 1854, 1859, 1871.

Ces notions portent en elles un enseignement saisissant; elles nous font connaître que depuis 1830, il n'y a guère eu d'années où le choléra dit asiatique n'ait surgi en mainte zone de l'Europe, de l'Afrique et assurément aussi de l'Amérique.

Que devient donc le système de l'importation dans cet embrasement général et continu du monde entier ? La doctrine classique morcelle, scinde l'histoire du choléra en épisodes distincts, dont l'origine est subordonnée à des événements accidentels, migrations de caravanes, conflits d'armées, agglomération et dispersion de pèlerins. Nous sommes amené, au contraire, à les unir par le lien de la continuité dans un seul et même cycle, à estimer qu'ils s'enchaînent étroitement les uns aux autres, par la loi mystérieuse qui régit l'évolution multiannuelle des grandes maladies populaires, à voir enfin dans le choléra une maladie qui règne presque sans interruption sur toute la surface du globe depuis 1817, avec des embrasements pandémiques dans les années 1817, 1832, 1849, 1854 et 1865. Nous inclinons d'autant plus vers cette conception, que son évolution à travers le xixᵉ siècle a été réellement cyclique. En effet, ses explosions successives sont allées en grandissant depuis 1817 jusqu'en 1854, époque où il a atteint son apogée. Puis, dans la deuxième moitié du siècle, ses traits se sont progressivement affaiblis, sa gravité et sa force expansive ont diminué graduellement, si bien que lors de ses dernières manifestations en 1884 et 1892-93, il était devenu méconnaissable, ou du moins il n'était plus possible de le distinguer du choléra nostras, auquel il fit retour, après en être parti à son origine. Il a réellement parcouru un cycle régulier, dont la durée, égale à celle du cycle de la suette anglaise, embrasse environ soixante-dix ans, sur lesquels trente reviennent à la période d'accroissement, et quarante à celle du déclin. Celui-ci est-il définitif ? Nul ne saurait le dire ; la longue histoire de la peste en Europe, avec ses retours offensifs à travers les siècles, montre quel immense espace de temps s'attribue l'évolution de certaines maladies épidémiques.

De la diarrhée prémonitoire. — Nous avons vu plus haut que lorsque le choléra naît de toutes pièces dans une agglomération par l'accession à la virulence de micro-organismes indifférents, il est ordinairement précédé d'affection gastro-intestinales qu'une observation superficielle incline à envisager comme des indispositions banales. Au début, en effet, ce ne sont que des diarrhées simples en apparence ; mais peu à peu, le flux intestinal augmente et s'encadre dans des symptômes plus significatifs : des nausées, des vomissements, des crampes erratiques accentuent et précisent les traits du tableau. Peu à peu ces désordres revêtent la physionomie classique de la cholérine, et finalement aboutissent au choléra confirmé. L'observation attentive suit ainsi toutes les étapes intermédiaires qui s'échelonnent entre le dévoiement ordinaire et ce dernier, et rattachent ensemble ces deux termes extrêmes de la série.

Ce mode de développement est noté à chaque pas dans l'histoire des grandes épidémies cholériques. Prenons au hasard celle qui ravagea la France en 1849. Dans 22 arrondissements, écrit BRIQUET qui en a tracé la relation, le choléra a été précédé par une constitution médicale particulière, caractérisée par de la diarrhée, des cholérines et des *choléras sporadiques*. BARTH produit à peu près le même témoignage au sujet de l'épidémie de 1854. Ayant reçu au cours de celle-ci la mission d'étudier le choléra qui ravageait les Vosges et la Haute-Marne, FÉLIX JACQUOT fut amené à fixer son attention sur cette modalité spéciale de son éclosion, et à l'opposer aux allures si différentes que revêtait le choléra propagé de proche en proche. Tantôt, écrit l'ancien agrégé du Val-de-Grâce, qui a consacré à l'épidémiologie des travaux qui honorent la médecine militaire, tantôt le choléra était importé de toutes pièces, et alors il éclatait d'emblée avec tous les symptômes classiques et sa redoutable gravité ; d'autrefois, il naissait *par extension spontanée de l'épidémie*, c'est-à-dire sans importation, et dans ce cas, il se développait par degrés successifs, débutant par des diarrhées auxquelles succédaient des cholérines qui aboutissaient finalement au choléra confirmé. L'épidémie s'établissait dans la population comme la maladie chez beaucoup d'individus ; l'épidémiologie, ainsi que la clinique, enregistre des phénomènes prémonitoires. L'auteur appuie ses assertions sur des preuves saisissantes, dont on trouvera l'énumération dans les remarquables articles qu'il a consacrés à l'exposé de sa mission (198).

Cette ébauche du mal, cette période préparatoire, véritable phase d'incubation des épidémies, a été niée dans sa réalité par les uns, et exagérée dans sa signification par les autres. On s'est efforcé de la reléguer dans les diarrhées vulgaires, d'origine saisonnière, et de lui contester toute relation avec le choléra (199). La vérité est qu'elle prélude souvent, mais non constamment à ce dernier, et qu'elle a une importance qu'on a tenté en vain de dissimuler. Elle est, comme chacun sait, la base du système défendu pendant plus d'un demi-siècle avec autant de conviction que de talent par GUÉRIN; elle en fait aussi la faiblesse par l'extension abusive qu'il lui a donnée.

A l'occasion de chaque invasion cholérique, l'illustre académicien réunissait de nombreux épisodes où le choléra confirmé, le choléra officiel, fut précédé d'une période pendant laquelle dominaient des diarrhées graves et des cholérines. On s'est plu à confondre ces manifestations avec les affections similaires qui règnent chaque année dans mainte localité, sans se demander si celles-ci elles-mêmes ne correspondaient pas en dernière analyse à des atténuations du choléra vrai, produites par sa graine disséminée dans les milieux ambiants. On s'est attaqué surtout à la doctrine que les préludes des grandes épidémies ont inspirée à leur savant interprète, au dogme de la constitution médicale sous l'empire de laquelle s'élaboreraient lentement les différents degrés du choléra, depuis la diarrhée jusqu'à l'attaque cholérique complète. Il n'a pas été difficile de triompher d'une conception que les législateurs de la pathologie générale moderne repoussent parce qu'ils la croient, à tort, en opposition avec les progrès de la science. Pour être surannée, elle n'en reste pas moins la fidèle interprète de l'observation, les faits dont elle a été jadis l'expression se reproduisent aujourd'hui comme autrefois. Ces faits se résument dans le développement graduel de certaines maladies épidémiques en opposition avec leur explosion brusque et, en quelque sorte, massive. C'est le catarrhe bronchique qui passe par des transitions plus ou moins brusques à la grippe, c'est la fièvre gastrique qui s'élève peu à peu à la dothiénentérie confirmée, c'est l'angine catarrhale simple qui franchit successivement tous les degrés qui la séparent de la diphtérie grave, c'est le flux intestinal qui prélude et aboutit à la dysentérie, c'est enfin la diarrhée prémonitoire qui sera tout à l'heure le choléra confirmé. De pareilles manifestations étaient bien faites pour suggérer la pensée d'une influence occulte, élaborant lentement et de toutes pièces mainte maladie populaire.

Les immortels travaux de PASTEUR ont dissipé le mystère qui enveloppe ces déductions de l'observation. Ils nous ont appris comment des microorganismes indifférents pouvaient devenir agents pathogènes, et les maladies infectieuses naître sans contagion d'origine, en partant d'états morbides frustes, pour s'élever graduellement à leur expression spécifique, à travers des intermédiaires qui correspondent aux différentes étapes de l'accession à la virulence de leur moteur pathogène; ils ont donné la consécration expérimentale à la doctrine si dédaignée et si vraie pourtant, de la spontanéité morbide. Pour nous, nous acceptons non seulement comme matériellement exacts, mais aussi comme appartenant étroitement au choléra, et comme justiciables à ce titre d'une interprétation scientifique rigoureuse, tous les documents produits par GUÉRIN, et tous les faits similaires qui abondent dans l'épidémiologie du choléra. Ils ont droit à la discussion et à une place dans l'étiologie de cette maladie.

En résumé, deux modes d'invasion sont signalés dans les épidémies partielles dont le groupement constitue la grande épidémie. Tantôt le choléra éclate brusquement, avec tous ses symptômes caractéristiques et sa redoutable gravité; d'autres fois il est précédé, et en quelque sorte amené par divers troubles de la santé publique, et notamment des dérangements intestinaux qui s'aggravent progressivement et s'accentuent dans le sens de la spécificité cholérique.

Lorsque le choléra est importé dans une localité, il apparaît généralement suivant le premier mode : il se produit d'emblée avec l'ensemble de ses caractères classiques au contact du premier malade, et se répand ensuite de proche en proche par la contagion. Souvent celle-ci s'exerce indirectement, les germes éliminés par les malades se répandent dans les milieux ambiants qui deviennent ainsi une source d'infection massive pour les sujets qui y vivent.

Le deuxième mode de développement s'observe plus ordinairement quand les preuves de l'importation font défaut. L'évolution lente, progressive de l'épidémie, son début par des modalités cliniques bénignes, diarrhées ou cholérines, l'indépendance réciproque des premières atteintes, leur incohérence, leur dissémination et leur simultanéité, indiquent d'ordinaire un foyer autochtone, où le mal naît et se propage par l'accession à la virulence d'une graine originairement indifférente, et répandue partout, comme la bactériologie l'a démontré par des recherches du plus haut intérêt.

L'autogenèse et la contagion, tels sont les deux modes de développement et de propagation du choléra; ils se combinent ensemble, se renforcent mutuellement, et portent à son comble la puissance d'expansion du fléau. Les faits qui relèvent du premier mode, c'est-à-dire qui naissent sans contagion d'origine, méritent d'autant plus de fixer notre attention, que la doctrine officielle les repousse et que cependant ils nous font toucher à un des points fondamentaux de l'histoire du choléra, car ils soulèvent la grave question de la provenance de la graine. Il ne nous en coûte pas d'admettre que, dans mainte circonstance, elle est apportée par un malade connu ou ignoré, qui, au lieu de la transmettre directement à son entourage, la dépose

dans le milieu ambiant, sol, eau, etc., où elle se régénère et se multiplie préalablement, engendrant ensuite des foyers infectieux plus ou moins actifs.
C'est dans ce sens, et non autrement, que PETTENKOFER et ses élèves enten-
dent la transmission. Ils se disent *localistes*, c'est-à-dire que dans leur
conception, la cause, toujours importée, se reproduit non pas dans
l'homme, mais en dehors de lui, dans les milieux solides ou liquides où
elle est venue échouer. Elle s'y multiplie à la faveur de circonstances de
temps et de lieu qui peuvent faire défaut au moment de l'importation,
mais surgir tôt ou tard et faire sortir alors la graine de son inactivité
plus ou moins prolongée.

Mais il est de nombreuses épidémies locales, nous en avons cité quelques-unes plus haut, qui se sont développées peu à peu, sans que l'enquête
la plus minutieuse ait pu découvrir la contamination initiale du lieu par
un malade venu du dehors, ou par des objets provenant de cholériques. Il
faut bien reconnaître que dans ces cas la maladie est née sur place. Dès
lors se pose la question de la provenance des germes qui la font éclore? Il
est possible qu'ils y aient été déposés par une épidémie antérieure. Mais
nous inclinons à croire à leur ubiquité et à leur préexistence à toute épidémie, et nous verrons plus loin que la bactériologie est loin d'infirmer
cette présomption. Pour dire toute notre pensée, nous croyons que le choléra nostras est identique dans sa nature au choléra indien, il est à son
égard ce que les cas isolés de varioloïde sont aux grandes épidémies de
variole. Cette conception nous amène à englober l'histoire du premier dans
celle du second.

CHOLÉRA NOSTRAS

Il est connu sous des synonymes divers : choléra indigène, européen, sporadique, estival, dysenterie blanche, etc. Sa ressemblance avec le choléra
indien est telle, qu'il est impossible de l'en distinguer quand il coexiste
avec lui. D'autre part, son appareil symptomatique se confond sensiblement avec celui de divers empoisonnements chimiques (acide arsénieux,
tartre stibié) et alimentaires (viandes avariées, botulisme), avec celui de la
diarrhée infantile ou de certaines formes de dysentérie. Il en résulte que ses
contours cliniques sont des plus indécis. M. LIEBERMEISTER, pour sortir
d'embarras, propose de lui attribuer tous les faits qui ne ressortissent pas
aux causes banales énumérées plus haut, ni à la contagion propagée par le
choléra asiatique (200). C'est une définition plutôt négative, qu'il est impossible d'introduire sous cette forme dans la nosographie. Il est plus rationnel
de fonder la distinction spécifique du choléra nostras sur la constance et la
régularité de son évolution annuelle et sur son endémo-épidémicité dans

les grands centres. Cette conception l'oppose aux autres syndromes similaires, d'origine banale, dont l'essence réside dans leur caractère individuel et accidentel. Nous reconnaissons volontiers qu'elle ne suffit pas à dissiper tous les embarras de la pratique, mais elle est du moins conforme aux principes de la nosographie générale.

Le choléra nostras, ainsi compris, appartient à tous les temps et tous les lieux. Sa trace se retrouve dans les écrits hippocratiques, dans ceux de CELSE, d'ARÉTÉE, DE COELIUS AURELIANUS et d'ALEXANDRE DE TRALLES. DIOGÈNE en serait mort. Plus tard, aux XVIᵉ et XVIIᵉ siècles, il fut mentionné par divers auteurs du nord et du centre de l'Europe, tels que FORESTUS (1548), LAZARE RIVIÈRE (1645), puis SYDENHAM et WILLIS, qui en observèrent plusieurs épidémies à Londres dans les années 1669-1672 et 1679. Il fut signalé également dans l'Amérique du Nord et du Sud, dans les Indes occidentales et vraisemblablement aussi dans la presqu'île de l'Indoustan elle-même.

Le choléra nostras apparaît généralement dans la période la plus chaude de l'année. Aujourd'hui, comme au temps de SYDENHAM, il atteint son maximum de fréquence dans la deuxième partie de juillet : rarement, il s'observe en d'autres saisons que l'été et l'automne. En raison de son affinité pour les températures élevées, il est particulièrement commun dans les climats chauds, sur les côtes orientales de l'Asie et de l'Amérique, soit en Chine, soit aux États-Unis, où les grandes villes, telles que Philadelphie, New-York en subissent chaque année de sérieuses atteintes. Dans le sud de l'Europe, il semble être plus fréquent et plus grave que dans nos climats.

Tantôt, les manifestations en sont isolées, il est vraiment sporadique ; d'autres fois, elles se groupent en petites épidémies, qui, différentes de celles du choléra indien, restent toujours locales. Elles sont fonction de la diffusion de la cause génératrice au milieu d'une famille ou d'une ville, bien rarement on y voit actionnée la transmission interhumaine.

Les causes occasionnelles qu'on leur attribue sont les troubles digestifs, le catarrhe intestinal, le refroidissement brusque du corps, l'ingestion de boissons glacées ou d'eaux souillées, la respiration enfin de gaz putrides (201).

Le choléra nostras est une affection généralement bénigne, et passe pour être dépourvu de la propriété contagieuse. C'est à ce double titre qu'il a été séparé du choléra indien. Mais cette opposition entre l'un et l'autre n'est pas absolue, elle se heurte à bien des exceptions que nous commentrons tout à l'heure. La tendance éventuelle des cas sporadiques du premier à se multiplier et à se grouper en petites épidémies, la transmissibilité surprise çà et là dans ses manifestations, la mort qui en marque de temps à autre la terminaison, ont amené certains observateurs, notamment en Angleterre, à conclure à l'identité des deux choléras : c'est notre croyance, et nous allons en développer les fondements.

Le choléra nostras et le choléra indien envisagés dans leurs rapports réciproques. — Il est bien naturel de demander tout d'abord à la symptomatologie respective des deux affections quels sont les caractères différentiels qui les opposent l'une à l'autre. Cette question a été traitée par CHAUFFARD en 1873, à la tribune de l'Académie, dans un admirable discours, un véritable chapitre de pathologie générale, mais où l'élévation de la pensée et l'éloquence du langage ne purent dissimuler la stérilité des arguments apportés par l'éminent maître en faveur de la spécificité clinique du choléra indien (202). En 1884, COLIN a tenté de défendre la même thèse, sans plus de succès (203). C'est en vain qu'on cherche, dans ces plaidoyers, le trait décisif par lequel les deux entités morbides se sépareraient l'une de l'autre. Quoi qu'on ait pu dire, la clinique est impuissante à établir cette distinction, elles se confondent non seulement par le nom, mais par le symptôme et la lésion. Nous n'en voulons d'autres preuves que les doutes, les perplexités au milieu desquels s'agite et se débat le diagnostic dans le début des épidémies. Qui a oublié ce qui s'est passé à Toulon en 1884? N'est-ce pas une chose étonnante que de voir tout d'abord FAUVEL, qui devait s'y connaître, affirmer qu'il ne s'agissait pas du choléra indien, puis la commission officielle hésiter pendant plusieurs jours malgré les coups redoublés du fléau, enfin FAUVEL maintenir jusqu'à son lit de mort son opinion contre la commission, qui s'était enfin prononcée en faveur du choléra asiatique devant l'envahissement de Marseille. Ces divergences de vue se sont encore produites à Paris, en 1892, où les meilleurs esprits se partagèrent sur la signification à attribuer à l'épidémie cholérique qui se manifesta dans la capitale et dans les environs à cette époque (204).

Comment interpréter toutes ces hésitations, comment concilier ces contradictions qui divisent des hommes d'une clairvoyance et d'une autorité égales, si l'on se refuse à admettre qu'il y a une erreur dans la doctrine? Il y a lieu de considérer que ces perplexités de Toulon, ces incertitudes de Paris se sont produites au début de mainte épidémie; les premières manifestations sont invariablement considérées comme de la cholérine ou du choléra nostras qui devient officiellement du choléra exotique, dès qu'il se montre envahissant, comme s'il suffisait de changer son étiquette pour changer sa nature. On comprend qu'il est très commode, pour les besoins de la doctrine, d'écarter du débat toutes les manifestations cholériques antérieures à l'introduction dans une localité d'individus ou d'effets susceptibles de se prêter au soupçon d'avoir été les agents de l'importation.

Dans un ouvrage très répandu en Allemagne et conçu dans le sens dualiste, le professeur ROSSBACH écrit que le complexus symptomatique du choléra nostras se superpose si rigoureusement à celui du choléra indien, que lorsque les deux maladies coexistent, il est impossible de les distinguer l'une de l'autre, et qu'en conséquence, on n'est autorisé à rapporter à la première que les manifestations qui surgissent pendant l'absence de la seconde. Il recommande vivement de n'entreprendre l'étude du choléra indigène qu'après l'extinction des épidémies du choléra indien : tant de précautions ne sont-elles point suspectes, et n'impliquent-elles point l'identité de nature des deux états morbides ? (205).

A la vérité, c'est moins sur la valeur des symptômes que sur la gravité excessive et la tendance à l'envahissement que l'on a fondé l'essence propre du choléra asiatique. Mais ces caractères n'étant pas absolus, ne sauraient avoir une valeur nosographique décisive.

Sans doute, le choléra dit nostras est en général bénin ; mais à l'occasion il ne se montre pas moins cruel que son homonyme ; il n'est pas sans tuer quelquefois, comme en témoignent mainte relation, et notamment les faits rapportés plus haut à propos de l'épidémie de 1892. Séparer deux états morbides absolument similaires dans leur expression symptomatique, sous le prétexte que l'un est bénin et que l'autre tue une fois sur deux, c'est s'appuyer sur un criterium tout à fait factice : une maladie ne change pas de nature, en changeant de gravité.

D'autre part, le choléra indien se montre-t-il donc si invariablement sévère ? Nullement ; il a ses formes et ses degrés, comme toutes les maladies infectieuses ; dans chaque foyer cholérique, l'observation relève tous les degrés de transition, depuis la diarrhée choléroïde ou la cholérine, jusqu'au choléra asphyxique ou typhoïde. Dans la plupart des invasions, notamment dans celles de 1873, 1884, 1892 et 1893, on a noté des épidémies circonscrites de cholérine, sans choléra grave, comme on voit souvent des maladies épidémiques communes n'aboutir qu'à leurs formes abortives.

Toutes les épidémies enregistrées depuis 1873, et notamment celles qui ont pris rang dans les Annales du choléra de 1892 et 1893, tiennent à la fois du choléra nostras et du choléra indien. Unissant, dans leur histoire, l'excessive léthalité de celui-ci et le faible pouvoir de rayonnement de celui-là, elles font tomber les arguments de fond par lesquels la doctrine officielle a opposé artificiellement deux états morbides l'un à l'autre : leur signification nosographique est à cet égard décisive. Pour nous, cette cholérine si étroitement unie au choléra asiatique par les doubles liens de la clinique et de l'épidémiologie, cette cholérine que personne n'hésite à rattacher à la maladie régnante, elle ne diffère en rien, absolument en rien, du choléra nostras.

Aussi bien est-ce surtout par son caractère épidémique, par ses allures envahissantes, qu'on oppose le choléra dit asiatique au choléra indigène. Nous l'avons vu tout à l'heure, les médecins restent indécis devant l'épidémie naissante d'une localité, ils ne se prononcent que lorsqu'elle se répand dans le voisinage et qu'elle devient réellement envahissante. Le choléra est nostras tant qu'il se maintient à Toulon, il devient bengali pur sang dès qu'il se montre à Marseille. Mais ce caractère, au nom duquel la doctrine établit une séparation si radicale entre les deux choléras, n'a qu'une valeur subordonnée, quelqu'imposant qu'il paraisse en épidémiologie. Il peut faire défaut dans le choléra asiatique, et il n'est pas sans se présenter quelquefois chez son homonyme. En effet, le premier, envisagé dans ses manifestations locales, ne se montre pas fatalement envahissant. A propos de chaque grande épidémie de la France, on a signalé des localités dans lesquelles il a eu comme de la peine à se développer; à un premier cas, en succédaient quelques autres à des intervalles plus ou moins éloignés, et finalement, le mal s'éteignait, n'ayant guère fait plus de ravages qu'un choléra saisonnier (206). Nous avons fait d'ailleurs remarquer, dans notre historique, la tendance des grandes épidémies cholériques à perdre de leur force expansive depuis 1873, à se restreindre de plus en plus, à s'épuiser dans des épidémies locales, éparses, dont l'ampleur ne dépassait guère celle des épidémies de choléra saisonnier, auxquelles elles semblaient faire retour après y avoir pris leur origine dans le grand essor de 1832. Ce changement dans leurs allures fut sans doute cause des hésitations de la médecine officielle à en reconnaître la nature, à se prononcer en faveur de l'un ou de l'autre des deux choléras, lors des manifestations de 1873, 1884, 1892 et 1893.

D'autre part, c'est une erreur de croire que le choléra sporadique présente invariablement ce caractère. Bien des fois il se rapproche de son homonyme par son mode envahissant, par ses allures franchement épidémiques. L'épidémiologie militaire en fournit plus d'un exemple. En 1826 (qu'on remarque cette date), un véritable choléra morbus régna épidémiquement parmi les militaires du 20ᵉ régiment de ligne, qui tenait alors garnison à Cadix. Du 1ᵉʳ juillet au 15 août, 120 soldats en furent atteints, aucun d'eux ne succomba (207). En 1850, un détachement de 300 hommes du 49ᵉ de ligne vint prendre possession de la caserne de l'Arsenal à Lyon. Peu de jours après son arrivée, vers le milieu de décembre, une épidémie de diarrhée choléroïde et de choléra éclata au milieu du détachement; du 12 au 15 décembre, presque tous les hommes en furent atteints, et 45 durent être envoyés à l'hopital. Les autres casernes et la population civile furent complètement épargnées par cette maladie intercurrente (208).

Un épisode semblable se déroula à Évreux en 1858, au dépôt du 26ᵉ de ligne. Le bataillon, d'un effectif de 600 hommes, était arrivé à Évreux le 19 octobre, venant de Montélimar, après un voyage de trente jours. En novembre, commencèrent à se montrer dans son sein des diarrhées qui augmentèrent pendant tout le mois, mais sans offrir des symptômes inquiétants. Le 3 décembre, l'épidémie subit un brusque accroissement, les troubles intestinaux redoublèrent de fréquence et de gravité, et vers le milieu du mois, dégénérèrent en véritable choléra. C'étaient de 30 à 40 selles par jour, parfois riziformes, avec coliques extrêmement violentes, vomissements bilieux, hoquet, prostration extrême des forces, ralentissement du pouls, cyanose, refroidissement général, urines rares, altération de la voix, crampes, facies caractéristique. Un individu succomba, d'autres, parmi lesquels un officier, furent gravemement malades. Vers le milieu de décembre, l'épidémie entra dans son déclin, et à la fin du mois, elle était complètement éteinte. Elle avait duré du 3 au 20 décembre, présenté son maximum d'intensité le 16, et déterminé 126 atteintes, dont 46 de cholérine grave. Sous sa forme cholérique, elle resta limitée au quartier; mais il y eut simultanément beaucoup de diarrhées en ville et dans les villages voisins (209).

Enfin, en septembre 1856, une épidémie de diarrhée sévère, véritable cholérine, frappa à Cherbourg le 42e de ligne qui venait d'arriver dans cette ville, retour de Crimée. Elle sévit non seulement parmi les soldats, mais aussi au milieu des officiers, des femmes et des enfants.

De pareils faits, du reste, étaient signalés à la même époque dans la population civile. Dans son rapport sur les épidémies qui régnèrent en France en 1857 (210), TROUSSEAU rend compte que les diarrhées se montrèrent en cette année dans presque tous les départements, et que partout, elles revêtirent le mode épidémique et se manifestèrent avec l'intensité la plus variable, depuis la diarrhée éphémère qui guérit d'elle-même en peu de jours, jusqu'aux évacuations cholériques. « Les écarts du régime alimentaire ne suffisaient pas à rendre compte de cette disposition, qui régnait à la fois dans les campagnes et dans les villes, et qui, dans quelques localités, acquit d'étranges proportions. C'est ainsi qu'à Quimper, 150 personnes furent prises dans une nuit de troubles gastro-intestinaux graves, vomissements, diarrhée, sans que cette brusque invasion du mal pût être imputée à l'ingestion d'un aliment toxique. Dans d'autres localités, les désordres du même genre revêtirent avec la forme épidémique une plus fâcheuse intensité. Quelques communes, dispersées dans des régions très éloignées les unes des autres, et soumises à des influences météoriques ou hygiéniques très diverses, ont eu à subir un véritable choléra, s'éteignant aux lieux mêmes où il avait pris naissance, mais assez violent pour être foudroyant dans quelques cas et moins rapidement mortel chez un plus grand nombre de malades. Beaucoup de médecins ont incliné à voir là une sorte de levain laissé par les invasions cholériques qui se sont succédé, ou, pour prendre une forme plus scientifique, mais qui rend moins bien leur pensée, ils ont cru que, d'épidémique qu'il était, le choléra était resté à l'état d'aptitude.

« Ils étaient encouragés dans cette présomption par l'opinion populaire, qui reconnaissait dans les accidents des caractères trop bien accusés pour que le souvenir en fut éteint. Cependant il faut reconnaître qu'à d'autres époques, et bien avant que le choléra asiatique eût accompli son triste parcours à travers l'Europe, des phénomènes de même ordre s'étaient présentés, et avaient été consignés dans les relations des anciens observateurs. »

Nous pouvons, en effet, citer, entre autres, le témoignage de LEPECQ DE LA CLOTURE, qui raconte, à la date de septembre 1777, « qu'une épidémie légère et rapide vient de porter le catarrhe biliaire accompagné de vomissements et de coliques, avec la diarrhée bilieuse, sur toute la rive occidentale du pays de Caux, au Havre, à Bolbec, à Fécamp. Cette espèce de choléra est devenu tout à coup si épidémique, et a passé si rapidement, que sa véritable cause ne peut être attribuée qu'à la variation subite arrivée dans l'atmosphère, vers les premiers jours de la lune de septembre, lorsque les vents d'Ouest et Nord-Ouest nous ont amené des pluies et une température de 17° pendant la nuit et le matin, de 10-12° au plus à midi, variation qui succédait aux chaleurs du mois d'août » (211).

On récuse la signification de ces faits, en arguant qu'ils correspondent à des épidémies circonscrites, qui ne sont pas à comparer aux expansions pandémiques du choléra envahissant. A la vérité, nous ne voyons entre les unes et les autres qu'une différence quantitative et non qualitative. Mais, à prendre les choses de plus haut, nous ne croyons pas que le mode épidémique soit fondé à assumer une signification si décisive dans la nosographie des maladies, à établir une différence spécifique suivant qu'il fait partie ou non de leurs attributs, entre deux affections cliniquement et anatomiquement identiques. S'il en était ainsi, il faudrait reconnaître que la diphtérie, la scarlatine, qui règnent sporadiquement dans nos grands centres, sont d'essence différente de celle des mêmes maladies qui, revêtant des allures épidémiques, couvrent de leurs ravages de vastes régions. Il faudrait croire que les atteintes de méningite cérébro-spinale isolées, qui sont observées chaque année dans l'armée, sont étrangères à la méningite cérébro-spinale qui l'a décimée pendant de si longues années. Nous devrions renoncer à voir dans certaines bronchites saisonnières le diminutif de la grippe. La distance qui sépare les premières de la seconde au point de vue de leur force expansive, empêche-t-elle de reconnaître l'identité de leur nature? Cette distance, pourtant, n'est pas moindre que celle qui sépare le choléra nostras du choléra épidémique. La transmissibilité n'est pas une propriété constante, fixe, dans les maladies infectieuses ; elle est éventuelle, contingente. Sa manifestation est subordonnée aux nombreuses circonstances plus ou moins accessibles à l'analyse qui font varier l'énergie de la cause et la réceptivité des masses, ces deux facteurs essentiels de la propagation des maladies. La dysenterie saisonnière n'est pas transmissible ou du moins ne l'est guère ; elle est pourtant la même maladie que cette dysenterie épidémique qui, se propageant par l'infection et la contagion, décime les populations, les armées en campagne, et promène souvent ses ravages sur de vastes étendues de territoire, ainsi qu'on en trouve relaté de nombreux exemples dans les ouvrages classiques de HAESER et de HIRSCH. Admettre un choléra qui doit son individualité à ce qu'il est toujours grave, toujours envahissant, c'est en faire une maladie sans pareille dans le cadre nosographique. Les observations épidémiologiques, comme les expériences de laboratoire, nous montrent une variabilité extrême dans l'énergie de la même cause spécifique. Il n'y a point de fixité dans le degré de gravité ou la force de rayonnement des maladies infectieuses. Chacune d'elles est tantôt épidémique, tantôt sporadique, tantôt bénigne, tantôt grave, sans cesser d'être une dans sa nature. Vraisemblablement, le choléra ne fait pas exception à la règle.

La profonde différence que le choléra a présentée dans la succession des âges n'a pas peu contribué à fonder la doctrine de la dualité de sa cause. En Europe, écrit-on, le choléra sporadique est vieux comme la médecine, le choléra envahissant est de date moderne : les deux affections sont aussi distinctes dans le temps que dans leur origine ; jamais, à aucune époque et dans aucun lieu, on n'a vu la première dégénérer en la seconde. Cette argumentation est aussi spécieuse que celle que nous venons de réfuter. D'une part, l'affirmation que les deux états morbides ne se transforment jamais l'un dans l'autre repose sur une pétition de principe, puisqu'il est admis que tout choléra d'abord local, qui devient ultérieurement envahissant est de son essence d'origine asiatique ; ce qui s'est passé à Toulon en 1884 s'est vu partout. D'autre part, l'opposition que le choléra de tous les temps a présentée à l'égard de celui de 1832 vient plutôt à l'appui qu'à l'encontre de notre thèse. On oublie volontiers, qu'il n'est pas une affection populaire qui n'ait présenté de semblables différences dans le cours des temps. Qu'on en juge d'après les témoignages suivants :

La peste a été observée en Syrie et en Égypte, avant l'ère chrétienne, ainsi que l'atteste un passage de RUFUS trouvé dans ORIBASE. Mais, on peut admettre sans témérité, qu'elle ne s'y est déployée qu'en foyers restreints, qu'elle a eu un rôle tout à fait secondaire dans la pathologie populaire, analogue peut-être à celui du choléra nostras, sans quoi elle n'eût pas manqué d'être mentionnée par les grands écrivains de l'antiquité. Or, cette maladie, si effacée à son origine, revêt tout à coup, au vi⁰ siècle, une force d'expansion extraordinaire : elle se propage au monde tout entier et le remplit, pendant un millier d'années, de ses funèbres exploits. Puis, à partir de la fin du xvii⁰ et pendant tout le cours du xviii⁰ siècle, elle perd peu à peu

de sa malignité et de sa force de rayonnement, et finalement, revenant à ses
allures originelles, se retranche, comme une endémie restreinte, dans ses
antiques foyers générateurs, après avoir couché dans la tombe des millions
de victimes pendant le cours du moyen âge.

Si la peste a préludé pendant de longs siècles à ces grandes épidémies
par des manifestations tout à fait restreintes, la suette, accomplissant en
sens inverse son évolution séculaire, a débuté par être un fléau redoutable
par sa gravité, la rapidité et l'étendue de son expansion, pour se réduire,
dans la suite des temps, aux proportions d'une maladie à endémicité des
plus étroites. Rappelons en deux mots son odyssée. Née brusquement vers
la fin du xvᵉ siècle, peut-être réveillée d'un sommeil 12 fois séculaire, si
on lui rapporte la *Passion cardiaque* de Cœlius Aurelianus, elle parcourt
cinq fois l'Angleterre et tout le Nord de l'Europe de 1486 à 1554, exerçant
des ravages plus cruels que son aînée la peste. Puis elle s'efface du cadre
des maladies populaires pour renaître de ses cendres au commencement
du xviiiᵉ siècle, non plus comme une grande épidémie, mais comme une
maladie locale, comme une endémie fixée à quelques districts de la France.
Tout le monde s'accorde à reconnaître l'identité entre la suette anglaise et
la suette des Picards. Comment méconnaître celle des deux choléras qui
ont présenté un mode de succession analogue dans les temps, et qui sont
liés entre eux par des affinités cliniques et étiologiques bien plus étroites
encore que celles des deux suettes ?

Inconnue, ou peu s'en faut, pendant l'antiquité et le moyen âge, la diphtérie, avons-nous raconté plus haut, commence son évolution séculaire
vers la fin du xviᵉ siècle en Espagne, dans le Portugal et en Italie. Au
xviiiᵉ siècle, elle entame l'Amérique et la France par plusieurs points, en
même temps qu'elle se signale par ses recrudescences dans ses foyers ori-
ginels. Dans la première moitié du xixᵉ siècle, elle rétrograde et passe tout
à fait à l'arrière plan du théâtre des maladies populaires, ne persistant
avec sa gravité et sa fréquence d'autrefois que dans une étroite circonscription de la France : la vallée de la Loire. Mais à partir de 1857, cette maladie, au règne assez restreint pour être ignorée de la plupart des médecins
d'il y a cinquante ans (v. t. II, p. 299), prend tout à coup en Europe et dans
le nord de l'Amérique une expansion pandémique.

En même temps elle se montre pour la première fois, et à l'état épidémique, dans des contrées bien éloignées des pays qui l'avaient subie jusqu'alors, dans les Indes, en Chine, dans le continent Australien, dans la
Polynésie. La date de 1857 est pour la diphtérie ce que celle de 1832 est
pour le choléra. Devenues pandémiques l'une et l'autre, les deux maladies
ne se différencient que par l'inégale rapidité de leur expansion. Enfin, pour
citer un exemple tout à fait moderne, et qui s'est pour ainsi dire déroulé

sous nos yeux, n'avons-nous pas vu la méningite cérébro-spinale préluder
pendant près de quarante ans, en France et dans le nord de l'Amérique,
par des atteintes partielles et isolées, à l'essor qu'elle a pris en 1837, et à sa
marche envahissante à travers l'Ancien et le Nouveau Monde ? On ne saurait assez y insister, il n'est guère de maladie populaire qui n'ait présenté,
dans le cours des temps, cette opposition dans ses caractères épidémiques.

Les recherches de PASTEUR sur les variations de la virulence des germes
et sur les conditions qui les régissent, ont jeté une vive lumière sur ces
grands faits de l'épidémiologie (212). Mais quel que soit le mystère qui plane
sur eux, la nosographie ne saurait prendre le change sur leur signification,
elle n'est point fondée à se refuser à admettre l'unité d'un processus parce
qu'il présente des tendances inégales à l'expansion suivant les temps.

BACTÉRIOLOGIE

Les considérations que nous venons de développer sur la nature et l'origine du choléra épidémique, et ses rapports avec le soi-disant choléra nostras, sont déduites des enseignements de l'épidémiologie. Il ne nous déplaît
pas de marquer qu'elles n'ont point été démenties par la bactériologie.

C'est en 1884, au retour de son voyage d'étude en Égypte et aux Indes,
que R. KOCH annonça avoir découvert le moteur pathogène du choléra.
C'est un microbe spécial, auquel en raison de sa forme incurvée, il a donné
le nom de bacille virgule. Il se trouve dans les évacuations des cholériques, dans le contenu et l'épaisseur de la paroi de l'intestin, jamais chez
d'autres sujets ni dans d'autres milieux liquides. Sa description a été faite
si souvent, elle est si bien connue, que nous croyons pouvoir la passer
sous silence.

Depuis 1884, la nosographie allemande fait pivoter toute l'histoire du
choléra autour du bacille virgule. Il est devenu dans les écoles d'outre-
Rhin, la base de sa définition et le critérium de sa séparation d'avec le
choléra nostras. Mais des faits ne tardèrent pas à se produire, qui com-
promirent singulièrement, et finalement mirent en échec cette notion
étiologique unitaire et simpliste, que son fondateur croyait avoir assise
sur une base inébranlable.

Dès 1885, MM. FINKLER et PRIOR trouvèrent, chez les malades d'une épidémie de choléra nostras observée à Bonn, un vibrion qui ne différait guère de
celui de M. KOCH que par son épaisseur et la grande rapidité avec laquelle
il liquéfiait la gélatine (213). M. KOCH a tenté d'amoindrir la valeur de cette
observation, en arguant qu'on n'avait retrouvé qu'une seule fois le microorganisme FINKLER-PRIOR, et encore dans les selles d'un sujet atteint de
gastro-entérite aiguë simple. Mais M. FINKLER ne tarda pas à produire

d'autres exemples de choléra nostras où les selles recélaient le même
microbe, et parfois à l'état de culture absolument pure (214). D'autre
part, M. GAMALÉIA a démontré que l'ingestion des déjections de choléra
nostras déterminait chez le jeune poulet des accidents semblables à ceux
que provoquait le vibrion de METCHNIKOW, qu'il considérait comme une
simple variété du commabacille (215).

Par de semblables témoignages, la bactériologie a rivé le choléra nostras
à l'autre aussi étroitement que l'a fait l'épidémiologie. Bien plus, elle nous
a montré que ce microbe si spécifique, si exclusif dans la conception de
KOCH, se rencontrait dans les milieux les plus disparates, dans les selles
normales d'individus bien portants, mais plongés dans un milieu cholérique (216), dans de vieux fromages (DENEKE), enfin dans les sécrétions
intestinales de volailles mortes d'entérite infectieuse. Inversement, les
multiples épidémies locales ou régionales qui se succédèrent en 1892
et 1893, firent découvrir partout, sans en excepter l'Inde, de nouvelles
variétés de vibrions qui, soit par leurs caractères culturaux, soit par leurs
propriétés morphologiques et biologiques, se différencient plus ou moins
du vibrion que M. KOCH considère comme le type spécifique et unique du
vrai choléra (217).

La découverte de ce dernier dans les déjections de sujets bien portants
par RUMPEL et METCHNIKOFF mit le comble à l'indécision de l'étiologie, et
obligea M. KOCH à modifier ses premières affirmations. N'attachant plus
qu'une valeur diagnostique secondaire aux caractères culturaux, il proclama, dans un nouveau mémoire, que deux caractères seulement appartenaient en propre au vibrion cholérigène : la réaction indol-nitreuse
(réact. rouge), et l'action pathogène sur les cobayes. Seuls les vibrions
pourvus de ces deux propriétés doivent être considérés comme pathogènes
du choléra.

Mais ces deux caractères se montrèrent tout aussi peu stables que les
précédents. En ce qui concerne le premier, on a observé qu'à côté des races
qui donnent au contact des réactifs une coloration rose très prononcée, il
y en a d'autres qui sont des vibrions incontestables, et qui placés dans des
conditions identiques à celles de leurs congénères, se montrent pourtant
dépourvus de cette propriété. D'autre part, il est des vibrions assurément
cholérigènes, et qui sont sans action sur nos animaux de laboratoire (218).

On sait depuis longtemps que l'organisme de l'homme et des animaux
renferme un grand nombre de spirilles et de vibrions variés, plus ou moins
analogues au bacille virgule. M. METCHNIKOFF a retiré des déjections d'une
personne bien portante, sujette toutefois à la constipation, un micro-orga-
nisme identique à celui de KOCH. Les évacuations avaient été provoquées
par un purgatif, et cela à Paris, en plein hiver, en dehors de toute épidé-

mie ; le sujet bacillifère ne buvait que de l'eau minérale ou de l'eau stéri-
lisée, il n'avait eu aucun contact ni direct ni indirect avec des cholériques.
Et M. METCHNIKOFF de conclure, que dans l'état actuel de la bactériologie,
les vibrions ne se présentent pas comme des espèces nettes et bien définies ;
ils constituent un groupe de formes très variables, dans lequel il est souvent
difficile de s'orienter (219).

Rien n'est plus instructif à cet égard que les laborieuses recherches
exécutées en 1893 par M. SANARELLI sur les eaux de la Seine, en aval de
Paris, sur celles de Versailles, enfin sur celles qui sont charriées par les
égouts de la capitale. Il en a isolé 32 espèces de vibrions, qui toutes se
montraient aptes à fournir de l'indol dans les cultures, sans être cependant toutes capables de réduire les nitrates. Quant à l'action pathogène
sur les animaux, quatre étaient doués au plus haut point de cette propriété, les autres la manifestaient à un degré beaucoup moindre. Cette
belle étude montre sur une large échelle l'insuffisance des deux caractères
par lesquels M. KOCH s'efforce de fixer la spécificité du vibrion cholérigène.
Du moment qu'ils se rencontrent dans des races quelconques de vibrions,
originaires de milieux exempts d'épidémies, ils ne sauraient être considérés comme les attributs propres et exclusifs du moteur pathogène du
choléra (220).

Les études que MM. LESAGE et MACAIGNE avaient entreprises l'année précédente à l'hôpital Saint-Antoine sur une vingtaine de cholériques, avaient
déjà donné à cette question une orientation semblable. Jamais le bacille
virgule ne fut observé en culture pure dans les matières fécales. Il s'est
trouvé constamment associé au bacille coli seul ou accompagné d'autres
microbes, tels que le staphylocoque blanc ou doré — ce sont les plus fréquents — puis le streptocoque à gros grains, le bacille pyocyanique, le bacille
fluorescens liquefians ou non. Ce qui relève l'intérêt de ces constatations,
c'est qu'il n'y eut aucun rapport entre l'abondance des bacilles virgules et
la gravité de l'atteinte correspondante. Dans vingt cas où ils étaient innombrables, on enregistra 14 guérisons et 6 morts. D'autre part, trois fois
les auteurs ont observé des formes légères de choléra, de véritables diarrhées
cholériformes, où l'investigation bactériologique révélait une quantité
exceptionnellement abondante de commabacilles « au point que la lamelle
en était couverte, et que l'on aurait pu croire à une culture pure de ce
microbe. Inversement, bon nombre de décès cholériques se sont fait remarquer par l'exiguïté numérique de ce dernier. En d'autres termes, on observe
des cas graves ou bénins, respectivement avec beaucoup ou peu de commabacilles (221) ».

Bien plus, le choléra vrai se rencontre sans ces derniers. Ce sont toujours
MM. LESAGE et MACAIGNE qui nous en fournissent le témoignage. Sur les

201 cas qu'ils ont fait passer au crible de l'analyse bactériologique pendant
l'épidémie parisienne de 1892, ils ont relevé 45 fois l'absence du bacille
virgule, bien qu'ils l'aient recherché avec un soin des plus rigoureux et
une attention jalouse de se mettre à l'abri de toute cause d'erreur. Et ces
atteintes ont abouti à la mort ou à la guérison, sans se différencier en clinique des manifestations à bacilles virgules. Nous avons observé, écrivent
MM. LESAGE et MACAIGNE (p. 21), des formes graves ou légères, sans bacilles
virgules, comme nous avons mentionné plus haut des cas graves ou légers
marqués par la présence de ce microbe. Tantôt nous trouvions le bacille
coli seul (15 cas), tantôt ce microbe associé à du staphylocoque, à du streptocoque, à du bacille pyocyanique, pour ne citer que les principaux cas
(30 cas).

Les observations recueillies dans la même épidémie par M. RENON ne sont
pas moins significatives. L'analyse bactériologique appliquée à quatre
atteintes de choléra typique lui a révélé chez ses deux premiers malades
le coli bacille seul, et chez les autres le bacille virgule (222).

Cette pathogénie polybactérienne, que nous avons déjà commentée à
plusieurs reprises, notamment à l'occasion de la diphtérie et de la stomatite,
et que nous retrouverons à propos de la dysentérie, de la méningite épidémique, est bien digne de méditation. Elle nous met en garde contre l'étroitesse de certaines conceptions de l'étiologie microbienne, elle commande
des réserves formelles vis à vis de celle que KOCH a imposée au choléra.

On a essayé de sauver la doctrine, en attribuant ces atteintes sans bacille
virgule au choléra nostras qui *accompagnerait toujours* le choléra asiatique.
C'est une décision arbitraire, un artifice imaginé pour les besoins de la cause.
Les deux maladies sont indissolublement liées l'une à l'autre par le double
lien clinique et épidémiologique. L'observation d'ailleurs voit souvent manquer des attributs essentiels que la doctrine dualiste prête au choléra nostras.
Il est toujours estival, écrit COLIN, et sporadique par essence, distinct par
ce caractère de son homonyme, essentiellement épidémique. Or, ses éclosions hivernales ne se comptent plus (223). Et d'autre part, le choléra de
1892 et 1893 est resté à peu près sporadique partout dans le bassin de Paris ;
cependant MM. RENON (224) et NETTER (225) y ont découvert le bacille virgule :
il était donc nostras par son mode d'apparition et asiatique par sa cause !
« Si on lui refuse le nom d'asiatique, écrit M. RENON, sous prétexte qu'il
ne s'est pas rapidement propagé, nous serons obligés de conclure qu'il
n'y a pas de distinction bactériologique à faire entre le choléra indigène et
le choléra indien. C'est la même maladie, dite indigène si elle ne se répand
pas, et asiatique si elle fait de nombreuses victimes. » On ne saurait mieux
dire, avec cette réserve que l'épidémicité est un caractère contingent des
maladies infectieuses, qui ne saurait entrer dans leur définition.

On peut rapprocher de ces faits si défavorables à la notion de la spécificité absolue et exclusive du bacille-virgule, les observations de Guttmann, qui l'a trouvé en grande abondance dans les diarrhées simples, et les expériences que Pettenkofer et Emmerich ont tentées sur eux-mêmes. Tous les deux ont absorbé, après leur premier déjeuner, dans un verre d'eau contenant 1 gramme de bicarbonate de soude, 1 centimètre cube d'une culture de bacille virgule de Hambourg. A la suite de cette ingestion, il ne survint, chez les deux expérimentateurs, qu'un peu de diarrhée, sans coliques ni vomissements, ni aucun trouble de l'état général. Et pourtant, l'examen bactériologique des déjections y décela la présence en grand nombre du bacille cholérique.

Ces expériences bien connues ne sont pas restées isolées. MM. Metchnikoff et Latapie absorbèrent tous les deux une culture abondante du vibrion de Hambourg, sans en être incommodés, bien que leurs selles renfermassent une quantité extraordinaire de vibrions cholériques vivants (226). D'autre part, M. Hasterlik et trois de ses collaborateurs ont ingéré une culture de virus provenant d'un cas mortel de choléra, et en éprouvèrent à peine un peu de diarrhée simple. Ferran a publié également un certain nombre de tentatives de ce genre (227). Enfin, en 1893, la banlieue de Paris n'eut pas à souffrir du choléra, bien que l'eau de la Seine, dont quantité de personnes faisaient usage pour la consommation, renfermât, d'avril en août, des vibrions dont quelques-uns avaient tous les caractères du vibrion du choléra (228).

Voilà donc toute une série d'observations, où le vibrion de Koch, introduit dans l'organisme humain, n'a provoqué que des effets insignifiants ! Quelle opposition entre ce spirille et celui d'Obermeyer, dont l'inoculation donne à peu près à coup sûr la fièvre récurrente ! Ces faits sont du plus haut intérêt : ils modifient ou du moins élargissent la conception étiologique appliquée par l'École allemande au choléra. Sous leur suggestion, il nous faut abandonner l'idée d'attribuer ce dernier à une espèce vibrionienne univoque, d'origine exotique. Il existe diverses variétés de vibrions morphologiquement distinctes les unes des autres, mais aptes à déterminer, chez l'homme et les animaux, le syndrome classique du choléra. Ubiquitaires comme tant d'autres germes infectieux, elles se rencontrent, sans épidémie cholérique concomitante, dans les eaux impures, notamment dans les eaux résiduaires des grands centres, où elles trouvent les conditions les plus favorables à leur existence et à leur multiplication. Parmi elles, il en est qui sont franchement pathogènes, et douées de tous les caractères considérés comme propres aux vibrions exotiques (229). Mais à côté de ces espèces, absolument identiques aux vibrions de provenance intestinale, il se rencontre dans l'eau un assez grand nombre d'autres variétés non pathogènes, mais qui présentent des points de contact si évidents avec les précédents, qu'on ne peut pas ne pas les considérer comme des dérivés de ceux-ci, capables d'acquérir de nouveau leur virulence momentanément éteinte. De pareilles constatations, écrit M. SANARELLI, enlèvent toute signification au diagnostic bactériologique du choléra (SANARELLI p. 725). Nous aimons mieux cet aveu dépouillé de tout artifice, que la formule intransigeante par laquelle M. KOCH signifie à tous ceux qui ne sont pas rompus avec les difficultés que présente la recherche du vrai bacille virgule dans les selles, d'avoir à renoncer à l'entreprendre (230). Soit. Mais on ne saurait cependant contester la compétence dans l'espèce à M. SANARELLI et aux autres bactériologistes, dont nous avons invoqué le témoignage dans cette rapide esquisse du sujet.

Les résultats négatifs de la vaccination réciproque entre les vibrions authentiques fournis par un malade de Courbevoie (1892) et un autre d'Angers, ainsi qu'entre ces derniers et les vibrions de Versailles, de Saint-Cloud, etc, témoignent d'une manière évidente en faveur de l'existence de plusieurs types pathogènes, et appuient l'hypothèse d'un agent étiologique distinct actionné dans chaque épidémie (231).

En réalité, les observations recueillies par MM. LESAGE et MACAINE en 1892 à l'hôpital Saint-Antoine, nous démontrent la possibilité de l'intervention de plusieurs microbes pathogènes dans une même épidémie. Rien n'est plus suggestif que ces atteintes cholériques paraissant déterminées tantôt par le bacille virgule, renforcé du coli-bacille, avec ou sans staphylocoques, tantôt par le coli-bacille seul ou uni à ces derniers, sans que leur expression clinique portât l'empreinte de cette diversité dans leur étiologie microbienne. La surprise causée par de pareils faits est rehaussée par cette circonstance inattendue que la gravité n'est nullement en rapport avec l'abondance du bacille virgule. Ainsi des microbes divers, bacilles, vibrions, micrococques peuvent être actionnés dans le vrai choléra, seuls ou associés ensemble. Nous sommes loin de la conception unitaire et exclusive de l'École allemande. Il faudrait une foi bien robuste dans cette doctrine, pour admettre, avec les ouvrages classiques d'Outre-Rhin, que le microorganisme décrit par M. KOCH est l'agent spécifique et exclusif du choléra épidémique, et que toutes les affections similaires où il fait défaut, doivent être attribuées au choléra nostras (232).

Les belles recherches exécutées à l'Institut Pasteur, ont élargi cette question, et laissé entrevoir des solutions qui se rapprochent des enseignements de l'épidémiologie. L'expérience et l'observation se prêtent un mutuel appui, leurs déductions respectives se fortifient les unes par les autres. La genèse autochtone que depuis vingt-cinq ans nous défendons avec une conviction sincère, sans méconnaître le mode contagieux en étiologie cholérique, s'accorde à merveille avec l'existence à peu près constante des vibrions dans toutes les eaux souillées. L'accession à la virulence de ces derniers, ou le renforcement de cette propriété, donne la clef de l'origine de ces pandémies qui ne sont pas venues « par le bateau traditionnel » (SANARELLI p. 730), ainsi que des explosions locales qui sont nées sans importation, et qui de tous temps ont tenu en échec la sagacité des contagionnistes sans condition.

D'autre part, la multiplicité et la banalité des germes qui y paraissent actionnés, effacent cette ligne de démarcation rigoureuse que la doctrine a établie entre les deux choléras, et contre laquelle s'élèvent tous les enseignements de l'épidémiologie et de la clinique.

Il n'est d'ailleurs pas sans intérêt de remarquer que les traits les plus saillants des épidémies trouvent une interprétation rationnelle dans l'ordre d'idées ouvert par ces recherches. La prépondérance du rôle de l'eau dans leur propagation est la conséquence naturelle de la prédilection des vibrions pour cet habitat ; et la pluralité des microbes susceptibles de les faire naître, leur association suivant des modes variables, leur suppléance réciproque, sont vraisemblablement la cause de la diversité si souvent notée dans la physionomie des épidémies. Ici la morbidité était excessive et la léthalité insignifiante : ailleurs les atteintes étaient clairsemées, mais on comptait presqu'autant de morts que de malades.

Les variations des interventions microbiennes détiennent sans doute le secret du génie épidémique. Mais elles nous laissent ignorer les causes qui confèrent l'aptitude pathogène aux vibrions saprophytes si généralement répandus dans les eaux d'égoût, ainsi que les obstacles qui empêchent ces vibrions de susciter des épidémies, bien qu'ils soient doués d'une haute virulence. Tant il est vrai que le dernier mot de l'origine des épidémies, se résume toujours dans un aveu d'ignorance.

Ces considérations nous amènent à terminer par l'évocation d'un enseignement de la pathologie générale qui s'est plusieurs fois déjà imposé à notre attention au cours de ces études. Parmi les maladies infectieuses, il en est dont la cause première se réduit à un agent microbien unique, tels que le charbon, la diothiénentérie, la peste. A côté d'elles, il s'en rencontre d'autres qui reconnaissent pour moteurs pathogènes des microbes divers, appartenant à la même espèce ou à des espèces différentes, qu'on trouve actionnés isolément ou dans des combinaisons variables dans la réalisation de ces types morbides. Le choléra appartient à ce groupe, qui comprend, comme nous l'avons vu, la diphtérie, la stomatite, auxquelles viendront s'ajouter, ainsi que nous le reconnaîtrons plus loin, la grippe, la dysentérie et quelques autres types morbides.

DE LA CONTAGION DU CHOLÉRA

Le choléra est-il contagieux ? Cette question s'est posée dès l'origine de ses manifestations épidémiques ; elle a fait couler des flots d'encre et d'éloquence, et il s'en faut qu'à l'heure actuelle elle soit résolue d'une manière satisfaisante. L'opposition entre les écoles de Koch et de Pettenkofer n'est au fond que l'écho de la vieille lutte entre les partisans et les adversaires de la contagion. Généralement repoussée en 1832, l'opinion des premiers gagne peu à peu du terrain ; elle devient prédominante en 1854, et exclusive à partir de 1865.

Nous tenons le choléra pour une maladie transmissible — toutes les maladies parasitaires sont douées à des degrés divers de cette aptitude — et il est hors de doute qu'il n'emprunte à cette dernière une grande part de sa force de rayonnement. Mais est-il exact d'enseigner que la contagion seule est actionnée dans son développement et sa propagation, comme le proclament les doctrines accréditées ? Nous avons toujours cru que celles-ci faisaient un emploi abusif de son rôle, et plus que jamais nous sommes convaincu de la nécessité de limiter sa part dans l'épidémiologie et la pathogénie de cette affection.

Il serait oiseux de chercher à affaiblir la notion de la contagion du choléra en lui opposant les tentatives infructueuses de la transmission de ce dernier par l'ingestion soit de déjections cholériques, soit de cultures du bacille virgule, ou par l'inoculation du sang de malades, ou enfin par l'occupation de couchettes ayant été à leur usage. Ces dangereuses expériences s'écartent trop de la réalité pratique pour porter un enseignement utilisable. Restant exclusivement sur le terrain de l'observation, nous sommes tout d'abord amené à reconnaître que le choléra n'est pas transmissible à la façon de la rougeole ou de la scarlatine. Tandis que ces fièvres éruptives, introduites dans un milieu, s'y répandent sans autre condition que le contact plus ou moins direct entre le malade et son entourage, le choléra, semé dans ce même milieu, n'y pousse qu'avec l'aide de facteurs extérieurs recelés par ce dernier. Le contact avec les cholériques ne comporte qu'un danger minime. Les médecins et les infirmiers qui les entourent ne comptent pas plus de victimes que la population dans son ensemble (233). Innombrables sont les sujets frappés qui n'ont jamais été en contact avec des malades ; la transmission directe du choléra à l'entourage est exceptionnelle, son mode d'extension n'est pas celui des maladies rigoureusement contagieuses (234).

Lorsqu'on cherche à établir ce dernier, non pas d'après les études bactériologiques dont le vibrion a été l'objet, ni d'après les vues plus ou moins schématiques, invariablement transcrites d'un ouvrage à l'autre, mais uniquement avec les enseignements de l'épidémiologie, c'est-à-dire avec le témoignage des faits, on n'est pas peu surpris de constater que la contagion y est dominée, et de haut, par le jeu des affinités particulières du fléau, par ses modes de distribution bizarre, par une caractéristique épidémiologique propre, qui font contraste avec les procédés si réguliers de la contagion, et qui attribuent à celle-ci un rôle tout à fait subordonné dans la propagation du fléau. Une force invincible l'enchaîne aux rives des cours d'eau ou à leur embouchure, et lui fait préférer les terrains d'alluvion aux roches compactes, les vallées basses aux altitudes qui offrent d'ordinaire un refuge assuré aux groupes décimés dans ces dernières, malgré la faible distance qui sépare les unes des autres. Mais, ce qui, dans l'espèce, donne la caractéristique du choléra, ce qui l'oppose de la façon la plus originale aux maladies contagieuses, c'est l'immunité permanente ou temporaire dont jouissent à son égard des localités grandes ou petites, voire même des contrées tout entières, comme nous l'avons exposé plus haut. Bien qu'ensemencées avec profusion par des immigrations réitérées de malades, elles se montrent réfractaires à l'éclosion du mal une fois sur deux, et peut-être davantage. Rien n'est assurément plus étrange que le spectacle de ces centres populeux, battus de tous côtés par l'épidémie, et cependant épargnés ou à peine effleurés par elle, bien que restant en relations ouvertes avec les multiples foyers qui l'entourent de toutes parts, témoins Paris en 1884 et en 1892, Versailles et Lyon en tous temps.

Rien ne heurte plus les idées courantes que son extinction rapide dans les groupes aux prises avec elle, dès qu'ils se portent du foyer générateur sur les hauteurs voisines, comme nous en avons rapporté tant d'exemples. Comment comprendre, à la faveur de ces idées, que ces groupes ainsi déplacés, cessent d'être dangereux pour eux-mêmes et pour leur nouveau voisinage? Si un cholérique, débarqué à Calais en 1832 ou à Marseille en 1865, a suffi pour contaminer la France et les pays limitrophes, sans autre impulsion que celle de la contagion, il faut en inférer que celle-ci est douée d'une subtilité et d'une puissance incomparables. Or, voici que l'analyse consciencieuse des faits nous enseigne qu'elle est au contraire inconstante, inégale, subordonnée aux caprices des lieux et des temps. Quoi! c'est cette contagion, assujettie à des facteurs multiples, si limitée, si restreinte, si conditionnelle dans ses manifestations, si différente de ce qu'elle est dans les maladies qui lui sont exclusivement redevables de leur origine, c'est elle, et elle seule qui aurait poussé le choléra dans l'espace, et lui aurait fait faire le tour du monde avec la rapidité de l'ouragan! N'est-ce point presqu'un défi à la logique, qu'une doctrine qui méconnaît à ce point toute la distance qui sépare ses interprétations de la réalité!

En vérité, ce qui a retenu notre attention dans l'analyse des innombrables

faits que nous avons réunis en vue de cette étude, c'est bien moins leur
enchaînement à courte ou à longue distance par le lien de la contagion, que
leur étroite subordination aux influences locales. Cette caractéristique
échappe à la bactériologie, qui, confinée dans ses recherches, si attrayantes
d'ailleurs sur la morphologie et la biologie du coma-bacille, se voit con-
trainte de laisser en dehors de ses objectifs ce grand trait de l'épidémiologie du choléra. La doctrine officielle se montre très réservée à son égard,
parce qu'il se retourne contre elle. Il n'en est pas moins fondamental dans
l'histoire du fléau, son rôle y domine de beaucoup celui de la transmissibilité. Aussi, les partisans les plus convaincus de cette dernière, ont-ils dû
reconnaître que l'importation ne suffit pas à faire naître le choléra, que
la graine répandue dans un lieu n'y déploie son pouvoir infectant qu'autant qu'elle y est secondée dans ses actes par des influences favorisantes
locales, telluriques ou cosmo-telluriques, qui sont comme les agents indispensables de sa maturation et de sa multiplication, et auxquelles revient
en définitive la part décisive dans la genèse des épidémies. C'est ainsi que
s'est constituée vis-à-vis de la doctrine contagionniste sans condition, qui
recrute ses adhérents dans l'école de Koch, celle des localistes dont Pettenkofer fut le chef, et qui a rallié un grand nombre d'épidémiologistes.

La *prédisposition des lieux*, érigée en condition essentielle de l'éclosion des
épidémies, a suscité des interprétations théoriques hasardées, dont la portée conjecturale contraste avec la précision des recherches bactériologiques
consacrées au vibrion de Koch, et qui sont peut-être la cause du peu d'intérêt
que marquent à ce facteur les travaux dont s'est enrichi le choléra dans ces
quinze dernières années. On connaît la théorie diblastique formulée en 1877
par Naegeli. Le principe cholérigène résulte de la combinaison d'un contage X fourni par le malade, et d'un autre microorganisme Y, peut-être un
protozoaire émané du sol. L'union de ces deux agents ne devient féconde, bien
entendu, que s'ils se rencontrent avec un troisième facteur Z, c'est-à-dire avec
des sujets réceptifs pour le choléra. Selon M. Liebermeister, l'agent spécifique
du choléra n'est pas encore armé du pouvoir pathogène au moment de son
émission par l'organisme malade. Il ne l'acquiert que si le milieu extérieur
où il vient échouer réunit les conditions indispensables à l'achèvement de
sa maturation ; en d'autres termes, son développement traverse deux phases,
dont l'une s'accomplit dans le corps du malade et l'autre dans le milieu
ambiant (235). En 1890-1891, M. Hueppe a exprimé la même hypothèse sous
une formule différente. Durant leur vie anaérobique de la cavité intestinale, les vibrions n'acquièrent qu'une organisation frêle et délicate qui les
laisse désarmés vis-à-vis des influences destructives du milieu ambiant après
leur émission au dehors. Sous cette forme, ils sont infiniment peu propres
à se transmettre par la contagion directe, dont l'observation démontre

l'extrême rareté. Ils disparaissent rapidement, mais non sans laisser des spores qui, si elles sont favorisées par la *prédisposition des lieux*, évoluent normalement vers le type originel, et aboutissent à des formes plus résistantes, grâce à leur développement dans un milieu oxygéné (236).

L'épidémie cholérique, écrit-on dans certains traités classiques de l'Allemagne, est le produit des trois facteurs, X, Y, Z. Si l'un d'eux fait défaut, le résultat est égal à O, c'est-à-dire qu'il n'y a point d'épidémie. Les deux derniers termes de l'équation sont susceptibles de varier dans chaque lieu suivant les époques ; aussi ne sont-ils valables qu'à la condition d'être complétés par la *disposition temporaire*. Nous ne méconnaissons pas l'ingéniosité de ces conceptions : elles sont originales sans être cependant nouvelles. La prédisposition des lieux, l'Y de la formule moderne correspond rigoureusement à l'*influence épidémique* de la pathologie prémicrobienne, influence que nos prédécesseurs plaçaient au-dessus de la contagion, et à laquelle ils attribuaient le rôle décisif dans l'éclosion de l'épidémie au sein d'une localité. L'idée est, au fond, la même, de part et d'autre, le mot seul est changé. La prédisposition des lieux est d'ailleurs aussi mystérieuse dans son essence que l'épidémicité, et tout bien pesé, nous ne verrions aucun inconvénient à réintégrer dans notre langage cette vieille conception, qui se recommande par sa simplicité, si elle ne peut prétendre à la précision d'ailleurs plus apparente que réelle de l'équation formulée plus haut.

Gardons-nous de nous égarer dans les spéculations théoriques des écoles, et ne retenons des faits que les enseignements objectifs qu'ils comportent. Quand on voit le choléra rechercher avec une incontestable prédilection des circonscriptions territoriales plus ou moins étendues, épargner ou effleurer à peine d'une façon temporaire ou permanente certaines autres, bien que son germe y soit introduit à jet continu, on ne peut ne pas reconnaître que d'étroites affinités l'unissent à ces régions, qu'il y trouve des conditions favorisantes qui font momentanément défaut ailleurs, et qui sont plus décisives dans sa genèse que la contagion elle-même, puisqu'il peut surgir et se propager sans le concours de cette dernière. Il faut convenir, en un mot, que son développement autochtone, auquel nous ramène invinciblement cette analyse critique des documents de l'épidémiologie, tient en son étiologie une place des plus importantes qui a été trop longtemps usurpée par la doctrine abusive de sa transmissibilité.

Si nous considérons que la plupart des contagionnistes tiennent la prédisposition des lieux comme indispensable à sa genèse, et qu'ils ne repoussent point d'ailleurs la possibilité de la persistance du germe à l'état vivant dans le sol ou d'autres milieux, il nous semble qu'ils sont bien près de s'entendre avec nous, et que ces concessions sont en quelque sorte une adhésion tacite à la doctrine que nous cherchons à faire prévaloir.

PROPHYLAXIE

Il y a lieu de distinguer entre la prophylaxie générale, destinée à prévenir le développement et l'extension des épidémies, et la prophylaxie individuelle, qui vise surtout la préservation des sujets plongés dans un foyer épidémique.

Prophylaxie générale. — Elle se résume en grande partie dans la lutte contre le bacille cholérigène. On ne peut guère songer à réprimer son essor initial qu'en s'emparant des sujets qu'on soupçonne en être porteurs. Ce fut l'idée dominante de la résistance au fléau, bien longtemps avant l'ère microbienne. Dès ses premières explosions, on s'avisa de chercher à enrayer ses progrès par les cordons sanitaires et la séquestration. Les générations de ces époques ne doutaient pas de l'efficacité de ces pratiques, bien qu'elles fussent loin de répondre toujours à leurs espérances. La prophylaxie moderne y a renoncé, moins il est vrai par méfiance à l'égard de leur utilité, qu'à cause de la difficulté de leur rigoureuse application. Le choléra passe à travers la plus petite fissure ; avec les habitudes de liberté inhérentes à nos mœurs, il est absolument impossible de lui fermer totalement une frontière, ou de bloquer hermétiquement devant lui une ville. Les quarantaines de terre furent encore réclamées par la France à la conférence internationale de Vienne en 1873; mais notre pays refusa de les admettre en 1885 à celle de Rome, suivi dans cette voie par l'Espagne et l'Italie.

Les quarantaines maritimes méritent le même sort. On a institué sous leur nom les pratiques les plus grotesques et les vexations les plus inutiles (237). Maintes fois, elles se sont inspirées de tout autre mobile que de celui de la défense contre l'épidémie. Quand en août 1884, les Anglais fermèrent Gibraltar aux bâtiments français, alors que du côté de l'Espagne, qui était bien autrement contaminé que la France, ils ne prenaient aucune précaution, ils ne visaient évidemment, sous le couvert de prétendues mesures sanitaires, qu'à favoriser leurs intérêts commerciaux au détriment des nôtres. Et il en fut souvent ainsi dans des circonstances semblables. Aussi, le regretté Proust écrivait-il en 1884 : la quarantaine n'est qu'un leurre, elle trouble les transactions commerciales, sans sauvegarder nullement la santé publique. Daremberg a défendu l'idée que les quarantaines peuvent être remplacées avec le plus grand avantage et la plus grande efficacité par des mesures de désinfection exécutées rigoureusement dans les ports indiens, à l'entrée du golfe Persique et de la mer Rouge, au moyen du sublimé, de l'acide phénique et de la vapeur d'eau. A l'arrivée du navire devant la station de désinfection, les malades seront transbordés à

l'hôpital, les sujets valides, marins et passagers, baignés et lotionnés à l'eau
boriquée, les vêtements et bagages désinfectés dans l'étuve à vapeur d'eau;
enfin, pendant ce temps, les agents sanitaires opéreront l'assainissement du
navire à l'aide de pulvérisations au sublimé au 1/1000. Avec un personnel
exercé, ces diverses opérations n'exigeront pas plus de cinq à six heures.
Nous ignorons si l'application de ces mesures a répondu aux espérances de
DAREMBERG. Quoiqu'il puisse en être, elles nous inspirent *a priori* plus de
confiance que les odieuses quarantaines d'observation.

Tout récemment, M. le professeur CHANTEMESSE a tracé magistralement
les mesures à appliquer aux navires indemnes, suspects, ou infectés de
choléra. Nous reproduisons ici les articles fondamentaux de son projet de
règlement :

1° Visite médicale des passagers et de l'équipage ;

2° Désinfection du linge sale, des effets à usage, de la literie, ainsi que
de tous autres objets ou bagages que l'autorité sanitaire du port considère
comme contaminés;

3° Les parties du navire qui ont été habitées par des malades atteints de
choléra, ou qui sont considérées par l'autorité sanitaire comme contami-
minées, sont désinfectées ;

4° L'eau de cale est évacuée après désinfection ;

5° Avant d'entrer dans le port, les water-closets auront été nettoyés et
désinfectés;

6° Il sera fourni par le capitaine et le médecin un certificat constatant
qu'il n'a pas été embarqué d'eau dans la circonscription infectée de choléra. A défaut de ce certificat, l'eau potable sera rejetée ;

7° Si le navire a quitté la circonscription contaminée depuis plus de
cinq jours, les mesures indiquées ci-dessus sont immédiatement prises et
le navire admis à la libre pratique. Si le navire a quitté la circonscription
contaminée depuis moins de cinq jours, les passagers et l'équipage sont soumis à la surveillance sanitaire prévue autre part jusqu'à l'expiration d'un
délai de cinq jours.

8° Si le navire a du choléra à bord ou s'il en a enregistré un ou plusieurs
cas depuis cinq jours, les malades seront immédiatement débarqués et isolés
jusqu'à leur guérison. Les autres passagers ou personnes de l'équipage, à
l'exception de celles dont la présence est nécessaire à bord, sont débarqués
aussi rapidement que possible et soumis soit à une surveillance de cinq jours
à dater de l'arrivée du navire, soit à une observation dont la durée variera
selon l'état sanitaire du navire, et selon la date du dernier cas sans pouvoir
dépasser cinq jours. Si l'autorité sanitaire le juge utile, elle peut astreindre
à l'observation certains passagers, alors même que les autres ne seraient
soumis qu'à la surveillance. La surveillance sanitaire continuera à être

appliquée, même après cinq jours écoulés, aux équipages indiqués, et ce pendant toute la durée de séjour du navire dans le port (238).

Sur terre, nous ne sommes pas non plus désarmés, tant s'en faut. Il n'est pas impossible d'installer aux gares frontières un service d'inspection sanitaire pour arrêter et isoler les malades et les suspects, proscrire l'entrée du linge sale, donner des passeports sanitaires, assurer la désinfection des water-closets, des gares et des trains, surveiller la santé des voyageurs en cours de route (239).

Nous ne mentionnerons que pour les repousser ces pratiques aussi ridicules qu'inefficaces, auxquelles on a soumis les voyageurs en certains pays au cours de ces dernières années. A quoi sert-il de s'emparer de leurs personnes avant qu'ils ne franchissent la frontière, et de les enfermer dans quelque local d'une propreté et d'une convenance douteuses, pour les enfumer de chlore ou les consperser d'un liquide antiseptique ? S'ils sont infectés, ils ne seront pas moins dangereux après qu'avant cette opération, qui peut être considérée à juste titre comme une précaution dérisoire, et partant comme une vexation intolérable.

La vigilance du service sanitaire s'exercera non seulement sur les confins, mais sur toute l'étendue du territoire menacé ou envahi par l'épidémie. Dans cet ordre d'idées, c'est certainement faire œuvre utile que de supprimer, ou du moins de réduire au strict nécessaire, ces rapports multiples établis entre les populations par les foires annuelles, les fêtes et solennités traditionnelles, les pèlerinages, les concentrations de troupes, etc.

Non moins importante, mais plus difficile que la prohibition de ces grandes agglomérations, est la surveillance à exercer à l'égard des étrangers et des voyageurs originaires des régions où sévit le choléra. Il appartient au service sanitaire de découvrir sans retard dans cette catégorie d'individus les malades et les suspects, en vue de leur prompt isolement.

Reconnaître la maladie est chose aisée quand elle se présente avec l'ensemble de ses traits essentiels ; mais il n'en va plus de même quand il faut la dépister sous ses formes frustes, dans sa phase d'incubation, et surtout dans cet état purement virtuel qui correspond au parasitisme latent. C'est ici que la tâche du médecin se heurte contre des difficultés presqu'insurmontables. Pour arriver à ses fins, il ne devra point perdre de vue les étrangers descendus dans les hôtels, les auberges, les maisons de logeurs, les asiles de nuits, et surtout les émigrants qui viennent des pays infectés, et font des arrêts multiples sur leur parcours avant d'arriver à destination.

L'Allemagne a cherché à se défendre contre le choléra par une législation spéciale, édictée en 1900 et que M. le professeur CHANTEMESSE a développée à la tribune de l'Académie (240). Elle impose la déclaration rigoureuse de toute éclosion cholérique, et l'obligation d'un diagnostic prompt et précis, appuyé sur l'autopsie dans les cas suspects terminés par la mort. Pour ne laisser perdre aucun instant devant l'imminence d'une épidémie, elle revêt le médecin de district, témoin de ses premières menaces, d'une sorte de dictature sanitaire momentanée. Elle lui prescrit d'effectuer l'isolement des malades et des supects, et au cas où celui-ci ne pourrait être tenté efficacement chez eux, de procéder à leur enlèvement d'office à leur domicile, et à leur transfert dans les établissements affectés au traitement et à la séquestration des cholériques. Cette loi, déjà passablement rigoureuse, a été renforcée encore en 1904 par un ensemble de mesures qu'on peut vraiment qualifier de draconniennes ; car, sans égard pour les droits sacrés de la liberté individuelle, elles prescrivent d'office la séquestration des malades, des suspects et même des bacillifères en apparence bien portants ! Un pareil règlement n'est applicable que chez les nations où l'obéissance aux lois fait partie intégrante des mœurs sociales. L'Allemage est un de ces pays privilégiés.

Pour s'opposer à la propagation du choléra par les voies fluviales, l'Allemagne a institué, en 1902, le long de certains fleuves et canaux (Rhin, Elbe, Oder, Vistule), un service d'observation confié à des commissaires et à un personnel médical spécial. Il avait pour mission de créer des stations de contrôle en vue de surveiller les bateliers, les flotteurs, et toute la batellerie qui se meut sur les voies fluviales. Chaque district de surveillance fluviale disposait d'un local pour l'isolement des malades et d'un autre pour celui des suspects. Les bateaux fluviaux devaient arborer un drapeau jaune pour signaler la présence à bord d'un cas de maladie, un drapeau noir pour un décès.

Dans l'un et l'autre cas, les bateaux étaient arrêtés et ceux qui se trouvaient à bord isolés. L'analyse bactériologique des selles était pratiquée, et ce n'est qu'après deux examens négatifs que les suspects étaient remis en liberté (241). Interdiction était faite aux mariniers, sous menace de punitions sévères, de souiller l'eau des rivières avec leurs déjections ; des vases leur étaient remis pour recevoir ces dernières et les désinfecter par le lait de chaux avant de les jeter à l'eau. D'autre part, il leur était recommandé de ne pas boire cette dernière, de s'approvisionner à des puits qui leur étaient désignés, de se laver les mains avec de l'eau et du savon avant de prendre leur repas, de ne manger que des aliments cuits, enfin de consulter le médecin le plus proche en cas d'indisposition.

M. le professeur CHANTEMESSE propose d'organiser sur ce plan la défense sanitaire des canaux et des rivières des régions du nord et de l'est de la France, et il a fait connaître à l'Académie, dans sa séance du 9 janvier 1906, que la Préfecture de police était déjà entrée dans cette voie (242).

Une surveillance rigoureuse devra s'exercer sur un autre groupe d'individus, non moins aptes à propager le choléra que les bateliers. Ce sont les émigrants de tous les pays, en route pour les contrées lointaines, qui viennent s'entasser dans les réduits insalubres des ports de mer, après avoir quitté ou traversé des pays infectés. M. Chantemesse en a signalé plusieurs fois déjà les dangers, et démontré l'insuffisance des mesures édictées contre eux par notre vieux règlement de 1862.

Le Havre reçoit 6 000 émigrés par an, la plupart orientaux, c'est-à-dire particulièrement dangereux au point de vue de la propagation du choléra. Pendant leur passage à travers la France, et au cours de leurs multiples transbordements, ils ne sont l'objet d'aucune mesure spéciale. Au port d'embarquement, seulement, ils subissent quelques heures avant de monter à bord, une visite médicale destinée à retenir ceux d'entre eux qui sont malades ou simplement suspects. Les uns et les autres vont croupir dans des hôtels qui ne sont soumis à aucun règlement sanitaire, ni surtout à aucune mesure de désinfection, bien que les contagieux répandent librement autour d'eux les germes dont ils sont porteurs, car ils vivent en promiscuité étroite avec leurs compagnons de misère. M. le professeur Chantemesse a dénoncé à la tribune de l'Académie les dangers de ces graves lacunes de l'hygiène publique, et proclamé la nécessité d'organiser l'émigration au point de vue sanitaire. La réforme s'impose surtout à l'égard des émigrants orientaux. Nous ne pouvons mieux faire que de citer à peu près textuellement les mesures préconisées, dans l'espèce, par l'éminent maître de Paris. Indépendamment des précautions prises au Frioul pour la visite médicale et la désinfection, écrit-il, il est indispensable de réduire au minimum le contact de tels voyageurs avec les nationaux. Il importe, dans ce but, de créer à Marseille des campements destinés à les recevoir, et à les diriger directement au port d'embarquement sans arrêt en cours de voyage. Parvenus à cette dernière destination, ceux d'entre eux, quelle que fût leur provenance, qui ne pourraient s'embarquer immédiatement faute de place, devraient être conduits dans un campement où l'on retiendrait à demeure les sujets dont l'état général ou l'origine inspireraient des soupçons. Les autres, après une visite médicale rigoureuse, seraient soumis à une surveillance médicale quotidienne, et à des désinfections quand elles seraient nécessaires. C'est dans ce campement que devraient séjourner les émigrants de pays contaminés de choléra, auxquels les États-Unis imposent une quarantaine préventive de cinq jours avant l'embarquement. La nécessité de ces installations est urgente au Havre et dans les ports où viennent s'embarquer ces voyageurs (243). M. Chantemesse termina son importante communication, en émettant le vœu adopté par l'Académie :

1° Que la législation française en matière d'émigration, soit modifiée dans ses dispositions concernant l'entrée des émigrants sur notre territoire, leur voyage à travers la France et enfin leur séjour dans notre pays.

2° Que cette nouvelle réglementation s'inspire des mesures édictées par les gouvernements étrangers, notamment la Hollande, l'Allemagne et les pays américains.

3° Que la surveillance administrative et la surveillance sanitaire des émigrants, complètement différentes l'une de l'autre dans leur but et leurs moyens, soient désormais divisées et confiées chacune au service compétent (244).

Quelque légitimes que soient ses visées relatives à la séquestration des bacillifères, la prophylaxie générale du choléra serait certainement incomplète si elle ne s'efforçait parallèlement de rendre les centres d'habitation réfractaires à son éclosion, d'éteindre, comme on écrit dans certaine école, la disposition locale. Interprétée selon la bactériologie, cette proposition signifie qu'il faut supprimer tous les facteurs qui favorisent la multiplication des germes cholérigènes dans les milieux ambiants, et s'opposer par tous les moyens rationnels à leur pénétration dans l'organisme. Il est moins difficile de satisfaire à cette dernière indication qu'à l'autre, car la microbiologie ne nous a pas fait connaître les circonstances favorisantes de la pullulation de l'agent pathogène dans ses milieux de prédilection. Pratiquement, la prophylaxie appliquée aux localités se confond avec celle des maladies infectieuses communes, notamment avec celle de la fièvre typhoïde.

Elle prescrira le prompt enlèvement des ordures dans les maisons, les cours et voies publiques, la mise en parfait état de propreté du sous sol des habitations et de celles-ci elles-mêmes, l'installation d'un système convenable de drainage souterrain, enfin la vidange et la désinfection des fosses fixes. Instituées d'abord préventivement, ces mesures continueront à être appliquées pendant tout le cours de l'épidémie, avec cette réserve que le nettoyage des fosses sera formellement proscrit à ce moment.

L'étiologie nous enseigne que c'est par l'intermédiaire de l'eau de boisson que l'agent infectieux s'introduisait dans l'organisme. De cette notion découle tout un ensemble de règles bien connues pour assurer à l'eau de consommation sa pureté à l'origine, et pour la préserver de toute souillure dans sa distribution. Des analyses bactériologiques réitérées sont indispensables pour s'assurer de son innocuité. Elles sont surtout de rigueur dans les localités où l'on consomme de l'eau filtrée en grand. Aucun des systèmes employés dans cette opération ne donne une sécurité absolue; les meilleurs d'entre eux sont exposés à fonctionner d'une manière défectueuse, malgré l'ingéniosité de leur conception et de leur installation en apparence irréprochables.

A. KELSCH, t. III. Mal. épidémiques.   21

Nous avons vu que le germe cholérique pouvait se mêler à l'air, mais qu'il ne se propageait qu'à de très faibles distances avec ce véhicule : la prophylaxie orientée dans ce sens se confond avec celle de l'individu.

Prophylaxie individuelle. — La prophylaxie individuelle visera les malades, ainsi que les suspects. Les uns et les autres, après qu'elle en aura prononcé la séquestration, seront soumis aux précautions qui sont la suite naturelle de cette mesure. Leurs selles seront désinfectées au fur et à mesure de leur émission et enfouies dans le sol. Le linge, la literie et tout ce qui a été exposé aux souillures fécales, tels que les meubles, le sol, et les murs seront désinfectés. Les personnes qui pénétreront dans la chambre des malades, ne perdront pas de vue que leurs chaussures, leurs vêtements, leurs mains peuvent devenir à leur insu des véhicules de germes; il appartiendra aux médecins de les prévenir de cette éventualité, et de leur imposer les précautions nécessaires pour en conjurer les effets.

Quant aux sujets sains, ceux qui n'ont rien à faire dans une localité éprouvée par le choléra ou menacée d'être envahie par lui, la quitteront ou s'abstiendront d'y entrer. Les personnes forcées d'y résider éviteront de pénétrer dans les maisons où se sont produites des atteintes ou qui paraissent simplement suspectes. Chacun, dans sa propre demeure, s'efforcera de prévenir la formation de foyers pathogènes par la désinfection à fond des latrines, par l'enlèvement régulier des déchets, enfin par l'entretien d'une rigoureuse propreté. Si le moindre doute vient à planer sur la qualité de l'eau de boisson, elle ne sera consommée qu'après ébullition; celle-ci sera appliquée en tout état de choses au lait. Il sera prudent de proscrire de la table les crudités, ainsi que la glace dont la provenance est inconnue. D'après le rôle qui a été attribué aux mouches dans la dissémination du germe autour du malade, il est à recommander de faire la guerre à ces insectes, et surtout de préserver les aliments de leur contact. Il importe de ne pas laisser ignorer aux sujets qui vivent près des cholériques, que le fléau ne se transmet que par les déjections de ces derniers, que le principe morbide pénètre dans l'organisme par la voie buccale, que par conséquent, il est dangereux de prendre ses repas dans la chambre des malades et de toucher les aliments sans s'être lavé les mains aseptiquement, surtout si l'on vient de manipuler des effets ou du linge souillés. Enfin, tout le monde sera averti qu'en temps d'épidémie, toute diarrhée doit être considérée comme une indisposition sérieuse et traitée par le médecin.

Il n'y a point de substances médicamenteuses douées de propriétés antagonistes ou préventives contre le choléra. Les vaccinations anticholériques tentées par FERRAN en Espagne et par HAFFKINE aux Indes sont séduisantes et encourageantes. Mais elles ne se sont point généralisées.

La prophylaxie que nous venons d'esquisser vise les principales indications à remplir dans la lutte contre le choléra. Son idée directrice se résume dans la défense contre l'attaque microbienne. Les livres classiques ne s'en écartent guère. Mais la bactériologie n'est pas l'oracle exclusif de la résistance, pas plus qu'elle ne détient tous les secrets de l'étiologie. La prophylaxie ne saurait se désintéresser des précieux enseignements fournis par cette dernière. Elle a, entre autres, tout intérêt à exploiter l'influence salutaire des hauteurs et des campements dans la lutte contre le choléra. Nous avons cité mainte localité dont les habitants ont échappé aux fureurs de l'épidémie en abandonnant les bas-fonds pour occuper les plateaux élevés, et nous avons vu que l'épidémiologie militaire fourmillait d'exemples des plus instructifs à cet égard. Rien n'est plus saisissant que l'expérience de ces corps expéditionnaires qui, plus que décimés par le choléra dans les plaines de la Dobrudja (1854) et du Maroc (1859), virent le fléau s'éteindre brusquement dans leur sein, dès qu'ils se furent élevés sur les hauteurs ambiantes, et faire des retours offensifs, au moins en ce qui concerne la colonne du Maroc, quand les nécessités de la guerre les eurent momentanément ramenés vers la plaine. L'utilité des campements était naguère, parmi les médecins militaires, un article de foi dans la prophylaxie anticholérique. En Algérie, le campement était devenu la base de cette dernière. Quand le choléra apparaissait dans la troupe, on la faisait sortir des villes, et on l'installait sous la tente, sur la hauteur voisine. Ce transfert suffisait généralement à arrêter les progrès de l'épidémie. Le campement a été l'arme la plus efficace contre le choléra en Crimée. L'épidémiologie militaire des Indes abonde en observations similaires. On sait que la troupe y a trouvé mainte fois un refuge assuré contre l'endémo-épidémie de la plaine dans la marche ou le campement sur les crêtes voisines. Ces faits comportent des leçons qui méritent de ne pas être perdues. Parmi toutes les mesures édictées par la prophylaxie microbienne, il n'en est pas dont l'efficacité soit plus éclatante.

Il convient d'ailleurs de ne pas s'illusionner sur celle de la désinfection et de l'isolement. Rationnelles si jamais il en fut, ces deux mesures sont la plupart du temps inapplicables dans les campagnes, notamment dans celles des régions peu éclairées. Comment convaincre des populations arriérées de l'importance des désinfections dont le résultat le plus clair pour elles est la détérioration des effets et des locaux qui y sont soumis ? En 1893, deux étuves Geneste-Herscher furent dirigées sur tous les points du Finistère où le péril cholérique était le plus menaçant ; mais leur mise en œuvre rencontra chez les populations une résistance des plus vives ; elle nécessita le concours des agents de la force publique, qui ne parvinrent qu'avec peine à préserver les équipes de désinfecteurs des outrages des habitants. Quant à l'isolement, il ne faut guère y songer dans des maisons qui ne comportent qu'une seule pièce pour tous les habitants. Le transfert à l'hôpital d'autre part est peu praticable à l'égard d'une maladie dont les seules chances de salut sont dans la célérité de l'intervention thérapeutique. Et d'ailleurs, dans beaucoup de localités rurales, on ne voit dans l'hôpital que l'asile suprême où se réfugient pour mourir les malheureux qui sont abandonnés de leur famille, et quiconque y laisserait aller un des siens serait mis au ban de la population tout entière.

Est-il besoin de faire remarquer que l'ensemble de toutes ces mesures est fondé uniquement sur la croyance à l'origine toujours exotique du choléra, et à sa propagation exclusive par la transmission de proche en proche, assurée par les malades ou les objets ayant été à leur usage?

Nous avons exposé plus haut les notions et développé les raisons qui nous empêchent de nous rallier sans réserve à cette conception manifestement trop étroite pour embrasser tous les faits enregistrés par l'observation. Nous admettons la provenance lointaine du choléra et son extension par les voies de la contagion directe ou indirecte. Mais nous ne croyons pas que la police sanitaire des voies maritimes et fluviales suffise à avoir raison de toutes les épidémies. Nous réclamons de la prophylaxie qu'elle ne perde pas de vue la genèse autochtone qui tient une place si méconnue dans l'étiologie du fléau. Nous croyons, d'après les enseignements de l'observation, complétés par le témoignage si formel de la bactériologie, à l'ubiquité du germe cholérique, et par suite à l'éventualité de ses manifestations épidémiques en tous temps et en tous lieux. Les partisans de son origine exclusivement exotique, ne sont-ils pas obligés de reconnaître qu'il est susceptible de se conserver, dans nos milieux d'une épidémie à l'autre, de 1884 par exemple à 1892, c'est-à-dire pendant une longue série d'années, et cette interprétation ne s'unit-elle pas étroitement à la conception de l'autogenèse, dont la réalité est attestée par tant de témoignages! Quoiqu'il en soit, nous estimons que malgré toute la vigilance exercée sur les frontières maritimes et terrestres, les cours d'eau et les lignes ferrées, les voyageurs enfin de toute qualité, le choléra peut surgir partout, sans importation préalable, en raison de la diffusion de sa graine et de l'aptitude de celle-ci à devenir virulente et envahissante, à la faveur de l'adaptation à cette double évolution de son habitat de prédilection. Nous applaudissons sans réserve à tous les actes accomplis en vue de mettre en lieu sûr les bacillifères malades ou non, de s'emparer de tous les objets qui ont subi leur contact, en un mot d'arrêter le *corpus delicti* sur toutes les voies de communication, quel qu'en soit le véhicule. Mais que la prophylaxie ne se borne pas à regarder la frontière. Qu'elle s'efforce parallèlement de prévenir l'éclosion sur place du choléra, en s'attaquant aux vices des circumfusa et des ingesta, c'est-à-dire en améliorant le sol, l'eau, les demeures, enfin le régime de vivre des habitants. Elle ressortit à l'hygiène locale et individuelle, non moins qu'à la surveillance à exercer sur la frontière et les voies du transit international. Cette conclusion n'a rien d'excessif : pratiquement, elle peut être acceptée par les contagionnistes, sans préjudice pour leur doctrine.

Index bibliographique.

1. HAESER. — *Lehrbuch der Geschichte der Medicin u. der epidem. Krankh.* Iéna, 1882, p. 794.
2. HAESER. — *Ibid.*, p. 804.
3. HAESER. — *Ibid.*, p. 809.
4. HAESER. — *Ibid.*, p. 810.
5. HAESER. — *Ibid.*, p. 814.
6. HAESER. — *Loc. cit.*, p. 814-815.
7. HAESER. — *Ibid.*, p. 831.
8. HAESER. — *Ibid.*, p. 836.
9. HAESER. — *Ibid.*, p. 844.
10. THOLOZAN. — *Nouvelles preuves de l'origine européenne du choléra épidémique.* (Gaz. hebdom. de Méd. et de Chirurg., 1873, p. 459.)
11. HAESER. — *Loc. cit.*, p. 850.
12. HAESER. — *Ibid.*, p. 852.
13. BARTH. — *Rapp. sur les épid. de chol. morb. qui ont régné en France pendant les années* 1854 et 1865. (Mém. Acad. Méd., t. XXX, p. 297.)
14. HAESER. — *Loc. cit.*, p. 859.
15. HAESER. — *Ibid.*, p. 876.
16. HAESER. — *Ibid.*, p. 880.
17. HIRSCH. — *Die allgem. acut. Infectionskrankh. vom. Histor. geograph. Standpunkte*, etc. 1881, p. 293.
18. HAESER. — *Loc. cit.*, p. 887.
19. HAESER, — *Ibid.*, p. 909.
20. HAESER. — *Ibid.*, p. 913.
21. WOILLEZ. — *Rapport sur les maladies épidém. ayant régné en France en* 1873. (Mém. Acad. Méd., t. XXXI, p. CCXXIX.)
22. WOILLEZ. — *Ibid.*, p. 234 et 240.
23. HAESER. — *Loc. cit.*, p. 902.
24. HAESER. — *Ibid.*, p. 903.
25. HAESER. — *Ibid.*, p. 917.
26. THOINOT. — *Histoire de l'épid. cholér. de* 1884. (Paris, 1884, p. 164.)
    MAHÉ. — *Coup d'œil sur l'épidémie actuelle de chol. en Europe.* (Ann. d'Hyg. publ. et de méd. lég., 1886, t. XVI, p. 395.)
27. MAHÉ. — *Coup d'œil sur l'épid. act. de choléra en Europe.* (Annales d'Hyg. publ. et de Méd. lég., 1886, t. XVI, p. 404.)
28. THOINOT. — *Loc. cit.*, p. 167-169.
29. MAHÉ. — *Loc. cit.*, p. 397 et 404.
30. MAHÉ. — *Loc. cit.*, p. 398.
31. MAHÉ. — *Loc. cit.*, p. 402.
32. ARNOULD. — *Cité par* PETER : *sur l'étiol. et la pathog. du chol.* (Bull. Acad. de Méd., 1892, t. XXVIII, p. 532.)
33. GIBERT. — *L'épidémie de choléra au Havre, en* 1892. (Bull. Acad. Méd., 1892, t. XXVIII, p. 487.)

34. Arnould. — Cité par Peter : sur l'étiol. et la pathogénie du choléra. Ibid.
Les enseignements du choléra. (Revue d'Hyg. et de Police sanit., 1893, p. 14.)

35. Kelsch. — Rapp. gén. sur les épid. qui ont régné en France, en 1892. (Mém. Acad.
de Méd., t. XXXVIII.)

36. Kelsch. — Ibid., 1893, p. 127.

37. Kelsch. — Ibid., p. 136.

38. Kelsch. — Ibid., p. 145.

39. Kelsch. — Ibid., p. 152 et 160.

40. Scoutetten. — Hist. chronol., topogr. et ethnolog. du chol., etc. (Gaz. hebdom.
Méd. et Chir., 1869, p. 837.)

41. Jacquot. — Le chol. dans l'Est de la France, notamᵗ dans les Vosges et la Hte-Marne.
(Gaz. méd. de Paris, 1854, t. XXV, p. 529.)

42. Barth. — Loc. cit.

43. Valat. — Relat. de l'épid. de chol. asiat. à Château-Chinon. (Bull. Acad. Méd., 1849,
t. XIV, p. 1012.)
Tholozan. — Gaz. méd. de Paris, 1855.
Jacquot. — Loc. cit., p. 529.
Fortin. — Bull. Acad. méd., 1866-67, XXXII, 1226.

44. Briquet. — Rapp. sur les épid. de chol. morb. qui ont régné de 1817 à 1850.
(Mém. Acad. Méd., t. XXVIII, p. 163-164.)

45. Cazalas. — Maladies de l'armée d'Orient, p. 149-150.

46. Hirsch. — Loc. cit., p. 312.

47. Boudin. — Esssai de géographie médicale, 1843.32.

48. Cazalas. — Loc. cit., p. 149.

49. Cazalas. — Ibid., p. 150.

50. Briquet. — Loc. cit., p. 164.

51. Hirsch. — Loc. cit., p. 311.

52. Périer. — Rapport sur le choléra de 1865 dans la province d'Alger, p. 22 in : Complément à l'examen théor. et pratique de la question relative à la contagion
du chol. (Cazalas, 1868, p. 14.)

53. Cazalas. — Relat. de l'épid. chol. dont la 1ʳᵉ division de l'armée d'Orient a été
frappée, dans la Dobrutscha, en juillet et août 1854. (Rec. de mém. de Méd.,
de Chir. et de Pharm. mil. 1855, t. XV, 2ᵉ série, p. 130.)

54. Pauly. — Climats et endémies. Esquisses de climatologie comparée. (Paris, 1874,
p. 380.)

55. F. Jacquot. — Le choléra de l'est de la France, notamment dans les Vosges et la
Hte-Marne. (Gaz. méd. de Paris, 1854, t, XXV, p. 529.)

56. Hirsch. — Loc. cit., p. 312.

57. Barth. — Loc cit., p. 309 et 383.

58. Leudet. — Note sur le Chol. obs. à l'Hôtel-Dieu de Rouen. (Bull. Acad. Méd., 1866-
1867, t. XXXII, p. 73.)

59. Brégi. Essai sur la topographie médic. de la ville de Sedan. (Paris, 1874.)

60. Jolly. — Discus. sur le chol. (Bull. Acad. Méd. 1873, p. 1367.)

61. Kelsch. — Rapp. gén. sur les épid. qui ont régné en France pendant l'année 1893.
(Mém. Acad. Méd., t. XXXVIII, p. 145-146.)

62. Barth. — Loc. cit., p. 375.

63. Jolly. — Discus. sur le chol. (Bull. Acad. Méd., 1873, p. 1367.)

64. Rufsz de Lavison. — Chronol. des mal. de la ville de St-Pierre. (Arch. méd., nav.
1869, t. XI, p. 439.)

65. Haeser. — Loc. cit., p. 814.

66. Hirsch. — Loc. cit., p. 310-311.

67. Hirsch. — Loc. cit., p. 312.

68. Hirsch. — Ibid., p. 68.

69. Hirsch. — Ibid., p. 317.

70. CHOLÉRA. — *Gaz. méd. de Paris*, 1832, p. 410.
71. BRIQUET. — *Loc. cit.*, p. 174-175.
   VALAT. — *Relat. de l'épid. de chol. morb. asiat. à Château-Chinon (Nièvre), en juin 1849*. (Bull. Acad. Méd., 1848-49, t. XIV, p. 1012.)
72. F. JACQUOT. — *Loc. cit.*, p. 529.
73. KELSCH. — *Rapp. gén. sur les épid. qui ont régné en France pendant l'année 1893.* (Mém. Acad. Méd., t. XXXVIII, p. 128.)
74. BRIQUET. — *Loc. cit.*, p. 156.
75. HIRSCH. — *Loc. cit.*, p. 320.
76. HIRSCH. — *Ibid.*
77. KELSCH. — *Rapp. gén. sur les épid. qui ont régné en France pendant l'année 1892.* (Mém. Acad. Méd., t. XXXVIII, p. 94.)
78. BRIQUET. — *Loc. cit.*, p. 161.
79. BARTH. — *Loc. cit.*, p. 380.
80. BARTH. — *Loc. cit.*, p. 346.
81. KELSCH. — *Rapp. gén. sur les épid. qui ont régné en France pendant l'année 1893.* (Mém. Acad. Méd., t. XXXVIII, p. 146.)
82. BRIQUET. — ⎫
   BARTH. — ⎭ *Loc. cit., passim.*
83. F. JACQUOT. — *Le chol. dans l'Est de la France, etc.* (Gaz. méd. de Paris, 1854, p. 565.)
84. CHANTEMESSE et BOREL. — *Mouches et choléra.* (Bull. Acad. Méd., 17 octobre 1905, p. 255.)
85. BOREL. — *Ibid.*, p. 254.
86. BERCKHOLTZ. — *Einfluss des Eintrocknens auf Cholerabacillen.* (Arbeit. aus dem K. Gesundheitsamt. Bd., 1. 1889, S. 1.)
87. KITASATO. — *Die Widerstandsfähigkeit der Cholerabacillen gegen das Eintrocknen u. gegen Hitze.* (Zeitsch. f. Hyg., Bd. 5. 1888, S. 134.)
88. KELSCH. — *Loc. cit.*, p. 140.
89. LIEBERMEISTER. — *Cholera asiatica u. Chol. nostras.* (In Specielle pathol. u. Therap. von NOTHNAGEL. B. IV, 1. Theil, p. 23.)
90. CHANTEMESSE. — *Loc. cit.*, p. 258.
91. KELSCH. — *Loc. cit.*
92. GAFFKY. — *Die Cholera in Hamburg.* (Arb. aus dem K. Gesundheitsamte, Bd, 10, Heft., 1. 1894.)
93. CHANTEMESSE et BOREL. — *Mouches et Choléra.* (Bull. Ac. Méd., Séance 17 oct. 1905, p. 255.)
94. SIMMONDS. — *Fliegen u. Choleraübertrag.* (D. med. Wochenschr., n° 41, p. 83.)
95. UFFELMANN. — *Cité par* LIEBERMEISTER. Loc. cit., p. 30.
96. CHANTEMESSE. — *Loc. cit.*
97. BRIQUET. — *Loc. cit.*, p. 86.
98. BESNIER. — *Bull. et Mém. Soc. méd. des hôpit.*, 1866, p. 307.
99. BARTH. — *Loc. cit.*, p, 311-312.
100. PETTENKOFER. — *Untersuch. u. Beobacht. über die Verbreitungsart der Cholera.* Munchen, 1855.
101. BARTH. — *Loc. cit.*, p. 375.
102. HIRSCH. — *Loc. cit.*, p. 324.
103. HIRSCH. — *Ibid.*, p. 327.
104. BARTH. — *Loc. cit.*, p. 325 et suiv.
105. BARTH. — *Ibid.*, p. 333.
   BRIQUET. — *Loc. cit.*, p. 202.
106. KELSCH. — *Loc. cit.*, p. 128 et 155.
107. BARTH. — *Loc. cit.*, p. 335.
108. BARTH. — *Ibid.*, p. 337.

109. BARTH. — *Ibid.*, p. 377.

110. LIEBERMEISTER. — *Loc. cit.*, p. 40-41.

111. BESNIER. — Bull. et Mém. Soc. méd. hôpit. 1866, p. 247.

112. AMÉDÉE LATOUR. — *Influence de la séparation des cholériques dans les hôpitaux.* (Union médic., t. XXXI, 17 septembre, 1866.)

113. VILLEMIN. — In BESNIER, *Rapp. sur les maladies régnantes d'Octobre* 1866. (Bull. et Mém. de la Soc. Médic. des hôpit. de Paris, 1866, t, III, p. 268.)

114. LEUDET. — *Note sur le choléra observé à l'Hôtel-Dieu de Rouen.* (Bull. Acad. Méd. 1866, t. XXXII, p. 73.)
    BESNIER. — *Loc. cit.*, 1866, p. 248.

115. CAZALAS. — *Examen théor. et pratique de la question relative à la contagion et à la non-contagion du choléra*, 1866, p. 46.

116. CAZALAS. — *Ibid.*, p. 45, 46 et 52, etc.
    CAZALAS. — *Maladies de l'armée d'Orient*, p. 136.

117. BARTH. — *Loc. cit.*, p. 414.

118. CHAUFFARD. — In BESNIER : *Rapp. sur les maladies régnantes de septembre* 1866. (Bull. et Mém. Soc. méd. hôpit. 1866, t. III, p. 246.)

119. BESNIER. — *Ibid.*, p. 268.

120. CAZALAS. — *Complément à l'examen. théor. et prat. de la question relative à la contag. et à la non-contag. du chol.*, 1868, p. 30.

121. BRIQUET. — *Loc. cit.*, p. 211.

122. BARTH. — *Loc. cit.*, p. 337.

123. HIRSCH. — *Loc. cit.*, p. 332.

124. KELSCH. — *Loc. cit.*, p. 145 et 148.

125. WOILLEZ. — *Discussion sur le choléra.* (Bull. Acad. Méd., 1873, p. 1538.)

126. BARTH. — *Loc. cit.*, p. 305.

127. KELSCH. — *Rapp. général sur les épid. de* 1892. *Loc. cit.*, p. 99.

128. KELSCH. — *Rapp. général sur les épid. de* 1893. *Loc. cit.*, p. 146.

129. LIEBERMEISTER. — *Loc. cit.*, p. 28.

130. BRIQUET. — *Loc. cit.*, p. 206.

131. NETTER. — *Un cas de choléra vrai à bacille virgule dans la banlieue parisienne (Saint-Denis).* (Ann. Inst. Pasteur 1894, p. 590.)

132. BARTH. — *Loc. cit.*, p. 305.

133. BRIQUET. — *Loc. cit.*, p. 220-221.

134. KELSCH. — *Rapp. génér. sur les épid. de* 1892. (*Loc. cit.*, p. 90.)

135. KELSCH. — *Rapp. gén. sur les épid. de* 1892. (*Loc. cit.*, p. 149-150.)

136. LIEBERMEISTER. — *Loc. cit.*, p. 42-43.

137. ROCHARD. — *Discussion sur le Choléra.* (Bull. Acad. Méd., 1884, t. XIII, p. 879.)

138. ARNOULD. — *Cité par* PETER : *Sur l'étiol. et la pathog. du choléra.* (Bull. Acad. méd., 1892, t. XXVIII, p. 532.)

139. PROUST. — *Discus. sur le choléra.* (Bull. Acad. Méd., 1892, t. XXVIII, p. 542.)

140. KELSCH. — *Considérations sur l'étiologie du choléra.* (Revue d'Hyg., 1889.)

141. BESNIER. — *Discussion sur le choléra.* (Bull. Acad. Méd. 1884, t. XIII, p. 1020.)

142. BRIQUET. — *Rapp. sur les épid. de chol. morb. qui ont régné de 1817 à 1850.* (Mém. Acad. Méd., t. XXVIII, p. 94.)

143. CUNINGHAM. — *Choléra : what can the State do, to prevent it ?* Calcutta 1884.

144. CAZALAS. — *Complément à l'examen théorique et pratique de la question relative à la contagion et à la non-contagion du choléra* 1868, p. 23.

145. HAESER. — *Loc. cit.*, p. 801.

146. HAESER. — *Loc. cit.*, p. 814-815.

147. HAESER. — *Loc. cit.*, p. 809.

148. THOLOZAN. — *Nouvelles preuves de l'origine européenne du choléra épidémique.* (Gaz. hebdomad. 1873, p. 460.)

149. HAESER. — *Loc. cit.*, p. 903.

150. Pettenkofer. — *Der epidem. Theil des Berichts über die Thätigkeit*, etc., 1888, p. 401.
151. Pettenkofer. — *Ibid.*, p. 9.
152. Pettenkofer. — *Ibid.*, p. 5.
153. Cazalas. — *Examen théor. et pratique de la quest. relative à la contag. et à la non-contag. du choléra*, 1866.
154. Haeser. — *Loc. cit.*, p. 380.
155. Cazalas. — *Complément à l'examen*, etc., p. 6.
156. Cazalas. — *Ibid.*, p. 35-36.
157. Cazalas. — *Relat. de l'épid. de choléra*, etc. (Rec. de mém. de Méd., de Chir., et de Pharm. milit., 1855, t. XV, 2e série, p. 130.)
158. Pauly. — *Loc. cit.*, p. 376.
159 Pettenkofer. — *Zum gegenwärtigen Stand zur Cholerafrage*, p. 9.
Guérin. — *Le choléra de 1884. Toulon et Marseille*. (Bull. Acad. Méd., 1884, t. XIII, p. 1161.)
160. Thoinot. — *Loc. cit.*, p. 161.
161. Schmidt's Jahrb. 1862, t. XXXVI, p. 26.
162. Tholozan. — *Lieux d'origine et d'émergence de la pandémie cholér. 1846-49*. (Note à l'Académie des Sciences 1892, rappelée par Colin, *in* Bull. Acad., 1892, p. 577-578.)
163. Tholozan. — *Orig. nouv. du chol. as. et dévelop[t] en Europe d'une grande épid. de chol.*, Paris, 1871.
Nouv. preuves de l'orig. europ. du chol. épid. (Gaz. hebdom. Méd.Chir., t. X, p. 549, 1873.)
164. Lecadre. — *Lettre à l'Académie*. (Bull. Acad., 1873, p. 1643.)
Woillez. — *Rapp. général sur les épid. de 1873*. (Mém. Acad. de Méd., t. XXXI, p. ccxxix.)
165. Destrée. — *Le chol. ind. naturalisé*. (Journ. de Bruxelles, t. XXXIII, p. 192.)
166. Daremberg. — *Le chol., ses causes, moyens de s'en préserver*. (Paris 1892, Rueff et Cie.)
167. Briquet. — *Loc. cit.*, p. 174.
168. Barth. — *Rapp. sur les épid. de chol. morb. pendant les années 1854 et 1865*. (Mém. Acad. Méd., t. XXX, p. 299-301.)
169. Briquet. — *Loc. cit.*, p. 141.
170. Jolly. — *Discussion sur le choléra*. (Bull. Acad. Méd., 1873, p. 1373.)
171. Woillez. — *Rapp. gén. sur les épid. de 1873*. (Mém. Acad. de Méd., t. XXXI, p. 235.)
172. Woillez. — *Ibid.*, p. 231.
173. Bourguet. — *Sur l'épid. de Choléra*. (Bull. Acad. Méd., 1884, p. 1157.)
174. Gendrin. — *Monograph. du chol. morb. épid. de Paris*, 1832, p. 795.
175. Haeser. — *Loc. cit.*, p. 809-810.
176. Haeser. — *Ibid.*, p. 886.
177. Besnier. — *Discussion sur le choléra*. (Bull. Acad. 1884, p. 1014.)
178. Briquet. — *Loc. cit.*, p. 178.
179. Barth. — *Loc. cit.*, p. 345-346.
180. de Villiers. — *Le chol. en 1884, sur le réseau des chemins de fer de Paris à Lyon et à la Méditerranée*. (Bull. Acad. Méd., 1884, t. XIII, p. 1384.)
181. Barth. — *Loc. cit.*, p. 380.
182. Kelsch. — *Rapports gén. sur les mal. épid. ayant régné en France, en 1892 et 1893*. (Mém. Acad. Méd., t. XXXVIII.)
183. Pettenkofer. — *Zum gegenwärtig. Stand.*, etc., p. 21.
184. Dujardin Beaumetz. — *Sur l'épid. cholér. qui a atteint la ville de Paris pendant le mois de novembre 1884*. (Bull. Acad. Méd., 1884, t. XIII, p. 1705.)
185. Thoinot. — *Loc. cit.*, p. 127.

186. HARDY. — *Discuss. sur le choléra.* (Bull. Acad. Méd., 1884, t. XIII, p. 1718.)
187. WOILLEZ. — *Discussion sur le choléra.* (Bull. Acad. Méd., 1873, t. II, p. 1524.)
188. HAESER. — *Loc. cit.,* p. 811.
189. HAESER. — *Ibid.,* p. 812.
190. CAZALAS. — *Complément à l'examen théor. et prat. de la question relative à la contag. et à la non-contag. du choléra,* 1868, p. 35-36.
191. Cité par DAREMBERG. *Loc. cit.,* p. 118.
192. GUÉRIN. — *Bull. Acad. Méd.,* 1884, p. 1300.
193. COLIN. — *Discussion sur le chol.* (Bull. Acad. méd., 1892, t. XXVIII, p. 581.)
194. *Rapp. inédit des Arch. du comité de santé de la guerre, adressé à la date du 25 novembre 1884, par* GUYON, LÉONARD *et* MORANT.
    BRIQUET. — *Loc. cit.,* p. 145 et 146.
195. BRIQUET. — *Loc. cit.,* p. 138 et 139.
196. HAESER. — *Loc. cit.,* p. 876.
197. PETTENKOFER.—*Der epidemiol. Theil des Berichtes ub. die Thätigk. der zur Erforsch. der Chol. im. Jahre* 1883 *nach. Aegypt. u. Ind. entsand. deuts Commis.* Leipzig, 1888.
198. F. JACQUOT. — *Le chol. dans l'est de la France, etc.* (Gaz. méd. de Paris, 1854, p. 565.)
199. WOILLEZ. — *Ibid.,* p. 1531, 1873.
200. LIEBERMEISTER. — *Cholera asiatica u. Chol. nostras.* (In : Specielle Pathol. u. Therapie; von NOTHNAGEL. IV. Band. 1 Theil. S. 110.)
201. LIEBERMEISTER. — *Ibid.,* p. 112.
202. CHAUFFAD. — *Discussion sur le choléra.* (Bull. Acad., méd., 1884, t. XIII, p. 925.)
203. COLIN. — *Le choléra nostras et l'épid. de Toulon.* (Bull. Acad., 1884, t. XIII, p. 925.)
204. Bull. Acad. 1892; p. 459 et 487.
205. ROSSBACH. — *Cholera indica u. chol. nostras, in :* Handb. der Spec. Path. u. Therap. v. ZIEMSSEN, 1886, p. 318.
206. BARTH. — *Loc. cit.,* p. 308-309.
207. TENIÈRES. — *Note sur le chol. morb.* (Rec. de mém. de méd., de chir. et de pharmac. mil. 1830, t. XXIX. p. 389.)
208. Docum. inéd. du comité consult. de santé de la guerre. Signat. illis.
209. ALIX — Doct. inéd. du comité consult. de santé de la guerre.
210. TROUSSEAU — *Rapp. sur les épid. qui ont régné en France, en* 1857. (Mém. Acad. de Méd., t. XXIII. p. 32).
211. LEPECQ DE LA CLOTURE. — *Maladies et constitutions épidémiques,* t. I, p. 102.
212. PASTEUR. — *De l'atténuat. des virus et de leur retour à la virulence.* (C. R. des s. de l'Ac. des Sc., t. XCII, p. 432.)
213. FINKLER et PRIOR. — *Forschung. uber Cholerabacter.* (Ergänzungs hefte zum Centbl. f. allg. Gesundheitspflege. Bd. 1. 1885, Heft 5 et 6.)
214. FINKLER. — *Ueber Bacill. der Chol. nost.* (Tagebl. der 58 Versamml. deutch. Naturforsch. u. Aerzte, zu Strasb. p. 438.)
215. GAMALEÏA. — *Vibrio Metschnikowi, et ses rapports avec le microbe du chol. asiat.* 1888. (Ann. Instit. Pasteur, 1888.)
216. RUMPEL. — *Cité par Metchnikoff, in* Ann. Inst. Past. 1893, p. 404.
217. SANARELLI. — *Le vibrion des eaux et l'étiol. du chol.* (Ann. Inst. Past, 1893, p. 695.)
    METCHNIKOFF. — *Recherches sur le chol. et les vibrions,* 1er Mémoire. (Ann. Inst Past., 1893, p. 404-405.)
218. METCHNIKOFF. — *Rech. sur le chol. et les vibrions,* 2° Mémoire. (Ann. Inst. Pasteur. 1893. p. 563-564.)
219. METCHNIKOFF — *Ibid.,* p. 565.

220. SANARELLI. — *Loc. cit.*, p. 702.
221. LESAGE ET MACAIGNE. — *Étude bactériologique du choléra observé à l'hôp. Saint-Antoine en 1892.* (Ann. Inst. Pasteur. 1893, p. 20.)
222. RENON. — *Étude sur quatre cas de choléra.* (Ann. Inst. Pasteur, 1892. p. 621.)
223. METCHNIKOFF. — *Rech. sur le chol. et les vibrions.* 1ᵉʳ Mémoire. (Ann. Inst. Past. 1893, p. 404.)
224. RENON — *Loc. cit.*, p. 631.
225. NETTER — *Un cas de chol. vrai à bac. virg. dans la banlieue de Paris* (Saint-Denis) *en juillet 1893* (Ann. Inst. Past. 1894, p. 594.)
226. METCHNIKOFF. — *Rech. sur le chol. et les vibrions, 2ᵉ Mém.* (Ann. Inst. Past. 1893, p. 576.)
227. Id. — *Rech. sur le chol. et les vibrions,* 1ᵉʳ Mém. (Ann. Inst. Pasteur 1893, p. 405-406.)
228. NETTER. — *Loc. cit.*, p. 594.
229. SANARELLI. — *Loc. cit.*, p. 732.
230. METCHNIKOFF. — *Rech. sur le chol. et les vibrions, 2ᵉ Mém.* (Ann. Inst. Pasteur 1893, p. 562).
231. SANARELLI. — *Loc. cit.*, p. 729.
232. LIEBERMEISTER. — *Loc. cit.*, p. 110.
233. LIEBERMEISTER. — *Ibid.*, p. 12.
234. LIEBERMEISTER. — *Ibid.*, p. 14.
235. LIEBERMEISTER. — *Ibid.*, p. 17.
236. HUEPPE. — *Zur Aetiol. der Chol. asiat.* (Prag. med. Wochenschr., 1900, XV, 12.)
237. DAREMBERG. — *Le choléra, ses causes, moyens de s'en préserver,* 1892, p. 115-131.
238. CHANTEMESSE. — *Projet d'un règlement de surveillance et de police sanitaire maritimes,* 1907, p. 19-21.
239. CHANTEMESSE ET BOREL. — *La récente épid. de chol. en Allemagne et ses enseignements.* (Bull. Acad. de Méd., séance 9 janv. 1906, p. 71.)
240. CHANTEMESSE. — *La récente épid. de chol. en Allemagne.* (Bull. Acad. Méd., séance 9 janvier 1906, p. 68.)
241. CHANTEMESSE. — *Ibid.*, p. 69.
242. CHANTEMESSE — *Ibid.*, p. 71.
243. CHANTEMESSE ET BOREL. — *Emigration et santé publique.* (Bull. Acad. de Méd., 6 février 1906, p. 170-171.)
244. CHANTEMESSE — Séance Acad. du 13 février 1906, p. 227.

CHAPITRE VI

LA GRIPPE

La grippe est unie au choléra par des analogies très étroites. Expansive comme lui, elle a compris, dans l'aire de ses manifestations épidémiques, de vastes continents, peut-être la plus grande partie du globe habité ! Maintes fois même, son essor a semblé obéir à une impulsion plus puissante encore que celle qui fait surgir le choléra dans l'espace. Les incertitudes qui obscurcissent l'étiologie de ce dernier se retrouvent dans la conception de l'origine et de la pathogénie de sa congénère, et elles ont suscité de part et d'autre les mêmes controverses. C'est ainsi que la genèse de la grippe, comme celle du choléra, a soulevé de longs débats, dont l'objectif était poursuivi avec d'autant plus d'ardeur, que les doctrines en vogue sont impuissantes à donner à cette question une solution satisfaisante.

Définition et dénominations. — On définit généralement la grippe ou influenza, une fièvre catarrhale épidémique, caractérisée par des troubles particuliers du système nerveux et une inflammation superficielle des muqueuses respiratoire et digestive.

Cette définition est loin d'être parfaite, comme on le verra par la suite. Mais telle qu'elle est, elle réunit du moins les traits essentiels de cette affection. Par ses manifestations les plus objectives, celle-ci se confond avec les fièvres catarrhales vulgaires ; mais elle s'en distingue pourtant par une participation plus large du système nerveux à l'évolution symptomatique, et par une subordination moins étroite aux influences saisonnières et climatériques.

Grippe ou influenza, telles sont les expressions les plus usitées de nos jours pour désigner les épidémies de fièvre catarrhale. Bien que la seconde soit incontestablement d'origine italienne, il semble cependant qu'elle ait été adoptée tout d'abord par les auteurs anglais. Du moins Pringle et Huxham s'en sont-ils servi les premiers dans la description de l'épidémie de 1743. Elle vise la cause supposée de la maladie : influence du froid, *influenza di freddo*. Quant au terme de grippe, il date de la même année : il est né en France et y a été employé exclusivement depuis cette époque.

Il vient vraisemblablement de *aggripper*, attaquer, ou de *gripper*, attraper, saisir, et non du mot polonais *chrypka* (enrouement), comme le prétendait J. FRANK.

Mais une maladie qui ravagea tant de pays ne pouvait manquer de recevoir des noms divers, et quelque peu étranges, comme le sont souvent les appellations issues du langage populaire. L'épidémie de 1411 fut décrite par PASQUIER sous le nom de *tac* ou de *horion*, qui assimile l'affection à un choc sur la tête, en raison de la soudaineté de l'attaque. C'est sous le nom de *coqueluche*, employé pour la première fois en 1578, que nous parvinrent les relations des épidémies des xvᵉ et xviᵉ siècles, et cette expression amena plus tard des confusions regrettables, comme nous l'avons vu plus haut. L'épidémie de 1762 fut appelée par le peuple *baraguette*, *petite poste*, *petit courrier*, *folette*; celle de 1780, la *folette*, la *coquette*, la *grenade*, la *générale*. L'Allemagne compte plusieurs dénominations analogues : *schafshusten* (toux de chèvre), *schafskrankheit* (maladie des chèvres), *huhnerziep* ou *ziep* (piaillement de poule ou piaillement), *hünerweh* (mal des poules), *spanischer dips* (pépie espagnole). Les expressions de catarrhes chinois, russe, espagnol, italien, qu'on trouve çà et là dans les annales, ont été inspirées par l'origine qu'on attribuait au catarrhe épidémique.

N'insistons pas plus longtemps sur cette interminable nomenclature de termes synonymes, qui témoignent de la fertilité de l'imagination populaire, mais qui sont sans intérêt pour l'étude de la grippe.

Par leur irruption soudaine et massive, la rapidité foudroyante de leur généralisation, et l'immense étendue de leur aire de développement, les épidémies de grippe ont de tout temps frappé d'étonnement les générations qui en ont été témoins. Leurs allures tumultueuses et leur diffusion en quelque sorte illimitée dans l'espace, ont fait attribuer leur genèse à des causes générales surgissant simultanément sur de vastes étendues de territoire, et que les générations d'autrefois ont cru définir suffisamment dans l'obscure conception de l'épidémicité, cette influence mystérieuse, si chère à l'ancienne médecine.

Les progrès de la pathologie générale substituèrent à cette dernière l'idée moins abstraite du miasme, et à celle-ci la notion du contage animé, contage élaboré dans un foyer générateur unique, qui susciterait périodiquement ces vastes conflagrations épidémiques par l'exportation et la diffusion universelle du germe. Cette conception simpliste suffit à l'étiologie classique : elle est pourtant, comme nous le verrons plus loin, aussi décevante ici que dans la suette et le choléra.

HISTOIRE ET GÉOGRAPHIE

La grippe ne tient pas moins de place dans le temps que dans l'espace. Son histoire se laisse poursuivre jusqu'à l'origine des annales de l'épidémiologie. Quelques écrivains croient même en avoir trouvé la trace dans les livres hippocratiques. Il est certain cependant que la littérature médicale de l'antiquité ne nous a rien légué qui ressemble à la grande explosion de 1889. La première mention susceptible de s'appliquer à la grippe ne remonte pas au delà du moyen âge. Tout ce qui a été écrit avant cette époque par les annalistes et les chroniqueurs sous le titre d'épidémies de toux et de catarrhe, est trop fruste ou trop obscur pour se laisser encadrer dans l'histoire de cette grande épidémie.

Hirsch (1) a cru reconnaître les traits de l'influenza dans quelques relations concernant une épidémie qui parcourut en 1173 l'Italie, l'Allemagne et l'Angleterre. Haeser (2) et Biermer (3) estiment que son histoire scientifique ne commence qu'en 1387, avec la constitution catarrhale qui, en cette année, couvrit de ses manifestations la France, l'Italie et l'Allemagne. D'autres, plus réservés encore, considèrent la pandémie de 1510, comme la première grande explosion du catarrhe épidémique (4).

Il faudrait un volume pour raconter toutes les grandes épidémies de fièvre catarrhale. Hirsch en a compté 86 de 1173 à 1875. Le tableau de la monographie de Fuster n'en contient pas moins de 92 (5). Il est vraisemblable qu'il y a des épisodes qui ont été englobés indûment dans leur histoire, telles certaines épidémies d'angines, notamment des angines diphtériques; d'autres en ont été séparés à tort, sous des noms divers que le langage courant appliquait à des maladies contemporaines; nous avons marqué déjà la confusion que la terminologie établissait entre la grippe et la coqueluche.

La plupart de ces grandioses manifestations ont été racontées en détail par Ozanam (6) et Fuster (7). Nous croyons devoir nous dispenser d'en refaire l'histoire, où d'ailleurs la clinique tient à peu près partout la plus large place. Nous nous bornerons à mentionner les principales d'entre elles, avec les allures qu'elles ont affectées, et les enseignements qu'elles comportent au point de vue de l'objet de ces études.

Quinzième siècle. — Dans le xve siècle, de grandes épidémies d'influenza ont eu lieu en 1403, 1411, 1414 et 1427. Celle de 1403 éclata à Paris le 27 avril, si soudainement, et s'y généralisa si rapidement, que le tribunal dut suspendre ses séances.

Seizième siècle. — Au xvi° siècle, des pandémies et des épidémies régionales sont signalées dans divers pays, en 1510, 1515, 1543, 1555, 1557, 1563, 1580, 1583, 1591, 1597. L'épidémie de 1510 fut générale en Europe. MEZE- RAY la décrivit sous le nom de coqueluche. Celle de 1557-1558, qui figure également dans les annales sous cette dernière dénomination, et dont les principales relations sont dues à LAZ. RIVIÈRE, MERCATUS, INGRASSIA, a donné lieu à des opinions contradictoires eu égard à son origine et sa direction (8). — La pandémie de 1580 fut une des plus générales. Elle s'attaqua à la fois à l'Europe, à l'Afrique et à l'Asie. Ses analogies avec les épidémies modernes sont des plus étroites ; elle eut toutefois, en Espagne, une malignité extraordinaire. D'après MERCATUS et VILLALBA, elle aurait dépeuplé Madrid et plusieurs autres villes : à Barcelonne, elle aurait tué 20.000 personnes en dix jours (9).

Dix-septième siècle. — Les épidémies les plus importantes du xvii° siècle furent celles de 1657-58, 1675-76, de 1688 et 1693. Elles couvrirent une partie ou la totalité du nord de l'Europe. Mais ce siècle en compta un grand nombre d'autres, d'une importance secondaire. Tous les cinq ou six ans il y eut des poussées régionales, soit dans l'hémisphère Est, soit dans l'hémisphère Ouest. Leur nombre est si considérable, qu'il serait presque impossible de les citer toutes. Quelques-unes d'entre elles se montrèrent très envahissantes, bien que moins expansives que les grandes épidémies.

Dix-huitième siècle. — Très nombreuses également furent les épidémies du xviii° siècle. Nous en avons compté une vingtaine dans les nomenclatures de HIRSCH. Les plus importantes furent celles de 1729-30, 1732-33, 1742-43, 1762, 1775 et 1782.

On a admis, conformément à un système qui a prévalu depuis, que l'influenza de 1729-30 fut propagée de la Russie et de la Pologne à l'Allemagne et à la Suède. Mais FRÉDÉRIC HOFFMANN l'observait déjà en février 1729 à Halle, tandis quelle n'apparut en Russie qu'en avril, et dans la Suède et la Norvège qu'en automne de cette année (10). Son explosion et son extension en quelque sorte foudroyantes furent signalées dans maintes régions. Le 21 novembre elle éclata soudainement à Vienne, et y attaqua en peu de temps 60.000 habitants. Rome compta également 60.000 atteintes, Milan 50.000 ; à Londres, elle épargna à peine 1 habitant sur 100 (11).

Les manifestations de 1732-33 eurent encore plus d'ampleur que celles de 1729. Elles embrassèrent non seulement presque toute l'Europe, mais aussi de nombreuses régions de l'Amérique et de l'Afrique, paraissant s'avancer dans ces 3 continents du Nord au Sud.

L'épidémie catarrhale de 1742-43 parut avoir débuté en Allemagne, en février 1742. Ce n'est qu'en février 1743 qu'elle envahit la France (où la maladie fut désignée pour la première fois du nom de grippe), pour se répandre ensuite, jusqu'en mars, sur la plus grande partie de l'Europe.

Les épidémies de 1762 et 1775 s'étendirent également à tout notre continent. Mais la plus considérable du siècle fut celle de 1782. Elle comprit dans son aire le nord de l'Asie et de l'Amérique, et l'Europe tout entière. D'aucuns lui attribuent la Chine pour origine, sans en fournir aucune preuve (12). Son expansion générale fut relativement lente ; mais dans chacun de ses foyers épidémiques partiels, sa diffusion fut si rapide, si tumultueuse, si massive, qu'on lui donna le nom de catarrhe fulgurant (Blitz-Katarrh). Dans de nombreux centres, elle attaqua les 2/3 ou les 3/4 des habitants. Les équipages de plusieurs navires et escadres anglais et belges l'éprouvèrent en rade, sous voiles ou dans les ports (13).

En 1788, elle parcourut encore tout l'hémisphère Nord, en 1789 l'hémisphère Ouest, au printemps de 1790, elle envahit pour la deuxième fois les États-Unis. En 1798, elle se répandit à nouveau dans l'Amérique du Nord, et, au cours des deux années suivantes, dans une grande partie de l'Europe, en même temps qu'elle éclatait dans la Chine.

Dix-neuvième siècle. — Innombrables sont les épidémies de grippe enregistrées au XIXᵉ siècle. Sur le tableau dressé par Hirsch, on en compte 45 de 1799 à 1875 ; il y a bien peu d'années qui ne soient inscrites dans les annales de son épidémiologie. Peut-être même les lacunes tiennent-elles à l'indifférence inspirée par une maladie si fréquente et généralement bénigne, même dans ses larges expansions épidémiques.

Quoiqu'il puisse en être, il semble qu'elle a multiplié réellement au cours de ce siècle ses atteintes, dans lesquelles nous ne comprenons pas, bien entendu, la fièvre catarrhale saisonnière.

Comme par le passé, elle a donné lieu, à plusieurs reprises, à des pandémies européennes ou universelles ; mais l'observation attentive l'a retrouvée dans l'intervalle de ces dernières, sur les points les plus divers, déployée en épidémies locales ou régionales, sans lien apparent entre elles, sans direction déterminée dans leur extension, et sans périodicité régulière dans leurs apparitions successives.

Parmi les pandémies du XIXᵉ siècle, celles de 1836-37 et 1889-90 furent les plus grandioses : elles se sont étendues à presque toute la surface du globe. Les contemporains en ont reçu et conservé une impression profonde, dont la trace se marque dans les relations qui leur furent consacrées, et qui n'a peut-être pas été étrangère à la croyance à l'origine lointaine de cette grande épidémie.

Nous raconterons plus loin l'épidémie de 1889-90 dont nous fûmes témoin, et dont nous avons fait une étude approfondie d'après les témoignages très complets recueillis dans l'armée, c'est-à-dire sur toute l'étendue du territoire, y compris le nord de l'Afrique.

Nous allons essayer de reconnaître, par l'étude de ces documents historiques, comment se comporte la grippe dans ses manifestions épidémiques, et montrer par quelles étroites affinités elle se soude, à ce point de vue, avec le choléra et la suette ancienne.

ÉPIDÉMIOLOGIE

A. **Évolution pandémique**. — La grippe est vraiment le type classique des maladies épidémiques et pandémiques. Elle nous a tellement habitués à la voir se produire suivant l'un ou l'autre mode, qu'on s'est laissé aller à en distraire toutes les fièvres catarrhales qui se manifestent autrement. Il n'y a point de maladie infectieuse, y compris le choléra, qui soit douée d'une force expansive pareille à la sienne. C'est en toute vérité qu'Huxham a pu la définir « *Morbus omnium maxime epidemicus* ».

Elle a pris un essor pandémique dans les années 1510, 1557, 1580, 1593, 1732-33, 1767, 1781-82, 1802-3, 1830-33, 1836-37, 1847-48, 1850-51, 1855, 1857-58, 1874-75, 1889-90. Plusieurs de ces pandémies ont embrassé les deux hémisphères Est et Ouest. D'autres sont restées bornées à l'ancien ou au Nouveau-Monde. C'est ainsi que l'Amérique du Nord fut seule envahie dans les années 1667, 1737-38, 1757-58, 1761-62, 1789-90, 1798, 1807, 1815-16, 1824-26, 1843 et 1873.

Il y a eu des épidémies moins générales, mais toujours disséminées sur des surfaces étendues, telles que celles qui se répandirent à peu près exclusivement en France dans les années 1737, 1775, 1779, en Allemagne dans les années 1591, 1658, 1675, 1800, 1841, 1844.

D'autre part, l'histoire a enregistré des épidémies locales ou régionales, limitées à un certain nombre d'agglomérations contiguës ou éparses. Elles sont innombrables. Mais il est des monographies qui les considèrent comme étrangères à l'influenza, parce qu'elles partent du point de vue erroné que celle-ci est toujours une pandémie ou du moins une vaste épidémie régionale.

Enfin, l'influenza est représentée partout, parmi les maladies communes, par une entité morbide qui, sous une expression plus ou moins atténuée, en reproduit les traits essentiels. Chaque année, on observe pendant la période hivernale, et surtout aux deux extrêmes de cette période, un grand nombre d'affections dites catarrhales, tantôt simples et apyrétiques, réduites à des angines, des laryngo-trachéites, des bronchites, plus souvent complétées par les attributs fondamentaux de la grippe, tels que la céphalée, les douleurs névralgiques et rhumatoïdes, des troubles nerveux divers, des états gastro-intestinaux plus ou moins accentués. La question des rapports de cette pyrexie saisonnière avec la grippe a été souvent agitée : elle est encore controversée. C'est dans sa solution que se trouve la clef de l'origine et de la nature de l'influenza.

Rapidité d'expansion. — Sous sa forme pandémique, l'influenza envahit avec une rapidité extraordinaire de vastes régions, voire même des continents tout entiers. Souvent, elle éclate à peu près simultanément dans des zones très éloignées les unes des autres, comme si son éclosion était sollicitée par une cause générale, brusquement développée sur les points les plus divers du globe. La soudaineté et la rapidité de son expansion dans l'espace ne sont pas moins remarquables que l'immensité de l'aire qu'elle couvre de ses atteintes.

Parfois, moins tumultueuse dans ses allures, elle semble se propager de proche en proche ; d'autrefois, elle saute des contrées entières, pour les envahir plus tard, ou pour les épargner complétement. Ces bonds ne sont pas toujours dépourvus de toute régularité : c'est ainsi qu'on la voit souvent frapper tout d'abord les grandes villes d'une région, notamment celles qui bordent les lignes de chemin de fer, pour ne s'attaquer qu'ultérieurement aux localités de deuxième ordre et aux villages plus ou moins éloignés des grandes voies de communication.

Malgré la vitesse de sa généralisation, vitesse telle, qu'elle semble défier celle de nos moyens de communication les plus rapides, les doctrines accréditées attribuent cependant sa propagation aux courants humains, et aux courants humains seuls, à l'exclusion de tout autre mode pathogénique. En faveur de cette thèse, on fait valoir que la grippe a toujours réglé la vitesse de ses progrès sur celle de nos moyens de transport, qu'en 1830, elle marchait avec les allures d'un cavalier, et en 1890 avec celles de la vapeur, que son extension est plus lente en Russie que dans les autres pays de l'Europe, parce que le réseau de chemin de fer y est moins développé que dans ces derniers, qu'elle est plus rapide dans les pays de plaine que dans les régions montagneuses, que les grands centres situés sur les lignes de chemin de fer, ou les principales voies de communication, sont touchés avant les petites agglomérations plus ou moins isolées de ces dernières, enfin que le personnel des chemins de fer est frappé avant les autres catégories de la population. Mais aucun de ces arguments n'est irréfutable. Affirmer, comme nous l'avons entendu faire si souvent, que dans la pandémie de 1889-90, il n'y eut pas un point de la terre où les progrès de la grippe aient été plus rapides que ceux des courants humains, c'est produire un témoignage dont il est impossible de contrôler l'exactitude, et contre lequel protestent d'ailleurs tant d'exemples d'explosions simultanées de la maladie sur des points extrêmement éloignés les uns des autres. D'autre part, on a le droit de se demander si les grands centres desservis directement par la voie ferrée, sont réellement attaqués avant les localités de moindre importance, si cette priorité de leur atteinte ne serait qu'apparente, due à ce que les renseignements nous en arrivent plus tôt que de ces dernières. N'est-il point naturel que nous soyons informés de la grippe de Saint-Pétersbourg, Berlin, Paris, et de maint autre centre de premier ordre avant de l'être de celle de tant de localités, plus ou moins ignorées, situées loin des lignes de chemin de fer? Enfin, quant à la prédilection de la maladie régnante pour les employés du chemin de fer, prédilection dont on fait volontiers un argument en faveur de la contagion, elle tient peut-être à leur exposition constante aux vicissitudes atmosphériques qui sont des complices redoutables du moteur pathogène de la grippe (14).

Si nous demandons à la doctrine contagionniste la raison de cette prodigieuse rapidité déployée par l'extension de l'influenza, elle nous répond qu'elle est due à la haute virulence du contage, à la facilité avec laquelle il est éliminé des voies respiratoires et répandu dans les milieux ambiants par la toux, l'éternuement et l'expectoration, à son transfert au loin par des sujets sains, des marchandises, et même par l'air à de faibles distances, enfin, à la réceptivité à peu près égale à son égard des sujets de tout âge et de toutes les conditions sociales (15). Mais, est-ce que le principe de la rougeole n'a pas tous ces attributs, et les masses y sont-elles plus réfractaires qu'à celui de l'influenza ? « La grippe ne se répand que par la contagion, directe ou médiate. La preuve qu'elle ne reçoit point d'autre impulsion dans sa diffusion à travers l'espace, c'est que la vitesse de son essor n'a point dépassé, du moins en 1889-90, celle de nos moyens de communication les plus rapides. » Tel est l'argument dont on a littéralement abusé dans les écrits consacrés à l'épidémie de 1889. Nous ne faisons aucune difficulté pour croire que la rapidité imprimée à nos communications par la puissante impulsion de la vapeur, n'ait profité à la diffusion de cette pandémie. Mais nous nous garderons bien de faire état de cette observation pour attribuer exclusivement le développement des grandes épidémies à leur transmission interhumaine. On oublie volontiers, sous la pression des idées accréditées, que si les épidémies modernes paraissent se répandre plus vite que leurs aînées du xv⁰ au xviii⁰ siècle — nous ne sommes pas convaincu qu'il en soit réellement ainsi, — celles-ci à coup sûr s'étendaient avec une rapidité qui laissait bien loin derrière elle les allures des véhicules rudimentaires d'alors (16). A-t-on réfléchi qu'à cette époque comme de no

jours, l'influenza envahissait à moins de vingt-quatre heures d'intervalle
Paris, Londres et Vienne (17)? Aussi, ses témoins ne songèrent-ils guère à
imputer son rayonnement dans l'espace à la dispersion desvoyageurs sur la
surface du globe. Il y a d'ailleurs eu à toutes les époques des explosions
locales ou régionales qui se sont succédé à si bref intervalle, qu'elles pouvaient défier la vitesse de nos moyens de communication les plus rapides;
ou au contraire, des manifestations étendues ou circonscrites, qui se sont
fixées plus ou moins longtemps dans un pays, qui y sont devenues en quelque sorte stationnaires pendant quelque temps, pour poursuivre ultérieurement leur carrière (18). C'est en analysant et en méditant ces faits que
des hommes comme Hirsch (19) et Biermer (20) en sont venus à se refuser à
admettre les relations interhumaines parmi les fauteurs des grandes épidémies d'influenza. Pour nous, nous n'hésitons pas à les considérer comme
de puissants auxiliaires dans l'expansion de cette dernière, mais nous
nous garderons bien de leur y attribuer un rôle exclusif : il y a autre
chose encore que la contagion dans le développement de l'influenza. Il est
à coup sûr difficile de la dépister dans ces explosions tumultueuses et massives qui, en quelques heures, couvrent toute une région, ou en quelques
jours tout un continent, qui paraissent se répandre avec une rapidité supérieure à celle des courants atmosphériques, qui enfin, au milieu de grandes
agglomérations frappent 50.000 personnes en une nuit (21). Un pareil spectacle était bien fait pour suggérer la pensée que ce vaste embrasement avait
sa cause dans des perturbations météoriques générales, dans la dissémination, par les courants atmosphériques, d'agents nocifs inconnus, de miasmes
engendrés dans les steppes glacées de la Russie, et portés sur le continent
européen par les vents soufflant du Nord-Est. Et comme on s'avisa de
bonne heure que les miasmes ne pouvaient être transportés à de grandes
distances sans perdre leur puissance nocive par leur dilution illimitée dans
l'espace, on conçut l'idée de leur genèse sur place dans chacun des innombrables foyers partiels de la grande explosion pandémique, genèse effectuée
à la faveur de modifications imprimées temporairement aux qualités physico-
chimiques du cosmos sur la plus grande partie de la surface du globe. A
notre humble avis, cette conception contenait une grande part de vérité,
toute réserve faite du miasme, dont la pathologie animée a fait justice
depuis longtemps. « S'il y a un microbe qui intervient dans la production
de la grippe..., il n'a pas son foyer originel dans la région du Nord-Est de
l'Europe; il n'est pas transporté par l'homme ni par le vent, il ne peut être
qu'un de nos commensaux habituels, et habituellement inoffensifs qui,
sous l'influence de modifications communes ou météorologiques, acquiert
une virulence qu'il ne possédait pas, ou trouve notre organisme dans un
état de défense amoindrie (22). » Ainsi s'exprimait le professeur Bouchard

à l'Académie de médecine en décembre 1889 ; il nous plaît de nous couvrir de cette interprétation pathogénique, bien que l'éminent maître semble l'avoir abandonnée ultérieurement (v. la séance suivante).

Mais, nous nous empressons de proclamer que la genèse autochtone de l'influenza épidémique ne comprend qu'une partie des manifestations de cette dernière ; l'autre revient incontestablement au transfert du germe par les courants humains d'une agglomération à l'autre.

Propagation de proche en proche. — Ce qui a frappé dans la marche de la grippe de 1889-90, c'est moins son allure tumultueuse, son explosion simultanée dans des contrées séparées par d'immenses distances, que le développement plutôt régulier, de proche en proche, que l'épidémiologie a souvent relevé dans les progrès de son envahissement. On comprend que ce mode d'extension ait plutôt fixé l'attention que tout autre, attendu qu'il répond exactement à la conception classique de la pathogénie de l'influenza, au rôle exclusif que les courants humains y assumeraient dans le transfert de son germe, c'est-à-dire dans la propagation de l'épidémie. Mais, on ne peut pourtant pas ne pas convenir que la succession des atteintes de plusieurs localités d'une région n'est pas un témoignage absolu de la subordination respective de ces explosions partielles, et qu'elle ne saurait être indiquée comme une preuve de l'extension de proche en proche de l'épidémie, si cette interprétation ne s'appuie sur des faits précis (23). En effet, ce prétendu enchaînement des atteintes que l'on attribue d'ordinaire, sans autre preuve, aux communications, se fonde plus souvent sur l'ordre chronologique de leur apparition dans les différents centres, que sur des témoignages formels de l'importation. Or, rien n'est plus difficile que de fixer exactement la date du premier cas de grippe dans chaque agglomération. La plupart des observateurs, quelle que soit leur opinion, conviennent que presque toujours l'apparition officielle de la grippe est précédée de sa manifestation réelle. Nous en avons cité des témoignages formels dans notre mémoire (24). D'autre part, même l'antériorité des épidémies qui frappent les cités populeuses en rapport direct avec la ligne de chemin de fer sur celles qui se montrent plus tard, dans les localités qui en sont éloignées, n'a pas une signification péremptoire, car les renseignements concernant ces dernières sont généralement moins rapides, moins complets, et moins sûrs que ceux qui sont fournis par les autres. L'on sait d'ailleurs que toutes les maladies infectieuses, quel que soit leur mode de développement, recherchent les populations nombreuses et compactes des grands centres, et les préfèrent, en général, aux groupes beaucoup moins denses des localités isolées (25).

Direction suivie par les grandes épidémies. — La direction générale des épidémies a maintes fois fixé l'attention de leurs historiens. Plusieurs d'entre eux, tel que GLUGE se sont accordés à leur reconnaître une progres-sion assez régulière de l'Est à l'Ouest. Cette conception repose sur l'hypo-thèse que nous aurons à examiner plus loin, que les innombrables manifes-tations locales dont se compose la pandémie sont dans un rapport pathogé-nique direct les unes vis-à-vis des autres, que la cause première, partie d'un point unique, que l'on se plaît à placer dans le nord de la Russie, avance toujours en se propageant à des circonscriptions régionales de plus en plus larges. Sans doute, on ne peut contester que, considérées dans leur ensemble, un certain nombre de pandémies *ont paru* se mouvoir de l'Est à l'Ouest. Telles furent notamment celles de 1729, 1732, 1742, 1781, 1788, 1799, 1833, 1889. Mais il n'en fut pas toujours ainsi : il est des explo-sions générales, telles que celles de 1510, 1557, 1580, qui ont semblé se pro-pager du Nord au Sud, ou même du Sud au Nord (26). En réalité, c'est tan-tôt une orientation, tantôt une autre qui prédomine ; souvent les explo-sions partielles furent incohérentes dans leur répartition considérée sui-vant le temps et l'espace ; en 1833 et 1837, elles ont surgi simultanément comme suscitées par un coup de foudre, sur de vastes circonscriptions ter-ritoriales. Enfin, il est arrivé aussi parfois que la pandémie, contrariée dans sa force expansive, a eu, à l'inverse de ses tendances ordinaires, des allures saccadées, intermittentes, intercalant des semaines et des mois entre ses apparitions successives dans des régions ou des localités voisines. HIRSCH en produit de nombreux témoignages. Dans ces cas, on la voyait limiter au début ses atteintes à quelques points d'une circonscription géo-graphique plus ou moins étendue, puis apparaître à nouveau au bout de quelques semaines en d'autres endroits, procédant ainsi par poussées suc-cessives et irrégulièrement disséminées. Quoiqu'il en soit, nous conclue-rons volontiers avec HIRSCH, qu'il serait téméraire de chercher à attribuer une direction déterminée aux expansions pandémiques de l'influenza. Ses rayonnements dans l'espace ne sont soumis à aucune règle fixe.

B. **Manifestations partielles de l'épidémie.** — *Développement massif.* — Après avoir esquissé l'évolution de la grippe dans l'espace, examinons-la en détail, c'est-à-dire dans ses manifestations partielles. Les explosions locales ou régionales se déclarent à la suite de l'arrivée d'un malade au milieu d'un groupe de la population, ou spontanément, sans importation apparente. Elles sont, comme la pandémie prise dans son ensemble, remarquables par la soudaineté et la rapide généralisation des atteintes. Aucune maladie épidémique ne met aussi peu de temps à envahir de vastes contrées ou de grandes et populeuses cités. Il semble que la cause se diffuse au même moment sur la masse tout entière de la population : l'épidémie éclate pour ainsi dire sans indices avant-coureurs, sans temps d'incubation ; le même jour, des milliers d'individus en sont attaqués qui la veille ne se sentaient nullement indisposés. Aussi, n'est-il pas rare de la voir suspendre ou enrayer les manifestations de la vie publique, éventualité qui est en quelque sorte spéciale à l'influenza, car elle ne se produit dans aucune autre épidémie. Quelquefois cependant, son grand essor est précédé d'atteintes sporadiques plus ou moins nombreuses dont le diagnostic se fait d'ordinaire rétrospectivement. Plus la population est nombreuse et dense, et plus l'extension de l'épidémie est rapide. C'est dans les grands centres que son évolution est surtout tumultueuse ; les campagnes, où la population est plus disséminée, sont attaquées un peu plus tard, et avec moins de violence. Les explosions urbaines de la grippe se composent d'épidémies de quartiers, de rues et de maisons. Quand elle pénètre dans une demeure, la plupart de ses habitants en sont frappés successivement, à bref intervalle, voire même parfois simultanément. Il est rare de voir des accalmies de quelques jours à quelques semaines s'intercaler entre les atteintes successives des différents membres d'une même famille.

Évolution, point culminant et durée. — En général, l'épidémie, considérée dans ses manifestations locales, atteint en peu de temps son apogée, et disparaît au bout de quelques semaines, après s'être attaquée à la plus grande partie de la population. Une fois déclarée, avons-nous écrit dans notre mémoire de 1890, elle prend en très peu de temps une grande extension, s'élevant brusquement à son fastigium ; puis, sans avoir eu pour ainsi dire de période stationnaire, elle décline, d'un mouvement plus ou moins rapide, pour se fondre de nouveau dans les affections catarrhales courantes (27).

M. P. Roux, sous-chef du bureau de l'hygiène publique au ministère de l'Intérieur, a tracé la courbe de la mortalité grippale de 1889-90 pour les villes de France ayant plus de 40.000 habitants. Dans la moitié d'entre elles (Paris, Lyon, Marseille, etc.), l'épidémie a suivi un mouvement à peu près identique : elle s'est produite en une seule poussée, nettement définie, d'une durée totale de quatre à cinq semaines, soit une à deux semaines d'augmentation, une à deux semaines de maximum, enfin deux à trois semaines de décroissance.

Pour la seconde moitié des villes (Toulouse, Saint-Etienne, Le Havre, etc.), la courbe est moins régulière ; cependant, à quelques rares exceptions près, c'est la même allure générale, un peu plus allongée, mais correspondant toujours à une poussée unique. La durée moyenne est de cinq à six semaines, soit deux semaines d'augmentation, une semaine de maximum,

trois semaines de décroissance (*Bull. Acad. Méd.* 1892., t. XXVII., p. 552,
553). D'après l'analyse d'un grand nombre de relations, le professeur LEICH-
TENSTERN a formulé ainsi les règles de cette évolution (28) : de la date des
premières atteintes à celle de leur essor épidémique proprement dit, il
s'écoule généralement quatorze jours. A partir de ce moment, l'épidémie
précipite son cours, et s'élève en deux ou trois semaines à son point culminant. Après une période stationnaire très courte, elle inaugure son déclin,
dont la durée, d'ordinaire assez brève également, dépasse cependant un
peu celle de la période d'ascension, et dont la fin, plus ou moins traînante,
se perd dans les manifestations sporadiques. Dans certains cas cependant,
sa terminaison fut aussi brusque que son explosion.

La durée moyenne des épidémies est subordonnée à l'importance numérique des agglomérations au milieu desquelles elles évoluent. Elle est de
quatre à six semaines pour les villes moyennes. Dans notre étude de la
grippe dont fut affligée l'armée en 1889, nous avons relevé une durée
moyenne d'un mois pour l'épidémie de chaque garnison, et une durée de
cinq à six semaines pour le corps d'armée, c'est-à-dire pour la région tout
entière (29). Mais on signale, à titre exceptionnel, il est vrai, des épidémies
urbaines plus courtes ou plus longues, les premières réduites à une ou
deux semaines, les autres prolongées au delà d'un ou de deux mois. Il
nous a semblé, en 1889, que dans certains foyers, la prolongation de l'épidémie n'était qu'apparente, due à ce que le diagnostic de grippe devenait
une habitude (30).

Modalités cliniques. — En général, l'influenza épidémique débute suivant
deux modalités différentes, très explicitement mentionnées dans les innombrables descriptions que lui ont consacrées les médecins de l'armée
en 1889-90. Tantôt elle est précédée d'un nombre insolite d'affections catarrhales plus ou moins graves, qui semblent en constituer la racine; d'autrefois, son apparition est brusque, dépourvue de manifestations pathologiques
prémonitoires. Dans le premier cas, ces fièvres catarrhales ne se montrent
pas seulement plus nombreuses qu'aux époques correspondantes des années
ordinaires, mais quelques-unes d'entre elles présentent aussi une physionomie clinique étrange et anormale, qui les éloigne des fièvres catarrhales
communes, pour les rapprocher des manifestations plus sévères de l'influenza. C'est ainsi que l'explosion de la grippe de 1889-90 en France, est
généralement rapportée à la fin de novembre. Or, les documents si précis
de l'armée française nous font connaître que dès le commencement de ce
mois, et même dès le début de l'année, on observait, dans mainte garnison et
en nombre insolite, des fièvres catarrhales à forme pectorale ou gastro-intes-
tinale tout à fait semblables à celles qui sont devenues prédominantes

plus tard, en pleine période épidémique. C'est ainsi qu'au 2ᵉ corps, on signale, au début, une période de quelques jours caractérisés par l'augmentation et l'aggravation des maladies catarrhales saisonnières. A cette phase initiale, insidieuse, a succédé une période d'expansion brusque qui a marqué le développement de l'épidémie.

Au 16ᵉ corps, presque partout, notamment dans les garnisons de Montpellier, Carcassonne, Béziers, Perpignan, Lodève, Castres, Rodez, les affections des voies respiratoires prédominaient depuis quelque temps, et la constitution médicale était franchement catarrhale quand l'épidémie parut (FRILLEY). A Lodève surtout, celle-ci fut précédée d'une aggravation insolite de l'état sanitaire. Le mois de décembre s'y était signalé par des affections de poitrine nombreuses et graves.

A Neufchâteau, au 17ᵉ chasseurs, la grippe n'est avouée que le 20 décembre; mais on avait constaté, dès le mois de novembre, un changement sensible dans la constitution médicale régnante. Il se produisit à cette époque des affections catarrhales aiguës en nombre inusité, des angines inflammatoires, des catarrhes aigus des bronches, enfin des fièvres gastriques suivies de dyspepsie tenace (ORIOU).

Ces maladies catarrhales ne se montraient pas seulement plus nombreuses qu'aux époques correspondantes des années ordinaires, mais quelques-unes présentaient aussi une physionomie clinique si étrange et si anormale, qu'il a été difficile de les ranger dans les formes banales et communes des affections analogues. Les fièvres catarrhales de toute l'année, et surtout celles qui surgirent en novembre, étaient en réalité le prélude de l'explosion qui eut lieu à la fin de ce mois. « Le début de l'épidémie, écrit M. ORIOU, chef du service, n'a donc pas été aussi brusque qu'on pouvait le croire au premier abord; ses signes avant-coureurs ne pouvaient échapper qu'à une observation superficielle » (31).

Sous le climat de l'Algérie, on releva des observations absolument identiques. C'est ainsi qu'à Alger, où l'épidémie ne prend date qu'au 1ᵉʳ janvier, tout le mois de décembre avait été marqué par la prédominance exceptionnelle des maladies catarrhales. De 91, en novembre, leur nombre s'était élevé à 244 en décembre, alors que dans les mois correspondants de 1888 on n'en avait compté que 82 et 101. Partout, la fréquence exceptionnelle des affections de l'appareil respiratoire caractérisait la constitution médicale de la période pré-épidémique. A Aumale, par exemple, civils et militaires furent éprouvés dans les derniers mois de l'année, par des bronchites sévères qui se compliquaient d'arthropathies très douloureuses. Tous les médecins, témoins de ces manifestations, les rattachèrent à la grippe, lorsqu'en janvier elles devinrent franchement épidémiques. Ce qui leur sembla plaider en faveur de cette interprétation, c'est que, dès le mois de décembre, le

vétérinaire d'Aumale observait des affections analogues chez les animaux ;
or, la participation de ceux-ci à l'influenza n'est-elle pas un trait souvent
signalé dans ces épidémies (32)?

Il semble vraiment, d'après ces constatations si précises, que la grippe
réelle ait précédé de plus ou moins longtemps la grippe officielle. Mais ce
ne fut qu'une de ses manières d'être. Aux 7ᵉ et 10ᵉ corps, par exemple,
l'épidémie a fait son apparition avec une brusquerie que ne laissait point
prévoir l'état sanitaire resté jusqu'alors satisfaisant. Dans mainte localité,
l'explosion fut soudaine et simultanée au milieu des deux populations
civile et militaire.

Quoiqu'il en soit, la multiplication et l'aggravation des fièvres catarrhales, préludant à l'épidémie proprement dite, méritent toute attention.
La détermination de leurs rapports avec la grippe confirmée est un problème
des plus délicats et des plus importants, eu égard à l'origine de cette dernière. Nous y reviendrons plus loin.

La grippe à bord des navires. — C'est dans les éclosions isolées, partielles
de l'influenza, qu'on a le plus de chance de saisir ses modes épidémique et
pathogénique. A ce titre, celles qui surgissent à bord des navires se recommandent tout particulièrement à l'attention. Hɪʀscʜ en a réuni un certain
nombre d'exemples fort instructifs, empruntés à toutes les marines de
l'Europe.

Dans beaucoup de ces épisodes, l'épidémie se déclarait sur des bâtiments stationnés dans des ports ou en croisière près du littoral, sans que
le continent voisin s'en montrât affligé soit avant, soit après ces manifestations nautiques. Elle s'y déployait d'ailleurs avec ses allures tumultueuses habituelles. Le médecin de marine hollandais Pop rapporte qu'en
février 1856, une frégate ancrée dans le port de Mangkassar (Célèbes),
fut attaquée avec une telle violence par l'influenza, que sur 340 individus dont se composait l'équipage, elle enregistra 144 malades en peu de
jours (33).

M. le Dʳ Chaumezière raconte dans sa thèse inaugurale que le *Duguay-
Trouin*, vaisseau mixte de 100 canons, revenait de station des mers du Sud
(côte occidentale d'Amérique) après une campagne de trois ans et deux
mois, et se dirigeait vers Brest, lorsque le 17 février, quatre jours après
avoir quitté la rade de Gorée, où l'on n'observait aucun cas de grippe, ni
avant ni après le départ, celle-ci éclata tout à coup à son bord, et en cinq
jours attaqua 177 sujets. Du 18 février au 7 mars, sur un millier d'hommes
composant l'effectif de l'équipage et des passagers, la moitié environ fut
atteinte. Chose curieuse, l'épidémie épargna complètement la corvette la
Zélée, qui avait quitté la rade de Gorée deux jours après le *Duguay-Trouin*,

après y avoir séjourné huit jours, et qui se trouvait le 17 février à une très petite distance de ce dernier (34).

Une autre catégorie de faits, non moins intéressants, comprend des navires frappés en pleine mer, au cours des explosions générales de grippe, sans avoir été préalablement en contact avec le continent infecté. La grippe y apparaît brusquement, au jour et à l'heure où elle éclate sur le continent et sur les navires stationnés en face du littoral de ce dernier. HIRSCH raconte, d'après les documents des médecins militaires anglais, qu'en septembre 1781, l'équipage d'un navire en route entre Malacca et Canton fut tout à coup atteint d'une épidémie de grippe qui n'épargna personne à bord. Or, au départ de Malacca, il n'y avait pas un seul cas de cette maladie dans la ville; mais on la trouva à Canton, et on put s'assurer qu'elle s'y était montrée à l'époque précise où elle était apparue à bord du navire, en pleine mer de Chine.

A la fin de mai 1782, au moment même où la grippe s'abattit brusquement sur la France et l'Angleterre, elle frappa avec violence la flotte de l'amiral KEMPENFALDT, qui avait quitté le port de Spithead le 2 mai, et qui, depuis cette époque était restée sans communication aucune avec le littoral.

Le 3 avril 1833, la frégate *Stag*, venant à naviguer dans le voisinage de la côte de Dewonshire, ravagée alors par la grippe, celle-ci éclata avec une intensité extrême à bord. A 2 heures de l'après-dînée, 40 hommes se firent porter malades; à 6 heures, il y en eut 60, et le lendemain, à 2 heures, c'est-à-dire au bout de vingt-quatre heures, on en compta 160 (35).

Des observations semblables furent faites pendant l'épidémie générale de 1837, sur des vaisseaux de guerre anglais en croisière sur la côte d'Espagne et du Portugal, ou naviguant dans les eaux de la mer des Indes (36). A l'occasion de celle de 1847, RENAULT rapporte qu'un vapeur-poste fut atteint en pleine mer, entre Marseille et Alexandrie, à l'époque même où l'épidémie apparaissait dans les ports de la Méditerranée (37).

Dans l'année 1858, la grippe attaqua la plus grande partie de l'équipage d'un navire anglais qui croisait sur la côte de Cuba, sans qu'il eût mouillé à aucune côte. Il fut établi plus tard qu'à la même époque, l'épidémie avait apparu à la Trinité, la Havane et dans d'autres îles des Indes Occidentales (38).

Ainsi, au jour et à l'heure même où la grippe se déclare sur le continent, elle frappe des navires en pleine mer, sans que ceux-ci aient eu aucune communication avec une côte infectée. L'épidémie éclate comme un vaste incendie que provoqueraient des étincelles tombant de l'espace simultanément ou successivement, et se répandant dans des foyers de combustion disséminés sur une immense surface. Comment comprendre ces faits, sans l'intervention d'une influence générale, d'une perturbation des agents cosmiques, surgissant tout à coup ou se propageant plus ou moins rapidement sur des territoires étendus, agissant partout sur les masses et donnant l'impulsion à des germes habituellement silencieux ?

Ces faits curieux sont invoqués par l'autogenèse comme autant de témoignages formels en sa faveur. Aussi les contagionnistes ont-ils tenté d'en affaiblir la portée ; ils ont fait valoir qu'ils remontaient à une époque où l'observation n'avait point la rigueur qu'elle a aquise de nos jours, et que l'épidémie de 1889-90 ne nous avait point légué un seul exemple d'éclosion de grippe à bord d'un navire n'ayant pas été en contact avec un port infecté. A vrai dire, cette lacune ne prouve pas qu'il ne s'en est pas produit. Peut-être n'est-elle qu'un témoignage de la mentalité des temps ; l'observation subit toujours, dans une certaine mesure, la pression des doctrines de l'époque. Or, comme déjà en 1890, la transmission interhumaine tendait à passer pour le mode pathogénique à peu près exclusif des maladies infectieuses, les discussions académiques sur la grippe en sont précisément la preuve, l'intérêt s'est naturellement concentré plus spécialement sur celles des épidémies nautiques qui paraissaient favorables à cette étiologie. Il en a été relevé cependant à cette époque, dont la signification est restée au moins douteuse. C'est ainsi qu'en février 1890, le vaisseau de guerre français *le Duquesne* vit éclater dans son équipage une formidable épidémie de grippe, quinze jours après avoir quitté le port de Montevideo, qui était alors indemne de cette affection. On était à ce moment en pleine mer, à 150 milles du littoral de l'Amérique, et à 700 milles de celui de l'Afrique. Sur 580 hommes, 233 furent atteints. Comme à l'ordinaire, on s'est efforcé d'atténuer la signification de cet épisode (39), en faisant valoir contre le témoignage de son historien que Montevideo n'était pas exempt de grippe au moment de l'appareillage du *Duquesne*, qu'on a vraisemblablement embarqué des sujets atteints de formes frustes de la maladie régnante, ou des effets infectés, dont la mise en usage quinze jours après le départ de Montevideo aurait répandu la contagion à bord. Éventualités en somme possibles, mais purement conjecturales, invoquées pour les besoins de la cause opposée, en vertu de notre tendance bien naturelle à faire plier quand même les faits sous le joug de la doctrine qui a notre préférence. Il nous semble qu'on peut laisser à cet épisode l'interprétation que lui a attribuée son témoin et son historien, sans compromettre la notion de la transmissibilité de la grippe.

PATHOGÉNIE

Contagion. Autogenèse. — Les errements qui attribuent l'extension de la grippe aux courants humains nous amènent à nous expliquer dès l'abord sur son aptitude à se transmettre par la contagion. Elle a été, comme toute la pathogénie de cette affection, l'objet de controverses qui datent de loin, et auxquelles la pandémie de 1889 n'a pas suffi à mettre fin, malgré tous les enseignements qui jaillirent de son étude poursuivie sur tous les points de la terre.

Selon les uns, le plus grand nombre, la grippe est essentiellement transmissible; c'est exclusivement par cette propriété qu'elle se propage et se déploie en épidémies d'une ampleur en quelque sorte illimitée : c'est la doctrine la plus répandue, la mieux accréditée à l'heure actuelle, celle qui d'ailleurs est appliquée à toutes les maladies infectieuses, dont l'origine ne relèverait que de la contagion directe ou indirecte. D'autres observateurs, attachés à la tradition, et guidés d'ailleurs par d'indiscutables témoignages contradictoires, repoussent ce mode étiologique de la pathogénie de la grippe, qu'ils attribuent à des influences locales ou générales actionnées par l'impulsion épidémique. Tel est le sentiment de HIRSCH (40); il a été également exprimé à l'Académie de médecine, lors de la discussion à laquelle y a donné lieu la grippe de 1889, par quelques membres restés fidèles à la vieille pathologie générale, notamment à la croyance à l'incompatibilité entre l'épidémicité et la contagion (41).

Contagion directe. — Nous le proclamons sans hésitation : la grippe est une maladie extrèmement contagieuse. Cette proposition s'appuie sur d'innombrables faits enregistrés par l'épidémiologie. Tous, assurément, ne sont pas également probants : il faut considérer comme suspects tous ceux qui sont relevés dans un foyer épidémique, et au fort de l'épidémie, où l'enchaînement des faits est difficile ou délicat à établir. Mais le nombre de ceux qui échappent à toute critique est tellement considérable, qu'ils assignent à l'influenza un des premiers rangs parmi les maladies transmissibles.

Nous trouvons les témoignages de ce genre dans la préservation des lieux soustraits à toute relation avec les foyers épidémiques, ou des établissements fermés tels que couvents, prisons, hospices d'aliénés. Nous les trouvons dans l'explosion de l'influenza sur les navires après l'admission à bord de sujets ou d'objets de provenance suspecte, ou dans leur préservation par la suppression de toute communication avec les ports infectés du voisinage; enfin dans la transmission d'une personne à l'autre de la maladie régnante, établie par des observations nombreuses et rigoureuses.

Innombrables sont, dans la littérature, les exemples d'importation de l'influenza d'une région infectée par elle à une autre qui en est restée indemne jusqu'alors. Ce sont des grippés venus de loin, dont l'arrivée dans un village, ou une ferme isolée où la maladie épidémique n'avait point encore pénétré, est suivie à brève échéance de son explosion. Ce sont d'abord les parents des nouveaux venus qui en sont attaqués, puis les autres locataires de la maison, les voisins de celle-ci, et ultérieurement, il est souvent aisé, quand l'évolution n'est pas trop tumultueuse, de suivre son extension de ce foyer initial au reste de la population. Il a été relevé de nombreuses observations de ce genre dans l'épidémie de 1889-90; on en trouvera qui sont absolument convainquants dans les publications dont celle-ci a été l'objet, notamment dans le rapport général sur les épidémies de 1889 rédigé par M. le professeur Bouchard (42), et l'enquête que le professeur Proust fut chargé d'établir sur la maladie régnante au nom de l'Académie de médecine (43).

La littérature médicale allemande de l'époque est, elle aussi, richement documentée en témoignages favorables à la contagion; un grand nombre en sont cités dans les ouvrages classiques de MM. Leichtenstern (44) et de Ripperger (45). Nous-même, nous avons rapporté dans notre étude sur la grippe de l'armée française, plusieurs épisodes recueillis dans des conditions qui ne laissent planer aucun doute sur leur signification. A Saint-Gaudens, la grippe débute au commencement de décembre par un officier venu de Paris; quelques jours après, le 12 décembre, 2 soldats employés chez cet officier étaient atteints, et, dès le 15 décembre, l'épidémie faisait son apparition à la caserne. Puis, elle se répand, à peu de jours d'intervalle, à Cahors, Foix, Marmande, Toulouse. A Bastia, il n'y avait aucun cas de grippe, lorsqu'y arriva l'officier d'ordonnance du gouverneur qui venait de séjourner dans une localité infectée par la maladie. Quatre ou cinq jours après, il était la première victime de l'épidémie; le chef d'état-major, un des secrétaires et un planton sont atteints ensuite. Pendant quelque temps le foyer reste circonscrit dans le personnel de la brigade, puis l'épidémie gagne la caserne du Donjon, celle des Turquines, qui en est séparée seulement d'une soixantaine de mètres; enfin l'artillerie, installée à la caserne du Gouvernement, distante de 300 mètres de celle des Turquines, est frappée à son tour, mais après une huitaine de jours seulement (46).

Au 2e cuirassiers, à Niort, alors qu'il n'existait aucun cas de grippe, ni dans la garnison, ni dans la population civile, un homme tombe malade en arrivant d'une permission de quelques jours passés à Paris. Deux jours plus tard, 3 de ses voisins de lit présentent tous les symptômes de la grippe, et enfin, le surlendemain, 25 hommes de sa chambre et de la chambre voisine sont reconnus atteints par l'épidémie. A Langres, l'apparition des premiers cas de grippe a coïncidé avec le retour des permissionnaires de Noël, et l'épidémie s'est nettement affirmée après la rentrée des hommes qui avaient obtenu des permissions au jour de l'an. A Cette et à Prats de Mollo, on remarqua également que les premiers malades furent des permissionnaires des fêtes de l'époque, revenant de localités où régnait l'épidémie.

En Algérie, la dissémination et l'isolement des groupes ont souvent donné aux faits de ce genre une précision pour ainsi dire expérimentale. La contagion, dégagée de toute autre influence, y a été maintes fois surprise en quelque sorte sur le vif, dans l'importation manifeste de l'épidémie au milieu d'agglomérations épargnées jusqu'alors. Nulle part, le rayonnement contagieux n'a pu être suivi d'une manière plus sûre que dans le cercle de Laghouat. Située au bout d'une longue ligne d'étapes de 430 kilom., et à 115 kilom. du dernier centre habité, cette station extrême avec les détachements des corps de troupe qui l'occupent et les quelques ksours disséminés sur son territoire, présentait des conditions exceptionnellement favorables pour l'étude du mode de propagation de l'épidémie. M. le Docteur Jannot a su les exploiter avec habileté ; il a rendu compte de son enquête dans un travail fort substantiel dont nous détachons quelques-unes des observations les plus significatives.

Le détachement du 1er chasseurs d'Afrique, indemne jusqu'au 4 janvier, reçoit à cette date, par un convoi de Blidah, 10 hommes dont 6 ont la grippe ; dès le 8, celle-ci débute et se répand parmi les chasseurs. Des hommes du 17e escadron du train quittent Laghouat en pleine épidémie pour aller ravitailler le pénitencier de Ladmit et le camp des travailleurs du Milok : ils apportent l'influenza en même temps que les vivres à ces deux destinations. Trente-huit hommes du train, venant ravitailler Ouargla et ayant fait 1.200 kilom. au cœur de l'hiver, campant continuellement, arrivent cependant bien portants à Laghouat, le 23 janvier, au fort de l'épidémie. Dès le 28, 12 d'entre eux se présentent à la visite, avec tous les symptômes de la grippe la mieux caractérisée. Le 1er janvier, 5 hommes du camp de Milok, situé à 17 kilom. de Laghouat, et jusqu'alors indemne, viennent en permission dans cette dernière ville, rôdent dans les cabarets et se mêlent à la population civile déjà éprouvée depuis la fin de décembre. Trois jours après leur rentrée, 4 d'entre eux paraissent à la visite avec tous les symptômes de la grippe. L'un d'eux la communique à son camarade de tente, puis 16 hommes sont successivement atteints dans le reste du détachement. La smala de l'équipage de chameaux est un groupe de 160 individus, chiffre comprenant les hommes (bachamars, sokrars, etc.) et leurs familles. Ils changent fréquemment de campements, à la recherche de pâturages nouveaux. Leurs tentes se trouvaient dans la daïa de Sidi-Brahim, à 40 kilom. au sud-est de Laghouat, dans les premiers jours de février, quand quelques sokrars revinrent de Laghouat où les avaient appelés leurs affaires. Ils ne tardent pas à être affligés de la grippe ; puis celle-ci passe à la femme de l'un d'eux, au voisin de tente d'un autre, enfin, successivement à 35 individus des deux sexes. A Taounza, à 20 kilom. à l'est de Laghouat, 50 hommes du bataillon logés quatre par quatre dans des gourbis en bran-

chages, sont occupés à des travaux de soudage. Dans les premiers jours de
février, 6 hommes sont attaqués coup sur coup de la grippe, et tout
d'abord le caporal qui vient tous les cinq jours à Laghouat ; la maladie ne
s'étend pas davantage, ce que M. Jannot attribue à l'isolement des hommes
par groupe de quatre. A Boufakroun, situé à 120 kilom. au sud de Laghouat, était installé un atelier de sondage avec 21 hommes du bataillon et
5 arabes. Depuis le mois de septembre, jusqu'au 14 janvier, ce poste n'avait
eu aucune relation ni directe ni indirecte avec Laghouat, et l'état sanitaire
y était excellent. Le 14 janvier, arrive de cette localité le maître sondeur
atteint de la grippe, et le 15, un officier qui venait de l'avoir. Ces deux personnes repartent le 17 ; mais le 20, le sergent qui leur avait donné l'hospitalité est pris très violemment de la maladie qui sévissait à Laghouat, puis
tous les hommes et tous les indigènes en sont successivement atteints (47).

Mais si l'histoire de la grippe dans l'armée fournit maints témoignages
formels en faveur de la contagion, elle ne laisse pas de nous enseigner
aussi qu'il s'en faut de beaucoup que les enquêtes aient réussi à attribuer
à l'importation l'origine de chaque explosion locale de la maladie régnante.
Les directeurs régionaux, bien que convaincus de sa transmissibilité, sont
obligés de reconnaître que les preuves à fournir pour établir la filiation des
diverses épidémies d'une région par le transfert de l'agent infectieux d'une
ville à l'autre, font très souvent défaut. Le Dr Frilley, qui fut chef de
service à Sousse pendant que la grippe y sévissait, va même jusqu'à déclarer
que les faits observés par lui ne paraissent pas favorables au rôle attribué
couramment à la contagion. Il suffirait, ajoute-t-il, d'en donner pour preuves
l'absence de cas intérieurs dans les salles d'hôpital, pendant toute la durée
de l'épidémie (48).

Contagion nautique. — La médecine navale n'a pas laissé de fournir également des témoignages en faveur de la transmissibilité de la grippe. Ils
ont été relevés dans les ports de mer ou au cours des navigations lointaines. On fait ressortir dans ces documents, que dans les îles et continents
éloignés de l'Europe, ce fut toujours dans les villes du littoral où l'épidémie se manifesta tout d'abord, — bien des fois d'ailleurs, l'enquête réussit à
découvrir le navire qui l'y avait importée, — et que d'autre part, des navires
qui en étaient restés indemnes pendant de longues semaines de navigation
en pleine mer, en étaient attaqués peu de temps après leur mouillage dans
un port infecté (49). Il paraît que les faits de ce genre sont fort nombreux.
Le docteur Danguy raconte que le vaisseau école *la Bretagne*, ancré dans le
port de Brest avec 850 hommes d'équipage, fut envahi par l'influenza le
14 décembre 1889, après que l'un des officiers du bord eut reçu de Paris
un colis d'objets, enveloppés dans des copeaux. Deux cent quarante-

quatre hommes en furent successivement atteints. Les deux vaisseaux, le Borda et l'Austerlitz, stationnés dans le voisinage, restèrent indemnes, ce qui est pour M. Danguy, la preuve que l'attaque de la Bretagne ne ressortissait point à des influences climatériques (50).

A l'époque où la côte orientale d'Afrique n'avait point encore été touchée par l'influenza, vers le milieu de mars 1890, la corvette française d'Estaing, qui en était attaquée, aborda à Zanzibar. Le 19 mars, le commandant qui en souffrait encore, rendit sa visite officielle au Sperber. Deux jours après, elle éclata à bord de ce navire, et ne tarda pas à se répandre sur le continent, dans la société Est-africaine qui entretenait des relations suivies avec le d'Estaing et le Sperber (51).

A la séance académique du 4 février 1890, Proust expose, d'après un rapport officiel du docteur d'Hoste, médecin de 1re classe de la marine, que le paquebot Saint-Germain, ayant quitté Saint-Nazaire le 2 décembre 1889, aborda le 5, avec un état sanitaire parfait, à Santander, où il embarqua un passager de 1re classe, venant de Madrid alors aux prises avec une grippe des plus violentes. Celui-ci en présenta les symptômes dès le lendemain, 6 décembre ; quatre jours après, son médecin, le docteur d'Hoste, était atteint à son tour, et deux jours plus tard, la maladie se propagea à bord, au point que sur 436 passagers, 154 lui payèrent tribut, plus 47 matelots, soit 201 malades (52).

Nous trouvons dans l'histoire de la grippe, maint autre témoignage nautique en faveur de son aptitude à se transméttre par la contagion ; nous devons toutefois reconnaître qu'il en est parmi eux qui ne laissent pas de soulever des doutes. On lit entre autres dans certaines relations, qu'elle ne s'est jamais manifestée dans les îles situées en dehors des grandes voies de communication sans y avoir été introduite par des navires étrangers. C'est le pendant de la proposition émise tant de fois au sujet de sa propagation continentale, à savoir qu'elle n'éclate nulle part sans y avoir été précédée de l'arrivée d'un malade. C'est ainsi que Panum expose qu'aux îles Féroé, elle a surgi habituellement, pendant une période de dix-sept ans, trois ou quatre jours après l'arrivée au printemps de vaisseaux de commerce qui trafiquaient avec l'archipel. Finsen produit une assertion semblable pour l'Islande. Stenn-Bill, d'autre part, affirme qu'elle s'est manifestée aux îles Nicobar, immédiatement après l'arrivée de la corvette de guerre qu'il commandait, et Turner certifie qu'elle a envahi pour la première fois en 1830 les îles des Navigateurs (Schifferinseln), après qu'un navire y eut débarqué des missionnaires. Hirsch, à qui nous empruntons ces citations fait remarquer que dans tous ces épisodes, les étrangers, accusés d'avoir importé l'épidémie au milieu des indigènes, n'avaient pas un seul malade, et qu'ils continuèrent à rester indemnes pendant que ceux-ci étaient fortement éprouvés par la fièvre catarrhale. Ne semblerait-il-pas extraordinaire qu'ils aient pu communiquer une maladie qu'ils n'avaient pas, et ne devaient point avoir ?

Contagion sur les cimes et passes des montagnes. — On se plaît à invoquer, comme témoignage en faveur de la contagion, les observations recueillies parmi le personnel qui hiverne sur les cimes ou passes inaccessibles des hautes montagnes. Dans l'épidémie de 1889-90, les gardiens des Alpes suisses (Pilate, Saint-Gothard, Säntis), qui restèrent complètement isolés dans leur solitude, furent préservés de la maladie régnante, tandis que ceux de leurs collègues qui entretenaient des relations avec les habitants des vallées, n'y échappaient guère (54). Une colonie tout entière de touristes hivernait sur le Rigi, à 1.800 mètres d'altitude. Elle fut épargnée par la maladie épidémique jusqu'au jour où elle reçut un peintre qui en était atteint et qui venait de Luzerne ; au bout de peu de jours, presque tous ses membres avaient subi le sort du nouveau venu. A l'hospice de Grimsel, situé à 1.875 mètres d'altitude, le premier grippé fut un gardien. Il tomba malade en revenant de la vallée où il avait été en rapport avec des sujets attaqués d'influenza. Deux jours après, celle-ci se déclara chez l'autre gardien qui n'avait point quitté l'hospice (55).

Contagion dans les phares. — On a cherché des témoignages de même ordre chez les gardiens des phares et les vaisseaux éclaireurs (Lichtschiffen) qui restent souvent fort longtemps sans avoir de rapport avec le continent. Les relations anglaises de l'épidémie de 1889-90 portent que sur 415 sujets attachés aux 51 vaisseaux éclaireurs et aux 20 phares détachés du littoral anglais, on n'en trouva que 8, ressortissant à 4 de ces établissements, qui eussent été atteints par la maladie régnante, et chacune de ces attaques put être attribuée à une communication plus ou moins directe avec le continent infecté (56).

Mais tous les faits de cet ordre ne paraissent pas justiciables d'une semblable interprétation. Dans son rapport général sur les épidémies de 1889-90, M. le professeur BOUCHARD expose que M. le docteur HÉBERT, d'Audierne, fut appelé à soigner pour la grippe le gardien-guetteur du sémaphore du Raz-de-Sein, sa femme, et un autre employé du sémaphore. Ce petit foyer épidémique s'était constitué d'une manière tout à fait indépendante, sans contagion originelle, sur une langue de terrain granitique battue par les vents et les flots de l'Océan, située à 2 kilom. de toute habitation, et n'ayant avec le continent que des communications extrêmement rares (57).

Préservation des établissements fermés. — Dans maints documents concernant l'épidémie de 1889-90, nous trouvons invoquée, à l'appui de la thèse contagionniste, la préservation absolue ou relative, au sein des foyers épidémiques, du personnel des établissements fermés, ou très limités dans leurs rapports avec les milieux ambiants, tels que les couvents cloîtrés, les prisons, les asiles d'aliénés. Les Bénédictines cloîtrées d'Argentan, écrit M. le professeur BOUCHARD d'après M. le docteur GONDOUIN, n'eurent que deux atteintes de grippe sur 50 religieuses, et l'orphelinat, qui était sans relation avec l'extérieur, n'en compta pas une seule. Dans plusieurs villes, d'autre part, ajoute-t-il, les prisons ont été à peine effleurées par la maladie régnante. Les 900 pensionnaires de celles de Rouen n'en fournirent que quelques cas bénins, un seul dut être traité à l'infirmerie (58).

Dans notre étude sur la grippe de l'armée, nous avons mentionné que les prisons avaient souvent joui d'une immunité relative, ou n'avaient été atteintes que tardivement, au milieu de populations fortement éprouvées : telles furent les prisons militaires de Lille, du fort de Gassion à Aire, de Clermont-Ferrand, de plusieurs garnisons enfin du 15e corps (59). Dans la province d'Oran, les ateliers des travaux publics ont été frappés tardivement, ou sont restés indemnes pendant toute la durée de l'épidémie. C'est ainsi que le camp de Saint-Grégoire (ateliers 3 et 5) et Canastal (mêmes ateliers) n'ont subi l'épidémie que quelques jours après la garnison d'Oran. Les détenus détachés à Arzew et à Bou-Ktoub (près le Kreider) y ont échappé complètement. A Aumale, les disciplinaires, occupant le quartier Valazé situé hors la ville, demeurèrent en grande partie préservés (60).

Il n'est pas moins intéressant de noter la morbidité fournie par deux établissements d'aliénés de la Seine-Inférieure.

A l'asile de Saint-Yvon, le personnel a donné 25 p. 100 et les aliénés 5 p. 100 de malades.

A l'asile de Quatremares, le personnel a donné 42 p. 100 et les aliénés 13 p. 100 de malades.

Les médecins ont été atteints dans la proportion de 5/6 (61).

Nous trouvons également des observations de cet ordre dans la littérature médicale étrangère. MM. LEICHTENSTERN et RIPPERGER entre autres, ont rapporté des épisodes qui autorisent à croire que les murs des prisons et des couvents, ont souvent servi, du moins pendant quelque temps, de barrière à l'épidémie régnante. A Charlottenbourg, écrit le professeur LEICHTENSTERN, un couvent rigoureusement cloîtré, occupé par des religieuses et une centaine de femmes, fut complètement épargné par l'épidémie de 1889-90. Dans presque toutes les prisons et tous les établissements d'aliénés, continue cet observateur, les premières atteintes s'observaient chez le personnel qui communiquait librement avec le dehors, tels que les garde-malades, les surveillants, les employés divers, ou les malades récemment admis. Ce n'est que plus tard que les détenus ou les aliénés subirent le sort commun, et fréquemment ils demeurèrent complètement indemnes, alors que le personnel tout entier du service payait tribut à l'épidémie (62). Du 21 décembre 1889 au 8 janvier 1890, tous les grippés enregistrés par l'hospice d'aliénés d'Erlangen, appartenaient exclusivement aux divers groupes d'employés de l'établissement communiquant librement avec le dehors : ce n'est qu'au bout de dix-huit jours que l'épidémie s'attaqua aux malades hospitalisés (63). Quatre cent cinquante détenus réunis à la prison de Fürth en 1889-90, ne fournirent pas un seul malade pendant toute la durée de l'épidémie (64). Sur 1.112 aliénés présents à l'hôpital spécial de Palerme en 1889-90, 7, 8 p. 100 seulement prirent la grippe, tandis que les 260 employés en furent frappés dans la proportion de 62 p. 100 (65). Il y a eu pourtant des observations contradictoires, des établissements soi-disant fermés, hospices spéciaux ou maisons de détention, où la morbidité s'est élevée à 30 et jusqu'à 85 p. 100 (66). Ces exceptions à la règle montrent sans doute qu'il est difficile de fermer hermétiquement ces établissements à la contagion. Peut-être aussi nous autorisent-elles à penser que la grippe peut s'y développer sans le concours de cette dernière. En tout état de choses, ne sauraient-elles prévaloir contre la conclusion qui se dégage de la comparaison de ces documents, à savoir que, d'une manière générale la grippe suscite moins de malades dans les prisons, les hospices d'aliénés, les couvents cloîtrés que dans les orphelinats, séminaires, pensionnats qui continuent à communiquer librement avec l'extérieur.

Transmission par les objets, les convalescents et les sujets bien portants. — La littérature médicale produit un assez grand nombre de témoignages en faveur du transport au loin du contage par des objets divers, mouchoirs, linge, vêtements, caisses, marchandises, voire même des personnes saines. Le public croit volontiers à ce mode d'extension de l'épidémie. On n'a pas oublié que celle-ci ayant débuté à Paris, en 1889, par les employés du Louvre, plus de 100 d'entre eux tombèrent malades à peu près simultanément, et en très peu de jours, on compta 500 atteintes dans ce groupe de la population. L'opinion publique attribua cette explosion massive à l'importation du germe dans les magasins par des tapis et fourrures envoyés de la Russie. Mais une enquête officielle faite par Brouardel et Proust démontra l'erreur de cette croyance, en établissant que cet établissement n'avait reçu aucune marchandise de ce pays depuis trois ans (67). Que d'affirmations erronées de ce genre, qui ne se seraient point accréditées dans la science, si elles avaient été contrôlées avec toute la rigueur désirable ! Cette observation peut s'appliquer notamment à la croyance, très répandue dans les grandes villes telles que Vienne, Edimbourg, New-York, Boston, Londres, Roches-ter, etc., que la prédominance — supposée mais non démontrée — des

atteintes parmi les employés des postes devait être attribuée au maniement
des paquets provenant des régions infectées (68) ; interprétation qui paraissait d'autant plus plausible qu'on citait des exemples de propagation de la
maladie régnante par des lettres particulières (69). On n'a pas craint d'attribuer le rôle de véhicules de l'agent infectieux aux convalescents et aux
caisses de marchandise de provenance suspecte, voire même aux sujets
bien portants et jusqu'à l'eau de boisson (70), toujours sans fournir de preuve
précise à l'appui de ces assertions. Si bien que le professeur Leicutenstern,
partisan pourtant convaincu de la contagion et du rôle exclusif de celle-ci
dans l'extension de la grippe, convient cependant que, tout bien considéré,
on ne pouvait, sans forcer les choses, attribuer uniquement à la transmission
interhumaine l'essor de cette maladie. Il reconnaît qu'on atténue sans
doute les difficultés d'interprétation que l'épidémiologie oppose à la doctrine
contagionniste sans condition, en invoquant le transfert des germes par les
personnes saines ou les objets inanimés, mais que ce n'était là qu'un expédient fondé sur des hypothèses, et non sur des observations précises (71).

Examen critique des faits contradictoires à la contagion — C'est ici le lieu
de marquer tout d'abord les échecs fréquents infligés par l'observation à la
croyance à l'extension de proche en proche de l'épidémie. Dans notre étude
de la grippe de l'armée et surtout de celle de l'Algérie, nous avons signalé
mainte explosion locale de la maladie régnante sans contagion d'origine.
Dans la province de Constantine, ce sont les trois garnisons les plus élevées,
Constantine, Sétif et Batna qui sont frappées en premier lieu, et *sans qu'on
sût comment* (72). Le transfert du germe par les courants humains, écrit le
directeur sanitaire de la division d'Oran, n'a pu être prouvé nulle part, bien
que partout les médecins aient multiplié les enquêtes pour dépister l'importation. Toutes les recherches effectuées dans ce sens sont restées infructueuses (73). Nos confrères de l'armée ont d'ailleurs relevé, au cours de
cette épidémie, d'autres faits encore qui, sans être en contradiction formelle avec le mode contagieux, se plient cependant difficilement à ses lois.
Telle fut, par exemple, l'immunité constante ou l'atteinte tardive de certaines villes en communication directe avec les grandes voies ferrées. Bien
qu'Orange ne soit distante que de quelques kilomètres d'Avignon, et qu'elle
soit reliée à cette dernière ville par une voie ferrée, les habitants et la garnison ont échappé à la grippe. Quelle est donc la barrière qui a arrêté la
contagion aux portes de cette cité ?

Dans le 11e corps (Nantes), on a noté l'extrême irrégularité de la marche
de l'épidémie. Il fut impossible de lui reconnaître une direction ou une
orientation déterminée. C'est ainsi que certaines places du littoral ont été
atteintes les premières (Vannes, Lorient) et d'autres très tardivement (Brest

et Port-Louis), que des villes du Nord et du Sud ont été frappées à peu près simultanément (Morlaix, Fontenay), que souvent enfin dans la même garnison, des casernements contigus ont vu naître la maladie régnante à des dates assez éloignées les unes des autres. Il y a lieu toutefois de signaler le retard manifeste de la contamination des garnisons insulaires, comme Belle-Ile et Noirmoutiers, qui furent frappées dix-neuf et vingt-neuf jours après l'apparition des premières atteintes du corps d'armée (74).

D'autre part, l'inégalité des atteintes de différentes garnisons d'une même région est un fait digne de remarque, qui dénonce une pathogénie plus complexe que celle de la contagion pure et simple. Tandis qu'à Nevers, à Autun, la maladie n'a attaqué qu'un très faible nombre d'hommes et n'a présenté que des formes bénignes, elle a sévi avec intensité à Dijon, à Auxonne et à Bourges. Les garnisons de Bayonne et de Pau n'ont eu que quelques cas isolés, celle de Dôle a été presque complètement épargnée, bien que la population civile fût très éprouvée (75).

Non seulement dans une même garnison (Bourges et Dijon en particulier), la grippe a prélevé un tribut inégal sur les divers corps, mais dans la même caserne, elle a souvent éprouvé tel groupe d'individus plutôt que tel autre. Ainsi, à Dijon, à la caserne Brune, les dragons et les hommes de la 8e section d'état-major et de recrutement ont été atteints en assez grand nombre, tandis que le dépôt de la 8e section d'infirmiers a été à peu près complètement épargné. Au casernement du 17° chasseurs à Neufchâteau, les chambres du milieu sont restées absolument indemnes, et la poussée épidémique s'est surtout fait sentir aux deux ailes du bâtiment et dans les chambres les plus voisines du pignon.

Mais indépendamment de ces allures qui opposent si nettement la grippe aux maladies dont l'étiologie se réduit à la contagion pure et simple, il reste encore son mode épidémiologique si saisissant qui établit une ligne de démarcation profonde entre elle et ces dernières. Son apparition simultanée sur des points très éloignés les uns des autres, l'extrême rapidité avec laquelle elle envahit de vastes étendues de territoire, son explosion soudaine et massive dans les agglomérations, sont des traits qui ne s'accordent guère avec la transmission de proche en proche par le contact.

C'est en vain que l'on a tenté d'atténuer la signification de ce mode d'évolution, en faisant valoir que la généralisation d'emblée des atteintes au milieu des grandes agglomérations n'était qu'apparente, qu'en raison de leur bénignité, les manifestations initiales passaient inaperçues, et qu'elles ne fixaient l'attention que lorsque par leur nombre excessif, elles prenaient les proportions d'une calamité publique.

Il est certain, nous nous sommes déjà expliqué à cet égard, que les explosions massives dans les foyers épidémiques sont parfois précédées d'atteintes isolées, éparses, qui passent inaperçues, et dont la signification ne se précise que rétrospectivement, au moment où l'épidémie prend soudainement ce puissant essor, qui est un de ses caractères fondamentaux. Cette évolution si tumultueuse, si contraire à l'idée de la subordination des atteintes entre elles, est naturellement gênante pour la doctrine qui ne reconnaît d'autre mode de développement que la transmission interhumaine. Aussi, ses partisans attachent-ils une haute importance à ces manifestations éparses, qui préludent parfois à l'explosion épidémique. On a tenté de rapporter à ces atteintes initiales, méconnues, mais se communiquant cependant silencieusement et à jet continu à l'ambiance, les manifestations massives qui révèlent tout à coup l'existence de l'épidémie. C'est de cette manière que le professeur BOUCHARD a tenté d'interpréter l'origine de 50.000 cas d'influenza qui surgirent en une seule nuit à Paris. « Un individu atteint de grippe, écrit-il, et arrivant dans une ville pendant la période d'incubation est bien en rapport avec 10 personnes pendant la journée qui précède l'explosion de symptômes au moment desquels il devra s'aliter. Si sur ces 10 personnes 5 sont infectées, elles pourraient en infecter 25 autres en vingt-quatre heures, et en continuant cette progression qui n'a rien d'incompatible avec ce que nous savons de la réceptivité pour la grippe (du 1/3 aux 4/5 de la population), nous arrivons à cette conclusion que, huit jours après l'arrivée du premier grippé, 78.125 personnes peuvent avoir pris la grippe par contagion. Or, le cinquième jour, quand il n'y a que 625 individus grippés dans une ville comme Paris, personne ne s'en aperçoit ; 3.125, le sixième jour, ne sont pas encore pour être remarqués ; même les 15.625 grippés du septième jour peuvent passer presque inaperçus à la rigueur sur une population de 2.500.000 et dans la mauvaise saison. Mais le huitième jour, 78.125 cas de grippe forcent l'attention du public et des médecins : à ce moment il y a des cas dans toutes les maisons, et dans les grandes agglomérations de personnes, comme les magasins du Louvre ou l'administration des téléphones, le bureau central des postes et télégraphes, la morbidité quintuplée du jour au lendemain produit de tels vides qu'on est enclin à supposer une explosion brusque, alors qu'il ne s'agit que d'une progression rapidement croissante. Nous ne pouvons donc plus nous étonner rétrospectivement si dans l'épidémie antérieure à laquelle nous faisions allusion, 50.000 personnes ont paru frappées simultanément de grippe en une nuit, sans préparation épidémique » (76).

Cette argumentation est sans doute ingénieuse, mais elle nous paraît surtout spécieuse : elle ne réussit pas à nous convaincre qu'il faille 50.000 malades à la grippe pour se démasquer et s'imposer à l'attention. Elle ne saurait prévaloir contre cette mention que nous trouvons à chaque pas dans les annales de l'épidémiologie. « L'épidémie a attaqué, comme un

coup de foudre, une partie de la population. » Les historiens de toutes les
époques n'ont pas manqué de traduire dans leurs relations, par des images
ou des comparaisons plus ou moins saisissantes, la profonde impression
que leur causait cette soudaine et formidable entrée en scène. L'influenza
de 1580 parut se propager comme par « un souffle » (*Quoddam afflatu
irruens*, Forestus). Fazio (77) compare l'irruption de celle de 1889-90 à
l'apparition du champignon de la pomme de terre, le *peronospera infestans*,
Leyden à celle de la nielle que l'on voit surgir brusquement sous l'influence
de certaines conditions atmosphériques (78), et Becher a déclaré, en 1890,
à la séance de l'association médicale de Berlin, que l'explosion massive de
la grippe avait enveloppé cette ville comme si un bras puissant avait
répandu sur elle une pluie imperceptible de germes morbides (79). On ne
saurait mieux dire.

Des témoignages semblables ont été produits également à l'Académie de
médecine, entre autres à la suite de la communication du rapport de Proust
sur l'épidémie de 1889-90. M. Lancereaux a répondu à l'argumentation de
M. le professeur Bouchard, qu'il avait vu plusieurs fois la grippe sévir du
jour au lendemain sur un nombre considérable de personnes, non seulement en 1889, mais aussi en 1886, où Paris eut à subir une épidémie violente
dont on n'a guère parlé, et où il lui a paru que le nombre des malades
atteints dans une même journée pouvait être évalué à plusieurs milliers.
Il a ajouté que la contagion humaine était impuissante à produire cet envahissement massif, que c'était s'illusionner beaucoup que d'admettre une
pathogénie aussi restrictive, que la grippe, enfin, se propageait avec une
telle rapidité, et frappait à la fois un si grand nombre d'individus, qu'il
était impossible d'attribuer exclusivement ce mode d'extension à la transmission par l'homme (80).

Il y a des épidémies qui se sont généralisées d'emblée dans les agglomérations, sans s'y être annoncées par ces cas épars qu'on s'est plu à considérer comme leur souche. On a eu maintes fois l'occasion de s'en convaincre
dans les milieux restreints, les populations limitées, faciles à embrasser
par l'observation, où aucune unité morbide n'a chance d'échapper à la
vigilance médicale. Tels sont, par exemple, les groupes militaires. Or, nous
avons marqué dans notre étude de la grippe de 1889-90 dans l'armée, que
l'envahissement massif a été la règle dans presque tous les corps de troupe.
Considérée dans son ensemble, ou dans chaque corps en particulier, l'épidémie a été partout remarquable par la rapidité de son expansion. Les
tracés que nous avons construits avec les relevés des faits, nous ont montré
presque tous une ascension brusque et rapide, une période stationnaire très
courte, et un déclin un peu moins rapide que la période d'accroissement,
mais toujours précipité. La caractéristique de l'épidémie, écrit M. le médecin

principal Frilley, se trouve dans la façon dont elle frappe brusquement, et le même jour, un nombre d'hommes relativement élevé. Du jour au lendemain, on a 37 malades dans la petite garnison de Bellegarde, 24 à Lodève, 24 à Port-Vendres, 50 à Cette, 19 à Narbonne. Dans presque tous les corps, écrit le médecin inspecteur Dauvé, la généralisation s'est effectuée dans un intervalle très court. Dans chacun d'eux, dès le premier jour, la grippe frappait en même temps un grand nombre d'individus occupant des chambres différentes. A Neufchâteau, elle a rayonné dès le début dans tout le casernement ; elle s'est montrée à la fois dans plusieurs endroits très distants les uns des autres. Du 1er au 10 janvier, l'épidémie a atteint plus de 10.000 hommes dans le 6e corps. Dans ces conditions, ajoute le directeur, il était difficile de faire la part de la contagion, et si quelques-uns l'ont essayé, c'est sans conviction. C'est tout au plus si elle a pu être soupçonnée dans des groupes restreints, tels que les familles d'officiers, dont tous les membres étaient successivement attaqués de la maladie régnante à la suite d'une atteinte initiale. Mais en regard de ces faits, où il est difficile d'ailleurs de faire la part entre la contagion et l'influence générale, que d'observations où l'un des membres de la famille fut seul victime de l'épidémie, pendant que les autres restaient indemnes (81) ! Quoiqu'il puisse en être, partout cette rapide explosion, cette simultanéité des atteintes, furent marquées comme le trait typique de l'épidémie régnante, même par les médecins qui assignaient à la contagion un rôle prépondérant dans son expansion générale (82).

De pareilles observations ont été relevées dans tous les lieux, et ont été partout interprétées dans un sens défavorable à la propagation par contagion de l'épidémie. Au moulin de Neumühl, près de Kiel, écrit le professeur Leichtenstern, 150 ouvriers sur 350, tombèrent malades en deux jours. Une grande usine de Mulhouse, en Alsace, qui occupe de 3.000 à 4.000 travailleurs, compta dans une seule journée 750 manquants (83).

Ce mode d'envahissement initial est surtout facile à saisir à bord des navires, ces milieux étroits qui excluent les chances d'erreur que l'observation rencontre dans les grands centres. C'est ainsi que le 15 février 1837, l'influenza éclata brusquement sur le *Canopus*, mouillé dans le port de Plymouth, attaquant, pour son début, les 2/3 de l'équipage, composé de 650 hommes. En janvier 1890, le lendemain de son départ de la Havane, la corvette suédoise *Saga* vit surgir brusquement l'épidémie dans l'équipage, et avec une telle violence initiale, que ce fut presque une catastrophe. On objectera que ces hommes s'étaient infectés à terre, avant leur embarquement : il faut dès lors admettre qu'ils ont tous subi la contagion le même jour, et à peu près à la même heure. L'épisode de la frégate *Stag*, cité plus haut (p. 347), n'est pas moins démonstratif : invasion violente et sou-

daine, 100 malades le premier jour, 160 le lendemain ! Nous sommes loin
de cette extension progressive, en tache d'huile, si ingénieusement conçue
par le professeur Bouchard.

En dépit qu'on en ait, ces explosions massives sont un des traits les plus
caractéristiques des épidémies de grippe. C'est en vain qu'on essaierait de
faire valoir que leur soudaineté et leur généralisation d'emblée ne sont
qu'apparentes, que leur début si éclatant est ordinairement précédé d'atteintes que leur dissémination et leur bénignité dissimulent à l'observation,
à laquelle elles ne s'imposeraient que lorsque la contagion les a multipliées
au point de rendre indisponible le 1/3 ou le 1/4 de la population. On vient
de voir par des exemples saisissants, que cette interprétation est erronée.
Elle est même repoussée par des médecins qui ne reconnaissent d'autre
cause à l'influenza que la transmission interhumaine. Tel le professeur
Leichtenstern, qui estime qu'il ne faut point méconnaître la signification
des manifestations soudaines et massives de la grippe, « comme l'ont fait
certains contagionnistes trop enthousiastes » (p. 43-44). Il conclut avec
raison qu'elles impliquent que des germes devenus libres, *aérodromes*, dans
un milieu plus ou moins circonscrit, peuvent infecter en même temps un
grand nombre de sujets, c'est-à-dire réaliser des atteintes diffuses et massives. Cela nous paraît incontestable (84). Malgré la foi la plus sincère dans
la contagion de la grippe, on est forcé de reconnaître que cette propriété
ne suffit pas à nous faire comprendre la rapidité extraordinaire de sa diffusion sur de vastes étendues de territoire. Les raisonnements les plus ingénieux sont impuissants à accorder ces allures tumultueuses avec la notion
exclusive de la transmission de proche en proche.

Les contagionnistes repoussent volontiers tous les témoignages élevés
par la médecine nautique contre l'absolutisme de leur thèse, arguant qu'en
1889-90, aucun navire ne fut affecté en pleine mer par la maladie régnante,
sans avoir été préalablement en rapport avec un continent infecté (85). On
ne dit point si cette proposition s'appuie sur des vérifications rigoureuses.
Elle est probablement aussi digne de confiance que celle qui subordonne les
progrès de la maladie à la vitesse des chemins de fer! Elle ne saurait en tout
cas se soutenir à l'égard d'un certain nombre au moins de faits contradictoires enregistrés naguère par la marine anglaise. L'escadre commandée par
l'amiral Kempfenfeldt (v. p. 347), ayant quitté le 2 mai 1782 Spithead, fut
prise le 29 mai, en pleine mer, d'une épidémie de grippe qui débuta par le
Goliah, se propagea ensuite successivement à tous les autres bâtiments de la
flotte, et prit une telle extension, que bientôt il ne resta plus assez de matelots bien portants pour assurer le service, si bien que dès la deuxième
semaine de juin, l'amiral fut obligé de ramener son escadre à Spithead. Il
est explicitement mentionné dans le rapport, que depuis le 2 mai, l'escadre

n'avait atterri nulle part et qu'elle avait constamment croisé entre Brest et le phare Lizard. Le 6 mai de la même année, une grosse flotte, sous le commandement de Lord Howe, faisait route entre l'Angleterre et la Hollande. Au départ, l'état sanitaire était parfait. Vers la fin de mai, l'influenza attaqua soudainement le vaisseau *Rippon*, deux jours après la *Princesse Amalia*, puis successivement d'autres bâtiments, les derniers ne furent envahis que pendant le retour à Portsmouth, dans la deuxième semaine de juin. Ici encore, il est dit expressément que ce ne fut qu'au voyage de retour, le 3 ou le 4 janvier, que la flotte prit pour la première fois depuis son départ, contact avec le littoral, dans la rade de Down (Littoral sud-est du comté de Kent) (86).

Des enquêtes minutieuses feraient peut-être découvrir des faits similaires dans l'épidémiologie moderne. C'est ainsi que du 15 au 17 décembre 1889, 4 navires stationnés dans la rade de Cherbourg, ou à une certaine distance de celle-ci, furent attaqués de la grippe sans avoir communiqué entre eux, et à un moment où il n'y en avait encore aucun cas dans la ville (87).

Nous reconnaissons sans peine qu'il est nécessaire d'apporter une prudence extrême dans l'appréciation de pareils faits, sous peine d'être induit en erreur par des apparences trompeuses. En voici un témoignage qui mérite de ne pas tomber dans l'oubli. En 1782, le docteur Henry communiqua à la Société médicale de Manchester, et d'après des sources qu'il croyait absolument sûres, l'histoire d'un navire qui, ayant été, dans un voyage des Indes occidentales à Liverpool, jeté hors de sa route par la tempête et entraîné vers des latitudes septentrionales, fut attaqué par l'influenza en pleine mer. Pris plus tard d'un scrupule, ce médecin sollicita le Dr Currie de Liverpool, de vouloir bien lui fournir quelques renseignements complémentaires sur cet épisode. Ce dernier procéda à une enquête consciencieuse, au cours de laquelle il eut la bonne fortune d'être mis en relation avec le médecin qui se trouvait attaché au susdit navire au moment où l'influenza s'y déclara. Il apprit de ce témoin de l'épidémie que celle-ci ne survint que lorsque le bâtiment eut atterri au littoral septentrional de l'Irlande, et que l'équipage eut pris contact avec les habitants de ce dernier (88).

La contagion est puissamment actionnée dans la diffusion de la grippe, nous le proclamons bien haut, et ce serait vraiment dénaturer notre pensée que de nous soupçonner de vouloir en atténuer systématiquement le rôle. Mais l'analyse consciencieuse des documents que nous avons réunis en vue de cette étude, nous a laissé l'impression, voire la conviction, que bien des méfaits lui ont été attribués sans preuves suffisantes, ou qu'ils ne peuvent lui être rapportés sans forcer leur signification. Ainsi, l'atteinte successive de plusieurs personnes vivant ensemble, n'implique pas de toute nécessité qu'elles se sont infectées mutuellement, plutôt que dans le milieu épidémique ambiant commun à tous. Pour comprendre l'évolution en quelque sorte sidérante de l'influenza dans la conception contagionniste, on a dû proclamer que la transmissibilité de cette maladie et la réceptivité des masses à son égard s'élevaient aux plus hauts échelons connus de ces deux propriétés. Mais que d'observations contradictoires qui nous obligent à en rabattre de ces affirmations! C'est dans les hôpitaux qu'elles se trouvent compromises par ces grippes qui, traitées dans les salles communes, y restent stériles contrairement à toute attente, comme si elles étaient impuissantes à se communiquer par la contagion. Nous en avons rapporté un certain nombre d'exemples dans notre mémoire sur la grippe de l'armée en 1889-90. A Gray, un sujet atteint d'influenza confirmée est introduit dans l'infirmerie, et cependant son admission n'y donne lieu à aucun cas intérieur. Obligé, au casernement du 20e escadron du train des équipages à Versailles, de mêler les grippés avec les malades ordinaires, M. Schmidt n'y voit survenir aucun cas imputable à ce voisinage réputé ailleurs si dangereux (89). A Sousse, écrit Frilley, tous les malades introduits par l'épidémie dans l'hôpital, furent traités dans les salles communes sans préjudice aucun pour leur voisinage.

Il n'est guère de foyer épidémique qui n'ait produit des observations semblables. On devait s'attendre, écrit le professeur Leichtenstern, fervent adhérent pourtant des idées qui réduisent l'étiologie de l'influenza à la contagion, on devait s'attendre à ce que cette dernière s'affirmât toujours hautement par l'éclosion réitérée de cas intérieurs dans les hôpitaux privés de moyens d'isolement pour les grippés qui y étaient admis. Il n'en fut rien en 1889. Un grand nombre d'hôpitaux, et pas des moindres, furent presque complètement épargnés par l'épidémie régnante, bien que les grippés venus du dehors y fussent traités au milieu des autres malades. Tels furent l'hôpital civil de Cologne, l'hôpital Jacob de Leipzig, la maison de santé de Friederichshain de Berlin, les hôpitaux municipaux de Meissen, de Halle, l'hôpital de la Toussaint de Breslau, l'hôpital militaire de Colmar, les hôpitaux de Pirmasen, de Fulda, de Schongau, de Blankenheim, les hôpitaux et la maternité de Giessen. A Zürich, M. Eichhorst, pourtant contagionniste convaincu, fut frappé du peu de tendance manifestée par l'influenza à l'hôpital à se transmettre au personnel ou aux autres malades, malgré le voisinage étroit entre ceux-ci et les grippés. M. Drasche écrit de Vienne, que dans sa division hospitalière, la grippe ne montra aucune aptitude à se communiquer par la contagion (90).

Dans le même ordre d'idées, on a remarqué qu'elle affectait parfois dans ses foyers d'explosion une marche rémittente, qui a suggéré, à l'encontre des idées contagionnistes pures, la pensée que le germe subissait, après son émission et sa dissémination dans les milieux ambiants, une transformation indispensable à la récupération de son activité pathogène initiale (91). Certains médecins ont été amenés à cette conception par la croyance qu'une épidémie qui ne progresse que sous l'impulsion de la contagion, ne subit point d'arrêt ni de rémission dans son décours. C'est aller un peu vite dans la voie des déductions. La continuité ne fait point loi dans l'évolution des épidémies qui ne sont redevables qu'à la contagion de leurs progrès. Que de fois nous avons vu la rougeole, la scarlatine, ou la diphtérie traversées dans leur cours par des répits ou même des intermissions complètes !

Il y a, nous ne l'ignorons pas, des arguments plus sérieux à élever contre l'absolutisme de la doctrine étiologique en vogue. Qu'il nous soit permis de rappeler brièvement les opinions exprimées à son égard en 1889-1890, par quelques-uns de nos collègues de l'armée. Le plus grand nombre des rapports s'accordent à incriminer à la fois le développement sur place et la transmission d'homme à homme. Les divergences portent simplement sur la part respective qu'il convient de faire à chacun de ces deux modes étiologiques. Bien que convaincu de la transmissibilité de l'influenza par la contagion, le directeur du 6ᵉ corps ne croit pas qu'elle se soit répandue uniquement par les courants humains ; car elle n'a pas eu une marche progressivement envahissante, et elle s'est manifestée le même jour dans des localités séparées les unes des autres par des distances assez grandes. A son avis, des causes d'ordre purement atmosphérique seules sont aptes à rendre compte de ce mode d'extension.

La diffusion de la cause de l'influenza est hors de toute contestation pour le directeur du 7ᵉ corps ; ce sont les faits qui plaident en faveur de la contagion qu'il faut, selon lui, s'efforcer de réunir, et il en rapporte un certain nombre recueillis dans son champ d'observation.

Le directeur du 17ᵉ corps, termine ainsi son rapport : « Parmi les médecins du corps d'armée, les uns croient à la contagion et citent à l'appui de leur opinion des observations qui paraissent très probantes ; les autres la nient, et déclarent n'avoir observé aucun cas pouvant faire croire que la grippe soit une maladie transmissible. »

Pareil témoignage est fourni par les médecins du 18ᵉ corps. Tandis que les uns apportent des preuves formelles en faveur de la contagion, d'autres, s'appuyant sur la simultanéité de l'apparition de la grippe dans les diverses régions du corps d'armée et dans les diverses fractions du même régiment, repoussent résolument l'idée de la transmission d'homme à homme.

M. le médecin major Scumit, de Versailles, sans être hostile à ce mode étiologique dont il ne lui a pas été possible de préciser le rôle dans l'épidémie du 20ᵉ escadron du train, ni à la compagnie de gendarmerie de Seine-et-Oise, M. Scumit croit que la grippe est plutôt infectieuse que contagieuse.

C'est dans ce sens, du moins, que déposent les faits précis qu'il lui a été donné de recueillir.

M. le médecin major CHATAIN, après avoir énuméré un certain nombre de faits, peu favorables à la contagion, en conclut que tout en tenant compte de la réserve qu'il convient d'apporter dans l'interprétation des faits négatifs, il y a lieu de croire que la transmissibilité de la grippe est très faible.

M. le docteur ORIOU, après avoir décrit le mode d'expansion irrégulière de l'épidémie dont il fut témoin dans la garnison de Neufchâteau, ajoute que le rôle de la contagion lui paraît assez restreint bien que réel, et qu'il y a lieu d'incriminer surtout la dissémination des agents pathogènes dans les milieux ambiants.

Par sa diffusion rapide, écrit le médecin major ROBERT, de Verdun, par la simultanéité de son apparition dans les différents corps de la garnison ou des forts, par le grand nombre des atteintes, cette maladie en impose plutôt par son caractère infectieux.

Nous avons la conviction — c'est ainsi que s'exprime M. le Dr MUSSAT, de Lons-le-Saulnier, — que la grippe est une maladie infectieuse ; c'est la contagion qui nous embarrasse. Nous n'avons aucun fait positif à citer en sa faveur, l'épidémie ayant sévi et s'étant disséminée dans toute la caserne avec une rapidité telle, qu'il fut impossible d'y saisir la moindre filiation entre les atteintes.

Telles sont les opinions exprimées dans l'armée par des confrères éclairés et consciencieux, et surtout bien placés pour suivre pas à pas les manifestations épidémiques dans leur ordre de succession et leur mode d'enchaînement. Quelques uns d'entre eux ont révoqué en doute l'aptitude de l'influenza à se communiquer par la contagion, ou du moins, il leur a paru difficile d'identifier son épidémiologie avec celle des maladies qui reçoivent exclusivement leur impulsion de cette propriété, telles que les fièvres éruptives. La plupart attribuent les progrès de l'influenza à la fois à la transmission d'homme à homme, et à ce qu'ils appellent communément l'infection, c'est-à-dire la genèse autochtone.

Ces divergences d'appréciation ne sont point les fruits de la méditation : elles procèdent du fond des choses, c'est-à-dire de la comparaison des faits enregistrés par une observation attentive et exempt d'idée préconçue.

L'influenza est incontestablement une maladie contagieuse. Cette proposition s'appuie sur d'innombrables témoignages recueillis dans les foyers épidémiques les plus divers, et dont nous avons rapporté des spécimens choisis dans chacun de ces milieux. Mais sa pathogénie ne tient pas tout entière — il s'en faut de beaucoup — dans cette propriété, comme ont paru le croire nombre de médecins témoins de la pandémie 1889-90, et comme l'ont proclamé depuis des voix hautement autorisées. Son explosion dans mainte localité sans contagion d'origine, la rapidité foudroyante de sa diffusion, la simultanéité ou l'irrégulière distribution de ses atteintes, sont des traits qui ne cadrent pas avec l'extension de proche en proche, avec le passage régulier d'un individu ou d'un groupe à l'autre, traits auxquels nous reconnaissons si aisément les allures des maladies virulentes qui règlent leurs progrès exclusivement sur les rapports de contact direct ou indirect entre les malades et leur entourage. Les faits qui font dévier l'épidémiologie de la grippe de celle des affections contagieuses sont légion ; ils ont le droit de tenir une place dans nos conceptions pathogéniques, et nous n'avons pas celui de les passer sous silence dans nos débats, ainsi qu'on en a mainte fois usé à leur égard en 1889-90. Nous trouvons l'expression de ces préoccupations, qui le croirait, sous la plume de médecins connus pour être d'ardents défenseurs du rôle exclusif de la contagion dans la propagation de la grippe, mais qui sont avant tout observateurs sincères et consciencieux. « Nous avons assurément, écrit le professeur Leichtenstern, une superbe série de faits qui mettent hors de doute la transmissibilité de l'influenza. Mais nous avons également appris à connaître de nombreuses et imposantes exceptions à la règle. Nous n'avons pas le droit de fermer les yeux sur elles, et d'imiter ces défenseurs de la contagion, qui ne produisent que les observations favorables à leur doctrine, et passent les autres sous silence. Ces dernières sont trop nombreuses, et beaucoup d'entre elles sont trop imposantes, pour pouvoir être considérées comme des accidents sans importance. Sans doute, en matière de transmissibilité, un seul fait positif a plus de valeur qu'un grand nombre de faits négatifs mais cette vérité ne nous dispense pas de chercher à pénétrer l'essence de ces derniers, qui se rattachent sans doute à des voies tortueuses de l'infection que nous devons apprendre à connaître » (92).

L'aveu contenu dans ces lignes honore son auteur, puisqu'il va à l'encontre de sa thèse. Il est vrai que celle-ci ne paraît pas à M. Leichtenstern compromise par les exceptions qu'il vise, puisque dans sa pensée, elles impliqueraient simplement l'intervention de procédés de transmission qu'il nous reste encore à découvrir. Pour nous, la concession du professeur de Cologne résume la situation avec toute la précision désirable, à la condition toutefois d'en retrancher la réflexion restrictive de la fin, relative à l'impuissance des faits négatifs, si nombreux soient-ils, à prévaloir contre les témoignages positifs en faveur de la contagion grippale. Elle nous paraît déplacée dans ce débat, attendu qu'il s'agit d'établir, non pas si la grippe est transmissible d'homme à homme, personne n'en doute, mais si elle est redevable exclusivement à la contagion de son origine et de ses progrès. Or, les observations contradictoires, qui abondent dans les annales de l'épidémiologie, sont comme autant de témoignages que la genèse de la grippe ne s'accomplit point en vertu d'un mode unique et exclusif de tout autre, elles attestent l'intervention d'un deuxième mode pathogénique, actionné conjointement avec la contagion, et qui réside dans le développement sur place de la maladie régnante par accession à la virulence de germes dans l'autogenèse.

Causes secondes. — *Climat, saisons et sol.* — L'esquisse géographique tracée plus haut de l'influenza, nous a montré qu'il était peu de maladies aussi indépendantes qu'elle des climats. On sait qu'elle n'est pas rare dans la Sibérie, où plusieurs épidémies auraient pris leur origine. D'autre part, les nombreuses relations que nous avons de ses explosions au Brésil, au Mexique, en Afrique, dans les Indes, à Java, Bornéo, sont la preuve qu'elle est aussi répandue sous les latitudes chaudes que dans les climats septentrionaux. Il est permis d'affirmer que son expansion géographique est générale, et en quelque sorte illimitée.

Elle s'affranchit non moins nettement de la constitution physique et géologique du sol. On l'a vue régner avec tous les degrés d'extension et de gravité sur les rochers compacts et les terrains poreux, dans les vallées profondes et sur les hauts plateaux, le long du littoral et dans l'intérieur du continent. En Algérie toutes les villes, sans distinction de latitude ou d'altitude, lui ont payé en 1890, un égal tribut. Alger, Dellys, Bône, Philippeville, sur le bord de la mer ; Constantine, Batna, Sétif, Djelfa, au milieu des hauts plateaux ; Laghouat, dans le sud, ont été également éprouvés : elle est la plus ubiquitaire des maladies infectieuses.

Il semble d'autre part que les saisons n'ont guère plus de prise sur elle que les climats. Les calculs que M. le docteur RIPPERGER a établis avec le tableau des épidémies réunies par HIRSCH, complété de celles qui furent observées de 1874 à 1890, en donnent la répartition mensuelle suivante :

Janvier	14,38 p. 100	Juillet.	6,07 p. 100
Février	10,86 —	Août	4,47 —
Mars	8,94 —	Septembre. . .	7,67 —
Avril	7,03 —	Octobre	7,67 —
Mai	6,71 —	Novembre. . .	8,93 —
Juin.	5,41 —	Décembre . . .	11,82 — (93)

Bien que nous voyions figurer sur ce cadre tous les mois de l'année, il faut cependant reconnaître que ce sont ceux de l'hiver qui sont les plus chargés. Il serait intéressant de savoir quels sont les mois les plus favorables à l'*éclosion* des épidémies. HIRSCH a tenté de nous les faire connaître, en groupant à ce point de vue 125 d'entre elles.

50 ont débuté en hiver (Décembre-Février).

35 — au printemps (Mars-Mai).

16 — en été (Juin-Août).

24 — en automne (Septembre-Novembre).

Il résulte de ce tableau que c'est l'hiver qui a vu naître le plus d'épidémies. Mais Hirsch fait valoir qu'après leur début, en quelque saison qu'il se fût produit, elles se sont prolongées à travers toute l'année, affirmant, si ce n'est dans leur genèse, du moins dans leur évolution ultérieure, leur indépendance vis-à-vis des constitutions atmosphériques annuelles (94). Nous nous croyons en droit d'ajouter qu'il n'y a point lieu de faire grand état de ces observations, attendu que rien n'est plus difficile que d'établir le lieu et le temps de l'apparition d'une épidémie, observation dont nous avons fait ressortir l'importance d'autre part, quand nous avons traité de la subordination si facilement admise entre les explosions partielles d'une grande épidémie.

De même qu'elle est de toutes les saisons, la grippe s'est déclarée par les vicissitudes atmosphériques les plus opposées : tantôt par les grands froids, tantôt par des chaleurs exceptionnelles ; ici au cours d'une sécheresse aride, ailleurs après des pluies prolongées; parfois par des brouillards répandus au loin, d'autres fois par une atmosphère pure et transparente.

Les observations faites à cet égard au cours de l'épidémie 1889-90 sont des plus contradictoires. Rien ne le montre mieux que celles qui ont été recueillies dans l'armée, parce qu'elles se rapportent à tous les points de notre vaste territoire, depuis les régions septentrionales de la métropole jusqu'à nos possessions lointaines de l'extrême Sud-Algérien. Dans le 1er corps, on note que le froid était vif au moment de l'explosion de l'épidémie. Mais la température s'est adoucie dans les premiers jours de janvier, ce qui n'a pas empêché la maladie d'atteindre son apogée dans certaines places précisément à cette époque. A Lons-le-Saunier, écrit M. Mussat, la température était très basse (— 12° à — 14°) avant l'apparition de la grippe, et le vent soufflait du nord-est. L'état sanitaire ne laissait rien à désirer. Le 19 décembre, le vent passait rapidement au sud, sud-ouest, et le dégel survenait. Les trois jours suivants apparaissaient quelques cas de grippe, et le 23, l'épidémie était constituée. Dans le 16e corps, elle s'est prolongée plus longtemps que partout ailleurs, et a été particulièrement grave dans les deux villes où le froid a sévi avec le plus de rigueur, à Rodez et à Lodève. A Montpellier, la maladie apparaît avec les vents froids et humides qui ont passé sur les sommets neigeux du voisinage. A Mende, les recrudescences coïncident avec l'abaissement de la température. Mais sur d'autres points de la même région, il a été difficile de trouver quelque relation entre les vicissitudes météoriques et le développement ou la marche de l'épidémie. Si à Villefranche, Mont-Louis, Bellegarde, Castres, Castelnaudary, Béziers,

Albi, Carcassonne, Perpignan, la neige, la pluie, les brouillards, les vents froids et humides sont notés pendant toute la durée de l'influenza, celle-ci règne à Cette par un temps simplement froid, sans autre perturbation atmosphérique ; à Montpellier, par des alternatives de beau temps, de pluie, de vent et de neige, et même par un temps constamment beau à Lunel, Narbonne, Fort-les-Bains.

En Algérie, elle ne paraît point avoir été influencée par les conditions climatériques. Toutes les villes, sans distinction de latitude ou d'altitude, lui ont payé un tribut égal. Alger, Dellys, Bône, Philippeville sur le bord de la mer ; Constantine, Batna, Sétif, Djelfa au milieu des hauts plateaux ; Laghouat enfin dans le sud, ont été également éprouvés.

La constitution atmosphérique ne semble guère avoir pesé sur la marche ou l'extension de l'épidémie. Si à Guelma, celle-ci a atteint son apogée dans la période de janvier, où la température a été la plus basse et les variations atmosphériques les plus fréquentes, il faut voir dans cette constatation plutôt une coïncidence qu'une relation de cause à effet. Car à Aumale, par exemple, des conditions météoriques à peu près identiques ont marqué le déclin de l'épidémie ; et à Sousse, celle-ci a disparu au moment où les pluies sont venues à tomber avec une abondance inusitée, c'est-à-dire dans la période la plus froide et la plus humide de l'année. A Laghouat, les mois de novembre et de décembre furent froids et pluvieux, mais exempts de toute atteinte de grippe. L'épidémie ne se déclara qu'en janvier, qui fut exceptionnellement beau : il n'y avait ni vent ni pluie, les journées étaient superbes, la saison vraiment printanière. Il eût été difficile d'attribuer aux intempéries le mauvais état sanitaire de la garnison (95).

Les courants atmosphériques, auxquels de tout temps on a attribué un rôle important dans la propagation de l'influenza, ont fixé l'attention de quelques-uns de nos collègues de l'armée. Au 17e régiment de chasseurs, à Neufchâteau, M. le médecin major Oniou a cru remarquer que la distribution de l'épidémie se réglait sur les vents régnants. Au début, elle attaquait presqu'exclusivement les chambres orientées dans la direction est-sud-est qui était celle du vent prédominant. L'immunité des chambres disposées dans le sens contraire a cessé lorsque, quelques jours plus tard, le vent passa de l'est-sud-est au nord-nord-est. A Toul, le 146e de ligne a joui d'une immunité relative, et le 6e bataillon d'artillerie de forteresse d'une immunité complète. Les médecins de ces deux corps ont attribué ce privilège à ce que les casernes où sont logés ces derniers sont adossées au rempart qui leur aurait servi de rideau protecteur contre les courants aériens. Sans attacher à ces observations une portée exagérée, le directeur du service de santé du 6e corps fait remarquer cependant que la morbidité grippale la plus élevée a été souvent notée dans des casernements largement balayés

par le vent, et qu'inversement, les casemates protégées contre les courants
atmosphériques, semblent avoir eu une proportion de malades moins élevée que les bâtiments de l'intérieur des places. A Belfort également, la fréquence et la gravité exceptionnelle de la grippe à la caserne du Vallon n'a
guère pu être rapportée qu'à l'exposition de ce bâtiment aux courants
atmosphériques (96).

Les vents cependant ont paru exercer parfois une influence salutaire. A
Clermont-Ferrand, l'épidémie sévissait depuis un mois, par un temps tout
à fait calme, lorsque vers le milieu de janvier, elle cessa brusquement, en
même temps que survint une forte bourrasque, comme si celle-ci avait
purgé l'atmosphère des germes qu'elle tenait en suspension. Il semblerait,
d'après ces constatations, que l'action des vents a eu pour effet, tantôt de
favoriser le développement de l'épidémie en abaissant la température, tantôt de contribuer à son extinction en disséminant les germes. Il n'a été
relevé aucune observation dans l'armée, tendant à prouver que ceux-ci
aient pu être transportés d'un foyer à l'autre par les courants aériens. Au
reste, la plupart des documents que nous avons entre les mains sont muets
sur l'influence de ces derniers, et ce silence semble prouver que leur rôle
a été pour le moins secondaire.

Il a été relevé très peu d'observations sur le rôle de l'humidité, et elles
ne sont rien moins que concluantes, car elles nous montrent l'influenza naissant tantôt par le froid sec, tantôt par les abondantes chutes d'eau.
L'humidité, si fréquemment mentionnée parmi les causes du catarrhe vulgaire, semble être restée sans effet sur l'épidémie de 1889-90. Dans certaines villes, les pluies survenues peu de temps après l'extinction de cette
dernière, ont été impuissantes à la rallumer.

Malgré le rôle effacé que l'épidémiologie assigne aux influences météoriques dans la pathogénie de la grippe, il est cependant quelques faits rares
à la vérité, où leur intervention paraît avoir été réelle, et où elle s'est accusée dans des circonstances qui en rehaussent l'intérêt. Dans un magistral
article, consacré plus spécialement à la clinique de l'influenza, M. le docteur DUFLOCQ raconte l'épisode suivant. Deux maçons grippés venant de
Paris, s'arrêtent le 22 décembre 1889 dans le bourg de Saint-Germain-Beau-
Pré (Creuse), épargné jusqu'alors par la maladie régnante. Le 25 décembre,
celle-ci se déclare chez la mère de l'un d'eux. Ces trois atteintes restent
isolées jusqu'au 4 janvier. Ce jour, il règne une chaleur excessive ; dans
l'après-midi, le temps devient orageux, il tonne violemment à plusieurs
reprises ; dans la soirée même et la journée du lendemain, 150 personnes
sont prises de la grippe. On peut, ajoute M. DUFLOCQ, comparer l'évolution
de ces atteintes à celle de certains parasites végétaux, tels que le mildew,
dont la pullulation et l'envahissement se font pour ainsi dire instantané-

ment, à la faveur de certaines modifications atmosphériques, alors que jusque-là quelques plants seulement étaient infectés (97).

Il est difficile, en raison de l'étroit enchaînement entre les perturbations atmosphériques et l'explosion de l'épidémie, de se défendre de la pensée que les premières ont donné l'impulsion à la seconde. Mais deux autres raisons nous ont déterminé à rapporter ce petit épisode vraiment instructif à tous égards. Nous y voyons la grippe causer dans un petit hameau de quelques centaines d'âmes, 150 atteintes en moins de vingt-quatre heures, ce qui dépasse certainement la proportion de 50.000 malades relevés pour le même temps dans la ville de Paris, sans qu'il soit possible de faire intervenir ici l'argumentation du professeur BOUCHARD pour révoquer en doute le développement massif de cette affection : n'oublions pas que celle-ci comptait 3 unités morbides la veille du jour où elle en réalisait 150. D'autre part, l'analogie établie par M. DUFLOCQ entre ce dernier et la poussée générale et instantanée du mildew à la faveur de certaines modifications atmosphériques, est un trait qu'il ne nous déplaît pas de citer. Nous l'invoquons à l'appui de la conception de la genèse autochtone de la grippe. Ne sommes-nous pas autorisé, par ces enseignements de l'histoire naturelle, à imputer son éclosion massive et universelle à la multiplication en quelque sorte instantanée de sa graine éparse dans toutes les régions du globe, multiplication survenue à la faveur de quelque perturbation corrélative dans les agents physiques de ce dernier, et comparable à celle du mildew, du champignon de la pomme de terre, ou de la nielle ?

En résumé, et malgré tout, on ne peut ne pas reconnaître que la grippe s'est développée et propagée par les conditions atmosphériques les plus disparates, et qu'il serait téméraire de formuler une affirmation précise sur leur rôle respectif dans sa genèse. On s'accorde, en général, à attribuer aux rigueurs de la saison froide le pouvoir de créer des complications graves du côté de l'appareil respiratoire ; mais on refuse, peut-être sans y être suffisamment autorisé, aux grandes perturbations des agents météoriques toute participation à la genèse et à l'évolution de la grippe. Quelques-uns ont même donné à cette conclusion une expression intransigeante, qui dépasse la portée des prémisses, c'est-à-dire des faits dont elle est déduite. L'expansion des pandémies grippales sur la terre, est, écrit-on, absolument indépendante des modificateurs cosmiques et cosmotelluriques ; elle s'accomplit exclusivement par les voies de la contagion (98). Nous ferons plus loin le procès de cette conception étiologique aussi simpliste que tranchante. Pour le moment, nous nous bornerons à nous élever contre l'opinion exprimée dans la circonstance par MM. HIRSCH et LEICHSTENSTERN. Tous les deux estiment que l'indépendance de l'influenza vis-à-vis des météores devait être considérée comme la preuve qu'elle était spécifiquement dis-

tincte de la fièvre catarrhale vulgaire. Raisonner ainsi, c'est méconnaître
que les maladies infectieuses les plus assujetties dans leur évolution
annuelle au cours des saisons, se soustraient à leur influence, quand elles
prennent l'essor épidémique. Actionnées alors par un germe dont la puissance est exaltée, elles s'affranchissent de la résistance des agents atmosphériques, elles cessent d'être saisonnières. Telles, par exemple, la dysenterie, la fièvre palustre, maladies essentiellement estivo-automnales en
temps ordinaire, qui poursuivent leurs cours à travers l'hiver, ou surgissent même en cette saison, dans les années où elles revêtent le caractère
franchement épidémique.

Age. — La grippe ne respecte aucun âge. Il semble cependant qu'elle
n'est pas également répartie sur les différentes périodes de la vie. Des observations faites en divers lieux établissent que l'enfance, jusqu'à la cinquième ou la sixième année, y est moins sujette que les autres âges; quelques observateurs ont même limité cette immunité relative à la première
année de la vie. « Les enfants du premier âge en ont paru à peu près
exempts », écrit Vicq d'Azyr. Ce serait pourtant une erreur de croire à une
immunité complète des premières étapes de l'existence. Des enfants de tout
âge, même des nourrissons à la mamelle, ont payé tribut à l'épidémie.
M. Comby a rendu compte qu'en 1889-90, les nouveau-nés seuls étaient
moins exposés à en être attaqués que les autres enfants (99). M. Dauchez a
observé également que les familles où tous les adultes étaient atteints par la
maladie régnante, les petits enfants étaient cependant complètement épargnés (100). Le professeur Layet, de Bordeaux, nous fait connaître que dans la
plupart des écoles communales de cette ville, ce furent les enfants les plus
âgés qui furent atteints les premiers, et dans la proportion la plus forte.
Parmi les 13.000 élèves de 41 écoles communales, on a compté 40 à 50 malades p. 100, tandis que chez les instituteurs ou les institutrices, le chiffre de
ces derniers s'est élevé à 61,7 p. 100. Les écoles d'enfants ne payèrent qu'un
infime tribut à la maladie régnante, plusieurs d'entre elles furent complètement épargnées par elle, les instituteurs seuls en furent attaqués (101).
On admet généralement, en ce qui concerne la prédisposition des autres
périodes de la vie, que celle qui est comprise entre quinze et quarante
ans groupe le plus grand nombre de malades, qu'au delà, ceux-ci diminuent progressivement, pour devenir de nouveau très rares dans l'extrême
vieillesse. On lit pourtant çà et là que les vieillards ont une disposition
toute particulière pour la grippe. Cette croyance est vraisemblablement
erronée. Elle provient de ce que cette maladie est particulièrement grave
chez les gens âgés, et que la mortalité qu'elle cause parmi eux a toujours
un certain retentissement. Hourmann a fait à cet égard une observation

intéressante à la Salpétrière en 1837. Tandis que les jeunes infirmières payaient un large tribut à l'épidémie, celle-ci épargnait complètement les vieilles femmes de l'établissement (102).

Somme toute, le sentiment de la majorité des médecins à l'égard de l'influence de l'âge, peut se résumer dans les propositions suivantes :

1° La réceptivité des nourrissons pour la grippe est infiniment moindre que celle des autres périodes de la vie.

2° L'âge de la fréquentation de l'école, l'adolescence, et l'âge moyen semblent être les plus sujets à l'influenza, et dans une mesure à peu près égale. Toutefois, on a l'impression que c'est de 20 à 40 ans qu'on compte le plus grand nombre de malades.

3° L'âge avancé, considéré à partir de 50 ans, se distingue des périodes antérieures par une diminution notable de la morbidité (103).

Sexe. — La grippe ne semble pas avoir de prédilection spéciale pour l'un ou l'autre sexe. Les différences numériques accusées çà et là par les statistiques entre les atteintes des hommes et des femmes paraissent tenir à d'autres causes que l'influence sexuelle. A priori, on pourrait s'attendre à la prédominance des attaques chez l'homme plus exposé aux chances de contagion par sa vie au dehors, que les femmes confinées au foyer; et effectivement, dans la Seine-Inférieure, par exemple, le sexe masculin a été plus éprouvé que le sexe féminin en 1890 (104). Mais l'ensemble des observations ne justifie pas cette conception qui sans doute n'est pas pour déplaire aux contagionnistes. C'est peut-être le lieu de marquer ici que dans les écoles de Bordeaux dont il a été question plus haut, le professeur Layet a noté que les filles étaient plus éprouvées que les garçons, que les premières étaient frappées dans la proportion de 47 p. 100, et les seconds dans celle de 40 p. 100. De même les institutrices et les instituteurs ont fourni respectivement un pourcentage d'atteintes de 66 et de 61 p. 100 (105).

Habitat. — Les conditions de l'habitation semblent avoir exercé sur le nombre ou la gravité des atteintes parmi les militaires une influence plus manifeste que les agents météoriques. Dans le 1er corps d'armée, ce sont les casernes les plus défectueuses au point de vue de leur construction et de la densité de leur population qui ont été les premières à subir la grippe dans la région (quartier de cavalerie à Saint-Omer ; caserne Joyeuse à Maubeuge; quartier de la Porterie à Cambrai; caserne Lévis à Arras).

Dans la même caserne, ce sont les soldats couchés sous les combles ou au rez-de-chaussée (caserne Schramm à Arras, Renel à Cambrai, caserne de Condé), dont le propre est d'être froids en hiver et peu accessibles à l'air et au soleil en tout temps, qui fournissaient les premiers malades, sinon les plus nombreux. Pareil témoignage a été donné par le 68e à Issoudun, dont les compagnies, logées sous les combles, ont été également plus éprouvées que les autres, mieux partagées sous le rapport de l'habitat.

Dans le 7e corps, on signale l'influence des agglomérations trop considérables comme n'étant pas restée étrangère à l'augmentation du chiffre des atteintes. A Langres, par exemple, les bureaux de l'intendance, la caserne des Ursulines, sont signalés comme ayant fourni un contingent de malades supérieur à celui des autres parties de la garnison. N'est-ce point pour cette même raison que, dans quelques villes, ce sont les grands magasins, les vastes bureaux qui ont été tout d'abord et plus spécialement désignés aux coups du courant épidémique ? Plus nuisibles encore que les combles et les rez-de-chaussée paraissent avoir été les baraquements, surtout lorsqu'aux défectuosités de l'habitat venaient s'ajouter celles du couchage (106).

Bien que les casernes se prêtent mieux à la diffusion des maladies contagieuses que les tentes, celles-ci ont paru cependant plus favorables à l'expansion de la grippe que celles-là, et peut-être l'épidémiologie fera-t-elle bien de ne pas se désintéresser de cette observation. C'est ainsi qu'à Biskra, les seules troupes atteintes ont été les fusiliers de discipline, campés sous la tente, et l'épidémie s'est éteinte au milieu d'eux dès qu'ils furent mieux logés et munis de couvertures.

Le détachement du pénitencier de Bône, campé au Mokta, a fourni infiniment plus de malades que la portion centrale, restée dans la ville. La grippe d'ailleurs n'a pas été seulement plus fréquente, mais aussi plus grave chez les hommes couchés sous la tente, notamment chez les pénitenciers ou les travailleurs campés au loin. La cause, à la vérité, en serait moins dans le mode d'habitation que dans les vicissitudes endurées par les malades pendant leur transfert des camps aux hôpitaux. Pour être hospitalisés, ces hommes avaient à subir, dans des régions souvent très froides, un transport long et pénible qui manquait rarement d'aggraver leur état (107).

Professions. — Leur rôle a été apprécié d'une façon passablement contradictoire. D'après une opinion très répandue naguère, le travail à l'air libre multipliait les chances d'atteinte de la grippe. En regard d'elle, il s'est trouvé nombre d'observateurs qui, appuyés sur des statistiques d'ailleurs irréprochables, ont affirmé que l'influenza recherchait plutôt les sujets occupés dans des espaces clos. Dans la séance du 11 février 1890, M. Lancéreaux a communiqué à l'Académie des observations d'où il ressortait que le personnel des chemins de fer de Paris comptait plus de victimes de la maladie régnante parmi les employés des bureaux que parmi les groupes affectés aux travaux de l'extérieur. M. le docteur Duflocq expose, d'après le docteur Ribail, qu'à la gare Saint-Lazare, l'épidémie débuta par les employés de la gare même : buralistes, hommes d'équipe, scribes, en un mot par le personnel que ses fonctions mettaient en rapport incessant avec

le public. Les mécaniciens, qui sont bien autrement exposés aux perturbations météoriques, ne furent atteints que quinze jours plus tard, vers la
fin de décembre (108).

M. le professeur BOUCHARD fournit un témoignage semblable. Il rapporte,
d'après M. le docteur GONDOUIN, médecin du chemin de fer de l'Ouest, à
Argenteuil, que chez les employés de l'exploitation, en contact fréquent
avec les voyageurs à la gare même, la morbidité s'est élevée à 45 p. 100,
tandis qu'elle n'a pas dépassé 38 p. 100 chez le personnel de la traction
(chauffeurs, mécaniciens, ouvriers des ateliers, etc.). Quant aux employés
de la voie (garde-barrières, poseurs, hommes d'équipes volantes...), qui ne
sont pas agglomérés, qui travaillent sur la voie soit isolés, soit par petits
groupes disséminés, et qui ont encore bien moins de rapports avec les
voyageurs que les employés de la traction, leur morbidité a atteint à
peine 9 p. 100. Quelques médecins militaires ont cru remarquer que l'épidémie se montrait plus clémente à l'égard des soldats astreints aux exercices
dans les cours ou aux marches d'entraînement dans les campagnes, que
vis-à-vis de leurs camarades occupés dans les chambrées. En général, beaucoup de médecins inclinaient à penser en 1890, que chez les hommes vivant
en plein air, adonnés aux travaux des champs, les atteintes étaient moins
fréquentes et moins sévères que chez les ouvriers des ateliers. Mais il serait
bien téméraire de tirer des conclusions fermes de cette impression, car il
ne manque pas de faits que l'on pourrait invoquer à la décharge des professions sédentaires. C'est ainsi que dans le 3ᵉ corps d'armée, les ouvriers
militaires ont été bien moins éprouvés par l'épidémie de 1889-90 que les
combattants (109).

M. le professeur LEICHTENSTERN a pensé concilier toutes ces données contradictoires, en avançant que la profession ne devait figurer au rang des
facteurs étiologiques qu'autant qu'elle multipliait les chances de contagion
par la réitération des contacts. C'est lui attribuer une signification tout à fait
secondaire ; et en vérité, il nous paraît difficile de lui en accorder une autre
dans une maladie qui attaque les 9/10 de la population.

Constitution. Race. — Nous ne croyons pas qu'il y ait lieu de marquer
plus d'attention à la *constitution* et à la *race.* La grippe comprend dans ses
atteintes les forts et les faibles, et si elle a paru parfois prélever ses victimes dans une race plutôt que dans une autre, chez les indigènes, par
exemple, de préférence aux Européens (110), cette prédilection pour les
premiers tient plutôt à des facteurs hygiéniques qu'ethniques.

La grippe de 1889-90 a prélevé ses victimes indifféremment dans toutes
les catégories de militaires, sans distinction d'âge, de race, de grade,
d'ancienneté de service. Elle a frappé les anciens comme les jeunes, les

officiers comme les soldats, enfin les indigènes comme les Européens. Seuls les soldats indigènes de Tunisie ont été plus éprouvés que les militaires français, sans qu'il ait été possible de dépister chez eux la raison de cette fâcheuse prédisposition.

Morbidité et mortalité. — Le nombre des malades a varié suivant les lieux et les temps des explosions épidémiques ; mais à peu près partout et toujours, il fut excessif. Il n'y a point de maladie infectieuse qui attaque en si peu de temps un si grand nombre de personnes. Pour ne citer à cet égard que les principales dates de son histoire, nous rappelons qu'en 1427, 10.000 habitants en furent atteints à Paris (SAUVAL), et qu'en 1557, personne pour ainsi dire n'y aurait échappé dans cette ville (PASQUIER). En 1729-30, elle frappa 60.000 personnes à Vienne (BUCHNER) et à Rome (MUHLPAUER), 50.000 à Milan, et 14.000 à Turin (HAHN). En 1832-33, les 4/5 des habitants de Paris subirent ses atteintes, et le nombre des malades s'éleva à plus de 100.000 à Saint-Pétersbourg. En 1847-48, Londres en compta environ 25.000, et à Genève, l'épidémie envahit le 1/3 de la population (111). Enfin, en 1889-90, la France aurait été éprouvée par la pandémie régnante dans la proportion de 75 p. 100 de ses habitants (112), et l'Allemagne dans celle de 50 p. 100 environ (113). De part et d'autre, il s'est trouvé mainte localité dont plus du tiers de la population fut atteinte. A Paris, elle a frappé presque toutes les unités de divers groupes : École polytechnique, Saint-Cyr, lycées, casernes. Dans beaucoup de familles, à peu près tous les membres, y compris les domestiques, ont été pris ensemble ou successivement. Il en fut de même dans les grandes villes de province (114).

La rigueur apportée à l'établissement de notre statistique militaire, nous détermine à mentionner ici le tribut payé par l'armée à la grippe de 1889-90. Sur 460.000 hommes présents, elle en a frappé 158.000 environ, ou 281 sur 1.000, d'une manière assez sérieuse pour nécessiter un traitement spécial à l'hôpital, à l'infirmerie régimentaire ou à la chambre (115). Ces chiffres, pour être élevés, n'en restent pas moins au-dessous de la vérité, car ils ne comprennent ni les officiers, ni les permissionnaires atteints par l'épidémie pendant leur absence, ni enfin les cas légers compatibles avec la continuation du service, et qui ont été en général très nombreux. C'est en mettant en ligne de compte ces formes frustes que bien des directeurs régionaux ont pu déclarer que tous les hommes, à peu d'exceptions près, ont ressenti l'influence épidémique. Jamais la grippe n'a mieux justifié sa vieille réputation : *morbus maxime omnium epidemicus.*

La morbidité a été sensiblement la même dans presque toutes les régions du territoire. Les exceptions portent sur le gouvernement militaire de Paris, dont plus de la moitié de l'effectif a été atteint (538 p. 1000), et sur le nord

de l'Afrique, qui a fourni au contraire une proportion de malades
(242 p. 1000) sensiblement inférieure à la normale (300 à 350 p. 1000). Ces
écarts peuvent être attribués à la densité des effectifs, en ce qui concerne
Paris, et à la douceur du climat, pour ce qui regarde l'Algérie et la Tunisie.

Les différences, toutefois, s'accentuent davantage, si, au lieu de considérer les corps d'armée ou les régions, on compare entre eux les différents
corps de troupe ou garnisons. Aucun d'entre eux n'a été épargné. Mais
tandis que les uns ont eu les 9/10 de leur effectif frappé, d'autres ont à peine
compté quelques malades.

L'écart dans le chiffre des atteintes d'une garnison à l'autre, mérite d'être
retenu ; il fait pressentir l'intervention, dans le développement de la maladie, d'un facteur local, étranger à la contagion qui nous semble impuissante à rendre compte de ces irrégularités.

Cette morbidité sans pareille dans aucune autre maladie infectieuse, est
d'autant plus imposante qu'elle ne s'établit point par une multiplication
régulière et progressive des atteintes. Nous avons vu plus haut que la grippe
éclate très souvent soudainement, sans signes précurseurs, causant d'emblée
un chiffre prodigieux d'atteintes au milieu d'une population saine jusqu'alors. On se rappelle qu'à Paris, l'épidémie de 1889 a débuté à la fin de
novembre par l'atteinte soudaine et collective du personnel des magasins
du Louvre : en moins de vingt-quatre heures, elle attaqua plus de 100
employés, et en très peu de jours, elle éleva ce chiffre à 500.

L'influenza simple, exempte de complication, est une maladie bénigne,
ou du moins ne met qu'exceptionnellement la vie en danger. Aussi le rapport des morts aux innombrables malades enregistrés dans les grandes
agglomérations, est-il toujours très faible. C'est ainsi que, d'une manière
générale, la mortalité a été faible en 1889-90. Dans les 40 villes les plus
peuplées de France, elle s'est élevée à 10.726 décès, correspondant à une
population de 5.886.110 habitants, soit 18, 1 décès pour 10.000 habitants
(P. Roux, *Bull. Acad.*, 1892, t. XXVII, p. 556).

Voici quelques chiffres recueillis dans des régions très différentes de notre
territoire.

Dans les Ardennes . . . .   7.979 atteintes ont fourni 25 décès $= \dfrac{1}{319}$

— l'arrondissement de Privas. 15.937   —   —   63 décès $= \dfrac{1}{253}$

— la Seine-et-Marne . . . . .   6.508   —   —   24 décès $= \dfrac{1}{271}$

A Bar-le-Duc, on estime que la grippe a augmenté de 1/3 la mortalité
générale (116). A Paris, la mortalité clinique s'éleva à peine à 0,28 p. 100 [1],

1. Ce chiffre se rapporte à la garnison.

à Munich à 6 p. 100, à Carlsruhe à 0,075 p. 100, dans 15 villes suisses à 0,1 p. 100.

Les villages, les hameaux, les fermes isolées, ont subi des atteintes relativement plus nombreuses et surtout plus graves que les grands centres.

A Paris, l'accroissement de la mortalité a pesé sur tous les âges et les deux sexes, mais spécialement sur les hommes de 20 à 60 ans ; il a été insignifiant à l'égard de celle des enfants, mais a triplé celle des adultes et doublé celle des vieillards. Parmi les enfants, la mortalité des deux sexes est restée ce qu'elle est toujours, un peu plus forte chez les garçons que chez les filles ; parmi les vieillards, au contraire, les femmes ont été un peu plus frappées que les hommes (BERTILLON).

Dans l'armée prussienne, la mortalité fut de 0,1 p. 100, dans l'armée française stationnée à l'intérieur de 0,2 p. 100, et dans les troupes du nord de l'Afrique de 0,4 p. 100. Il y eut, sur 1.000 hommes d'effectif 0,62 morts en France, et 1,12 en Algérie et en Tunisie. Si donc la grippe a été moins fréquente dans le nord de l'Afrique qu'en France, elle y a pris des allures plus graves, puisqu'elle y a déterminé deux fois plus de décès, et par rapport à l'effectif, et par rapport aux malades (117).

A la vérité, il est difficile d'établir, même dans l'armée, la mortalité exacte de l'influenza, parce que les morts par maladies concomitantes et consécutives, en tête desquelles figure la meurtrière pneumonie grippale, échappent à la supputation des décès dus à l'épidémie elle-même. Mais ils se retrouvent dans les décès généraux, dont ils élèvent sensiblement le chiffre. Presque partout, en effet, les expansions épidémiques sont suivies, à une échéance plus ou moins prochaine, d'une augmentation sensible et souvent soudaine de la mortalité générale. Voici, le tableau comparatif de la mortalité générale à Paris, répartie par semaines, en 1888 et en 1889.

		1888
Du 11 au 17 novembre (début de l'épidémie)	. . . . . .	873
18 au 24	—	806
25 au 1er décembre	. . . .	876
2 au 8	—	942
9 au 15	—	984
16 au 22	—	982
23 au 29	—	955
30 au 5 janvier 1889	. . . .	970
		1889
Du 10 au 16 novembre (début de l'épidémie)	. . . . . .	917
17 au 23	—	968
24 au 30	—	1.020
1er au 7 décembre	. . . .	1.091
8 au 14	—	1.188
15 au 21	—	1.626
22 au 28	—	2.374
29 au 4 janvier 1890	. . . .	2.683

L'accroissement de la mortalité durant l'épidémie fut causé surtout par une majoration des décès ressortissant aux affections aiguës des voies respiratoires et à la phtisie pulmonaire. Il en fut ainsi également dans la plupart des villes d'Allemagne (119).

Il paraîtrait que l'influenza réduit le chiffre de la population non seulement par l'accroissement des décès, mais aussi par la diminution des naissances. M. le docteur BLOCH a cherché à établir que dans l'année 1890, le nombre de ces dernières fut inférieur en France de 42.500 à celui de 1889. La diminution porta à peu près exclusivement sur les mois de septembre et d'octobre 1890, ce qui, au point de vue de l'époque conceptionnelle, met en cause décembre et janvier précédents, c'est-à-dire les mois où la France était envahie par la pandémie (120). Dans un travail publié par la *Revue scientifique* (16 janvier 1892, p. 81), M. TURQUAN fait ressortir également que jusqu'en avril 1890, le chiffre mensuel des naissances de Paris ne s'écarta point de la normale; mais en septembre, octobre, novembre, on compta respectivement 8.000, 12.000, 6.500 naissances de moins que dans les mois correspondants de 1889, soit en tout un déchet de près de 27.000 unités. A partir de décembre, les naissances reprennent leur marche normale. Il est difficile d'expliquer cette chute brusque et essentiellement temporaire des naissances, se produisant exactement neuf mois après les ravages de l'épidémie, autrement que par l'état morbide dans lequel se trouvait la majeure partie de la population en état de procréer. Des observations semblables, eu égard à la natalité, ont été faites par SPERLING et FRIEDRICH en Allemagne, STUMPF en Bavière, et SCHMID en Suisse (121).

Enfin, pour compléter ces indications obituaires, ajoutons qu'il n'est pas indifférent de connaître que la grippe est à peu près sans influence sur la mortalité des enfants, et qu'elle pèse surtout sur celle des âges avancés de la vie.

Incubation. — La rapidité foudroyante de l'expansion de la grippe a fait naître souvent la pensée qu'elle surgissait chez ses victimes sans incubation; il nous paraît effectivement assez difficile d'attribuer cette phase préparatoire des maladies infectieuses à une affection si soudaine et si tumultueuse dans son invasion. Cependant, il n'est pas rare de la voir se déclarer chez un sujet manifestement à la suite d'un contact avec un grippé, et d'ordinaire après un intervalle d'une durée généralement assez courte, comme si elle avait besoin d'une phase préparatoire pour éclore. Aussi s'accorde-t-on d'habitude à lui attribuer une incubation de quelques heures à deux ou trois jours. Mais la connaissance de sa durée est d'ordre secondaire, la prophylaxie n'ayant point grand intérêt à être fixée à ce sujet.

Immunité. — On admet qu'une première attaque d'influenza préserve généralement d'une nouvelle atteinte. Prise dans son sens absolu, cette proposition n'est point tout à fait exacte. Sans doute, on n'a observé que très rarement des récidives dans l'épidémie de 1889, dans le septième des cas cependant d'après le professeur BOUCHARD; mais on eut lieu de constater, au cours des épidémies ultérieures, que cette immunité n'était que temporaire. TURNES nota que 5 p. 100 des sujets admis pour grippe à l'hôpital Saint-Thomas de Londres au printemps de 1891, avaient subi cette maladie en 1889-90, et DIXSON constata que les douaniers et employés des postes de cette ville qui se trouvaient dans ce dernier cas, fournirent dans la deuxième épidémie un chiffre de malades égal à la moitié de celui du groupe épargné dans la première. On a remarqué, il est vrai, que ces nouvelles atteintes étaient généralement moins sévères que les anciennes (122). Il s'en faut cependant de beaucoup, quand même, que l'immunisation créée par l'influenza puisse être comparée à celle que laissent à leur suite les fièvres éruptives. Il est même des médecins (123) qui, voyant les choses tout différemment, n'ont pas craint d'avancer qu'une première atteinte d'influenza, au lieu d'éteindre la disposition à en contracter une nouvelle, accroissait au contraire la réceptivité. Ces contradictions tiennent à ce que l'on n'a pas suffisamment distingué les rechutes des infections nouvelles qui seules méritent d'être considérées comme des récidives. La grippe est une maladie à rechutes qui surviennent dans le déclin ou la convalescence de l'attaque initiale ; quand elles sont tardives, elles peuvent, donnant le change, être prises pour des réinfections et considérées, à tort, comme des témoignages d'accroissement de la disposition. Seules méritent d'être rangées parmi les récidives, c'est-à-dire attribuées à une nouvelle contamination, les atteintes qui se produisent après complète guérison, deux ou plusieurs semaines après l'extinction totale de l'attaque initiale.

On ne saurait dire s'il existe une immunité naturelle. Sans doute, on a vu des médecins et des garde-malades traverser sains et saufs la pandémie de 1889. Mais d'autre part, nous avons connu de ces pseudo-réfractaires qui ont payé leur tribut dans les épidémies ultérieures. Si l'on envisage la rapide généralisation de la grippe à la plupart des sujets d'une agglomération, on demeure convaincu qu'il n'est guère de maladie infectieuse qui ait aussi facilement qu'elle prise sur l'organisme.

Association et antagonisme entre la grippe et d'autres maladies. — Comment se comporte l'influenza vis-à-vis des autres maladies ? C'est une question qui a été souvent abordée par les épidémiologistes. D'après les considérations développées plus haut, on ne sera pas étonné de voir souvent les affections catarrhales coexister avec elle. L'étroitesse de cette union implique plus qu'une simple affinité entre les deux états morbides ; nous

nous sommes expliqué à cet égard en temps opportun. Quant aux pleurésies et aux pneumonies si communes dans les épidémies de grippe, dont
elles constituent le principal élément de gravité, il est difficile de décider
s'il faut les ranger parmi les complications, ou les considérer comme partie intégrante de la maladie.

Jadis on croyait que la grippe préparait le terrain au choléra. Celui-ci,
en effet, fut précédé, en 1831, d'une formidable explosion de celle-là. Mais
l'évolution ultérieure des deux épidémies dans le temps et dans l'espace,
démontra leur indépendance absolue.

Dans ces trente dernières années, l'attention des cliniciens s'est fixée
fréquemment sur l'association chez le même sujet entre la fièvre typhoïde
et l'influenza. POTAIN en a fait l'objet de plusieurs communications à la
société médicale des hôpitaux (*Bull. Soc. méd. hôpit.*, 1881 et 1889), et après
lui, divers médecins de l'Ecole de Paris, MM. SIREDEY, MÉNÉTRIER, WIDAL,
LEGENDRE, lui ont consacré des observations intéressantes, qui ont été réunies et commentées dans la thèse de M. BOLIO (124). Le mode d'union entre
les deux affections s'effectue d'une façon variable. Tantôt la grippe précède
la dothiénentérie, d'autres fois, elle se manifeste pendant le décours de
celle-ci, le plus souvent les deux entités morbides se superposent assez
exactement. La grippe semble favoriser le développement de sa congénère,
et en prolonger l'incubation. On conçoit qu'ayant un certain nombre de
traits communs, elles se confondent en partie par leur physionomie
clinique, et ne se laissent pas aisément dissocier par l'analyse quand
elles sont combinées ensemble. M. le Dr BOIX raconte qu'en 1893, il a
observé à Saint-Antoine, dans le service de HANOT, une dizaine de sujets
atteints de pyrexie aux allures indécises, qui laissaient le diagnostic en
suspens entre l'influenza et la dothiénentérie, véritables hybridités, que
l'autopsie elle-même ne parvenait pas toujours à déchiffrer (125). Si l'on
songe que l'on décrit une grippe pseudo-typhoïdique, et une dothiénentérie
pseudo-grippale, on se demande à quels signes on reconnaîtra l'union
vraie des deux maladies. On peut se flatter d'être à même de discerner l'une
des deux composantes par l'examen bactériologique et le phénomène de
l'agglutination. Mais l'autre a beaucoup de chance de se dérober au diagnostic, depuis que le bacille de PFEIFFER est déchu de sa signification
pathogène.

Traitant de l'influence exercée par la grippe sur d'autres affections évoluant sur le même terrain qu'elle, nous ne pouvons résister à la tentation
de mentionner brièvement une observation où, chose à peine croyable,
elle a réveillé le processus vaccinal éteint depuis plusieurs années. WATSON
raconte qu'une jeune fille vaccinée dans sa première enfance, prit, à 14 ans
et demi, une grippe dans le décours de laquelle on vit se développer sur

les cicatrices vaccinales des vésicules dont le contenu fut inoculé avec succès à sa sœur plus âgée qu'elle. Il est bien difficile de comprendre le retour
à l'activité de l'infection vaccinale sous l'impulsion de la grippe. Cette
observation est assurément singulière ; elle n'est pourtant pas unique dans
son genre. Washbourn rapporte qu'une attaque de scarlatine survenue
chez un enfant de 2 ans et demi, fit apparaître également, au niveau des
marques vaccinales, de la rougeur et des vésicules qui se couvrirent rapidement de croutelettes et s'entourèrent d'une auréole rose. La physiologie
pathologique de ces faits se dérobe, semble-t-il, à toute interprétation
satisfaisante (126).

Il est des cliniciens qui ont cru reconnaître un certain antagonisme entre
l'influenza et diverses maladies infectieuses. C'est ainsi que Graves n'a
jamais vu le typhus s'y associer pendant son décours, mais attaquer fréquemment les convalescents de cette maladie. Cette observation paraît être
restée isolée : on en cherche du moins en vain la confirmation dans la littérature médicale de l'époque. D'autre part, on a noté que l'influenza arrê-
tait ou ralentissait l'essor des maladies infectieuses. Le rapport sanitaire
de l'armée, rendant compte de la grippe de 1889, mentionne qu'à Luné-
ville, où chaque mois la garnison compte plusieurs atteintes de fièvre
typhoïde, elle n'en enregistra pas une seule pendant toute la durée de l'épidémie. Il est difficile de décider si cette disparition temporaire est un effet
du hasard, ou si elle est due à quelqu'influence mystérieuse qui aurait
contrarié les agents typhogènes au profit de ceux de la grippe.

L'attention s'est surtout fixée sur les rapports de celle-ci avec les fièvres
éruptives, dont le règne aurait été plus d'une fois troublé, ou même suspendu par la soudaine invasion de l'influenza. Nous lisons dans la statistique
militaire de 1889, qu'aux 10e et 17e bataillons de chasseurs, en garnison à
Saint-Dié et à Rambervilliers, son explosion interrompit brusquement une
épidémie de rougeole qui reprit son cours après l'extinction de l'épidémie
intercurrente. Mais à la même époque, les deux affections évoluèrent côte
à côte dans la garnison de Mézières, et se montrèrent si peu antagonistes
entre elles, qu'on les voyait s'associer chez le même sujet, et marcher
ensemble, sans exercer aucune influence réciproque l'une sur l'autre. Bien
des médecins ont fait des constatations analogues. Le docteur Fiessinger
vit, à Oyonnax, la rougeole et la scarlatine coexister avec la grippe (127), et
nos confrères de l'armée allemande furent maintes fois témoins, en 1889,
de la simultanéité du règne de la pandémie et des fièvres éruptives (128).
En réalité, la question des associations entre la grippe et les maladies communes n'a réuni que des observations contradictoires, et l'étude consciencieuse faite à cet égard de l'épidémie de 1889-90 par MM. Friedrich, Wuds-
dorff et Ripperger a démontré qu'il n'existait ni affinité ni antagonisme

entre la première et les secondes (129), que la grippe pouvait s'associer dans son évolution épidémique ou clinique avec celle de toutes les maladies épidémiques connues.

Influenza des animaux. — On lit souvent, dans les annales de l'influenza, qu'au temps de ses grandes épidémies, elle n'épargnait point les animaux domestiques, que notamment les chevaux, et quelquefois les chiens et les chats subissaient ses atteintes, ou du moins étaient affligés d'épizooties ou d'enzooties catarrhales qui semblaient procéder de la même cause qu'elle.

Les premières observations de ce genre sont déjà anciennes. Les plus connues sont rapportées dans l'ouvrage de Hirsch où nous en avons pris connaissance. Il est remarquable, écrit Molineux dans sa relation de la grippe qui sévit en Angleterre et à Dublin en 1693, que l'épidémie fut précédée d'une épizootie équine caractérisée plus spécialement par l'abondance du flux nasal. Gibson mentionne une épizootie semblable qui attaqua les chevaux en Angleterre et en Ecosse, dans l'hiver de 1732-33, au temps même où la grippe affligeait ces deux pays. Cette coïncidence fut signalée encore à plusieurs reprises dans le cours du siècle, notamment en Angleterre, en 1767, 1775, 1782, 1788, et en Amérique à la première de ces dates. On la nota d'autre part au cours du dernier siècle, en 1837 à Cassel, en 1853-54 au Capland, en 1857-58 dans le Wurtemberg, en 1872-73 dans tout le nord de l'Amérique (130), en 1890 dans diverses régions de la Bavière.

En somme, l'épidémie et l'épizootie se sont rencontrées assez fréquemment dans le temps et dans l'espace pour faire naître la pensée qu'elles étaient issue d'une même cause, ou du moins unies entre elles par une étroite relation pathogénique.

Cette hypothèse mérite sans doute d'être prise en considération, mais il est difficile, dans l'état actuel des choses, de la confirmer par des observations précises. Loin de là, la conception de la grippe est encore plus vague en médecine vétérinaire qu'en pathologie humaine. Cette dénomination a été certainement appliquée à des états morbides différents. Elle sert à désigner : 1° Une phlegmasie catarrhale diffuse de toute la muqueuse respiratoire, contagieuse et épidémique; 2° Une affection typhoïde ou érysipélateuse, caractérisée par de l'adynamie, des troubles intestinaux, du gonflement érysipélateux, de la conjonctivite, etc.; 3° Une pleuropneumonie contagieuse, déterminée par un diplocoque distinct du diplocoque de la pneumonie de l'homme. De ces diverses manifestations, le catarrhe aigu des voies respiratoires, inscrit sous le numéro 1, présente seul quelque analogie avec l'influenza de l'homme. Mais il y a loin de cette vague ressemblance extérieure à l'identité de la cause des deux affections. Si l'on trouve dans la littérature médicale maint exemple de leur coïncidence épidémique, il serait facile d'opposer à celle-ci des témoignagnes plus nombreux de leur dissociation. C'est ainsi qu'en 1827, une épizootie grippale sévit parmi les chevaux dans une grande partie de l'Europe septentrionale, offrant une incontestable analogie avec la grippe humaine. Celle-ci cependant faisait défaut partout (131). Une enquête instituée en 1889-90 par le service de santé militaire de la Prusse sur les rapports réciproques des deux maladies, établit qu'il n'existait entre elles aucune relation [1], opinion qui a été exprimée à plusieurs reprises depuis cette époque, et que nous partageons jusqu'à nouvel ordre.

BACTÉRIOLOGIE ET NOSOGRAPHIE

Ce n'est point le paragraphe le plus aisé à écrire de la grippe. On s'illusionnerait grandement si l'on se figurait que la bactériologie a éclairé la nosographie de cette maladie. Il y a quelques années, au commencement de 1892, M. PFEIFFER découvrit dans l'expectoration des grippés un coccobacille qui depuis porte son nom, et qu'il considéra comme le microbe spécifique de l'influenza (132).

Mais cet agent ne se retrouva plus guère dans les investigations ultérieures. C'est en vain, du moins, qu'on le chercha dans quelques-unes des épidémies les plus récentes. Au cours de celle qui sévit à Paris, de novembre 1904 à février 1905, MM. BESANÇON et ISRAELS DE JONG soumirent à l'examen bactériologique l'expectoration d'un grand nombre de malades. Ils furent frappés par la multiplicité des germes qu'ils y découvrirent : tous les microbes habituels de la bouche, le pneumocoque, le pneumobacille, le diplo-streptocoque, le bacillé diphtéritique, le staphylocoque, plus deux espèces microbiennes spéciales, l'une analogue au *micrococcus catarrhalis* étudiée par BERNHEIM, l'autre, qu'ils dénommèrent paratétragène zoogléique, défilèrent dans le champ du microscope. D'autre part, ce n'est pas sans étonnement qu'ils virent manquer constamment dans ce cortège le bacille de PFEIFFER. Cette absence leur parut d'autant plus significative qu'elle était signalée dans le même temps à Vienne par KRETZ et STERNBERG, à New-York par PARK, à Berlin par RUBEMANN, à Francfort par KLIENEBERGER (133). ROSENTHAL enfin confirma par ses recherches la rareté du cocco-bacille dans les manifestations grippales de l'hiver de 1904-1905, et en conclut à la non-spécificité de ce microbe. C'est ainsi que dans ces dernières années, le bacille de PFEIFFER a fait presque constamment défaut dans les nombreuses affections catarrhales attribuées à l'influenza, même

[1] Professeur CADIOT, note manuscrite.

A. KELSCH, t. III. Mal. épidémiques. 25

dans les manifestations les moins contestables de cette affection. Il convient cependant de mentionner que MM. NOBÉCOURT et PAISSEAU l'ont retrouvé dans une épidémie de grippe qui a régné parmi les petits malades de l'Hospice des Enfants-Assistés (134).

Il n'en reste pas moins prouvé que la nosographie de la grippe n'a rien gagné aux révélations de la bactériologie. Le cocco-bacille de PFEIFFER quelquefois, les saprophytes habituels de la bouche presque toujours, tel est le bilan de cette dernière. L'inconstance notoire du prétendu agent spécifique dans les épidémies réputées grippales qui se sont succédé depuis 1892, et sa présence inattendue dans des maladies diverses, telles que la coqueluche, la phtisie, le catarrhe emphysémateux, les pneumonies (ROSENTHAL), ont dépossédé ce microbe de la signification qui lui était attribuée dans le principe, et l'ont fait tomber en quelque sorte au rang des germes indifférents. Il se trouve pourtant des médecins qui sont restés fidèles envers et contre tous, à la croyance à sa spécificité, et proclament en conséquence que toutes les explosions de grippe qui ne peuvent lui être attribuées sont en réalité étrangères à cette maladie (135).

Ces observations contradictoires entre elles et aux enseignements classiques, sont venues ébranler de fond en comble la nosologie de la grippe et jeter le trouble dans les meilleurs esprits. On peut se faire une idée du désarroi causé par elles, en prenant connaissance du débat, fort intéressant d'ailleurs, auquel a donné lieu, au sein de la société médicale des hôpitaux de Paris, la communication du travail cité plus haut de MM. BESANÇON et ISRAELS DE JONG. On y a entendu se produire les opinions les plus opposées, et, nous ne craignons pas de le dire, les plus subversives. Appuyés d'une part sur la faillite du microbe de PFEIFFER, et d'autre part sur le polymorphisme clinique, la diversité de l'expression symptomatique de la grippe, certains de ses membres n'ont pas craint d'avancer que cette maladie n'était pas une entité morbide distincte, spécifique, mais une combinaison artificielle de symptômes divers, un syndrome déterminé par l'accession temporaire à la virulence des saprophytes habituels de la bouche, syndrome à physionomie variable, suivant la prédominance d'une ou de plusieurs espèces sur les autres, ou la contingence de leur mode d'association entre elles (BERGÉ).

Cette étrange conception, qui démembre si audacieusement une entité morbide dont l'individualité et l'unité sont consacrées par l'observation de plusieurs siècles, qui ne craint pas de l'assimiler à la plus vulgaire rhinopharyngite, mérite à peine une réfutation. De ce que le cocco-bacille de PFEIFFER ne se rencontre pas constamment dans la grippe, il ne faudrait pas en inférer, sans plus ample informé, qu'il n'en est point le moteur pathogène : peut-être l'expectoration, dont les produits seuls ont été soumis

jusqu'aujourd'hui aux examens,. n'est-elle pas son véhicule habituel ou
exclusif. Mais alors même qu'il n'aurait qu'une signification banale, a-t-on
le droit d'en conclure que la grippe n'est pas une maladie spécifique ? Est-on
autorisé à la ranger parmi les catarrhes vulgaires, parce que son microbe
reste encore à découvrir ? Nous nous élevons sincèrement contre une semblable prétention. La spécificité de la diphtérie ne s'est-elle pas fondée sans
la connaissance du bacille de Loeffler ? Doute-t-on de celle, de la variole
parce que la bactériologie n'en a pas encore révélé la cause première ? La
flore polybactérienne de l'influenza, qui a conduit à la négation de sa spécificité, à son démembrement et à son morcellement en grippe à streptocoque, grippe à pneumocoque, grippe à bacille de Pfeiffer, etc. (136), cette
flore polybactérienne ne se rencontre-t-elle pas dans d'autres maladies
infectieuses, telles que la coqueluche et la rougeole par exemple ? D'autre
part, la pluralité des formes cliniques de la grippe, invoquée pour battre
en brèche sa spécificité, n'appartient-elle pas à nombre de maladies infectieuses ? Ne sont-elles pas susceptibles de revêtir des modalités symptomatiques variables, souvent aussi différentes les unes des autres que celles de
la grippe, sans qu'on ait songé à en faire état contre l'unité de leur nature ?
La fièvre typhoïde n'admet-elle pas des formes abdominale, thoracique
et nerveuse comme l'influenza, sans cesser d'être elle-même ? Poser ces
questions, c'est y répondre.

Nous avons pu nous assurer, par les débats soulevés en 1905 au sein de
la Société médicale des hôpitaux de Paris, qu'il s'en fallait que tous les
médecins se fussent laissé entraîner par les affirmations prématurées de la
microbiologie, et qu'ils eussent consenti à placer la plus expansive des
grandes épidémies sur le même rang que le vulgaire rhume de cerveau.
Leur raison et leur instinct clinique ont protesté contre de semblables
errements.

Dans leur désir toutefois, de concilier la conception traditionnelle avec
les suggestions de la microbiologie, la plupart se sont déterminés à admettre
deux grippes, l'une pandémique, spécifique de sa nature, l'autre dépourvue
de ce caractère, au mode épidémique restreint, engendrée par des microbes
saprophytes des voies respiratoires que des influences saisonnières ont
investis temporairement de fonctions virulentes. Nous allons démontrer
que cette dichotomie est aussi arbitraire que celle qui a présidé à la séparation des deux choléras.

**Insuffisance de la nosographie bactériologique. — La nosographie fondée
sur la clinique.** — Puisque la microbiologie nous refuse ses lumières, du
moins à l'heure actuelle, pour asseoir sur une base étiologique sûre la nosographie de la grippe, il nous faut délaisser momentanément ses points de

vue exclusifs, et tenter de fonder celle-ci, comme le fit naguère BRETONNEAU à l'égard de la diphtérie, sur la clinique et l'épidémiologie.

Les états morbides que nous avons à viser, se répartissent en trois catégories :

1° Les grandes pandémies d'influenza, qui éclatent à de longs intervalles, se propagent avec une rapidité qui défie tous nos moyens de communication, et couvrent en peu de temps de vastes étendues de territoire. On se plaît à leur attribuer un point de départ unique et circonscrit, situé dans la Russie septentrionale, d'où elles rayonneraient dans toutes les directions, en se propageant de proche en proche, jusqu'aux confins du monde habité.

2° Les petites épidémies de grippe, plus fréquentes et moins expansives que ces dernières, limitées d'ordinaire à une région, à une localité, voire même à une famille ou à un groupe de familles.

3° Les fièvres catarrhales saisonnières, qui s'enchaînent étroitement aux grandes et petites épidémies et qui en copient plus ou moins fidèlement les traits.

Des degrés intermédiaires s'interposent entre ces trois groupes de manifestations, et nous amènent à nous demander s'ils ne portent point témoignage de l'identité de leur nature et de la communauté de leur origine. Cette question, si fondamentale dans l'histoire de la grippe, se pose surtout à l'égard de la relation à établir entre ses grandes et ses petites épidémies : elle mérite un examen approfondi, car c'est dans sa solution que se trouve la clef de la nosographie de cette étrange maladie.

Demandons-nous tout d'abord s'il est bien nécessaire de défendre la spécificité des premières, contestée de nos jours parce que les investigations bactériologiques n'y ont révélé que les microbes ordinaires des voies respiratoires. Si l'on se décidait à les inscrire pour ce motif parmi les maladies banales, il faudrait y ranger également les fièvres éruptives, dont le mystère de la cause première est resté impénétrable, et dont la flore polybactérienne correspond aux infections secondaires, si communes dans les maladies microbiennes, sans préjudice d'ailleurs de leur spécificité. Est-il un seul médecin qui ait douté de celle de l'influenza parmi les témoins de la pandémie de 1889 ? L'essence propre de la grippe s'est imposée à leur esprit par l'originalité, l'étrangeté même de sa caractéristique clinique, par son invincible tendance à revêtir la forme épidémique et à en épuiser toutes les modalités, d'un extrême à l'autre de l'échelle, enfin par l'étonnante soudaineté de son invasion et la rapidité foudroyante de son extension.

L'exposé qui précède a démontré que, sans aller jusqu'à dénier la spécificité à tous les états morbides visés dans ce débat, beaucoup de médecins inclinent à réserver cet attribut exclusivement aux pandémies qui traversent le monde comme un ouragan deux ou trois fois par siècle, et à considérer les petites épidémies qui se succèdent dans l'intervalle, comme des manifestations banales à rapporter à la virulence temporaire des agents microbiens qui colonisent nos voies respiratoires.

Nous protestons contre cette interprétation avec une conviction non moins sincère que celle qui a inspiré notre critique de la dualité du choléra. Il n'y a point deux grippes, pas plus qu'il n'y a deux espèces de ce dernier. Qu'il se rencontre parmi les bronchites, les fièvres catarrhales saisonnières des états morbides mal définis, à ranger parmi les affections vulgaires, comme il y a des choléras nostras difficiles à classer, nous n'oserions ni l'affirmer ni le contester. A un certain degré d'atténuation, les maladies infectieuses perdent souvent la netteté de leur contour, et vont se fondre dans des états morbides voisins, à physionomie fruste et à caractéristique indéterminée. Mais nous croyons fermement que sous sa forme dite catarrhale, la véritable grippe est toujours présente dans les agglomérations, nous croyons qu'elle est endémique sous tous les climats et dans tous les lieux.

C'est une chose étrange, que cette obstination à attribuer à cette épidémie un berceau lointain, aux limites indécises, à aire relativement étroite, un berceau unique, d'où elle se répandrait périodiquement dans des directions diverses sur toute la surface du globe, par les migrations humaines, ne recevant, pour se déployer dans l'espace, d'autre impulsion que celle de la contagion propagée d'un foyer à l'autre. Une pareille conception est presque un défi à la raison. On a vu, à la fin de 1889, la grippe surgir çà et là en Russie, avant de se manifester sur d'autres points du continent européen, ce qui n'a pas lieu d'étonner de la part d'une maladie dont les affinités pour les saisons et les climats froids ont été reconnues de tout temps. La même cause l'a fait éclater plus tôt dans le nord de la France que dans le midi, et dans celui-ci plutôt qu'en Algérie. On l'a vue ensuite naître fréquemment dans certains milieux à la suite de l'introduction d'un malade ou d'objets suspects. Ces observations, dont la rigueur laissait pourtant souvent à désirer, ont suffi aux contemporains pour s'élever à des généralisations exclusives et abusives, pour proclamer que l'influenza, cette maladie universelle en tous temps, s'élaborait dans une circonscription restreinte de l'extrême Russie ou de l'Asie centrale, et qu'en dehors de ce foyer générateur, elle ne reconnaissait d'autre cause que la transmission de proche en proche, que la contagion issue de ce foyer, qui suffisait à la propager d'étape en étape à toutes les régions habitées du globe, à la porter en peu de temps aux confins les plus reculés de la terre. Nous ne craignons pas de le dire, son histoire tout entière s'inscrit en faux contre cette étiologie si simpliste, qui semble renouvelée de celle du choléra. Qu'on ouvre les annales de son épidémiologie, on la trouvera mentionnée partout et dans tous les temps ; elle est ubiquitaire, endémique dans tous les lieux, comme en témoignent ses explosions périodiques qui la placent au rang des maladies les plus communes. Cette proposition ne vise point les recrudescences saisonnières de la fièvre catarrhale, que beaucoup de nosographes considèrent, à tort selon nous, comme étrangères à la grippe ; elle a en vue ces innombrables épidémies régionales qui surgissent chaque année dans maint pays, tantôt sur un point, tantôt sur un autre, qui ne laissent pas de fixer l'attention par le nombre et la gravité des atteintes, et qui ne se différencient des pandémies que par la faiblesse relative de leur force d'expansion, ce qui ne suffit pas à établir entre les unes et les autres une séparation essentielle, comme nous le verrons plus loin. Pour orienter le lecteur dans ce débat, où, nous le craignons bien, notre opinion ne compte pas beaucoup d'adhérents, il faut prendre pour guide l'observation. Voici quelques-uns de ses enseignements, ils sont décisifs dans l'espèce.

La grippe est mentionnée périodiquement, avec tous ses attributs au complet, dans les beaux rapports que la Société médicale des hôpitaux de Paris a consacrés tous les mois, pendant de si longues années, aux malades traités dans ces établissements. Voici dans quels termes elle est généralement signalée dans ces documents. Au cours de certaines années, la fièvre catarrhale saisonnière multiplie plus ou moins brusquement ses atteintes, acquiert une fréquence insolite et devient franchement épidémique ; elle revêt en même temps les traits caractéristiques de l'influenza, avec l'infinie variété de ses formes et de ses degrés d'intensité. Les symptômes généraux, rudimentaires dans les affections catarrhales saisonnières ordinaires, se renforcent brusquement ou progressivement, et contrastent, par leur sévérité, avec l'exiguïté des manifestations locales. Ce sont des redoublements fébriles, survenant à plusieurs moments du jour, une céphalée plus ou moins violente, de l'insomnie, de la prostration qui parfois atteint le degré de l'adynamie typhique, enfin des troubles abdominaux qui contribuent à faire hésiter le diagnostic entre la dothiénentérie et l'influenza. Les modes d'apparition de ces épidémies locales sont rigoureusement ceux de cette dernière maladie. Tantôt elles se développent lentement, par l'aggravation progressive de la bronchite catarrhale régnante ; d'autres fois, elles surgissent brusquement, au milieu de diverses vicissitudes atmosphériques, surtout après une transition brusque d'un froid excessif à une température élevée. « Je ne constatai que des bronchites et quelques pneumonies, écrit M. HÉRARD en janvier 1868, lorsque le 12 de ce mois, la température changea au point que le lundi 13, le thermomètre marquait +10°. Dès ce moment la grippe faisait invasion, et elle n'a pas cessé depuis, et l'on peut dire qu'il n'y a presque pas de famille qui n'ait payé son tribut. Un exemple d'épidémicité bien accentué a pu être constaté par moi dans un pensionnat de jeunes filles : le 13, 10 jeunes filles entraient à l'infirmerie ; le 14, on en comptait une vingtaine, et le 15, le chiffre était plus considérable encore : symptômes toujours les mêmes, sentiment de grande prostration, courbature dans tous les membres, fièvre, céphalée vive, larmoiement et injection des conjonctives, mais surtout coryza intense, souvent avec épistaxis, sensation d'ardeur à la gorge et derrière le sternum, toux peu marquée, oppressive, quelquefois vomissements. Durée de l'attaque courte, convalescence longue, rétablissement des forces lent et difficile (137) ».

La contagion ne fait point défaut parmi les traits assignés par l'observation à ces épisodes. Une fois introduite dans une famille ou un atelier, écrivent Homolle (138) et Champouillon (139), à l'occasion d'une bronchite épidémique qui régna à Paris en 1867, il est rare qu'elle n'attaque pas successivement tous ses membres. Toutefois, ces épidémies ne manifestent point de tendance à rayonner autour d'elles, elles restent habituellement locales, plus sévères par la gravité que par le nombre des atteintes : 335 sujets admis pour bronchite épidémique en 1865, dans les hôpitaux de Paris, fournirent 16 décès (140).

Les observations qui précèdent ne s'appliquent qu'à Paris. Mais les mémoires de l'Académie de médecine font connaître que l'influenza est de toutes les régions de notre territoire. Il n'est guère d'années où elle n'est signalée dans des groupes de communes ou de départements dispersés sur l'étendue de ce dernier, causant souvent, toutes proportions gardées, plus de décès que les pandémies elles-mêmes. Telles furent notamment les années 1874 (141), 1875 (142), 1879 (143), 1886 (144), 1887 (145).

Voici un type des épisodes consignés dans ces documents. Il est intéressant à la fois par la précision des détails et les judicieuses déductions qu'il a suggérées au médecin, M. le docteur Fiessinger, qui en fut le témoin. Au commencement et à la fin de l'hiver, deux épidémies de grippe sévère se déclarèrent à Oyonnax (Ain). Elles causèrent 83 malades, dont 4 succombèrent les 9e, 10e, 12e et 14e jours. Chez 51 sujets, on nota les symptômes classiques de l'influenza : toux, congestions pulmonaires, nausées, vomissements, diarrhée ou constipation, troubles sensitifs, insomnie, convulsion, délire, paralysies motrices, parfois congestion parotidienne et rénale ; chez 21 autres, la maladie se présenta sous sa forme abortive. Bien que M. Fiessinger eût remarqué sa tendance à grouper ses atteintes initiales autour du premier malade, ce distingué confrère se déclare anticontagionniste, à cause de la préservation complète de certains groupes de la population appartenant aux quartiers les plus éprouvés par l'épidémie, et de la spontanéité d'éclosion de la maladie dans des milieux qui par leur isolement excluaient rigoureusement toute chance de contamination. C'est ainsi que dans une ferme isolée, s'élevant en pleine montagne, au milieu d'un cirque sauvage, un enfant de trois ans, qui est sorti pour la dernière fois le 6 janvier, est pris le 25 mars d'une grippe classique, sans que dans cet intervalle cette habitation ait été fréquentée par des malades étrangers, et sans que les parents aient été en visiter au dehors. La maladie régnante y est née de toutes pièces (146). M. FIESSINGER a remarqué que depuis plusieurs années ces poussées épidémiques se produisaient périodiquement, sans contagion originelle, à Oyonnax et dans les localités voisines. Il en conclut que les microorganismes ou les spores de la grippe sont répandus partout, fixés dans un état de vie latente, jusqu'à ce qu'une perturbation des circum-fusa les appelle à l'activité pathogène. Nous partageons le sentiment de notre confrère, avec cette réserve toutefois, que nous croyons fermement que la genèse autochtone n'est nullement exclusive de la contagion.

A l'appui des observations mentionnées dans les rapports académiques, nous croyons opportun de citer celles qui figurent dans les statistiques annuelles de l'armée, établies avec des documents qui émanent de toutes les grandes garnisons de France, et se rapportent par conséquent à toutes les régions de notre pays. Il n'est guère d'années où la grippe ne soit signalée dans un corps d'armée ou un autre, avec tout le cortège des symptômes que nous voyons apparaître dans les pandémies. Ce sont des bronchites épidémiques, plus ou moins profondes, compliquées de phlegmasies pulmonaires ou pleurales, et de troubles nerveux qui en imposent parfois pour une fièvre typhoïde, tels que céphalée, prostration, stupeur, adynamie générale, agitation, délire, douleurs vagues, rhumatoïdes, enfin névralgies diverses. Ces manifestations non douteuses de l'influenza classique, sont toujours encadrées par des catarrhes fébriles en apparence simples, auxquels ils se rattachent par tous les degrés de transition. Il est souvent donné aux médecins de l'armée d'assister au passage progressif de ceux-ci à celles-là.

En voici deux exemples saisissants. A Versailles, en janvier 1888, les affections des voies respiratoires, d'une fréquence insolite déjà depuis un mois, continuent leur mouvement ascensionnel, s'enveloppent peu à peu de tous les symptômes nerveux de l'influenza, et se compliquent çà et là de pneumonie ou de pleurésie. En février, l'épidémie bat son plein, avec tous les attributs de la grippe ; 26 hommes atteints de cette maladie sont en traitement à l'infirmerie, 126 sont soignés à la chambre pour des affections diverses des voies respiratoires, et 7 entrent à l'hôpital. En mars, les bronchites et les angines simples diminuent, mais la gravité des autres augmente : 25 hommes atteints de bronchite fébrile, de broncho-ou de pleuro-pneumonie entrent à l'hôpital et 4 d'entre eux succombent. En avril enfin, la situation s'améliore, le déclin se prononce, le nombre des sujets traités à l'infirmerie ou à l'hôpital diminue progressivement, et en mai l'état sanitaire redevient normal (147).

A Lodève, vers le 10 février de la même année, le nombre des malades présentés à la visite augmenta progressivement, au point de s'élever au chiffre de 50 par jour et au delà. On notait tout d'abord chez eux un état catarrhal des voies respiratoires, des angines et des bronchites légères. Ultérieurement, les patients accusaient une vive céphalée, de la constriction épigastrique, du brisement des membres, et une perte absolue des forces. Le thermomètre marquait dans l'aisselle 39° à 40°, et l'auscultation de la poitrine révélait de l'engouement pulmonaire, et dans un assez grand nombre de cas de la pneumonie. Le catarrhe aigu des bronches ne durait que quelques jours, mais la dépression des forces lui survivait, et la convalescence était longue et pénible.

C'est ainsi que la grippe, à l'instar du choléra, de la dysenterie et de bien d'autres maladies infectieuses, procède souvent de maladies communes, dépourvues en apparence de toute spécificité, mais qui vont en se multipliant, revêtent sa physionomie et acquièrent la caractéristique fondamentale de cette dernière, la virulence. Cette observation est une des plus intéressantes de la nosologie; elle nous fait assister en quelque sorte à la formation graduelle des maladies spécifiques, et inversement à la réduction graduelle de celles-ci en maladies communes. Elle a soulevé bien des débats dans la médecine prépastorienne ; sa conception devient aisée avec la connaissance des propriétés biologiques des microbes.

Il n'est point jusqu'à l'année de la grande épidémie qui n'ait donné un démenti formel à la croyance à l'origine exotique de cette dernière. La statistique médicale de 1889 fait connaître qu'elle a envahi l'armée, comme le reste de la population, dans la deuxième quinzaine de décembre, mais qu'elle avait en réalité sévi pendant les onze premiers mois de 1889, sous forme de petites épidémies, dans différentes garnisons, donnant lieu à 402 atteintes plus ou moins sévères, au lieu de 107 enregistrées en 1888, avec un décès dans le 12e corps. A Mamers, entre autres, elle attaqua, dans le courant d'avril, 145 hommes du 125e de ligne ; elle se montra à peu près aussi sévère à Uzès, où elle avait déjà sévi au printemps de 1888. En somme, ajoute le compte rendu de 1889, elle est signalée dans cette première phase de son règne, et principalement de janvier à mars, dans tous les corps d'armée, à l'exception des VII, VIII, Xe et XIe régions, et de l'Algérie et de la Tunisie.

Les médecins militaires du reste n'ont pas été les seuls à fournir pareil témoignage. Nous lisons dans le substantiel rapport de M. le professeur BOUCHARD, que d'après le Dr BRIONDAL, médecin des épidémies dans la Charente-Inférieure, la grippe régnait dès le commencement de 1889 dans la région, marquée par des broncho-pneumonies sévères, et qu'elle ne s'est différenciée de celle de janvier 1890 que par moins d'adynamie et moins de tendance aux complications (148).

Ces observations sont plus que précieuses : elles sont décisives. Ne dénoncent-elles pas l'aptitude de la grippe à se développer en tout temps et partout sans importation, spontanément, c'est-à-dire par genèse autochtone, laquelle n'exclut point, bien entendu, sa transmissibilité à petite ou à grande distance, une fois qu'elle est constituée? N'a-t-on pas lieu d'être surpris de la préoccupation manifestée par l'opinion devant son grand essor de décembre, de lui attribuer une origine lointaine, quand on la voit naître à jet continu sous nos yeux? D'autre part, son éclosion dans presque toutes les garnisons de France pendant les onze premiers mois de 1889, n'accuse-t-elle pas l'intervention d'une influence générale génératrice, qui s'élabore dans les milieux les plus divers, s'accroît dans l'ombre et le silence, et finit par lui donner l'impulsion pandémique par la multiplication et la fusion de toutes les épidémies locales ou régionales?

Nous avons la conviction que l'origine de cette maladie se trouve partout. Son moteur pathogène fait partie de la flore microbienne de tous les lieux; il est ubiquitaire, inclus dans notre organisme ou répandu dans les milieux ambiants, momentanément éteint ou animé seulement d'une vie rudimentaire, qui ne se manifeste que par l'éclosion d'atteintes isolées ou groupées au milieu des maladies saisonnières. Ces types morbides sont dépourvus du pouvoir de rayonnement, ou ne possèdent qu'une transmissibilité douteuse; mais ils sont susceptibles d'acquérir éventuellement l'un et l'autre, à la faveur sans doute de modifications cosmiques qui se produisent périodiquement dans des circonscriptions territoriales plus ou moins étendues, voire même sur une grande partie de la surface du globe. On serait mal venu de révoquer en doute l'intervention de ces influences générales dont se réclame cette conception pathogénique, car, ne sont-elles pas tout aussi indispensables à celle qui attribue la grippe à une provenance lointaine? Ne faut-il point supposer qu'elles se produisent aussi périodiquement dans son prétendu berceau d'origine, pour comprendre l'exaltation temporaire de sa puissance expansive qui la porterait d'un foyer circonscrit de l'espace sur la terre tout entière? Pourquoi ces influences mystérieuses ne surgiraient-elles pas partout, tout aussi bien dans le centre de l'Europe que dans ses circonscriptions septentrionales, réveillant partout les germes assoupis, favorisant leur accession à la virulence, et créant ainsi, sur d'innombrables points, des foyers générateurs d'épidémies indépendants les uns des autres?

La grippe relève de la contagion et de l'autogenèse. — Cette conception attri-

·bue à la grippe la dualité originelle que nous avons déjà tant de fois invoquée à l'occasion de la genèse des maladies infectieuses étudiées dans les chapitres qui précèdent, et notamment dans celui du choléra. Elle donne une interprétation très simple de la généralisation si rapide de la maladie, et de son évolution si tumultueuse dans l'espace. Issu de l'accession à la virulence de germes indifférents, qui se sont trouvés immobilisés plus ou moins longtemps dans leur vie végétative, le développement de l'influenza se renforce sur place par la transmission ultérieure de ces germes à des sujets épargnés par l'infection des milieux ambiants ou de leur propre ·milieu, la contagion s'associe à l'autogenèse et porte la maladie créée ainsi de toutes pièces dans les localités voisines ou lointaines, qui en seraient peut-être restés indemnes sans cette migration de sa cause. Loin d'être exclusive de tout autre mode pathogène, comme on tend à l'admettre en général, la contagion est étroitement rivée à sa congénère l'autogenèse, à l'intervention de laquelle il faut attribuer tous les faits qui ne lui sont pas imputables, tels que les explosions massives et soudaines, le développement de milliers d'atteintes en quelques heures, en une seule nuit, et autres traits ·de l'épidémiologie de la grippe qui ont étés rapportés dans ce chapitre.

Ce qui a fait attribuer à la contagion ce mode de développement qui cadre si difficilement avec elle, c'est que la pathologie prémicrobienne l'imputait à des miasmes fictifs, dont la facile diffusion convenait bien à l'interprétation des explosions massives de l'influenza, mais dont les doctrines nouvelles ont fait amplement justice en étiologie. Aussi celle-ci s'est-elle réduite, à l'égard de la grippe comme à celui de toutes les maladies infectieuses, à la transmission d'homme à homme, sans aucune considération pour les suggestions contradictoires de l'observation, au mépris de l'autogenèse si lumineusement substituée par PASTEUR au rôle suranné du miasme.

Il ne faudrait pas croire que cette conclusion éclectique d'apparence, s'inspire surtout du dessein de concilier des opinions qui paraissent s'exclure mutuellement. Elle est l'expression fidèle de la vérité. Nous avons montré que nous étions en mesure de l'appuyer sur des témoignages qui ont la précision de ceux d'une expérience.

Comme tant d'autres maladies infectieuses, la grippe se déploie suivant les trois modes sporadique, épidémique et pandémique. En raison de la perturbation qu'il jette dans la vie sociale, ce dernier mode seul a fixé l'attention, et déterminé l'opinion médicale, profondément impressionnée par cette explosion universelle du catarrhe fébrile, à en détacher ses autres manifestations plus restreintes comme lui étant absolument étrangères. L'épidémicité est devenue ainsi la caractéristique fondamentale de la grippe : c'est une conception purement artificielle. La vérité est qu'elle y a ses degrés comme dans toutes les maladies infectieuses : elle s'y élève simplement à une puissance qu'elle n'atteint dans aucune autre.

En effet, plus ou moins saisonnière et plus ou moins sévère dans son évolution au cours des temps, la fièvre catarrhale prend dans certaines années et dans des groupes plus ou moins limités de la population, une ampleur et une gravité insolites. Par le nombre de ses atteintes, elle dépasse de beaucoup ses recrudescences saisonnières habituelles, elle se déploie alors en véritables épidémies locales ou régionales qui ne se différencient des pandémies que par la limitation de leur pouvoir expansif. On fait valoir que ces manifestations sont dues à des graines semées partout par la pandémie la plus récente, interprétation qui a été appliquée surtout à celles qui se sont succédé depuis 1889 (149). Mais elles sont de tous les temps et de tous les lieux, postérieures et antérieures à la formidable explosion de cette dernière date. Les mémoires de l'Académie de médecine et de la Société médicale des hôpitaux, comme nous venons de le voir, mentionnent un grand nombre de ces épidémies de villes ou de circonscriptions régionales. Paris surtout en vit souvent naître au sein de sa population, notamment dans les hivers de 1867, 1868, 1869, 1870, 1876, ainsi qu'en témoignent les beaux rapports que M. Besnier a consacrés à la succession des maladies de la capitale dans les différents mois de l'année.

Opinion contradictoire. — Nous n'ignorons point que des médecins autorisés, Graves et Raige-Delorme, sans compter bon nombre parmi ceux de notre génération, se refusent à reconnaître la véritable grippe dans ces fièvres catarrhales, même lorsqu'elles se répandent sur une ville ou une région tout entière. Il est difficile de s'expliquer cette fin de non-recevoir, car ces affections réunissent tous les traits caractéristiques de l'influenza, dont il est impossible de les distinguer, les dualistes eux-mêmes en font l'aveu : « elles lui ressemblent comme un œuf ressemble à un œuf ». Ne pas tenir compte de cette rigoureuse similitude symptomatique entre les deux états morbides, c'est méconnaître la réalité vraie, saisissante des choses, au profit de l'idée préconçue, c'est fermer les yeux à l'évidence même. Que manque-t-il donc aux épisodes que nous avons relatés plus haut pour forcer la conviction ? Les médecins qui les ont communiqués à la Société médicale des hôpitaux ou à l'Académie de médecine, la plupart cliniciens consommés, n'ont pas hésité à y voir la grippe la plus légitime, identique à celle dont ils furent témoins en 1837. Nous même, nous avons vu, avant et après 1889, des épidémies locales dont la physionomie clinique concordait rigoureusement avec celle de la pandémie de cette date. Si, parvenues à leur apogée, les grandes épidémies tendent parfois à s'écarter, par la violence et la complexité de leur appareil symptomatique, des types plus simples qui impriment leur cachet aux petites épidémies, il faut remarquer que ceux-ci s'observent habituellement au commencement ou à la fin de celles-là. De nombreux degrés intermédiaires rattachent ensemble les manifestations extrêmes de cette échelle, et imposent la conviction que toutes ces modalités, si étroitement unies entre elles par la ressemblance clinique, ne sont point distinctes par leur nature.

Unité clinique de la grippe et pluralité de sa cause microbienne. — Mais comment, pour revenir à la bactériologie, concilier cette unicité de la grippe déduite des enseignements de la clinique avec la pluralité des microbes découverts dans ses diverses manifestations ? Nous pourrions éluder la réponse en faisant valoir qu'il n'existe vraisemblablement qu'un seul moteur pathogène de la grippe qui reste encore à découvrir, et que les microbes décrits jusqu'aujourd'hui dans cette maladie représentent la flore bactérienne des infections secondaires. Mais l'hypothèse de sa causalité polymicrobienne ne nous embarrasserait guère, car elle ne lui appartiendrait pas en propre. La bactériologie l'a attribuée à d'autres entités morbides encore, dont quelques-unes sont déjà connues. Nous avons vu que la stomatite ulcéro-membraneuse pouvait être déterminée par toute une série de microbes, également aptes chacun à réaliser cet acte pathogène sans introduire aucune modification dans les caractères anatomo-cliniques du processus. En traitant du choléra, nous avons rappelé que dans l'épidémie de 1892, MM. LESAGE et MACAIGNE ont observé des formes graves ou légères de la maladie régnante, dont les selles se présentaient avec ou sans bacille-virgules, avec le coli-bacille seul ou associé à du staphylocoque, à du bacille pyocyanique, et les auteurs de conclure que l'épidémie semble relever de plusieurs types bactériens : choléra à bacilles virgules, choléra à bacille coli, choléra polybactérien, toutes variétés identiques dans leur expression clinique, au point qu'elles se dérobent à toute tentative de différenciation (150). Enfin, pour citer un dernier exemple, la dysenterie reconnaîtrait divers moteurs pathogènes, actionnés ensemble ou isolément, parmi lesquels les plus connus sont l'amibe et le bacille de MM. CHANTEMESSE-WIDAL. Le professeur CHAUFFARD a exposé naguère, dans une intéressante leçon clinique, qu'il a eu à traiter presque simultanément dans son service, et à contrôler par l'autopsie, deux endocardites ulcéreuses, absolument identiques dans leur expression clinique et anatomique, et dont l'une était déterminée par le streptocoque, et l'autre par le staphylocoque, à l'exclusion de tout autre germe. A l'instar de diverses maladies infectieuses, la grippe reconnaîtrait donc une pathogénie microbienne complexe et variable, et nous nous garderons bien de nier pour ce motif sa spécificité, pas plus que nous n'avons songé à contester celle de la stomatite ou du choléra.

Nous nous refusons même à créer, d'après cette flore bactériologique si changeante, ces divisions qui se croisent et s'entrecroisent au gré des contingences microbiennes, sans égard pour les suggestions de la clinique et de l'anatomie pathologique, qui repoussent ce morcellement. Que l'on veuille bien se rappeler que la nosographie appuie la conception de l'entité morbide sur la cause, la lésion et le symptôme. Mais il y a, entre ces trois données fondamentales, une sorte de hiérarchie, de subordination respective qu'il appartient à l'observation de régler suivant les circonstances.

Si la grippe peut être causée par une série de microbes qui sont aptes à se suppléer dans sa genèse, sans que l'expression symptomatique, l'unité clinique du syndrome en reçoive une atteinte sensible, c'est qu'il faut orienter la conception nosographique de cette maladie vers le symptôme et non la cause. L'observation elle-même nous induit dans cette voie, en nous montrant réunies dans une même épidémie des grippes pneumococciques, streptococciques, bacillaires, etc.

La grippe est une de ces maladies infectieuses dont la causalité microbienne se montre complexe, générique en quelque sorte. Son unité, sa spécificité paraît résider non pas dans l'invariabilité de son moteur pathogène, mais dans celle de son appareil anatomo-clinique et dans le groupement éventuel en un même faisceau épidémique de ses diverses manifestations, quel qu'en soit l'agent efficient. Ce n'est point la cause, mais la maladie qui est spécifique, la spécificité est clinique et non étiologique.

Ces réflexions, bien entendu, ne sont valables qu'autant que les germes découverts dans l'influenza en sont réellement les agents déterminants. Que si l'avenir venait à doter cette maladie d'un microbe spécial, propre, elles devraient être considérées comme nulles et non avenues.

L'épidémicité n'est pas un caractère nosographique. — Les dualistes ne se sont point contentés d'invoquer la clinique en faveur de leur thèse ; ils en ont appelé également à l'épidémiologie. Il semble en effet, qu'une des principales raisons qui ont motivé la distinction entre la petite et la grande épidémie de grippe, est le caractère essentiellement épidémique attribué à celle-ci. Mais l'épidémicité, quelle que soit sa puissance, ne suffit point à fonder la différence de deux maladies identiques quant à leurs autres manifestations. Élever vis-à-vis de la grippe simple, une autre grippe qui par essence serait toujours envahissante, c'est méconnaître les enseignements de l'observation et de l'expérimentation, qui nous ont appris que l'énergie des moteurs pathogènes est susceptible d'une variabilité extrême. C'est un dogme médical suranné et aujourd'hui abandonné, que celui qui assigne une origine distincte à la même maladie selon qu'elle affecte le mode épidémique ou le mode sporadique. L'épidémicité ne sauraît servir de base aux déterminations nosographiques, elle représente un caractère éventuel, contingent dans les maladies, qui relève de l'intensité et de l'amplitude de la cause, et non de sa qualité. Le cadre nosographique ne contient pas de maladies essentiellement épidémiques.

Malgré ses déductions négatives, le chapitre de la microbiologie de la grippe demeure quand même instructif; du moins comporte-t-il un enseignement d'une portée générale qu'il est intéressant de relever en passant. C'est assurément un résultat inattendu que celui auquel a abouti la bactériologie dans son application à la solution des problèmes de nosographie. Convaincu que nous étions, du moins à ses débuts, que chaque maladie relevait d'un microbe spécial, propre, nous avions le droit de compter sur elle pour distinguer les entités morbides les unes des autres, et pour fonder la nosographie sur une base solide, la cause, l'étiologie. L'événement a déjoué cette prévision, et nous a infligé une désillusion complète; il nous a même déconcerté et troublé dans nos croyances doctrinales. Sous les coups de la bactériologie, le dogme de la spécificité est allé plutôt en s'affaiblissant. Elle a attribué des états morbides divers à un même microbe, et actionné des microbes divers dans le même état morbide. Le trouble qu'elle a ainsi jeté dans la nosographie, a ramené celle-ci plus ou moins désabusée vers la clinique. Sa haute autorité n'a cependant pas suffi pour unir ensemble les types morbides dont l'indépendance s'est fondée sur l'observation. Malgré l'identité de leur cause bactérienne, l'érysipèle et la fièvre puerpérale, le furoncle et l'ostéo-myélite sont restés isolés dans nos cadres, et malgré leur flore polybactérienne, la dysenterie et la méningite cérébro-spinale sont demeurées unes et indivisibles dans leur nature. On ne peut douter de la puissance de l'observation dans la solution des problèmes de nosographie, quand on considère qu'elle a suffi à BRETONNEAU, LOUIS, VIRCHOW pour fonder respectivement celle de la diphtérie, de la fièvre thyphoïde et de la syphilis.

La contagion et l'autogenèse de la grippe déduites de son évolution épidémique. — C'est de l'interprétation rigoureuse des observations en particulier que nous avons dégagé les deux modes pathogéniques que nous croyons fondamentaux dans l'étiologie de la grippe. Nous avons eu à cœur de compléter cette démonstration en nous adressant non plus à l'analyse, mais à la synthèse ou mieux à la comparaison des faits envisagés aux différentes phases de l'évolution des pandémies grippales.

Les épidémies consécutives à la pandémie de 1889. Leur enseignement. — On sait que les pandémies grippales ne s'épuisent pas toujours du premier jet. Les années qui suivent leur grande expansion initiale, leur essor universel, sont marquées par des retours offensifs qui couvrent toujours de vastes étendues de pays, mais qui vont en s'atténuant progressivement, et finissent par se confondre avec les épidémies locales comprises dans le cadre des maladies annuelles. Ces poussées secondaires, où viennent s'épuiser la force et la violence de la pandémie proprement dite, méritent une attention toute particulière. Celle-ci est trop soudaine dans son apparition, trop massive dans ses attaques, trop tumultueuse dans ses allures pour se prêter aisément aux études pathogéniques; celles-là au contraire deviennent plus accessibles à ces sortes d'analyse, grâce à la lenteur relative de leur progrès, et à la régularité plus grande de leur évolution, de même qu'un corps qui roule sur un plan incliné se laisse plus facilement arracher le secret des lois de la pesanteur que celui qui se meut librement dans l'espace. Or, l'observation attentive de ces épidémies nous révèle cette notion fondamentale, que les explosions locales qui les constituent et qui aux yeux de tous les médecins se rapportent à la vraie grippe, sont manifestement indépendantes les unes des autres, redevables de leur développement non plus à la contagion, mais à l'autogenèse. Le premier mode pathogénique, qui semble lié au summum d'activité du germe et à son essor pandémique, se perd, s'efface peu à peu dans ces poussées successives, pour laisser toute la place au second qui est celui de la grippe endémique dans tous les lieux. Les épidémies secondaires, qui sont comme les chaînons intermédiaires par lesquels celle-ci se rattache à la grande explosion initiale, nous font ainsi assister à la dissociation des deux modes pathogéniques actionnés dans cette dernière. Elles nous permettent de saisir sur le vif la contingence de la contagion grippale, et nous suggèrent la conclusion que la force qui exalte momentanément la puissance du germe sur place, qui convertit l'endémie en épidémie locale, est également apte à l'investir temporairement de l'aptitude à se transmettre, c'est-à-dire à favoriser sa diffusion par les courants humains.

Les faits qui ont inspiré ces considérations sont classiques. L'histoire de la grippe nous apprend que toutes ses grandes épidémies sont suivies de retours offensifs, qui couvrent généralement une période de plusieurs années, et se prolongent parfois jusqu'à la grande explosion prochaine. Ils ont été mis soigneusement en relief dans le livre très documenté du professeur Leichtenstern qui, bien que convaincu de l'origine exotique de l'influenza vera, et du rôle exclusif des migrations humaines dans la diffusion mondiale de ses pandémies, n'en rapporte pas moins, avec une sincérité qu'on ne saurait trop apprécier, des observations contradictoires à cette conception. Nous empruntons à ce consciencieux écrivain le récit de ce qui s'est passé après la mémorable année grippale de 1889-90.

Après une accalmie de un an, des recrudescences épidémiques importantes se déclarèrent pendant janvier et février 1891, au Chili, au Brésil, mais surtout dans l'Amérique du Nord et l'Angleterre. En mars et avril, elles se multiplièrent dans ces deux pays, en mai elles surgirent en Suède et Norvège, en juin dans le Danemark. Or, malgré la continuation des relations de la France et de l'Allemagne avec les innombrables foyers infectés de l'Angleterre et de l'Amérique, le centre de l'Europe demeura indemne.

On s'est cru autorisé à attribuer l'atteinte de l'Angleterre à une importation américaine. Mais M. Parsons fait valoir avec raison contre cette interprétation, qu'elle y débuta par la côte nord-est et les villes de l'intérieur qui n'ont aucune relation directe avec les États-Unis (151). D'ailleurs, dans l'hypothèse de l'infection de la Grande-Bretagne par ces derniers, on ne s'explique guère pourquoi la France, l'Allemagne, la Hollande, la Belgique n'auraient pas eu le même sort.

D'autre part, les communications nautiques auxquelles la doctrine accréditée a fait jouer un rôle si considérable dans la diffusion de l'épidémie 1889-90, demeurèrent absolument étrangères à l'explosion de celle du printemps de 1891. Bien que l'Angleterre fût son principal foyer générateur, elle ne la transmit à aucune des innombrables contrées maritimes avec lesquelles elle se trouve en relation.

Cette profonde différence dans la caractéristique de ces deux épidémies, s'accuse de plus en plus dans celles qui les suivirent. C'est ainsi qu'en octobre 1891, la grippe effectua un deuxième retour offensif, qui prit les proportions d'une véritable pandémie. Elle persista tout l'hiver et se prolongea jusqu'au printemps de 1892, couvrant de ses atteintes l'Europe et le nord de l'Amérique, ainsi que de vastes régions de l'Afrique, de l'Asie et de l'Australie.

Quelles que fussent leurs convictions doctrinales, tous les médecins qui furent témoins de ces retours offensifs de l'épidémie au printemps et en automne de 1891, s'accordent à reconnaître que son expansion géographique ne s'y assujettit plus à aucune règle, qu'on ne lui reconnut plus comme en 1889, ni centre d'irradiation, ni rayonnement de proche en proche dans aucune direction déterminée, ni enfin cette prédilection initiale pour les grandes cités commerciales ou les localités échelonnées le long des voies ferrées. Ainsi, l'épidémie vernale de 1891 éclata en Angleterre dans de nombreux districts ruraux à la fois. Elle avait envahi le nord depuis quatre mois, quand elle apparut en mai seulement à Londres, bien que les relations entre ses multiples foyers et la capitale n'eussent jamais été interrompues.

On conçoit que les médecins qui s'étaient habitués à n'assigner à la grippe d'autre mode pathogénique que la contagion, furent étonnés de la voir se répandre sans transmission interhumaine, débuter à peu près partout spontanément, sans contagion d'origine, dans des milieux isolés, fermés

A. Kelsch, t. III. Mal. épidémiques. 26

pour ainsi dire aux relations extérieures, et s'y déployer progressivement
en épidémies locales et régionales, véritables réductions de la pandémie de
1889, mais dépouillées des allures rapides et tumultueuses et de la puissance de diffusion de cette dernière. Sans doute, la contagion n'y est pas
entièrement éteinte. Elle se révèle encore çà et là par l'éclosion de cas épars
au sein des familles, dans les établissements d'instruction, les petites localités à la suite de l'admission d'un malade dans ces divers milieux. Mais avec
le temps, ces témoignages de son intervention se raréfièrent de plus en plus,
et finirent par s'effacer entièrement du champ de l'observation, imposant
la conviction qu'elle ne jouait plus qu'un rôle tout à fait secondaire dans
le progrès de l'épidémie.

Certains épidémiologistes émirent la pensée que cette atténuation de la
grippe après 1889, procédait de l'immunisation effectuée dans les masses par
la pandémie de cette époque. Mais l'immunité conférée par une attaque de
cette maladie est de bien courte durée, si tant est qu'elle existe, et le peu de
valeur d'ailleurs de son effet préservateur a été mainte fois mis en évidence
par la réitération des explosions épidémiques à de courts intervalles dans
la même localité. C'est ainsi que New-York, Kopenhague, Londres et
de nombreuses localités de l'Angletere furent éprouvées dans chacune des
épidémies qui s'y répandirent après 1889. On hésitait cependant, malgré
tout, à incriminer dans l'espèce l'affaiblissement du germe, parce que beaucoup de ces épidémies secondaires furent particulièrement sévères. Nous
ferons valoir contre cette réserve qu'elles étaient vraisemblablement redevables de ce caractère non à la virulence spéciale de l'agent spécifique,
mais aux infections mixtes, aux symbioses, d'autant plus à craindre précisément que l'activité pathogène de ce dernier est plus affaibli.

Somme toute, l'opinion médicale, quelles que fussent au fond ses préfé-
rences, fut amenée par l'évidence même à reconnaître que les innombrables épidémies secondaires qui succédèrent à la grande pandémie de 1889,
n'avaient aucune relation causale directe entre elles, qu'indépendantes de
l'importation, elles ne pouvaient ressortir qu'à une origine locale, qu'elles
étaient, en un mot, de genèse autochtone. Toutefois, pour sauver le principe, on proclama qu'elles étaient le produit des germes que la pandémie
avait disséminés sur le globe tout entier, en leur laissant leur aptitude à se
multiplier et à exercer leurs fonctions pathogènes. C'est ainsi que certains
épidémiologistes en vinrent à distinguer trois espèces d'influenza : l'influenza vraie, pandémique, venue directement du nord de l'Europe, l'influenza
vraie, endémo-épidémique, issue de la graine abandonnée par cette dernière,
et l'influenza nostras, ou pseudo-influenza, essentiellement distincte des
deux autres, auxquelles elle est aussi étrangère que le choléra nostras au
choléra indien ! (152).

On comprend que la valeur démonstrative de cette dernière comparaison ne saurait nous toucher, si l'on veut bien se rappeler notre conception de la signification réciproque des deux choléras. Mais, sans pénétrer pour le moment au cœur de la question, nous embarrasserions certainement les partisans de la systématisation énoncée plus haut, en leur demandant d'établir une ligne de démarcation précise entre l'endémie grippale vraie et la fausse. Elle ne pourrait pas ne pas s'égarer dans l'arbitraire à l'instar de celle que l'on a tracée entre les deux choléras. Ce qui est fondamental pour nous dans les précieuses observations qui ont été recueillies au cours et à la suite de la grande explosion grippale de 1889, c'est qu'elles mettent merveilleusement en évidence, et de l'aveu des contagionnistes les plus convaincus, tel que le professeur LEICHTENSTERN, le double mode originel de la grippe, l'autogénèse et la contagion, actionnées simultanément pendant son essor pandémique, et se dissociant ensuite progressivement dans les manifestations épidémiques qui succèdent à ce dernier, et ramènent la maladie du summum de son pouvoir expansif aux allures effacées de la sporadicité. Au déclin du cycle évolutif que parcourt l'agent spécifique dans ces grands et émouvants épisodes, celui-ci perd peu à peu son extrême transmissibilité qui contribue si puissamment à la diffusion de l'influenza dans l'espace, pour revenir à un état voisin du saprophytisme. Toutefois le pouvoir pathogène ne s'y éteint pas irrévocablement : il se conserve et se réveille partiellement sous la stimulation des influences saisonnières ou autres, et confère à la graine l'aptitude à entretenir l'endémicité ou l'endémo-épidémicité locale de la grippe. La contagion devient alors insaisissable ; mais il ne faudrait point faire état de son effacement, pour séparer cette influenza stérile de celle qui se communique par le contact. Les maladies les plus contagieuses ne se comportent-elles pas de même dans des circonstances identiques ? N'avons-nous pas vu M. BESNIER insister formellement sur l'innocuité relative des unités varioliques traitées dans les salles communes en dehors des manifestations épidémiques de cette fièvre éruptive (v. t. II, p. 14), et d'une manière générale, l'observation ne nous enseigne-t-elle pas qu'une maladie microbienne se propage plus sûrement par des sujets issus d'un foyer épidémique que par des unités sporadiques éparses ?

Que de fois n'avons-nous pas été amené, dans le cours de ces études, à reconnaître que la contagion était une propriété éventuelle, contingente des maladies infectieuses, et que ce serait une erreur que de lui attribuer une valeur fondamentale dans la nosographie de ces dernières. On a opposé la pseudo-grippe à la vraie, en faisant valoir que celle-ci était indépendante des influences saisonnières, tandis que l'autre était dominée par elles. Quand une affection habituellement saisonnière, telle que la dysenterie, devient épidémique, elle s'affranchit, qu'on nous permette de le redire, de la résistance des milieux ambiants, elle naît et poursuit son évolution par les conditions météoriques et climatiques les plus opposées. Pour nous fixer sur la nature des maladies infectieuses, leur développement, leur mode d'extension, leurs affinités éventuelles avec d'autres états morbides similaires, il importe de les suivre et de les étudier dans leurs diverses modalités épidémiologiques. On a écrit que l'observation de la grippe de 1889 avait ajouté bien des notions inédites à la connaissance de cette maladie. Cette proposition ne s'applique qu'aux recherches qui ne se sont point bornées à la pandémie proprement dite, qui l'ont suivie dans ses transformations ultérieures, dans ces épidémies secondaires où elle s'est éteinte par la dissociation et l'affaiblissement des forces qui lui avaient donné l'impulsion initiale.

PROPHYLAXIE

Une maladie qui éclate avec la soudaineté et se répand avec la rapidité de la grippe, ne comporte guère de prophylaxie générale ; il n'y a point de mesures préventives qui puissent garantir une population contre son envahissement. Nous trouvons cet aveu sous la plume des contagionnistes les plus convaincus, et nous en prenons acte, car il n'est point fait pour fortifier la croyance au rôle exclusif des courants humains dans l'extension de cette épidémie.

Dans la crainte que les grands marchés, les foires annuelles, les fêtes publiques ne deviennent des foyers d'irradiation de cette dernière, la prophylaxie contagionniste a conseillé d'interdire toutes ces réunions populaires. Cette prohibition est sans doute rationnelle, mais nous ne sachions pas qu'elle ait suffi à enrayer quelque part les progrès de cette pandémie universelle, aux allures foudroyantes qu'est la grippe. Nous en dirons autant de la fermeture des établissements scolaires et de l'évacuation partielle des casernes qui ont été parfois conseillées. Rien n'est plus décevant que la prophylaxie dirigée uniquement contre la transmission interhumaine : elle est forcément insuffisante, puisqu'elle est absolument impuissante contre la genèse autochtone.

Elle est peut-être moins inefficace dans ses applications à l'individu. On admet du moins qu'en supprimant toute relation avec nos semblables, en nous condamnant rigoureusement à l'existence des couvents cloîtrés, nous nous créons des chances sérieuses d'échapper à l'épidémie régnante. Nous nous garderons bien d'y contredire. Mais comme une pareille réclusion est incompatible avec nos exigences sociales, il ne reste aux grippophobes que la ressource de gagner une localité épargnée par l'influence épidémique. L'émigration suffira peut-être à les protéger contre les atteintes d'une de ces épidémies locales, qui sont sans force de rayonnement. Mais elle déjouera leurs espérances au milieu des pandémies qui, dans leur expansion incoercible et illimitée, ont grande chance d'atteindre les fuyards, de quelque côté qu'ils précipitent leur fuite.

Les tentatives d'isolement se recommandent dans les milieux restreints de la famille, en vue de la préservation de l'entourage du malade; encore ne faut-il point s'en exagérer l'efficacité, car les personnes qui vivent en contact avec ce dernier, sont exposées à s'infecter ailleurs encore qu'au foyer domestique. Elles sont peut-être plus utiles dans les établissements partiellement fermés, tels que les pensionnats, les prisons, les hospices d'aliénés, les hôpitaux, dont le personnel du service communique seul directement avec l'extérieur. La séquestration, bien entendu, devra être complétée par la désinfection des objets de vêtement et de literie, ainsi que des ustensiles à l'usage du malade.

Des médecins qui ne voient que la transmission interhumaine à l'origine de toute atteinte de grippe, ont préconisé la prophylaxie par les navires, et avancé que ceux-ci offriraient un refuge assuré à toutes les personnes fuyant l'épidémie installée sur le continent voisin, à la condition qu'ils n'aient point eu de malades à bord, et inversement, que les bâtiments en croisière devant une côte infectée seraient épargnés par la maladie régnante, si on les empêchait d'y atterrir. C'est cette prohibition qui aurait préservé en 1890 et 1891 l'Australie et quelques îles des Indes occidentales. Les faits que nous avons rapportés plus haut au chapitre de l'épidémiologie, témoignent que les navires ne sont pas plus à l'abri que la terre ferme de l'éclosion spontanée de la grippe, et que c'est une chimère que d'espérer y trouver un port de refuge capable de nous mettre à l'abri de ses atteintes.

La prophylaxie serait en réalité bien incomplète si elle gravitait exclusivement autour de la contagion. Elle n'a point le droit d'oublier que celle-ci n'est point le seul mode pathogénique de la grippe, qu'elle a le devoir de compter avec l'autogenèse, qui sans doute lui offre peu de prise, mais devant laquelle elle n'est cependant pas entièrement désarmée.

Dans cet ordre d'idées, il convient de ne pas perdre de vue que le microbe pathogène de l'influenza ou le microorganisme saprophyte appelé à le devenir, paraît avoir pour habitat de prédilection les voies respiratoires supérieures. C'est donc de ce côté que la prophylaxie devra porter un sérieux effort. Elle prescrira la stérilisation des produits de l'expectoration, les lavages réitérés de la gorge et du nez avec des solutions désinfectantes, les inhalations de menthol, d'huile d'eucalyptus, de menthe, de camphre, de créoline, etc. Le gargarisme est inoffensif et peut être réitéré impunément plusieurs fois par jour. Il convient d'être plus réservé avec les lavages du nez qui irritent la muqueuse de cet organe, et l'adaptent aux entreprises microbiennes. RUHEMANN estime même que le mucus nasal étant bactéricide, protège la muqueuse sous-jacente contre l'envahissement des agents infectieux, et remplit ainsi une fonction utile qui contre-indique plutôt le lavage. Aussi hésiterions-nous à y recourir, si l'on ne nous apprenait d'autre part que les soi-disants bacilles de l'influenza se cultivent aisément dans les produits de sécrétion de l'organe olfactif.

D'aucuns ont espéré rendre l'organisme réfractaire à la grippe par l'emploi préventif à l'intérieur d'agents thérapeutiques divers. M. GRAESER, de Bonn, a donné dans ce but le sulfate de quinine (153), OLLIVIER l'huile de foie de morue, GREEN le sulfate de chaux, JOHN HAMILTON l'huile d'eucalyptus. Nous ne citons ces divers agents que pour mémoire, ils sont tombés à peu près tous dans l'oubli. La quinine qui a fait le plus parler d'elle, du moins dans l'armée allemande, a été donnée à titre préventif au plus fort de l'épidémie à l'École de guerre de Glocau, sans le moindre succès (154).

La prophylaxie a eu recours à un moyen que l'on ne s'attendait guère à trouver ici. GOLDSCHMIDT (155) et ALTHAUS (156) ont préconisé comme antagoniste de la grippe, la revaccination, le premier en s'appuyant sur des observations faites à l'île Madère, où l'influenza de 1889 a épargné tous les sujets qui venaient d'être inoculés, le deuxième sur l'exemple de l'armée allemande qu'elle ne frappa que dans la proportion de 11, 1 p. 100, tandis qu'elle causa 45 atteintes p. 100 dans la population civile. Mais l'insuffisance de cette mesure défensive s'est manifestée dans le large tribut que notre armée a payé à l'épidémie de 1889-90, et à Berlin même dans le grand nombre d'écoliers qui tombèrent malades à cette époque. Ces deux groupes de la population avaient pourtant été, de part et d'autre, rigoureusement revaccinés. Nous n'avons aucune confiance dans ce procédé d'immunisation antigrippale ; mais nous le retenons quand même, car il nous suggère l'idée d'exploiter les épidémies de grippe en faveur de la prophylaxie antivariolique.

La prophylaxie de la grippe dans les collectivités a été réglée avec toute la précision désirable par des instructions élaborées au sein des armées française et allemande. Elles méritent d'être rappelées dans leurs principales indications, qui sont les suivantes :

1° Isoler le plus promptement possible les sujets légèrement atteints dans des locaux spéciaux préparés d'avance dans chaque casernement ; stériliser leur expectoration, désinfecter les locaux et les objets de toute nature qui ont été exposés à recevoir leurs souillures.

2° Préserver les hommes des refroidissements. On leur défendra de stationner inutilement dans les cours et les corridors. La durée des exercices en plein air sera réduite autant que le permettront les nécessités du service. Ils se feront, si possible, dans des endroits clos et couverts.

3° Réduire le travail, et notamment le service de garde, les postes et corvées. Les sentinelles seront relevées toutes les heures et porteront leur manteau de guérite.

4° Pourvoir les hommes de vêtements chauds, de ceintures de flanelle, de manteaux, de couvertures de laine.

5° Pendant qu'ils seront au dehors, ventiler largement les chambrées, et les chauffer convenablement pour leur rentrée.

6° Régler la manière de vivre des hommes, renforcer leur résistance par l'amélioration du régime, l'allocation de rations supplémentaires, de breuvages chauds, et notamment de thé alcoolisé, accorder des permissions à tous les malingres et valétudinaires.

6° Enfin, placer l'exécution de ces prescriptions sous la surveillance des officiers et des médecins.

Ce serait sans doute s'avancer beaucoup que de soutenir que la mise en vigueur de ces mesures a été suivie de quelque résultat utile. La plupart des médecins militaires, français et allemands, en doutent ; elles ne sont d'ailleurs guère réalisables. L'isolement des malades devient une ressource illusoire, lorsque l'invasion de l'épidémie est soudaine et massive, ce qui est presque la règle. On peut en dire autant de la désinfection dans ces conditions, nous trouvons dans la relation officielle de la grippe de l'armée allemande des aveux qui ne sont pas encourageants. Dans certaines casernes, lisons-nous, où une désinfection rigoureuse fut appliquée à tout ce qui s'est trouvé en contact direct ou médiat avec les malades, où l'acide phénique, le sublimé, et même le feu furent employés avec profusion, on vit l'épidémie cesser promptement, tandis qu'elle se prolongea indéfiniment dans d'autres habitations militaires qui furent soumises exactement au même traitement. Parfois même, elle récidiva ou subit une brusque recrudescence dans des chambrées qui venaient d'être désinfectées. On la vit souvent disparaître plus rapidement des garnisons où la prophylaxie n'avait rien tenté contre elle, que de celles où elle avait mis tout en œuvre pour en enrayer les progrès.

Ces observations contradictoires sont des plus troublantes : elles ont fait révoquer en doute l'efficacité même de toute prophylaxie ; elles enlèvent du moins à celle-ci le droit de s'imposer avec l'autorité que donne la certitude d'être utile. D'aucuns proclament qu'elle est impuissante contre la maladie elle-même, et que son rôle devra se borner à en prévenir les complications, qui en sont d'ailleurs le principal élément de gravité, et qu'il est possible de conjurer par des mesures simples et faciles à réaliser. C'est ainsi que dans cet ordre d'idées, il conviendra de ne jamais placer les grippés dans le voisinage des sujets atteints d'affections à pneumocoques ou à streptocoques, qui sont les agents les plus actifs et les plus funestes des infections secondaires de l'influenza, et comme ils sont d'autre part les hôtes habituels des cavités bucco-pharyngées, il importe de conseiller en temps d'épidémie, à tous, malades et bien portants, des lavages réitérés de la bouche, des dents et des fosses nasales.

Index bibliographique.

1. HIRSCH. — Handb. der Histor. Geogr. Pathol. Erste Abth. (Die allgem. acut. infects. Krankh., 1881, p. 5).
2. HAESER. — Lehrb. der Gesch. der Med. u. d. epid. Krankh., p. 385.
3. BIERMER. — Influenza, Grippe ; epidem. Katharfieber (Handb. der. Spec. Path. u. Therap., p. 596, von VIRCHOW).
4. LEICHTENSTERN. — Influenza u. Dengue (in Spec. Pathol. u. Therap. von NOTHNAGEL., p. 4).
5. FOSTER. — Monographie de l'affection catarrhale de France, p. 480.
6. OZANAM. — Hist. gén. et particul. des mal. épid., t. I, p. 92.
7. FOSTER. — Loc. cit., p. 339 et suivantes.
8. BIERMER. — Loc. cit., p. 596.
    LEICHTENSTERN. — Loc. cit., p. 5.
9. BIERMER. — Loc. cit., p. 597.
10. — Ibid., p. 599.
11. — Ibid., p. 599.
12. — Ibid., p. 600.
13. FOSTER. — Loc. cit., p. 409.
14. RIPPERGER. — Die Influenza; Ihre Geschichte, Epidemiol., etc., p. 166.
15. LEICHTENSTERN. — Loc. cit., p. 17.
16. BIERMER. — Loc. cit., p. 606 :
17. COLIN. — Discussion sur la grippe. (Séance du 17 décembre 1889, Bull. Acad. de méd., 1889, t. XXII, p. 656.)
18. RIPPERGER. — Loc. cit., p. 161.
19. HIRSCH. — Loc. cit., p. 27.
20. BIERMER. — Loc. cit., p. 606-607.
21. BOUCHARD. — Discussion sur la grippe. (Bull. Acad. méd., séance du 17 décembre, 1889, t. XXII, p. 664.)
22. — Ibid. p. 665, 666.
23. KELSCH et ANTONY. — La grippe dans l'armée française en 1889-90 (d'après les documents réunis au ministère de la Guerre).
24. BOUCHARD. — Loc. cit., p. 12.
    KELSCH et ANTONY. — Loc. cit., p. 91 et 107-108.
25. — Ibid., p. 91-92 et 108-111.
26. HIRSCH. — Loc. cit., p. 17.
27. KELSCH et ANTONY. — Loc. cit., p. 161.
28. LEICHTENSTERN. — Loc. cit., p. 21.
29. KELSCH et ANTONY. — Loc. cit., p. 96.
30. — Ibid.
31. — Ibid., p. 86-87.
32. — Ibid., p. 112.
33. HIRSCH. — Loc. cit., p. 16.

34. Chaumezière. — *Fièvre catarrhale épidémique, observée à bord du vaisseau le Dugay-Trouin en février et mars* 1863. (Thèse de Paris, 1865.)
35. Leichtenstern. — *Loc. cit.*, p. 36.
Ripperger. — *Loc. cit.*, p. 183.
36. Hirsch. — *Loc. cit.*, p. 16.
37. Renault. — *Gaz. méd. de Paris*, 1856, p. 680.
38. Hirsch. — *Loc. cit.*, p. 16.
39. Leichtenstern. — *Loc. cit.*, p. 41.
40. Hirsch. — *Loc. cit.*, p. 27.
41. *Discussion sur la grippe.* (Acad. méd., séance du 17 décembre 1889, p. 641.)
42. Bouchard. — *Rapport général sur les épid. qui ont sévi en France pendant* 1889. (Mém. Acad. de Méd., t. XXXVI, p. 2.)
43. Proust. — *Rapp. sur l'enquête concernant l'épidémie de grippe de 1889-90 en France*, au nom d'une commiss. composée de MM. Brouardel, Bucquoy, Le Roy de Méricourt, G. Sée et Proust, rapporteur. (Bull. Acad. Méd., 1892, t. XXVII, p. 563.)
44. Leichtenstern. — *Loc. cit.*, p. 32.
45. Ripperger. — *Loc. cit.*, p. 174.
46. Kelsch et Antony. — *Loc. cit.*, p. 89-90.
47. — *Ibid.*, p. 165, 169.
48. — *Ibid.*, p. 94 et 171.
49. Leichtenstern. — *Loc. cit.*, p. 34.
50. Danguy. — *Journ. de méd. de Bruxelles*, 1890, vol. XC, p. 57.
51. Leichtenstern. — *Loc. cit.*, p. 35.
52. Proust. — *Sur la contagiosité de la grippe.* (Bull. Acad. Méd., séance 4 février 1890, t. XXIII, 3e série, p. 170.)
53. Hirsch. — *Loc. cit.*, p. 23, 26.
54. Ripperger. — *Loc. cit.*, p. 177.
55. Leichtenstern. — *Loc. cit.*, p. 34.
Ripperger. — *Loc. cit.*, p. 177.
56. Leichtenstern. — *Loc. cit.*, p. 49.
57. Bouchard. — *Rapp. gén. sur les épid. de 1889-90.* (Mém. Acad. de Méd., t. XXXVI, p. 3.)
58. — *Ibid.*, p. 4-5.
59. Kelsch et Antony. — *Loc. cit.*, p. 94.
60. — *Ibid.*, p. 165-166.
61. Bouchard. — *Loc. cit.*, p. 11.
62. Leichtenstern. — *Loc. cit.*, p. 38.
63. Specht, cité par Ripperger. — *Loc. cit.*, p. 179. (Münchener med. Wochenschr., 1890, p. 138.)
64. Ripperger. — *L'influenza en Bavière.* Rapp. officiel. *Loc. cit.*, p. 179.
65. Leichtenstern. — *Loc. cit.*, p. 38.
66. — *Ibid.*, p. 39.
67. Proust. — *Épid. de grippe de Paris* 1889. (Journ. off. 31 décembre 1889, p. 734, et Rec. trav. comité consultat. d'Hyg. 1889, p. 734 et 1890, p. 594.)
68. Leichtenstern. — *Loc. cit.*, p. 53.
69. Ripperger. — *Loc. cit.*, p. 182.
70. Teissier. — *La grippe-influenza.* (Leçons professées à la Faculté de méd. de Lyon en 1890, p. 46).
71. Leichtenstern. — *Loc. cit.*, p. 53-54 et 40-41.
Ripperger. — *Loc. cit.*, p. 182.
72. Kelsch et Antony. — *Loc. cit.*, p. 110.
73. — *Ibid.*, p. 109.
74. *Statistique médicale de l'armée pendant l'année* 1890, p. 68.

75. KELSCH et ANTONY. — *Loc. cit.*, p. 94.
76. BOUCHARD. — *Rapp. gén. sur les épid. de* 1889-90. (Mém. Acad. de Méd. t. XXXVI, p. 8.)
77. FAZIO. — *Rivista internat. d'igiene.* Anno I, Napoli, 1890, p. 60.
78. LEYDEN. — *Deut. med. Wochenschr.*, 1890, p. 32.
79. BECHER. — *Ibid.* (Assoc. médic. de Berlin, séance 6 janv. 1890.)
80. PROUST. — *Rapport sur l'enquête, etc., etc.* (Bull. Acad. méd. 1892. Séance 19 avril, t. XXVII, 3e série, p. 594.)
81. *Statistique médicale de l'armée pendant l'année* 1890, p. 65.
82. KELSCH et ANTONY. — *Loc. cit.*, p. 92.
83. LEICHTENSTERN — *Loc. cit.*, p. 43-44.
84. —   *Ibid.*, p. 36-44.
85. RIPPERGER. — *Loc. cit.*, p. 191.
86. —   *Ibid.*, p. 72-73.
87. *Revue sanitaire de la province.* 1890, p. 11, et RIPPERGER, p. 184.
88. RIPPERGER. — *Loc. cit.*, p. 191-192.
89. KELSCH et ANTONY. — *Loc. cit.*, p. 96.
90. LEICHTENSTERN. — *Loc. cit.*, p. 39-40.
    RIPPERGER. — *Loc. cit.*, p. 186.
91. RIPPERGER. — *Loc. cit.*, p. 187.
92. LEICHTENSTERN. — *Loc. cit.*, p. 39-41.
93. RIPPERGER. — *Loc. cit.*, p. 197.
94. HIRSCH. — *Loc. cit.*, p. 211.
95. KELSCH et ANTONY. — *Loc. cit.*, p. 97 et 162.
96. —   *Ibid.*, p. 99.
97. DUFLOCQ. *Des variétés de la grippe à Paris, en décembre* 1889, *et janvier* 1890. (Revue de méd., 1890, p. 106.)
98. LEICHTENSTERN. — *Loc. cit.*, p. 52.
99. COMBY. — *La grippe épidémique chez les enfants.* (Revue mens. des mal. des enf., 1890, p. 145.)
100. DAUCHEZ. — *Ibid.*, p. 293.
101. LAYET. — *Revue sanitaire de la province*, 1890, p. 52.
102. HOURMANN. — *Influence de la grippe sur les vieilles femmes de l'hospice de la Salpêtrière.* (Arch. gén. méd., mars 1837).
103. LEICHTENSTERN. — *Loc. cit.*, p. 47.
104. BOUCHARD. — *Loc. cit.*, p. 11.
105. LAYET. — *Loc. cit.*, p. 53.
106. KELSCH et ANTONY. — *Loc. cit.*, p. 108.
107. —   *Ibid.*, p. 163.
108. DUFLOCQ. — *Loc. cit.*, p. 107.
109. BOUCHARD. — *Loc. cit.*, p. 10.
110. HIRSCH. — *Loc. cit.*, p. 22.
111. RIPPERGER. — *Loc. cit.*, p. 156.
112. BLOCH. — *Caract. communs et particul. de* 450 *cas de grippe épid.* (Revue gén. de clin. et de thérap., 1890, p. 68 et 86.)
113. LEICHTENSTERN. — *Loc. cit.*, p. 43.
114. PROUST. — *Loc. cit.*
115. *Statistique médicale de l'armée pour* 1890, p. 61.
116. BOUCHARD. — *Loc. cit.*, p. 11.
117. KELSCH et ANTONY. — *Loc. cit.*, p. 174.
118. REUSS. — *L'influenza.* (Annales d'Hygiène publique et de méd. lég. 1890, t. XXIII, p. 97.)
119. LEICHTENTSERN. — *Loc. cit.*, p, 45-46.
120. BLOCH. — *Loc. cit.*, p. 68 et 86.

121. LEICHTENSTERN. — *Loc. cit.*, p. 46-47.
122. CLEMENS. — *Die diesjährige Influenzaepid. in. Freib. i. B.* (Münich. med. Wochenschr., XLVII, 27, 1900. SCHMIDT's Jahrb. 1902, t. CCLXXIV, p. 183-184.)
    WASSERMANN. — *Ibid.*, p. 183.
    LEICHTENSTERN. — *Loc. cit.*, p. 53.
123. TEISSIER. — *Loc. cit.*, p. 113.
124. BOLIO. — *Contribution à l'étude clinique de la grippe associée à la fièvre typhoïde.* (Thèse de Paris 1904.)
125. BOIX. — *La grippe existe-t-elle?* (Arch. gén. de Méd., 1905, p. 1047).
126. SCHMIDT's Jahrb, 1903, Bd. 278, p. 166.
127. BOUCHARD. — *Loc. cit.*, p. 23.
128. *Die grippe-Epid. im Deutsch. Heere*, 1889-90, p. 75.
129. LEICHTENSTERN. — *Loc. cit.*, p. 65.
130. HIRSCH. — *Loc. cit.*, p. 29-30.
131. BIERMER. — *Loc. cit.*, p. 614.
132. PFEIFFER. — Zeitschr. f. Hyg. u. Infections. Krankh., Bd. XIII, 3 Heft.
133. FERNAND BESANZON, et S. ISRAELS DE JONG. — *Caractères bactériolog. des crachats au cours de l'épid. actuelle dite de grippe.* (Bull. et Mém. Soc. méd. des hôpit. Séance 24 févr. 1905, p. 165.)
134. NOBÉCOURT et PAISSEAU. — *Du rôle du bac. de PFEIFFER dans la grippe au cours d'une épid. hospital.* (Arch. gén. de médecine, 1905, p. 1025.)
135. RUHEMANN. — *Die Influenza im. Winter* 1889-90. Leipzig, 1891.
    LEICHTENSTERN. — *Loc. cit.*, p. 9.
    COMBY. — *A propos de la grippe.* (Bull. Soc. méd. hôpit., 10 mars, 1895, p. 287.)
136. BOIX. — *Loc. cit.*, p. 105.
137. HÉRARD. — *Affections des voies respiratoires.* (Bull. et Mém. Soc. médic. hôpit. Paris, 1878, p. 60.)
138. HOMOLLE. — *Affect. des voies respiratoires. Ibid.*, p. 28, 1867.
139. CHAMPOUILLON. — *Affect. des voies respiratoires. Ibid.*, p. 86.
140. GALLARD. — *Maladies régnantes de février* 1865. *Ibid.*, 1865, p. 57.
141. BRIQUET. — *Rapp. général sur les épid. de* 1874 (Mém. Acad. médec. t. XXXII).
142.   —   *Ibid.*, p. 204.
143. LANCEREAUX. — *Ibid.*, 1879, t. XXIV, p. 75.
144. *Discuss. sur la grippe.* (Bull. Acad. médec., séance 19 avril 1892, t. XXVII. p. 594.)
145. OLLIVIER. — *Rapp. gén. sur les épid. de* 1888. (Mém. Acad. méd., t. XXXVI, p. 59-60.)
146.   —   *Ibid.*
147. *Stastistique médicale de l'armée pour l'année* 1886.
148. BOUCHARD. — *Loc. cit.*, p. 23.
149. COMBY. — *A propos de la grippe.* (Bull. Soc. méd. hôp., 10 mars 1895, p. 287.)
    LEICHTENSTERN. — *Loc. cit.*, p. 9.
150. LESAGE et MACAIGNE. — *Étude bactér. du choléra.* (Ann. Inst. PASTEUR, 1893, t. VII, p. 222-237.)
151. LEICHTENSTERN. — *Loc. cit.*, p. 23.
152.   —   *Ibid.*, p. 9.
153. GRAESER. — *Berlin. Klin. Wochenschr.*, 1889, n° 51, p. 1109 et *Die grippe Epidemie im Deutsch. Heere.* 1889-90.
154. *Die grippe Epidemie im Deutsch. Heere*, 1889-90, p. 72.
155. GOLDSCHMIDT. — *Berlin. Klin. Wochenschr.*, 1890, p. 1152.
156. ALTHAUS. — *The Lancet*, 21 novembre, 1891.

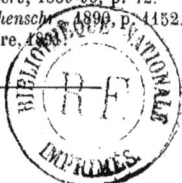

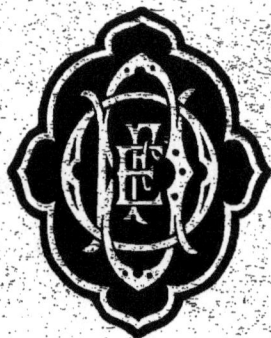

www.ingramcontent.com/pod-product-compliance
Lightning Source LLC
Chambersburg PA
CBHW060955220326
41599CB00023B/3726